DAS GROSSE GESUNDHEITSBUCH

stv

# NATÜRLICH LEBEN
# NATÜRLICH HEILEN

## DAS GROSSE GESUNDHEITSBUCH

von Dr. med. Heinz Sighartner

LEOPOLD STOCKER VERLAG
Graz und Stuttgart

Umschlag- und Einbandgestaltung: Aiga Rasch, Stuttgart

ISBN 3-7020-0148-4



Printed in Austria
Druck: Typographische Anstalt, Wien

# VORWORT

*Wir leben seit langem in einer Zeit, in der Technik und Materialismus Triumphe feiern und in der utopische Träume eines Jules Verne durch die Wirklichkeit längst übertroffen sind. Sind aber dabei die Menschen glücklicher, sind sie gesünder geworden? Zweifellos ist dank des Fortschrittes der Zeitmedizin das Lebensalter beträchtlich hinaufgerückt — aber ist dabei das Heer der chronisch Kranken, der körperlich, geistig und seelisch Siechen nicht ebenfalls ins Unermeßliche gestiegen?*

*Alle Kulturkreise spiegeln in Kunst, Wissenschaft und Lebenskultur ihr Zeitalter wider — ist dieses entwurzelt, wird letztlich auch der Mensch den Boden verlieren, der in seiner Zeit leben muß. Der unvernünftige Gebrauch des Wohlstands war schon wiederholt in der Zeitgeschichte der Ruin ganzer Völker, wobei dieser unvernünftige Gebrauch im Entfernen von ewig gültigen Naturgesetzen zu suchen ist. Die Natur gibt dem, der ihr nachspürt und mit ihr im Einklang lebt, und sie stößt den aus, der ihr zuwiderhandelt. Hippokrates sagte: „Krankheiten befallen uns nicht aus heiterem Himmel, sondern entwickeln sich aus täglichen kleinen Sünden wider die Natur. Wenn diese sich gehäuft haben, brechen sie scheinbar auf einmal hervor."*

*Ich konnte durch über zwanzig Jahre einen Vergleich zwischen den Erfolgen der Schulmedizin und denen einer biologischen Behandlung beobachten und habe mich seit langem, ohne die großartigen und gelegentlich als lebensrettend durchaus anerkannten Erfolge der Allopathie schmälern zu wollen, zu letzterer entschieden.*

*Da „Heilen" nichts anderes ist, als bei einer Erkrankung, die Disharmonie mit der Natur bedeutet, dem in jedem von uns befindlichen „inneren Arzt", also der Naturkraft, Unterstützung und Richtung zu geben, glaube ich, diese Unterstützung mit natürlichen Mitteln besser zu erreichen als anderswie.*

*Das uralte Wort: „Natura sanat, medicus curat", die Natur heilt, der Arzt sorgt nur dafür, gilt für alle Zeiten.*

*Dieses Buch soll nun die Menschen zu einer naturnahen, gesunden Lebensführung anregen, da dies die beste Vorsorge gegen Krankheit ist. Es möge aber weiter bereits Erkrankten Hilfe mit natürlichen Mitteln aufzeigen, die, wie Hahnemann sagt, „sanft, schnell, gewiß und dauerhaft“ heilen können.*

*Auch wenn dieser Ratgeber von einem Arzt geschrieben ist, der eine über zwanzigjährige Erfahrung in biologischen Heilweisen aufzuweisen hat, so sei doch ein grundlegendes Prinzip vorangestellt:*

*In augenscheinlich bedrohlichen Fällen mit akuten, stürmischen Krankheitserscheinungen — hohes Fieber allein ohne weitere heftige anderweitige Symptome sei zunächst ausgenommen —, aber auch dann, wenn die hier vorgeschlagene Therapie nicht in kurzer Zeit zum Erfolg führt, soll und muß der Arzt zugezogen werden.*

*Man muß sich darüber klar sein, daß eine Fernbehandlung — und ein geschriebener Ratgeber ist eine solche — an sich schon sehr schwierig ist, da jede Krankheit bei jedem Menschen individuell abläuft, als Ausdruck dafür, daß der Mensch ein Einzelindividuum ist und seine ureigene Reaktionsweise besitzt.*

*Auch hier bewährt sich wie stets die Regel der goldenen Mitte: Im Erkrankungsfalle nicht sofort den Kopf verlieren und bei vielleicht banalem Geschehen sofort und dringend den Arzt kommen lassen, umgekehrt aber auch nicht im Zweifelsfalle, besonders bei fehlendem Heilerfolg, zu lange zuwarten und so vielleicht kostbare Zeit versäumen. Ein klarer und kühler Kopf vermag auch hier als Laie doch meistens das Richtige zu treffen — und dieses Buch soll dazu mithelfen.*

*Krankheit ist immer ein Unglück. Dieses zu vermeiden oder, wo es bereits eingetreten ist, zu lindern und zu beheben, das ist der Leitgedanke, der mich bewog, diese Arbeit in Angriff zu nehmen, und ich verknüpfe dies mit dem aufrichtigen Wunsch, für möglichst viele leidenden Menschen Hilfe zu bringen.*

*Geinberg, im Juni 1971* *Dr. Heinz Sighartner*

*INHALT*

## ABKÜRZUNGEN

| | | |
|---|---|---|
| Min. | = | Minute, Minuten |
| ev. | = | eventuell |
| tgl. | = | täglich |
| plv. | = | Pulver |
| āā | = | zu gleichen Teilen |
| gtt. | = | Tropfen |
| rp. | = | Anweisung des Arztes an den Apotheker zur Durchführung des Rezeptes |
| Rp. | = | Rezeptpflichtig |
| Allg. | = | Allgemeine Symptome |
| Lokal. | = | Lokalisation = örtliche Symptome |
| Modal. | = | Modalität = äußerliche Umstände |
| Indik. | = | Heilanzeige, d. h. Anwendung bei |

## BILDNACHWEIS

Lehrbuch der Kinderheilkunde
begründet von E. Feer
herausgegeben von G. Joppich
Gustav Fischer Verlag, Stuttgart 1971

Bilder auf Tafel IV, VII, VIII.

Lehrbuch der topographischen Anatomie von Anton Hafferl.
Springer Verlag, Berlin 1957, 2. Auflage

Bilder auf Tafel I, II, III, V, VI.

# I

# DAS MENSCHENBILD

## Was ist der Mensch?

Wir wollen kranken Menschen helfen, und ich glaube doch, daß wir dies besser zu tun vermögen, wenn wir uns klarzumachen versuchen, was der Mensch eigentlich ist — wie er beschaffen ist. Wir müssen uns stets bemühen, bei einer Krankheit die wirkliche Ursache, die Wurzel seines Leidens zu finden. Gelingt uns dies und können wir diese angreifen, so fallen ja weiterhin von selbst die Symptome dieser Erkrankung weg, und der Kranke gesundet. Dies ist einzig und allein das, was man heilen nennt — nicht nur eine symptomatische, sondern eine kausale, ursächliche Therapie. Daß es leider längst nicht immer gelingt, diesen idealen Heilungsweg gehen zu können, liegt an der menschlichen Unzulänglichkeit, die uns für alle Zeiten gegeben ist und uns Menschen die Grenzen setzt.

Wollen wir uns zum besseren Verständnis kurz die Entstehung allen Lebens vor Augen führen, so sehen wir, daß irgendwann vor ungezählten Jahrmillionen ein Eiweißmolekül, unbelebt und tot wie alle anderen, ein Eigenleben erhielt — daß eine Zelle, angefacht durch den von Gott gesandten Lebensfunken, ein Eigenleben begann.

Dies ist das eigentliche Mysterium der Schöpfung, alles weitere ist eine logische Fortsetzung über ungezählte Anpassungsstufen, die das Leben in der jeweiligen Umgebung verlangte oder, anders ausgedrückt, die die jeweiligen Naturgesetze verlangten.

Dieser Einzeller also an den Schlammufern der Urmeere, begnadet mit dem Lebensfunken, besaß damit die Lebenskraft, die die Fähigkeit enthält, aus den Stoffen des Erdbodens einen lebendigen Körper aufzubauen.

Machen wir den Sprung zur Pflanze: Sie baut sich mittels ihrer Wurzeln aus den Erdstoffen infolge der Lebenskraft einen Pflanzenkörper auf. Sie benötigt hiezu den ihr adäquaten Erdboden und, zumindest in einem gewissen Maß, die Sonnenenergie als äußere Faktoren, sie benötigt aber weiters das Lebensprinzip, das wir nicht definieren können, und das bereits in ihrem Keime ruhte. Wir können es nicht definieren — aber wir können es nachweisen: Versenken wir einen gekochten Samen in die beste Erde, die wir sorgfältig düngen und wässern — und doch wird niemals das zarte grüne Hälmchen hervorsprießen, das das wachsende Leben anzeigt.

Tiere wiederum verzehren Pflanzen und damit Erdstoffe in organischer Form, um nach Erlöschen des Lebensfunkens, also dem Tode, zur Erde zurückzukehren und zu Erdstaub zu zerfallen. Fleischfressende Tiere nähren sich von Pflanzenfressern und erhalten so die Erdstoffe, die auch sie unbedingt benötigen. Jede Nahrung entstammt dem Erdboden — auch das mütterliche Blut, das den Embryo ernährt. So wird der menschliche Körper aus dem Staub der Erde erschaffen und kehrt dorthin wiederum zurück.

Es ist müßig, ergründen zu wollen, ob wir unmittelbar in unserer Gestalt erschaffen wurden oder nicht: Die Bildung des menschlichen Körpers ist so und nicht anders geworden, weil er sich seiner Umgebung gemäß entwickelt hat, in die er hineingestellt war.

Ein Mensch, wie er uns als Erscheinungsbild entgegentritt, ist ein Produkt aus drei Faktoren: Vererbung, Umwelteinflüssen und Selbsterziehung. Alle drei haben Bedeutung im Krankheitsfalle, und darum wollen wir sie einer kurzen Betrachtung unterziehen:

Wir alle wissen, daß die Vererbung maßgeblich die äußere Erscheinung eines Menschen prägt, da jeder von uns, oft bis in erstaunliche Kleinigkeiten, Züge seiner Vorfahren aufweist.

Unter dem Begriff „Konstitution“ verstehen wir die Gesamtheit aller Eigenschaften eines Individuums, die auf Vererbung beruhen. Sie ist seine Reaktionsbereitschaft, die seine Leistungs- und Anpassungsfähigkeit bestimmt.

Wir vererben aber nicht nur Äußerlichkeiten, wir vererben auch Charaktereigenschaften und — leider — Krankheitsanfälligkeiten. Lassen wir die tatsächlichen Erbkrankheiten, z. B. die Bluterkrankheit, die erbliche Taubstummheit u. ä. beiseite, so trägt jeder von uns eine Zahl anfälliger, schwacher Stellen irgendwo im Körper, die bei diesem Menschen leichter erkranken als bei einem anderen, der aber wiederum andere „schwache Punkte“ besitzt. Diese Krankheitsneigungen zu kennen, erleichtert die Vorsorge vor Erkrankungen, bzw. die Heilung derselben.

Zu dem Begriff „Vererbung“ gehört das Wort „Diathese“, und man versteht darunter eine angeborene Krankheitsbereitschaft infolge krankhafter Beschaffenheit der Gewebe, Säfte oder seelischer Strukturen. Sie sind also fehlerhafte Anlagen. In der Hauptsache unterscheiden wir:

## Die Diathesen

*Die exsudative Diathese:* Eine angeborene Haut- und Schleimhautminderwertigkeit, wie Ekzem, Asthma, Durchfallneigung u. ä.

*Die lymphatische Diathese:* Neigung zu Drüsenschwellungen mit Appetitlosigkeit, Erbrechen, Bauchkoliken, Mandelwucherungen, Nasenpolypen u. ä. mehr. Bei starker Tuberkulosebelastung kommt es zur Skrofulose.

*Die neuropathische Diathese:* Mit der Entwicklung des vegetativen Nervensystems und einer noch vielfältigeren Anpassungsfähigkeit an die Umwelt kommen wir zum Bild des „Neuropathen“ mit seinen zahlreichen vegetativen Störungen.

*Die psychopathische Diathese:* Darunter können wir die abnormen Veranlagungen der Triebstruktur, des Charakters und der Geistesstörungen zusammenfassen.

*Die lithämische Diathese:* Die harnsaure Diathese bildet den Boden für zahlreiche Zivilisationskrankheiten: Rheumatismus, Steinkrankheiten, Gefäß- und Stoffwechselkrankheiten. Da, wie wir noch hören werden, die heutige Kost viel zu säurereich ist, und dies bedeutet Ablagerung von Schlacken in allen Bindegeweben, leider auch von diesen Säuren die Harnsäure die am schwersten lösliche ist, hat diese Diathese in unserer Zeit eine überragende Bedeutung gewonnen.

*Die dyskratische Diathese:* Die Anlage zu Blutkrankheiten, zu endokrinen Störungen, zu Präcancerosen u. ä.

Bezüglich der Umwelteinflüsse ist zu sagen, daß jedes Lebewesen seine Umwelt hat, in die es hineingeboren und gesetzt wird. Jeder Mensch hat also seine Umwelt, die ihn formt und die er zu formen hat. Der Mensch besitzt im besonderen Maße die Fähigkeit, seinen Lebensraum zu wählen und zu bestimmen. Die Umwelt ist das Feld unseres Handelns, in ihr suchen wir die Motive, die die Ursache unseres Strebens sind, wobei unserem Tun Raum und Zeit bestimmend einwirken.

Daß Umwelteinflüsse für die Gesundheit oder auch Krankheit auf den Menschen Einfluß haben, ist ebenfalls klar. Die meisten von uns sind seit Generationen in eine Umwelt hineingeboren, die eine Anpassung an gegebene Verhältnisse hervorgerufen hat. Werden diese verändert, ist eine Krankheitsmöglichkeit gegeben. Dies ist aber auch dann der Fall, wenn trotz guter Anlagen der Boden, der zum Gedeihen notwendig ist, fehlt. Denken wir an eine Palme: Die gesündeste wird in unseren Breiten nicht wachsen, da es hier zu kalt ist. Sie wird aber auch in ihrer Heimat verdorren, wenn allzu lange ein lebensspendender Regen ausbleibt.

Die Umwelteinflüsse haben bei häufigen Erkrankungen einen ursächlichen Einfluß: Denken wir an die Verkühlungen, Durchnässungen, Anstrengungen, an unbekömmliche Nahrungsmittel und Getränke und vieles mehr. Hiezu sind auch Infektionen durch Bakterien und Viren zu rechnen, wenn auch gerade da eine dazugehörige Disposition vorhanden sein muß.

Wenn wir als dritten Faktor die Selbsterziehung genannt haben, so ist hier der freie Wille, der jedem von uns gegeben ist, gemeint. Was wir aus unserem Leben machen, liegt in unserer Hand, und ebenso, wie wir mit unserer Gesundheit umgehen. Hier liegt die Eigenverantwortlichkeit jedes einzelnen, die ihm niemand, auch kein Arzt, abnehmen kann. Hier gibt es keine Kompromisse: Hier heißt es, erkenne und befolge — oder bezahle.

„Alterius non sit, qui suus esse potest“, sagte Paracelsus und meinte damit, daß niemand einem anderen hörig sei, der sein eigenes Leben führen kann. Übertragen wir dies in unserem Sinn, so ist der Weg der Gesundung schlechthin der Weg unseres Lebens, der Weg nach innen. Er führt zur Verwirklichung unseres Selbst, dem Ziel und Zweck unseres Daseins. Der Kranke kann nur gesund werden und der Gesunde gesund bleiben, wenn er sich den Gesetzen des Lebens, also den

Gesetzen der Natur fügt. Schon der berühmteste Arzt des Altertums, Hippokrates, faßte vor etwa 2000 Jahren die Krankheiten als Folgen von Verstößen gegen die natürliche Lebensordnung auf, und es ist einprägsam, was der deutsche Arzt Hufeland vor etwa 150 Jahren sagte: „Je mehr der Mensch den Gesetzen der Natur treu bleibt, desto gesünder wird er bleiben. Je mehr er sich davon entfernt, um so eher kommt die Krankheit. Nichts kann die Lebenskraft so bewahren, zurückerwerben oder stärken wie die Kunst, Maß zu halten, der tägliche Gebrauch der reinen frischen Luft, eine einfache und natürliche Nahrung und eine ständige Übung der Kräfte."

Dem ist nichts mehr hinzuzufügen.

Nun haben wir in kurzen Zügen das Erscheinungsbild des Menschen gesehen. Wir wollen aber noch mehr von ihm kennenlernen, da auch dies für die Gesundung oder Erkrankung wichtig ist — wir wollen die Dreiheit betrachten, aus der der Mensch besteht: den Körper als materiellen Teil, seinen Geist, der ihm befiehlt, und schließlich die Seele, die ihm die Empfindungen, die Gemütsregungen vermittelt. Keiner dieser drei Teile kann isoliert bestehen, so daß alle untrennbar verbunden sind und als Ganzes erst das ausmachen, wovon wir sprechen: den Menschen.

Gesundheit bedeutet Harmonie dieser drei Ebenen, denn ich will lieber von drei Ebenen sprechen, da die Teile nicht gleichwertig sind, sondern gleichsam stufenweise übereinanderliegen. Sie bedeutet aber noch mehr: nicht nur Harmonie dieser drei Ebenen, sondern darüber hinaus auch Harmonie mit den unabänderlichen Naturgesetzen, in denen und mit denen wir leben müssen und die wir niemals ungestraft verletzen, und schließlich auch Harmonie mit dem, was über uns ist, dem Schöpfer der gesamten Natur, der sich ja durch diese uns offenbart.

Streben nach Vollkommenheit bedeutet Kultur — nicht Zivilisation! Dies lehrten uns die alten Griechen, die unschöne Formen, auch unschöne Körper, als der vollkommenen Natur widersprechend erachteten und ablehnten. Das Ziel wurde geistig und körperlich auf Vollkommenheit ausgerichtet, was den überaus hohen kulturellen Durchschnitt der alten Griechen erklärt. Als sie der Verweichlichung und Bequemlichkeit, also den üblen „zivilisatorischen“ Einflüssen verfielen, versanken sie und ihre kulturelle Höhe, um sich nie wieder zu erheben.

Gesundheit bedeutet also, daß der Mensch in sich, mit sich, mit der Umwelt und dem Schöpfer in Ordnung ist. Sie ist das völlige körperliche, geistige, seelische und soziale Gleichgewicht der Person. Als Individuum hat jeder Mensch seine Gesundheit und damit eine subjektive Norm.

Krankheit bedeutet also Störung dieses Gleichklangs, wobei diese Störung in einer dieser drei Ebenen einsetzt, jedoch im Laufe der Zeit stets beide anderen miteinbezieht. Darum ist niemals nur ein Organ krank oder nur eine der genannten Ebenen, sondern es leidet der Mensch in seiner Gesamtheit und als untrennbares Ganzes. Krankheit ist eine äußere oder innere Störung der personellen Ordnung. So ist erklärbar, daß Menschen mit der „gleichen“ Krankheit verschiedene Leiden und verschiedene Prognosen haben können.

Wollen wir uns dies an drei Beispielen ansehen:

Nehmen wir an, jemand erkrankt infolge Erkältung an einer Angina. Man könnte nun glauben, daß hier nur ein Teil des materiellen Körpers, eben die Mandeln, erkrankt ist. Tatsächlich treten jedoch, z. B. mit dem Fieber, Reaktionen im ganzen Körper auf, so daß die lokale Krankheit den ganzen materiellen Leib erfaßt, also weit über das Organ hinausgeht. Weiter wird der bis dahin gutmütige Mensch unwillig, vielleicht bis zum Jähzorn — also leidet auch seine seelische Verfassung, und schließlich will er mit seinem schöpferischen Denken derzeit nichts zu tun haben, da sein Geist ebenfalls in Mitleidenschaft gezogen wurde. Wir sehen also, wie eine so häufige und meist banale Erkrankung erst den Körper, weiter aber auch den Geist und die Seele erfaßt, also den ganzen Menschen in seinen drei Ebenen betrifft.

Nehmen wir weiters einen Geisteskranken an: seine Krankheit betrifft seine geistige Verfassung. Bald wird aber auch das eine oder andere körperliche Symptom zu sehen sein, z. B. Appetitlosigkeit, Verstopfung u. ä. Weiters erkennen ihn seine Bekannten in seiner seelischen Verfassung nicht wieder — auch dieser bisher gutmütige Mensch ist jetzt unerklärlicher Zornesausbrüche fähig. Hier erfaßte die Krankheit den geistigen Bereich, um aber auch doch die beiden anderen mitzuerfassen.

Wer von uns kennt schließlich nicht das Heer der bedauernswerten Psychopathen, bei denen die Seele erkrankte, um bald auf der körperlichen und geistigen Ebene die Unzahl funktioneller Störungen zu erzeugen. Leider ziehen diese funktionellen Störungen bei längerer Dauer manifeste organische Schädigungen nach sich.

Es lohnt sich im Anschluß an das letzte Beispiel sicher, über die heute so zahlreich gewordene Wechselbeziehung zwischen psychischer Unstimmigkeit und körperlichen Beschwerden etwas mehr zu sagen. Neben anderem gehört dieses Heer von Kranken zum Tribut, den der Mensch seiner technisch perfektionierten und materialisierten Zeit, eben „dem Fortschritt", bitter zu zahlen hat. Es bewahrheitet sich auch hier das alte Sprichwort von der gebenden rechten, aber gleichzeitig nehmenden linken Hand.

Was wir einerseits mit der Technik gewinnen, verlieren wir andererseits an naturgemäßem, also gesundem Leben und büßen es mit der Zeitkrankheit Herzinfarkt. Was wir an materieller Einstellung als scheinbaren Wertmaßstab erhöhen, verflachen wir an ideellen und daher wahren Werten. Die Lieblosigkeit ist der Ausdruck unserer Zeit, ausgedrückt und sichtbar geworden in den zahllosen Scharen der Neurastheniker und Psychopathen, die die Wartezimmer der Ärzte füllen. Die Sonne der heutigen Zeit ist verdunkelt durch unzählige Rauchwolken der Autos und der stets an Zahl wachsenden Schornsteine, die Güter zum noch bequemeren Leben erzeugen — aber der Mensch braucht zum Gedeihen die Sonne, vor allem die Sonne der Menschenliebe, der Güte, des Verständnisses und der Demut.

## Die Temperamentenlehre

Um das Bild vom Menschen zu vervollständigen, wollen wir noch einen Blick auf die uralte *Temperamentenlehre* werfen. Sie geht einerseits auf die Kosmogenie des Empedokles um 450 v. Chr. und andererseits auf die Säftelehre des Hippokrates um 400 v. Chr. zurück, der die Elementenlehre mit seiner Säftelehre verbindet und damit den Grundstein für die spätere Humoralpathologie legte. Die Zusammensetzung der Säfte regeln — temperere — den Ablauf der Lebensvorgänge. Die richtige Mischung und damit Gesundheit nannte er Eukrasie und die Krankheit Dyskrasie.

*Das sanguinische Temperament* ist wechselnd, flatterhaft wie Strohfeuer, mit witzigem Humor und phantastischem, erfinderischem Intellekt. Der Körperbau ist zart, jugendlich und weich, das Gesicht rosig, im Ausdruck wechselnd, fein und sanft. Die Haltung ist lässig und charmant, der Blick verträumt, die Stimme moduliert bei gewandter Sprache. Die ansprechende Temperatur ist warm und feucht, das zugehörige Element ist die Luft. Die Tierkreiszeichen sind Waage, Zwilling und Wassermann. Die Anpassung ist eine gute, mit Geselligkeit und Anlehnungsbedürfnis, wobei gerne Leichtherzigkeit mit Leichtsinn verbunden ist. Bei Krankheit herrschen Angst und paranoide Züge vor.

*Das melancholische Temperament* hat traurige Grundstimmung, ist kalt, verhalten und skeptisch, der Humor ist bitter und sarkastisch, der Intellekt neigt zum Theoretisieren und zur Philosophie. Der Körperbau ist kräftig, zäh, hart mit Neigung zur Senilität, das Gesicht kreidig und prägnant, der Ausdruck traurig und zurückhaltend mit traurigem Blick. Die Stimme ist präzise, aber monoton. Als Temperatur wird kalt und trocken vorgezogen, als Element entspricht die Erde. Die Tierkreiszeichen sind Steinbock, Stier und Jungfrau. Die Anpassungsfähigkeit ist eine schlechte durch den Wunsch nach Alleinsein und die Unbelehrbarkeit. Es besteht Neigung zu Schwermut und

Hartherzigkeit. Bei Krankheit herrschen Depression und Kummer vor.

*Das cholerische Temperament:* Trotz mißmutiger Stimmungslage ist das Temperament hitzig, feurig und oft zornig, der Humor trokken. Der Intellekt richtet sich auf praktische Dinge, wo er es bis zum Genie bringen kann. Der Körperbau ist kräftig, viril und straff, das Gesicht gerne gerötet und ausdrucksvoll. Der Blick ist durchdringend, die Stimme energisch und hart. Die zugehörige Temperatur ist warm und trocken, wie sie dem Element Feuer entspricht. Als Tierkreiszeichen sind Widder, Löwe und Schütze zugeordnet. Die Anpassung ist eine schlechte durch Ungeselligkeit und Unbelehrbarkeit mit Neigung zu Hartherzigkeit und Hochmut. Bei Krankheit herrschen Zorn und manische Züge vor.

*Das phlegmatische Temperament* hat eine ausgeglichene Stimmungslage bei gleichgültigem, ruhigem und nachgiebigem Temperament. Der Humor ist selbstironisch, intellektmäßig besteht Neigung zu Mystik und Lyrik. Der Körperbau ist lax, schwammig und infantil, das Gesicht farblos, formlos und mollig mit unbestimmtem Ausdruck, der oft Unsicherheit zeigt. Der Blick ist vage, die Stimme unbestimmt. Die zugehörige Temperatur ist kalt und feucht mit dem Wasser als Element und Krebs, Skorpion und Fisch als Tierkreiszeichen. Die Anpassung ist mit dem Zugehörigkeitsgefühl, der Belehrbarkeit, Weichherzigkeit und dem Gleichmut eine gute. Als Kranker gibt sich der Phlegmatiker leicht gekränkt mit neurotischen Neigungen.

Fassen wir nun diese kurze Betrachtung des Menschen zusammen, so ergibt sich, daß er in seinen drei Bereichen: dem körperlichen, dem geistigen und dem seelischen, eine Einheit bildet und man ihn also als untrennbares Ganzes sehen muß. Daraus folgt, daß eine Krankheit, die als Störung der Harmonie mit der im Ganzen zu sehenden Natur aufzufassen ist, ebenfalls alle drei aufgezählten Ebenen erfaßt und nur von diesem Aspekt heraus zu behandeln ist.

## Gesundheit und Krankheit

Gesundheit haben wir ja bereits definiert: sie bedeutet Harmonie des Menschen in seiner untrennbaren Ganzheit — Körper, Geist und Seele, die durch Befolgung der Naturgesetze, in die wir hineingestellt sind, zu erreichen ist — sie bedeutet Harmonie mit uns und in uns, mit unserer Umgebung und schließlich mit dem Schöpfer aller Dinge. Theoretisch würde es einen idealen Gesundheitszustand geben, in dem wir tatsächlich für Krankheiten unangreifbar wären, was nicht bedeutet, daß wir nicht sterben müßten. Wir würden aber dann sterben, wenn durch allmähliches Aufzehren der uns innewohnenden Lebenskraft, die nicht durch Fehler oder Krankheiten geschwächt wäre, das physiologische Ende allen Seins gekommen wäre — und dies wäre viel später, als es die Jahre der heutigen durchschnittlichen Lebenserwartungen angeben.

Man weiß, daß es auf der Erde Gegenden gibt, in denen eine auffallende Anzahl ungewöhnlich alter Menschen in erstaunlicher Rüstigkeit leben — so am Balkan, im Kaukasusgebirge und im Hunzatal am Rande des Himalajagebirges. Wenn man studiert, welche Ursachen für dieses rüstige Alter zu finden sind, so kristallisieren sich drei wesentliche Tatsachen heraus: Alle diese Menschen haben sich nicht einseitig kasteit, aber überall ihr zuträgliches Maß gewußt und eingehalten, alle haben ausgiebig körperlich gearbeitet und alle haben trotz ihrer Einfachheit, oder gerade deswegen, den Frieden in ihrem Herzen, die innere Zufriedenheit, zu bewahren gewußt.

Dies sind ganz wesentliche Tatsachen, die die Gesunderhaltung betreffen: Zunächst die Mäßigkeit in allen Dingen dieses Lebens. Da jeder Mensch ein Individuum ist, hat auch jeder Mensch seine Norm, seine Gesundheit und also sein richtiges Maß. Das zu erkennen, ist nicht leicht, doch hat jeder von uns von Geburt an seinen Ratgeber, das, was Paracelsus den „Archäus oder den inneren Arzt“ nannte. Es ist das innere Gefühl, das uns instinktmäßig z. B. bei der Nahrung die Auswahl treffen läßt und die Sättigung anzeigt. Dieses Gefühl erstreckt sich aber nicht nur auf die Nahrung, sondern auf viele andere Belange unseres Lebens — denken wir doch nur, daß aus der Umwelt ständig zahlreiche Reize auf uns einströmen, die die verschiedensten Sinnesorgane zu verarbeiten haben, was größtenteils unbewußt geschieht, und die Reaktionen auslösen. Hier die adäquaten Reize anzunehmen und die schädlichen abzuwehren, hilft uns dieser „innere Arzt“.

Da noch unverbildet, zeigen uns diese Reaktionen besonders schön Kleinkinder, die dadurch z. B. die richtige Auswahl und Quantität ihrer Speisen treffen oder die bei Erkrankung Nahrung ablehnen. Jeder von uns kennt Kleinkinder, die Kalk aus der Wand bohren und ihn mit Freude essen — ihr innerer Arzt wußte um den Kalkmangel und hielt sie dazu an.

Im weiteren Leben wird leider fast immer, teils durch äußere Einflüsse wie Eltern und Verwandte, teils durch eigene Sucht nach Genüssen jeder Art dieser gesunde, angeborene Instinkt niedergeschlagen und langsam zum Schweigen gebracht. Jeder von uns hat schon erlebt, wie man trotz angezeigtem Sättigungsgefühl weiter nach leckeren Lieblingsspeisen griff und so wider besseres Wissen und Spüren gesundheitlich sündigte. In Jahren immer wiederholt, führt diese Überlastung der Verdauungsorgane unweigerlich zur Krankheit.

Dies ließe sich auf anderen Gebieten weiter fortsetzen, bis zum Gewissen als „inneren ethischen Arzt“, das ebenfalls oft genug verletzt wird, das aber unerbittlich seine böse Quittung überreicht.

Das Maß zu kennen und für sich einzuhalten, seinem inneren Arzt zu folgen, ist ein Grundgesetz der Gesundheit und des hohen Alters.

Über den Wert der auslastenden körperlichen Arbeit oder Tätigkeit wird ein eigener Abschnitt berichten, und ich werde ebenfalls später versuchen, Möglichkeiten aufzuzeigen, wie der so schwer zu erringende und so wertvolle innere Friede zu erlangen wäre.

Wenn nun Harmonie in allen aufgezählten Belangen Gesundheit bedeutet, beinhaltet Krankheit folgerichtig Disharmonie. Krankheit benötigt primär die Disposition dazu und sekundär eine auslösende Ursache. Unter Disposition versteht man die latente Krankheitsneigung, die verschiedene Ursachen, z. B. die Erbanlage oder wiederholte unterschwellige Schädigungen haben kann.

Sehen wir uns dies am Beispiel einer bakteriellen Infektion an: Da wir ununterbrochen mit bakteriellen „Krankheitserregern“ in Berührung stehen, müßten wir ununterbrochen erkranken — wir tun dies aber nicht, falls keine Disposition dazu besteht. Man kann Disposition als lebendige Widerstandskraft, die angeboren ist, aber weiterentwickelt werden kann, definieren.

Sehr aufschlußreich sind die berühmten Hühnerexperimente in den USA vor etwa zwanzig Jahren: Äußerlich keimfrei gemachte Hühnereier wurden in hermetisch abgeschlossenen, ebenfalls keimfreien Glasbehältern durch Thermostrahlung ausgebrütet. Die Behälter wurden mit keimfreier Luft, keimfreiem Futter und ebensolchem Trinkwasser beschickt. Es wuchsen völlig störungsfrei besonders starke Hühner heran.

Eines Tages wurde dann statt keimfreier normale, keimhältige Außenluft in die Behälter eingelassen. Von diesem Moment an bis zum Tode sämtlicher Tiere vergingen nur wenige Stunden — sie starben unter den Zeichen einer stürmischen Infektionskrankheit. Die in den Leichen bestimmten Bakterienarten waren sehr verschiedener Natur, ganz entsprechend der Mischflora unserer Atemluft.

Warum stirbt das Küken nicht — oder das Neugeborene, wenn es aus der keimfreien Eihöhle in die keimbeladene Außenluft eintritt? Warum mußten hingegen alle erwachsenen Hühner unseres Experimentes unter denselben Voraussetzungen sterben?

Nur deshalb, weil sie nicht gemäß dem Naturplan, in ständigem Kontakt mit der keimbeladenen Außenwelt aufwachsend, Stufe um Stufe Abwehrkräfte, Immunisierungsstoffe und Ähnliches aufbauen konnten.

Fehlen oder Herabsetzen der Widerstandskraft und nicht die Bakterien sind die primäre Ursache der bakteriellen Erkrankung. Erst bei Versagen der lebendigen Widerstandskraft ist eine bakterielle Beeinflussung möglich.

Aber sehen wir weiter: Wenn ein Lebewesen dem Mutterleib entrinnt, gelangt es aus einem geschützten Milieu in die feindliche Umwelt.

Dort sind nicht nur die Bakterien, sondern eine Unzahl weiterer

Schädlichkeiten: Temperaturschwankungen, Wetter, Gifte, Nährschäden, Hunger und Durst, Schlafmangel, auch Leid, Furcht und seelische Enttäuschungen und so manches Anderes mehr.

Was hilft uns dies ertragen, überstehen und überwinden? Zunächst und vordringlich die uns mitgegebene und innewohnende lebendige Lebenskraft, die der eine mehr, der andere weniger besitzt, die aber nicht in ihrer Größe unabänderlich ist, sondern durch Befolgung der Naturgesetze gestärkt werden kann, andererseits aber auch in höheren Lebensjahren, in dem Alter des physiologischen Abbaues, allmählich abnimmt, um schließlich wie eine ausgebrannte Kerze sanft zu verlöschen und den wirklichen Alterstod, den Bruder des Schlafes, zu bringen.

Sehr viele akute Krankheiten, vor allem bakterieller Natur, sind als Anpassungskrisen an die Bedingungen der Umwelt zu werten — hier wird die tragfähige Symbiose zwischen Schädigung und Lebenskraft bzw. Disposition, gebaut. Diese Anpassungskrise ist eine positive Lebensleistung, so wie Fieber nicht als Krankheit, sondern als Symptom des Kampfes zwischen Schädigung und dem Lebensprinzip, also als Positivum, zu werten ist.

Es ist das sichtbare Spiegelbild eines Erhaltungs- und Heilungsvorganges, und wir dürfen, ohne zu schaden, nichts gegen das Einzelsymptom unternehmen, sondern wir müssen, die Totalität der Zeichen unterstützend, mitsinnig behandeln und dadurch eine beschleunigte und verbesserte Selbstheilung hervorrufen. Eine gesteigerte und erhöhte Stufe der Anpassung wird der Lohn sein, unter anderem auch an die bakterielle Außen- und Umwelt.

Wie steht es nun mit dem Heer der chronischen Krankheiten? Schon Hippokrates vor etwa 2000 Jahren sah vor allem chronische Krankheiten als Folge von Verstößen gegen die natürliche Lebensordnung an — und dies ist heute noch unwiderlegt.

Die Ursachen chronischer Erkrankungen sind schon lange am Werk gewesen, bevor merkbare Symptome auftreten, und dies ist mit ein Grund, weshalb sich viele Krankheiten erst im mittleren oder höheren Lebensalter zeigen. Ein symptomloser, stiller Kampf hat schon lange bereits unterirdisch getobt, die Lebenskraft hat ihn, bevor er nach außen merkbar wurde, lange unterdrücken können — doch Fehler häufte sich auf Fehler und untergrub die Verteidigung, bis der berühmte letzte Tropfen in die volle Schüssel fiel, so daß sie überlief.

Denken wir an folgendes: Der menschliche Körper besteht aus schätzungsweise 300 Billionen Einzelzellen, also einer unvorstellbar großen Zahl von Zellen. Deren Lebensdauer ist sehr unterschiedlich, z. B. die der Milliarden roter Blutkörperchen 4—6 Wochen. Es erfolgt also tagtäglich ein Abbau und Abbruch von Körperzellen, die wieder neu ersetzt werden. Bei einem Leben gegen die Naturgesetze wird als Ausdruck der Schädigung der Ersatz durch Zellen geringeren Wertes vorgenommen — und dies ist die chronische Krankheit. Als Beispiel führe ich die Trinkerleber an, in der allmählich die wertvollen Leberzellen durch ungeeignete Fettzellen ersetzt werden und so den chronischen Leberschaden hervorrufen.

Erinnern wir uns und fassen wir zusammen: Primär muß die Disposition zur Krankheit vorhanden sein, zu der dann die auslösende Ursache stößt. Diese Krankheitsdisposition ist selbstgeschaffen — durch Fehler in der Lebensführung — oder vererbt durch Fehler früherer Generationen. Erst bei Versagen der lebendigen Widerstandskraft ist eine Erkrankung möglich, wobei man sich bewußt sein muß, daß eine Erhaltung und Erhöhung der Widerstandskraft nur aus den Quellen der Natur zu schöpfen ist.

Welche sind dies aber?

## Die Gesetze der Natur

Schon vor etwa zweitausend Jahren faßte Hippokrates Krankheiten als Folge von Verstößen gegen die natürliche Lebensordnung auf, und es ist kennzeichnend, was der berühmte Arzt Hufeland vor rund 150 Jahren sagte: „Je mehr der Mensch den Gesetzen der Natur treu bleibt, desto gesünder wird er bleiben. Je mehr er sich davon entfernt, um so eher kommt die Krankheit. Nichts kann die Lebenskraft bewahren, zurückerwerben oder stärken wie die Kunst, Maß zu halten, der tägliche Genuß der frischen und reinen Luft, eine einfache und natürliche Nahrung und eine ständige Übung der Kräfte."

In diesem Satz sind bereits die wichtigsten Naturgesetze enthalten, doch lohnt es sich unbedingt, sie näher zu studieren und daraus die Schlüsse zu ziehen.

Wir haben erfahren, daß der menschliche Körper das Ergebnis eines sich durch die Materie offenbarenden Lebensprinzips, aufgebaut durch den vegetabilen Zustand der Erdstoffe, ist. Der Körper muß also aus den der Erde zugehörenden Stoffen aufgebaut und erhalten werden, wozu am besten völlig natürliche Nahrung, wie sie die Natur liefert, dient. Abweichungen von diesem Gesetz bedingen Störungen der Gesundheit. Dies ist das Gesetz von der natürlichen Ernährung.

Ein anderes wichtiges Naturgesetz besagt, daß eine optimale Funktion jeder Zelle, gleich, wo sie sich befindet und welcher Aufgabe sie dient, nur durch natürliche Reize und Anregungen im entsprechenden Ausmaß gewährleistet wird.

Zell- und damit Organfunktionen werden durch das unwillkürliche oder vegetative Nervensystem regiert, das auf äußere Reize antwortet. Die Wege hiezu sind die Nervenbahnen. Natürliche Reize sind die entsprechendsten und daher die besten. Sie rufen normale Zellenreaktionen hervor und nur natürlich angeregte Organe funktionieren normal. Sie erhöhen die Widerstandskraft, die uns lebendig innewohnt, während der umgekehrte Fall ebenso gilt: Unnatürliche Reize setzen die Funktionsfähigkeit herab und schädigen die Widerstandskraft.

Überwindung und Anstrengung sind ein Naturgesetz — allerdings nicht über die Grenze der Erschöpfung hinaus. Anstrengung und Erholung, Arbeit und Ruhe fordert dieses Gesetz. Wird die volle Funktionskraft jeglicher Zelle nicht voll ausgenützt, degeneriert sie und damit das Organ, der Körperteil und schließlich der Körper. Damit wird aber auch die lebendige Widerstandskraft geschwächt. Man muß sich darüber im klaren sein, daß Leistungsfähigkeit nur eben durch Leistung zunehmen und erhalten werden kann.

Die Quittung sehen wir in den Wartezimmern der Ärzte, in den Sälen der Krankenhäuser, die überquellen von Kranken, von denen die Mehrzahl an den „Wohlstands- oder Zivilisationskrankheiten“ leidet, deren Namen wie eine Litanei kein Ende zu finden scheinen und praktisch alle Organe betreffen. Greifen wir nur das Beispiel der ungezählten „nervösen“ Störungen heraus — Ärzte schätzen, daß mindestens 50 Prozent ihrer Patienten darunter leiden, und deren Ursache in psychischen Störungen zu suchen ist. Wenn wir nun nach der Wurzel dieser psychischen Störungen fragen, so finden wir sie fast immer in einer materialistischen Geisteshaltung des Patienten oder seiner Umgebung, wir finden sie also in einer logischen Konsequenz des Materialismus, in der fehlenden Nächstenliebe. Das Danaergeschenk der materialistischen Zivilisation ist die Angst in ihren vielen Formen, die zunächst nervlich-funktionelle Störungen, früher oder später auch manifeste organische Erkrankungen hervorruft. Die psychische Fehlleistung ergreift zwangsläufig auch den Körper — ebenso den Geist — und läßt also den ganzen Menschen erkranken. Dies ist unabänderlich.

Wir haben damit erfahren, daß Zell- und Organfunktionen vermittels des vegetativen Nervensystems nicht nur durch äußere Reize, sondern auch durch psychische Beeinflussung reagieren. Sehen wir das an einem Beispiel: Eine psychologische Emotion, z. B. Ärger oder Aufregung, veranlaßt über das Nervensystem eine vermehrte Ausschüttung des Nebennierenrindenhormons Adrenalin in die Blutbahn. Es ist bekannt, daß Adrenalin den Blutdruck erhöht und daß es bei allzu häufiger oder langdauernder Konzentration im Blut eine dauernde, nicht mehr reversible Blutdruckerhöhung hervorrufen kann — meist spricht der Arzt dann von einer essentiellen Hypertonie und meint damit eine Blutdruckerhöhung mit unbekannter Ursache. Wir haben dann den Fall, daß eine organische Störung, deren Wurzel in der Psyche zu suchen ist, manifest geworden ist. Über die möglichen Folgen einer Blutdruckerhöhung, der Belastung für Herz und Kreislauf, die bis zum Schlaganfall gehen kann, brauchen wir jetzt hier nicht zu reden.

Daß schließlich auch geistige Fehlleistungen auf beide anderen hierarchischen Systeme wirken und dort Erkrankungsmöglichkeiten bieten, ergibt sich jetzt von selbst und dies ist jedem Arzt, der damit zu tun hat, geläufig. Wir müssen Gesundheitsgedanken hegen — sie erzeugen Gesundheitsreflexe, aber auch hier gilt das Umgekehrte: Negative Gedanken zerstören.

Ein Gesetz will ich noch zum Schluß anführen: Die Umgestaltung von Gewohnheiten — von schädlichen zu richtigen — muß allmählich, nicht abrupt, aber zielstrebig und konsequent durchgeführt werden. Es ist falsch, hier einen Bruch zu vollziehen, da sonst mitunter sehr unliebsame Störungen entstehen können. Was langsam, in Jahren und Jahren, wenn auch falsch, gewachsen ist, darf nur vorsichtig und langsam abgebaut und zu einer richtigen Lebensführung hinübergeleitet werden. Hier darf man keinesfalls in den Fehler verfallen, das lohnende Ziel aus den Augen zu verlieren und vorzeitig aufzugeben. Alle Mühe wäre umsonst.

Erfassen wir die Naturgesetze in ihrem Kern, so lautet dieser: Natürlichkeit ist das einzig richtige Prinzip in unseren Lebensgewohnheiten. Nähern sie sich dem Natürlichen, so sind sie in demselben Maße richtig und müssen im umgekehrten Falle falsch sein. Dies gilt nicht nur für körperliche Gewohnheiten, sondern ebenso auch für die geistige und seelische Haltung.

## Die Ernährung

Die Ernährung ist entscheidend für Gesundheit, Krankheit und Heilung:

Sehr viele Zeitkrankheiten widersetzen sich der rein medikamentösen Therapie und würden sich ausgezeichnet mit einfachen diätetischen Methoden behandeln lassen. Die Ernährung ist im Rahmen einer diätetischen Ordnungstherapie der wichtigste Faktor, sie ist die Beherrscherin des Lebens und der Gesundheit. Eine echte diätetische Ordnungstherapie veranlaßt den Menschen, seine Gewohnheiten zu ändern und ganz bewußt und freiwillig anders zu leben als bisher.

Niemand soll sich wegen einer notwendigen Diät bedauern, sondern sich mutig und freudig der „Diaita“, der ordnenden Lebenskraft einfügen, die es ermöglicht, Gesundheit zu bewahren oder die geschwächte Lebenskraft aufzurichten.

Kein Arzt leugnet das stetige Anwachsen der Zivilisationskrankheiten, deren Namen sich wie eine Litanei lesen: Herz-Kreislauf-Erkrankungen, Leberschädigungen, Diabetes, Magen-Darmkrankheiten, Nierenleiden, der rheumatische Formenkreis, vegetative Nervenstörungen und schließlich der Krebs. Die Ursache dieses Zunehmens der Zivilisationskrankheiten liegt in den veränderten und durchaus unnatürlichen Lebens- und Ernährungsgewohnheiten begründet. Bezüglich der Nahrung haben es die Menschen verlernt, sich einfach, mäßig und natürlich zu ernähren, und schädliche Ernährungsgewohnheiten sind eine der am weitesten verbreiteten Ursachen für die Entstehung vieler Krankheiten und Leiden.

Kollath hat den Begriff des Vollwertes und Reinwertes der Nahrung geprägt: Vollwertige Lebensmittel besitzen eine möglichst unversehrte Ganzheit natürlicher Nähr- und Wirkstoffe, reinwertige sind nicht mit einem Zusatz körperfremder und chemischer Nahrungsmittelzusätze versehen worden.

Bestandteile einer solchen gesunden Ernährung sind die pflanzliche Rohnahrung, die Milch und die Vollkornprodukte. Eine Ernährung aus verfeinerten und wirkstoffarmen Nahrungsmitteln kann einen gesunden Menschen nicht gesund erhalten und daher auch keinesfalls die Grundlage für eine heilkräftige Diätkost abgeben.

Grundstoffe der Nahrung sind Eiweiß, Fett und Kohlehydrate. Sie befinden sich in den einzelnen pflanzlichen und tierischen Nahrungsmitteln in verschiedenen Mengen und sind meist miteinander verbunden.

*Eiweiß:* Ist besonders in der Milch und ihren Produkten, in Eiern, Fleisch, Fisch und Soja enthalten. Der Körper benötigt es, um neue Zellen zu bilden, den Eiweißgehalt des Blutes zu erhalten und sich mit den so wichtigen Fermenten zu verbinden, die erst durch diese Koppelung wirksam werden können.

Die Bestandteile des Eiweißes sind die Aminosäuren, von denen einzelne lebenswichtig sind, um einen klaglosen Stoffwechsel zu gewährleisten. Ideal ist die Eiweißversorgung der menschlichen Ernährung, wenn das Eiweiß der Milch, der Vollkornprodukte und das der pflanzlichen Rohnahrung miteinander kombiniert werden. Eine gewisse tägliche Eiweißmenge ist notwendig, da Eiweiß weder von den Fetten noch den Kohlehydraten vertreten werden kann. Die empfehlenswerte tägliche Eiweißmenge beträgt 60—80 Gramm.

*Fett:* Ist ebenfalls als pflanzliches — z. B. Öle, Kernfette, Pflanzenmargarine — und tierisches — z. B. Sahne, Butter, Schmalz, Talg — bekannt. In den Fettmolekülen sind Glyzerin und Fettsäuren miteinander verbunden. Für die Ernährung sind besonders die ungesättigten Fettsäuren bedeutsam, da sie stoffwechselaktiv sind, d. h. sie lassen sich im Körper leichter umsetzen. Besonders reich an diesen wertvollen Fettsäuren sind Pflanzenöle und Keimöle wie Sonnenblumenöl und Maiskeimöl. Tierische Fette enthalten Cholesterin, das bei Arteriosklerose, Diabetes, Fettstoffwechselstörungen und auch bei der Krebskrankheit erhöht im Blutspiegel vorgefunden wird. Dieser Cholesterinspiegel bleibt auf einer dem Organismus zweckmäßigen Höhe bei fettarmer und knapper Kost, die als Fette solche mit ungesättigten Fettsäuren enthält.

*Kohlehydrate:* Bestehen als einfache Zucker wie Traubenzucker, Fruchtzucker und Galaktose, als Doppelzucker wie Rohr-, Malz- und Milchzucker und schließlich als Reservekohlehydrate, wie pflanzliche und tierische Stärke. Sie finden sich in Honig, Obst, den verschiedenen Gemüsen und Wurzelgemüsen und Getreideprodukten. Die pflanzliche Stärke der Getreide, in den Gemüsen und in den Kartoffeln wird durch die Verdauung im Darm zu einfachen Zuckern abgebaut.

Die wichtigsten Kohlehydratnahrungen sind neben dem Obst und den Gemüsen die Vollkornprodukte. Im Inneren eines Getreidekorns befindet sich der Mehlkörper aus pflanzlicher Stärke, in den Keimen und der äußeren Randschichte sind die wertvollen Vitamin- und Mineralstoffe enthalten. Da diese dem weißen Mehl fast zur Gänze fehlen, bleibt nach langer Weißmehlnahrung im Körper ein Vitamin- und Mineralhunger zurück, der sich in Müdigkeit, Leistungsschwäche und schließlich in Krankheit äußert. Eine noch stärker entwertete

Kohlehydratnahrung ist der weiße Küchenzucker, der nicht eine Spur eines Vitamin- oder Mineralstoffes mehr enthält, sondern darüber hinaus dem Körper das Vitamin $B_1$ entzieht, das er zu seinem Abbau benötigt.

Eine hervorragende Kraftnahrung besteht in Weizenkörnern, die man in Wärme und Feuchtigkeit etwa 2 bis 3 Tage keimen läßt, sie dann zerkleinert bzw. schrotet und dann Rosinen, geriebene Mandeln und Beerenfrüchte, bei Darmträgheit auch Leinsamen dazugibt, um dieses Gericht als Müsli zu essen.

Günstig sind die von natürlichen Vitamin- und Mineralstoffen begleiteten Zuckerkomplexe, wie sie in Bienenhonig, Rübensirup, Apfelkraut, Hagebuttenmus, Trockenobst, süßen Früchten und Fruchtsäften vorliegen.

Das Verhältnis der Nahrungsgrundstoffe soll mengenmäßig so gewählt sein, daß die Kohlehydrate über Fett und Eiweiß überwiegen, etwa in folgenden Zahlen: Kohlehydrate 400 g, Fett 70 g, Eiweiß 80 Gramm. Der Grund liegt darin, daß der Organismus mit Kohlehydraten seinen Energiestoffwechsel am leichtesten betreiben kann.

Nun sind noch zum Gesundbleiben oder Gesundwerden auch Ergänzungsstoffe in der Nahrung notwendig, man versteht darunter Vitamine, Mineralsalze, mineralische Spurenelemente und Nahrungsfermente. Viele uncharakteristische, schwer deutbare Störungen der Gesundheit sind heute trotz reichlicher, aber ungesunder Ernährung mit sogenannten „leeren Kalorien" auf allgemein unzureichende Versorgung mit Vitaminen und anderen Ergänzungsstoffen zurückzuführen. Die künstliche Vitaminisierung kann auch hier nur teilweise abhelfen, da diese Stoffe im natürlichen Verband ihrer Träger eine bessere und vollwertigere Verwertbarkeit ergeben. Nicht einzelne Ergänzungsstoffe, sondern die Summe aller natürlichen Wirkstoffe einer Nahrung bedingen eine optimale Stoffwechselleistung und damit Gesundheit.

Wichtig ist auch zu wissen, daß sich der Vitaminbedarf bei Krankheiten oder Gesundheitsstörungen beträchtlich erhöht, so daß gerade hier eine vollwertige natürliche Nahrung besonders wichtig ist. Mineralsalze und mineralische Spurenstoffe tragen dazu bei, organische Strukturen aufzubauen und regeln die richtige Wasserverteilung im Körper. Sie sind auch Bestandteile von Enzymen, die in das Stoffwechselgeschehen regulierend eingreifen.

Die Mineralsalzdeckung wird erreicht, wenn man täglich ein- bis zweimal zu den Mahlzeiten zwei Teelöffel Honig und zwei Teelöffel Apfelmostessig, vermischt in einem Glas Wasser, langsam trinkt. Mineralreich sind Apfel-, Trauben- und Preiselbeersaft.

Bei diesen Mineralsalzen spielt Kalium eine bedeutende Rolle. Es hat Bezug auf die Muskeltätigkeit — auch die des Herzmuskels —, fördert die Ausscheidung von Gewebsflüssigkeit und reguliert das Feuchtigkeitsverhältnis des Körpers.

Kaliummangelzustände machen sich folgendermaßen bemerkbar: körperliche und geistige raschere Ermüdbarkeit, Nachlassen der Entschlußkraft und des Gedächtnisses, Neigung zu Schlaflosigkeit, Kurzatmigkeit bei Anstrengungen, Zunahme der Kälteempfindlichkeit mit Anfälligkeit gegen Erkältungskrankheiten, besonders Katarrhen, Gelenksschmerzen, Neigung zu Appetitlosigkeit, Übelkeit und Verstopfung, Hautverhärtungen wie Hühneraugen und Schwielen, Hautunreinigkeiten und Hautjucken, unheilsame Haut, so daß Verletzungen langsamer heilen, Zahnschäden und Muskelkrämpfe, wie nächtliche Beinkrämpfe oder Zucken der Mundwinkel oder Augenlider.

Kaliumhältige Nahrungsmittel sind Honig, Obst und frisches Gemüse, besonders Paprika, weiters Trauben-, Apfel- oder Preiselbeersaft. Als Hausmittel gibt man zwei Teelöffel Apfelmostessig und zwei Teelöffel Honig in ein Glas Wasser, *das man ein- bis mehrmals täglich langsam austrinkt.*

Die Nahrungsfermente endlich sind Wirkstoffkomplexe, die sich nur in der pflanzlichen oder tierischen Rohnahrung befinden. Sie bestehen aus Eiweiß, Vitaminen und Mineralstoffen, werden aber bereits bei einer Temperatur von 50 Grad zerstört.

Was geschieht nun mit der Nahrung in unserem Körper? Kohlehydrate, Eiweiß und Fett werden in ihre einfachen Bausteine durch die Verdauungssäfte des Speichels, des Magens und Darms zerlegt. Diese werden im Darm aufgesogen und über die Blut- und Lymphbahnen an jede einzelne Körperzelle herangetragen, dort wieder zu körpereigenen Stoffen zusammengefügt und schließlich durch den ebenfalls über das Blut an die Zellen herangebrachten Sauerstoff der Atmung verbrannt, wobei die zum Leben notwendige Energie entsteht. Dieser Stoffwechselvorgang wird tatsächlich vollautomatisch durch körpereigene Fermente oder Enzyme gesteuert, von denen jedes eine spezielle Fähigkeit besitzt, bestimmte Stoffe im Körper zu zerlegen oder aufzubauen.

Man kann drei Gruppen von Fermenten feststellen: erstens die Abbaufermente, die die Nahrungsstoffe in ihre kleinsten Bausteine zerlegen, dann die Aufbaufermente, die die Bausteine zu körpereigenen Nährstoffen zusammensetzen und in die Körperzellen einbauen, und drittens die Atmungsfermente, die die energieliefernden Verbrennungen in den Körperzellen regulieren. Man kann also sagen, daß das ganze Geschehen im Stoffwechsel in der Hauptsache eine Leistung vieler ineinandergreifender Fermentsysteme ist. Da nur der Vollwert einer Nahrung die Fülle der Wirkstoffe garantiert, die der Organismus für die Ausstattung seiner Fermentsysteme braucht, ist eine Vollwertnahrung gerade für chronische Erkrankungen, denen stets eine Stoffwechselstörung zugrunde liegt, so eminent wichtig.

Da die Verbrennungen in den Zellen Schlackenstoffe hinterlassen, die ausgeschieden werden müssen, wollen wir die Ausscheidung dieser Schlackenstoffe kurz betrachten. Aus den verbrannten Kohlehydraten und Fetten entsteht Kohlensäure und Wasser, aus dem Eiweiß Harnstoff und Harnsäure.

Nun befindet sich zwischen den Organzellen und den kleinsten Blutgefäßen ein schmaler Korridor von Bindegewebe, durch den einerseits die Ernährung der Zellen, andererseits die Ausscheidung der Schlackenstoffe — also der Zellstoffwechsel — sich abspielen muß. Die Kohlensäure passiert, da sie flüchtig ist, schnell diese Bindegewebsschranke und wird mit der Atmung ausgeschieden. Die Harnsäure ist leider schwer löslich und verweilt länger im Korridor der Bindegewebsfasern, von wo sie im Interesse einer konstanten Säurekonzentration des Blutes Zug um Zug abgegeben wird, um durch die Nieren ausgeschieden zu werden. Zu viele Säureschlacken können nun den Faserfilter blockieren, was man als Übersäuerung oder Verschlakkung des Bindegewebes bezeichnet. Wenn nun dem Körper genügend basische Kräfte durch natürliche Vollnahrung zur Verfügung stehen, bewirkt dies eine Entsäuerung = Entschlackung. Bei vielen Patienten mit chronischen Krankheiten — besonders bei Diabetes, chronischen Leberleiden und Herz-Kreislauferkrankungen — liegt nun eine Übersäuerung der Bindegewebszonen vor, da der Körper zu wenig basische Nahrung zugeführt erhält, und dadurch die Neutralisation der Säuren gestört ist.

Eine basische Nahrung ist eine Kost mit reichlich Obst und Gemüse, während Fleisch, Fisch, Fett oder Eier saure Stoffwechselendprodukte entstehen läßt.

Wollen wir uns nun abschließend die Regeln einer möglichst gesunden Dauerkost untersuchen:

Die Nahrungsmenge soll eher zu knapp als zu reichlich sein. Häufig hat eine zu reichliche Nahrung die Krankheit verursacht und nur eine einfache und knappe Kost kann den Organismus entlasten. Eine knappe Ernährung mit reichlich Anteilen pflanzlicher Frischkost, Vollkornprodukten und Milcheiweiß ernährt den Körper vollständiger und weit besser als eine kalorienreiche Nahrung aus Kochkost, Fett und entwerteten Nahrungsmitteln.

Die Lebensmittel müssen sich in einem möglichst vollwertigen und naturbelassenen Zustand befinden und einen hohen Gehalt an natürlichen Nähr- und Wirkstoffen aufweisen. Das Verhältnis der Hauptnährstoffe soll so bestellt sein, daß die Kohlehydrate überwiegen, etwa täglich 400 g Kohlehydrate, 80 g Eiweiß und 70 g Fett. Kohlehydratkost ist pflanzliche Frischkost, gekochte Pflanzenkost, Vollkornnahrung und Naturzuckernahrung. Ein möglichst großer Teil der Ernährung soll aus pflanzlicher Frischkost bestehen: aus frisch gepreßten Obstsäften, Gemüsesäften, Grünblättersalaten, Obstfrüchten, frischen Salaten oder Rohkostgerichten. In ihr ist eine Fülle von Vitaminen und Mineralsalzen enthalten, die der Organismus zu seinen Leistungen benötigt.

Gekochte Pflanzenkost soll ebenfalls ein wichtiger Bestandteil einer Hauptmahlzeit sein. Sie besteht aus gedämpften oder gedünsteten Gemüsen, Kartoffeln und gedünstetem oder gebackenem Obst.

Vollkornnahrung sind vitaminreiche Kohlehydratträger: Vollkornflocken, -schrot, -Brot, -Gebäcke, -Mehl und Naturreis. Die Zufuhr von weißem Küchenzucker ist auf ein Minimum zu beschränken, sie soll 20 g nicht überschreiten. Nahrungsmittel, die bei ihrer Herstellung hochprozentig mit Zucker versehen worden sind — Marmeladen, Konfitüren, Gelees, Kompotte — sind weitgehend zu beschränken.

Bienenhonig, Rübensirup, Apfelkraut, wenig gezuckertes Hagebuttenmus, Malzextrakte oder Trockenobst sind möglichst regelmäßig in kleinen Mengen in die Nahrung einzubauen.

Die Eiweißnahrung besteht in der Hauptsache aus Vollmilch, Sauermilch, Quark = Topfen, und fettarmen Käsesorten. Mageres Fleisch, mageres Geflügel, magere Fische und Eier können die Milcheiweißnahrungen ergänzen, dürfen aber nicht den Hauptbestandteil der Eiweißnahrung bilden. Die tägliche Eiweißmenge beträgt 80 g, in seltenen Ausnahmefällen bei erhöhtem Eiweißbedarf 100 g.

Die tägliche Gesamtfettmenge — mit Kochfett, Aufstrichfett und dem in fetthaltigen Nahrungsmitteln verstecktem Fett — soll mit 70 g beschränkt sein. Als Nahrungsfette werden die naturbelassenen pflanzlichen Samenöle von stark ungesättigtem Charakter — Sonnenblumenöl, Maisöl, Baumwollsaatöl — bevorzugt. Als Streich- oder Kochfett werden verwendet: ungehärtete Pflanzenfette mit einem Zusatz naturbelassener Pflanzenöle wie Vitaquell und Vitagen sowie frische Butter. Starke Erhitzung der genannten Fette ist zu vermeiden, für diese eignet sich am besten naturreines Kokosfett.

Kochsalz ist in jedem Fall sehr sparsam zu verwenden, ebenfalls Nahrungsmittel, die bei ihrer Herstellung bereits stark gesalzen wurden. Der Kochsalzgehalt soll pro Tag 3—5 g nicht überschreiten. Zum Würzen werden zusätzlich natürliche Gewürze und Würzhilfsmittel verwendet. Eine völlig kochsalzfreie Diät ist nur bei folgenden Krankheiten notwendig: Dekompensierte Herz-Kreislauferkrankungen, Hochdruck, schwere Nierenleiden, schmerzhafte rheumatische Erkrankungen und entzündliche Hauterkrankungen.

Die Naturkost besteht also aus Rohnahrung und gekochter Naturnahrung. Einige Hinweise mögen dazu gegeben sein: Gemüse und Früchte zusammen in einer Mahlzeit sollen nicht gegeben werden, da dies leicht zu Gärungen im Darm Anlaß gibt und Blähungen verursacht. Rohmilch, eventuell überhaupt Milch, ist durchaus nicht immer günstig bei Krebserkrankungen, Arthritis und einer Milchallergie. Eier sind am besten roh verträglich, sollen aber, da harnsäurebildend, nicht bei Arthritikern, Rheumatikern und Krebskranken verwendet werden. Dasselbe gilt hier für Fleisch. Fruchtsäfte und Gemüsesäfte soll man nicht mischen, da auch dies zur Gärung neigt. Man kann sie nur miteinander geben, aber auch hier ist nicht alles verträglich, so daß der einzelne Saft die beste Verträglichkeit garantiert.

Säureüberschüssige Gemüse sind Rhabarber, Rosenkohl und Spargel und sollen daher nicht Nierenkranken, Rheumatikern und Arthritikern verabreicht werden.

Die Trinkmenge braucht bei dieser natürlichen Vollwertkost nicht besonders beschränkt werden. Der Bedarf des Körpers an Wasser richtet sich nach den Mengen Kochsalz, Harnstoff und Harnsäure, die von den Nieren ausgeschieden werden müssen. Wasser ist dafür als Lösungsmittel unentbehrlich, jedoch soll nur nach ehrlichem Durst getrunken werden. Alkoholische Getränke sind bei Leberleiden verboten, kleine Mengen Bier oder Naturwein können, wenn vom Arzt erlaubt, genossen werden.

Bei den Genußgiften — hier Alkohol, Nikotin und Bohnenkaffee — gilt für den Gesunden der Grundsatz: Kleine Mengen regen an, größere Mengen regen auf und große Mengen zerstören.

Mit dem Beginn einer ernährungstherapeutischen Behandlung ist das Rauchen einzustellen.

Nun noch ein Wort zur küchentechnischen Zubereitung: auf äußerste Schonung der Wertstoffe in naturbelassenen Nahrungsmitteln ist zu achten. Vermieden werden muß das Verschütten von Kochwasser, das Wässern und Auslaugen von Gemüsen und Kartoffeln, eine lange Lagerung von Gemüse und Obst oder Lagerung bei hoher Temperatur oder Licht, die Erhitzung von pflanzlichem Material unter Luftzutritt — offener Topf -, das Warmhalten oder Wiederaufwärmen und das Kochen in beschädigten Töpfen.

Die wichtigsten Eßregeln lauten: in Ruhe essen, langsam und sehr gut kauen — der Speichel hat bereits Verdauungskraft! —, die

Hauptmahlzeiten mit Salat, Obst oder einer anderen Rohkost beginnen und schließlich kein Getränk während des Essens, sondern bei Bedarf erst danach. Eine Ruhepause vor der Mahlzeit ist angebrachter als nachher, wo Bewegung wertvoller ist.

Nun noch ein die Ernährungsfrage abschließendes Wort zur Zahl der Mahlzeiten. Für den heutigen durchschnittlich arbeitenden Menschen — ausgenommen sind Berufe mit ausgesprochen körperlich schweren Arbeiten — genügen die drei Mahlzeiten in der Frühe, mittags und abends. Dies ist physiologisch dadurch erklärbar, daß der Magen-Darmtrakt zur Verarbeitung einer Mahlzeit einige Stunden benötigt, und daß es daher unsinnig ist, vor Beendigung dieser Arbeit wieder von oben neue Anforderungen zu stellen. Eine nicht nur mengenmäßige, sondern vor allem leistungsmäßige Überbelastung des Verdauungstraktes wäre sonst die Folge, die nach kürzerer oder sicher längerer Zeit Verdauungsstörungen nach sich ziehen würde.

Speziell zur Abendmahlzeit ist zu sagen, daß diese früh, etwa um 18 Uhr, eingenommen werden soll und besonders knapp und leicht verdaulich zu halten ist. Auch unser Magen-Darmtrakt beginnt abends müde zu werden und läßt nachts erheblich in seiner Arbeits- und Verdauungskraft nach, so daß dann liegenbleibende oder schwere Speisen durch Gärungs- oder Fäulnisprozesse Störungen verursachen.

Zwei alte, so einfache und selbstverständliche, in der Durchführung aber schwierige Sprichwörter möchte ich an den Schluß der Ausführungen über die Ernährung stellen:

„Iß, wenn Dich hungert, und trinke, wenn Dich dürstet, aber merke: alles, was darüber geht, ist von Übel!“

„Höre zu essen auf, wenn es am besten schmeckt!“

## Der menschliche Körper

Zum Verständnis gesundheitlicher Belange, ja sicherlich zur menschlichen Bildung gehört es, doch die wichtigsten Tatsachen unseres eigenen Körperbaues zu wissen. Es soll Sie nun nicht eine trockene

Darstellung der menschlichen Anatomie langweilen, ich finde es wichtiger, unsere wichtigsten Organsysteme nicht nur ihrem Bau nach, sondern auch ihrer Funktion entsprechend darzustellen — ein Versuch, der nur ein Stückwerk bleiben kann, da einerseits die menschliche Physiologie noch keineswegs völlig erforscht ist und andererseits buchstäblich die Worte fehlen, das Wunderwerk unseres Körperbaues nur annähernd erschöpfend zu beschreiben. Bedenken wir doch, daß man heute von unserer „chemischen Fabrik", der Leber, etwa 120 Funktionen weiß, sich dabei aber bewußt ist, daß dies nur den kleinen erforschten Teil all ihrer Fähigkeiten darstellt.

So will ich denn nicht Knochen, Muskeln oder einzelne Organe zu beschreiben versuchen, sondern wichtige Organe mit ihren Tätigkeiten und Aufgaben zusammenfassen. Es sind dies: die Kreislauforgane, die Atmungsorgane, das Magen-Darmsystem mit seinen Anhangdrüsen und als weiteres Ausscheidungsorgan das Nierensystem.

Schließlich beansprucht das unser Leben beherrschende Nervensystem, das sogenannte vegetative, unser Interesse, so daß ihm ein kurzer Abschnitt gebührt.

Die anatomischen und physiologischen Betrachtungen abschließend, betrachten wir noch das Wichtigste von unseren Sinnesorganen, da diese uns die Umwelt bringen und zu ihr erst den Kontakt ermöglichen.

## Kreislauforgane

Die Kreislauforgane dienen dazu, den Blutkreislauf in Gang zu halten und damit überhaupt den lebenswichtigen Stoffwechsel zu gewährleisten. Wir unterscheiden dazu das Herz als Motor oder Pumpe und den peripheren Kreislauf als elastisches Rohrsystem, das das Blut zu den Organzellen leitet und wiederum zurück zum Herzen führt.

Betrachten wir zunächst einmal unser Herz: im allgemeinen hat es die Größe der eigenen Faust, ist also beim Mann etwas größer als bei der Frau. Es ist ein Hohlmuskel, gebildet aus quergestreifter, jedoch nicht dem Willen unterworfener Muskulatur — einzigartig in unserem ganzen Körper. Dieser Hohlmuskel ist nun mehrfach unterteilt: seiner Länge nach durch eine muskulöse Scheidewand, so daß zwei Hohlräume entstehen, die wiederum der Quere nach durch die sehnigen Herzklappen geteilt werden, so daß letztlich vier Hohlräume vorhanden sind.

Um die Funktion des Herzmuskels zu verstehen, muß noch erklärt werden, daß diese Pumpe mit ihren vier Abteilungen zwei Kreisläufe anzutreiben hat: den kleineren Lungenkreislauf und den großen Körperkreislauf. Der Lungenkreislauf hat das im Körper verbrauchte, sauerstoffarme und kohlensäurereiche Blut zu reinigen und wieder mit Sauerstoff zu sättigen, während der Körperkreislauf das gesättigte Blut zu den Körperzellen zu führen hat, wo Sauerstoff als Energiespender für die Zellfunktion verbraucht wird, um nach Abgabe desselben zum Herzen zurückzufließen. Deshalb ist die Unterteilung des Herzens in vier Hohlräume notwendig, um so die Blutverteilung vornehmen zu können.

Die zwei oberen Hohlräume, an der Herzbasis kopfwärts gelegen, nennt man rechten und linken Vorhof, die beiden unteren, herzspitzenwärts, jedoch rechte und linke Herzkammer. In der Längsrichtung sind die Herzabteilungen durch die muskulöse Zwischenwand, in der Querrichtung durch die ventilartigen Herzklappen getrennt. Der Blutstrom wird nun folgendermaßen gelenkt:

Das von den Körperzellen kommende, verbrauchte Blut fließt im venösen Adersystem in den rechten Vorhof, der sich nach seiner Füllung kontrahiert. Dabei öffnet sich die rechte Herzklappe und gibt so den Weg in die rechte Kammer frei. Ist diese gefüllt, zieht sich wiederum diese zusammen, wobei sich die Herzklappe schließt, um ein Zurückfließen des Blutes zu verhindern, und preßt so das Blut in beide Lungen, um Kohlensäureabgabe und Sauerstoffanreicherung zu erzielen. Ist dies geschehen, strömt das Blut in den linken Vorhof, der es — genau wie rechts — nach seiner Füllung durch Zusammenziehung durch die sich öffnende linke Herzklappe in die linke Kammer abgibt, die durch ihre Kontraktion geschlossen wird, während das Blut in den Körperkreislauf getrieben wird. Es ist also so, daß beide Vorhöfe und beide Kammern sich gleichzeitig zusammenziehen, um ihre Blutmenge auszuwerfen, wobei dies zuerst die Vorhöfe tun, um das Blut durch die Klappenventile in die Kammern zu treiben, worauf diese durch ihre Kontraktion das Blut in den Lungen bzw. Körperkreislauf abgeben.

Umhüllt und eingeschlossen ist das Herz vom Herzbeutel, einer Epithelhaut, die elastisch seine Bewegungen mitmacht. Bei Entzündungen dieser Haut entstehen fibrinöse Ausschwitzungen und Rauhigkeiten, die Herzstechen verursachen — die trockene Herzbeutelentzündung. Bildet sich darüber hinaus ein Erguß, spricht man von feuchter Entzündung, die das Herz beengt und in seiner Funktion beeinträchtigt.

So arbeitet das Herz — unermüdlich Tag und Nacht, das ganze Leben. Daß dies so geschieht, bewirkt ein Steuerungssystem, das die unermüdlichen Impulse abgibt: Das Herznervensystem: Es arbeitet sozusagen vollautomatisch, uns unbewußt, und sendet zuerst den Vorhöfen, Sekundenbruchteile später den Kammern den Befehl, sich zusammenzuziehen, um das Blut hinauszupressen, und wieder zur Füllung zu erschlaffen. Störungen dieser Herznerven bewirken spürbares Herzklopfen, Herzstolpern oder unregelmäßige Schlagfolge mit ihren Nachteilen für den Kreislauf.

Es gibt natürlich auch Erkrankungen des Herzmuskels: wenn er — zumeist rheumatisch — entzündet ist, wird und bleibt die Herzkraft herabgesetzt, man spricht von Herzmuskelschwäche. Weitet sich durch Elastizitätsverlust der Muskelfasern das Herz aus — die sehnigen Klappen können dies nicht —, wird der Klappenschluß unvollkommen und dadurch die Blutbeförderung und -Verteilung unrichtig — dies sind die Herzklappenfehler. Schließlich können die Herzkranzgefäße, die den ständig arbeitenden Herzmuskel mit seinem eigenen Blutbedarf versorgen, meist im Sinne einer Verengerung erkranken und man spricht von Coronargefäßinsuffizienz, Angina pectoris oder im krassen Fall vom Herzinfarkt. Dieser ist geradezu eine Modekrankheit geworden als Ausdruck unserer ruhelosen, gehetzten Zeit, und es ist tatsächlich so, daß eine häufige „Stress-Situation“ die wichtigste Vorbedingung zu seiner Entstehung schafft. Die beste Verhütung des Infarkts ist neben einer knappen, fettarmen Ernährung mit Vermeidung von Reizmitteln, besonders des Nikotins, reichliche Bewegung und Entspannung und zielbewußtes und tatkräftiges Erstreben des inneren Friedens.

So schlägt nun das Herz tagaus und tagein, etwa 60—80 mal in der Minute, nachts in der Ruhepause des Menschen, bei Überwiegen des schonenden Vagusnervus etwas weniger. Es befördert pausenlos unsere Blutmenge von etwa 5—7 Liter durch den ganzen Körper, bis in die feinsten Blutkapillaren, deren Länge man auf etwa 100.000 km im menschlichen Körper schätzt. Seine Kraftleistung ist so groß, daß dieser Motor das Körpergewicht von etwa 70 kg in 24 Stunden dreihundert Meter in die Höhe heben würde.

Trotz dieser ganz erstaunlichen Leistung würde die Herzkraft allein nicht genügen, die ständige Blutversorgung sicherzustellen — es bedarf hiezu der elastischen Hilfe, der Windkesselfunktion *des peripheren Kreislaufes.*

Wir unterscheiden hier zwei Gefäßarten: die muskelstarken Arterien, in denen vom Herzen aus das sauerstoffreiche Blut zu den Körperzellen strömt, und die dünnwandigen Blutadern oder Venen, die das verbrauchte und sauerstoffarme, jedoch als Abfallstoff mit Kohlensäure gesättigte venöse Blut zum Herzen zurückleiten, das es wiederum in die Lunge pumpt.

Wollen wir uns also zuerst die Arterien ansehen: als Körperschlagader oder Aorta geht die Mächtigste von ihnen vom Herzen aus und sendet in ihrem Verlauf ständig Verästelungen aus, bis diese in ihrem zahlreichsten und feinsten Verlauf das Kapillarnetz, das jede Körperzelle versorgt, bildet. Man kann sich die Aorta als den Stamm eines Baumes vorstellen und die Verästelungen bedeuten dann die Verzweigungen bis zu den feinsten Blattstielen, während die Blätter die Körperzellen darstellen. Die Arterien haben eine ausgebildete Gefäßmuskulatur, die zwei Aufgaben zu erfüllen hat: Einerseits muß die Herzarbeit im Sinne des Vorwärtstreibens des Blutes unterstützt werden und andererseits die Blutverteilung reguliert werden, da ein arbeitendes Organ mit seinem erhöhten Sauerstoffbedarf mehr Blut benötigt als ein ruhendes.

Das Herz treibt nun mit seiner Kontraktion das Blut aus seiner Kammer in den Körper — es entsteht eine Blutwelle, die vor sich die muskelelastische Arterie ausdehnt, hinter sich aber eben durch diese Elastizität eine Zusammenziehung der Gefäßwand verursacht. Diese Zusammenziehung hinter der Welle treibt diese jedoch mit neuem Kraftzuwachs weiter voran — in der Physik nennt man dies eine „Windkesselfunktion" — und dies unterstützt und vergrößert den Effekt der Herzarbeit. So fleißig und stark das Herz ist, ohne diese unterstützende Arbeit unserer elastischen Arterien würde unser Blut nicht das Riesennetz der Blutgefäße versorgen können.

Diese Blutwelle, entstanden aus der Herzkontraktion und der „Windkesselfunktion" der Arterien, ist schlicht das, was man an verschiedenen Körperstellen als Puls fühlen kann. Mit ihm kann man die Schlagfrequenz des Herzens messen und in gewissem Grad auch die Herzarbeit, jedoch auch den Zustand der Arterien beurteilen.

Es gehört, wie man sieht, zur einwandfreien Blutversorgung ein elastisches Arteriensystem unbedingt dazu. Natürlich unterliegen diese Gefäße wie alle Organe einer altersbedingten Abnützung, die erst einen fortschreitenden Ersatz der Gefäßinnenwandzellen durch artfremde Fettzellen, später durch Kalkeinlagerungen, Verhärtungen mit Verlust der Elastizität bringt — man spricht von Adernverkalkung oder Arteriosklerose. Diese setzt die Blutversorgung der Organe herab, die wiederum dadurch einen Funktionsverlust erleiden. Besonders eindrucksvoll zeigt die Wirkung der Arteriosklerose die Verkalkung der Gehirngefäße: all die bekannten Beschwerden alter Leute — Kopfschmerzen, Schwindelgefühle, Denk- und Sprachunsicherheit und Einbuße der Merkfähigkeit — sind Symptome der durch Sklerose verursachten Durchblutungs- und damit Funktionsschäden der Gehirntätigkeit.

Wie immer ist auch hier Vorbeugung besser als stückhaftes Medizinieren: Richtige Ernährung, natürliche Lebensweise mit reichlich Bewegung, Gefäßtraining durch sinnvolle Wasseranwendungen und Streben nach „innerem Frieden“ bieten die günstigsten Voraussetzungen hiezu.

Nachdem nun das arterielle Blut seinen Sauerstoff und andere, aus der Ernährung stammende Aufbaustoffe an die Zellen, die dies zu ihrer Arbeit benötigen, abgegeben hat, fließt es sauerstoffarm und schlackenbeladen durch den Zellstoffwechsel im venösen Adernsystem zum Herzen zurück. Das Blut ist dabei sichtbar dunkler geworden — das arterielle Blut ist hellrot und spritzt bei einer Gefäßverletzung entsprechend der Pulswelle stoßweise aus der Wunde, während das venöse Blut dunkelrot und gleichmäßig aus einer Verletzung strömt.

Die Venen sind wesentlich dünnwandiger und zarter gebaut als die Arterien, man sieht sie in ihrem oberflächlichen Verlauf als blaue Linien und Stränge durch die Haut schimmern. Da in ihnen das verbrauchte Blut von der unteren Körperhälfte, besonders von den Beinen, herzwärts, entgegen der Schwerkraft aufwärts fließen muß, dies aber allein infolge ihrer Gefäßwandschwäche nicht bewerkstelligen können, ist ihnen in Form der Venenklappen ein Hilfsapparat eingebaut. Dies sind Ventile, die sich nur herzwärts öffnen und damit ein Absacken des Blutes nach unten verhindern. Durch sie wird die Blutsäule, die aufwärts bewegt werden muß, unterteilt und dadurch „leichter“ gemacht. Unterstützt wird diese Pumparbeit nach oben durch die umgebende Muskulatur, die durch ihre Kontraktionen eine Aufwärtsmassage auf die dünnwandigen Venen ausübt.

Hier wollen wir einen Blick auf eine sehr verbreitete Venenerkrankung, die Krampfadern, werfen. Sie kommen hauptsächlich in der unteren Körperhälfte, besonders an den Beinen, vor. Durch den Druck der venösen Blutsäule wird bei dazu disponierten Patienten die Vene so erweitert, daß die Venenklappen ihre Lichtung nicht mehr vollständig verschließen können, so daß das Blut teilweise statt nach aufwärts wieder zurück nach unten sackt. Der Venendruck wird dadurch stets größer und damit weiterhin die Venenerweiterung. Prädestinierend wirkt hiezu mangelnde Bewegung, da dann die Muskelmassage ungenügend zur Geltung kommt — daher leiden unter Krampfadern, den Varicen, besonders stehende oder sitzende Berufe. Auch Schwangerschaft begünstigt dies, da der Venenabfluß im kleinen Becken durch die sich ständig vergrößernde Gebärmutter behindert und eine Rückstauung begünstigt wird.

Hämorrhoiden sind ebenfalls Venenerweiterungen im Mastdarmgebiet, wenn auch hier arterielle Gefäßerweiterungen mitspielen. Dies zeigt eine Hämorrhoidenblutung, die ja hellrot ist.

Bei Krampfadern, seltener ohne diese, bildet sich gerne eine andere Venenerkrankung aus — die Venenentzündung. Da der Rückstrom des Blutes zum Herzen in erweiterten Gefäßen langsamer ist, öfters sogar zurückfließend und stagnierend, kommt es manchmal zu Gerinnungsvorgängen in der Blutsäule mit Blutpfropfenbildungen, die durch Einwanderung von Bakterien — Blut ist ein sehr guter Nährboden für sie —, entzündet werden können. Die Vene wird äußerlich gerötet, hart, strangförmig und schmerzhaft. Die Behandlung besteht in äußeren Maßnahmen wie bandagieren, hochlagern, Umschlägen und gerinnungshemmenden Salben, und innerlich in Gaben von Hamamelis und Kastanienextrakten.

Die Blutpfropfenbildung kann noch eine Gefahr bedeuten: Die Embolie. Darunter versteht man ein Losreißen eines Gerinnsels durch den Blutstrom und sein Einschwemmen in ein Organ — meistens, da es sich um das Venensystem handelt, in die Lunge —, das dadurch im entsprechenden Abschnitt in seiner Blutversorgung unterbrochen wird. Der Pfropf verschließt ja jetzt — z. B. in der Lunge — ein Blutgefäß. Der Patient verspürt einen plötzlichen Schmerz im betreffenden Organ, das in seiner Funktion behindert wird, und es tritt ein Absterben des Gewebeabschnittes ein, dessen Blutversorgung unterbrochen wurde. Je nach Wichtigkeit dieses Abschnittes sind die Ausfallserscheinungen mehr oder weniger ausgeprägt. Eine Embolie kann, falls sie im Gehirn erfolgt, wie ein Schlaganfall zum raschen Tod führen. Dasselbe gilt für die Herzkranzgefäße.

So haben wir uns nun unsere Kreislauforgane angesehen: Das Herz als Motor und Pumpe, das arterielle Gefäßsystem als Zubringer des baustoffreichen Blutes zu den Zellen, wodurch erst deren Stoffwechsel ermöglicht wird, und die Venen als abführende Gefäße.

Es bliebe noch eine Betrachtung übrig: die des Inhalts dieses gesamten Apparates, und dies ist das Blut, wahrhaft „ein besonderer Saft". Es besteht aus seinem flüssigen Bestandteil, dem etwas trüben, gelblichen Blutserum, von dem man annimmt, daß es gelöste Stoffe zum Zellaufbau und zur Infektionsabwehr mit sich führt, und seinen festen Zellen, den roten und weißen Blutkörperchen sowie den Blutplättchen. Die roten Blutkörperchen sind winzige Scheibchen, deren normale Zahl vier bis viereinhalb Millionen im Kubikmillimeter Blut beträgt. Wird diese Zahl unterschritten, spricht man von Blutarmut, der Anämie, wird sie überboten, was sehr selten auch vorkommt, von Polyglobulie.

Die roten Blutkörperchen sind eisenhältig, und dieses Eisen bindet den durch die Atmung aufgenommenen Sauerstoff an sie bis zum Erreichen der Körperzellen, wo er an diese zur Energieverbrennung abgegeben wird. Sie sind also das Transportmittel für den zur Zellfunktion unbedingt notwendigen Sauerstoff. Bei der Anämie — oder bei zuwenig Eisen in den Blutkörperchen — wird also die Sauerstoffzufuhr und damit die Zellfunktion beeinträchtigt.

Die weißen Blutkörperchen, etwa 6000—9000 pro Kubikmillimeter an der Zahl, und in einige Untergruppen zerfallend, sind die „Polizisten" im Blut. Sie sammeln sich dort an, wo bakterielle Entzündungen auftreten, umhüllen dank einer gewissen Eigenbeweglichkeit eingedrungene Bakterien und vernichten sie. Sie sind neben den abgetöteten Bakterien ein Hauptbestandteil des Eiters, wie er sich bei Infektionen bilden kann. Gebildet werden die weißen Blutkörperchen vornehmlich in den Lymphdrüsen und werden von dort aus in das Blut gesandt, um ihrer Überwachungsfunktion gerecht zu werden.

Es gibt eine Erkrankung — wahrscheinlich virusbedingt —, bei der sich die Lymphknoten rasch vergrößern und eine starke Vermehrung der weißen Körperchen verursachen — die Leukämie, die man in gewissen Sinn als Blutkrebs der Leukocyten bezeichnen kann. Er kann durch Medikamente und Bestrahlungen zeitweise eingedämmt und dadurch gebessert, wohl kaum jedoch heute geheilt werden. Sich vergrößernde Lymphknoten sind stets ein Anlaß, beim Arzt durch ein Blutbild die Ursache klären zu lassen.

Die Blutplättchen oder Thrombocyten sind an Zahl die geringsten festen Bestandteile des Blutes, ihre Funktion besteht im Zustandekommen der physiologischen Blutgerinnung, durch die ja eine Verletzung nach einiger Zeit von selbst zu bluten aufhört. Bei der Bluterkrankheit, der Haemophilie, fehlen sie oder sind in viel zu geringer Anzahl vorhanden, so daß kleinste Wunden unablässig bluten und zum Verblutungstod führen können. Diese Krankheit ist vererbbar und es ist interessant, daß nur männliche Personen an ihr erkranken, während sie nur durch weibliche Personen vererbt wird. Bekannt sind Bluterfamilien — aber nur der männliche Teil von ihnen — wie z. B. die russischen Zaren oder die spanische Dynastie.

Dies ist das Wichtigste über unser Blut, den Lebensstrom, der unablässig unsere Körperzellen ernährt und ihre Funktion sicherstellt, Tag und Nacht im Körper kreisend unser Leben erhält.

Wie gelangen nun die im Blut gebundenen bzw. gelösten Ernährungsstoffe oder der Sauerstoff in die Zellen, deren Energiehaushalt sie dienen? Jeder Zellverband ist umschlossen und umsponnen von einem Geflecht mikroskopisch feinster Blutgefäße, den Kapillaren. Ihre Gefäßwände sind dort in ihren feinsten Verzweigungen so dünn und porös geworden — ebenso wie die anliegenden und zu ernährenden Zellwände, daß durch Diffusion infolge eines winzigen Druckunterschiedes Sauerstoff und Nahrungsstoffe in die Zelle hineindiffundieren können, andererseits die Zelle die bei der Energieverbrennung anfallenden Schlackenstoffe in das Blut zurück abgeben kann. So wird aus dem arteriellen Blut ein venöses — Zufuhr und Abgabe findet ununterbrochen statt und somit ist der Stoffwechsel, der die jeweilige Organfunktion sicherstellt, geschlossen.

Dies ist das Wunder des Stoffwechsels — ein Wunder deshalb, da die Gesamtlänge der feinsten Blutkapillaren, durch deren zarte Wände der lebensspendende Stoffaustausch stattfindet, auf 100.000 Kilometer geschätzt wird — dies ist der zweieinhalbfache Erdumfang, der so in Form feinster Blutgefäße in uns hineingebaut ist. Das Drähtegewirr eines modernen Computers nimmt sich dagegen wie grobe Pfuscharbeit aus.

## Atmungsorgane

Die Atmungsorgane dienen nun dazu, den für den Stoffwechsel nötigen Sauerstoff aufzunehmen und im Lungenkreislauf abzugeben, andererseits gasförmige Abfallstoffe — vornehmlich Kohlensäure — wieder auszuscheiden.

Sie beginnen mit der Luftröhre hinten im Rachen, die an ihrem Beginn eine knorpelige Ventilklappe besitzt, die sich beim Schluckakt über die Luftröhrenmündung legt und diese verschließt, so daß feste oder flüssige Nahrung nicht in die Luftröhre gelangen kann. Ist dies nicht der Fall — z. B. beim Einatmen mit gefülltem Mund —, verschlucken wir uns und ein Hustenanfall versucht als Reflex den Fremdkörper wieder zurückzubefördern.

Einige Zentimeter unterhalb des Luftröhrenbeginns befindet sich der Kehlkopf, äußerlich geschützt durch kleine Knochen und Knorpeln, der innen zwei im Luftstrom gegeneinander schwingende Bänder besitzt — die Stimmbänder. Eine eigene Muskulatur kann deren Länge und damit deren Schwingungszahl verändern, so daß wir — wie bei einer Saite — über verschiedene Tonfrequenzen, von tief bis hoch, verfügen. Die Sprache selbst wird vom Kehlkopf als Tonträger, von der Mundhöhle, der Zunge und den Zähnen mit ihren Variationsmöglichkeiten als Lautbildung gebildet.

Die Luftröhre verläuft nun wieder ein Stück abwärts bis zu ihrer Teilung in zwei Äste hinter dem Brustbein. Sie ist zum äußerlichen Schutz von Knorpelringen umgeben und ist innen — wie auch die größeren Verästelungen, die Bronchien — von einem Flimmerepithel ausgekleidet, dessen winzige Flimmerhaare nach aufwärts schlagen, um Schleim oder Fremdkörper nach oben zu schieben, wo sie, den Kehlkopf reizend, mit Hustenstößen entfernt werden können. Dieses Flimmerepithel dient also der Selbstreinigung der Bronchien und der Atemwege.

Nach der Zweiteilung der Luftröhre in die Hauptbronchien geht nun — wie beim Gefäßsystem — die Verästelung ständig weiter zu stets feineren und dünneren Bronchien, den Bronchiolen, und man kann wiederum den Vergleich mit einem umgekehrten Baum anstellen: der Stamm ist die Luftröhre, die Äste und Ästchen sind Bronchien und Bronchiolen, und die Blätter schließlich sind die Lungenbläschen.

Tatsächlich enden die feinsten Bronchiolen in winzigen Bläschen, die etwa traubenförmig um sie geballt sind — man nennt sie die Lungenbläschen. Hier findet der Gasaustausch — die Abgabe von Sauerstoff in das Blut und die Aufnahme von Kohlensäure, dem Abfallprodukt, aus dem Blut — statt. Jedes Lungenbläschen wird von feinsten Blutkapillaren umsponnen, dessen Gefäßwände ebenso fein wie die des Lungenbläschens sind, so daß durch Diffusion der Gasaustausch vonstatten gehen kann. Wenn man die Oberfläche aller winzigen Lungenbläschen — ausgespannt — ausbreiten würde, kämen etwa zwei Quadratkilometer Fläche zusammen, die in unsere Lungen eingebaut ist und die dem lebensnotwendigen Gasaustausch dient. Man sieht wiederum, in der Natur ist das Kleinste das Größte, das Wunder.

Die Lungen nun füllen in Form von Lungenlappen unsere Brusthöhle aus — rechts drei, links aber, da hier das Herz noch Platz haben muß, zwei Lappen. Sie sind umhüllt von einer feuchten Oberflächenhaut, dem Lungenfell, das wiederum, nur getrennt durch einen kapillaren Spalt, dem Rippen- oder Brustfell, das innen die Brusthöhle auskleidet, anliegt. Bei Entzündungen eines oder beider treten Rauhigkeiten an ihnen auf, die beim Atmen stechende Schmerzen verursachen — man spricht von der trockenen Rippenfellentzündung

— oder im stärkeren Grad entsteht durch entzündliche Ausschwitzung ein flüssiger Erguß, die feuchte Rippenfellentzündung.

Der Atmungsvorgang geht nun folgendermaßen vor sich: bei der Einatmung wird durch aktive Muskelleistung infolge Anhebens der Rippen der Brustkorb erweitert und damit sein Volumen vergrößert. Da ihm durch ihre Elastizität die Lungen in seiner Vergrößerung folgen, entsteht im System der Lungenbläschen und Bronchien ein negativer Druck gegenüber der Außenluft, so daß diese von selbst als Einatmung einströmt. Bei der Ausatmung geschieht das Gegenteil: Der Brustkorb preßt sich zusammen und drückt die Luft hinaus.

Ganz erheblich unterstützt wird Ein- und Ausatmung durch die Tätigkeit des Zwerchfells. Dieses ist ein elastischer Muskel, der Brust- und Bauchhöhle voneinander trennt und sich aufwärts — bei der Ausatmung — und bei der Einatmung abwärts bewegt. Der Hohlraum der Brust wird dadurch jeweils kleiner oder größer, und wir können uns die Zwerchfelltätigkeit wie die Wirkung eines Pumpenstempels vorstellen, der bei seiner Aufwärtsbewegung den Pumpeninhalt ausstößt und bei der Abwärtsbewegung diesen ansaugt.

Dieses Auf und Ab, dieses Ein und Aus wird nun sozusagen vollautomatisch vom Atemzentrum des Gehirns gesteuert. Das Atemzentrum spricht auf den Kohlensäuregehalt des Blutes an: übersteigt dieser ein bestimmtes Maß als Ausdruck der Verschlackung, wird der Befehl zur Einatmung und damit Sauerstoffbeladung gegeben und umgekehrt. Dies geschieht uns unbewußt, lebenslang. Die normale Atmungsfrequenz in der Minute beträgt etwa 16 Atemzüge, nachts unter dem Einfluß des Schonnervs Vagus etwas weniger. Wirklich gefüllt wird die Lunge mit Luft nur ein einziges Mal im Leben: Beim ersten Atemzug nach der Geburt. Späterhin wird nur ein Teil der Luft durch die Atmung ausgetauscht, eine Restluft bleibt stets zurück.

Ein wesentlicher Teil unseres Alterungsprozesses besteht nun, ganz allgemein gesprochen, im Elastizitätsverlust unserer Gewebe, besonders der Muskeln, Bänder, Sehnen und des Bindegewebes, der alte Mensch wird „starrer". Dies wirkt sich auch auf unsere Lungentätigkeit aus: Sowohl Zwerchfell als Brustkorb werden in ihrer Bewegungsmöglichkeit allmählich eingeschränkt, und die Lungenbläschen verlieren an Elastizität, um schließlich bei Belastung, z. B. einem Hustenstoß, einzureißen und dadurch zu konfluieren, also zusammenzufließen, so daß statt unzähliger winziger Bläschen weniger, dafür aber größere Blasen entstehen, deren aktive Innenfläche allerdings wesentlich kleiner geworden ist. All dies bewirkt — neben der Abnahme der Herzkraft — die zunehmende Kurzatmigkeit und schließlich die Atemnot des alten Menschen, der dadurch zu anstrengender Arbeit nicht mehr fähig ist.

Man nennt diesen oft altersbedingten Zustand Lungenblähung oder Emphysem mit dem Symptom der Kurzatmigkeit. Nicht zu verwechseln ist dies mit Asthma: dieses, durch verschiedene Ursachen bedingt, ist ein anfallweiser, nach Jahren oft chronisch werdender Krampfzustand der Bronchien, der die Atmungstätigkeit bis zum Erstickungsgefühl erschweren kann. In der heutigen Zeit wird Asthma häufiger, da die Luftverpestung und chemische Substanzen überall im Zunehmen sind und Vorbedingungen für die Disposition zu dieser Krankheit begünstigen. Unter Bronchitis versteht man eine Entzündung der Bronchialschleimhaut, die infolge ihrer entzündlichen Reizung wesentlich mehr Schleim als im Normalzustand produziert, der durch die Flimmerhaare der Innenauskleidung der Bronchien nach aufwärts befördert wird und zum Husten reizt. Nikotingenuß fördert einen chronischen Reizzustand der Bronchien, der sich im ständigen „Raucherhusten" ausdrückt, schädigt schwer die gesamte Innenauskleidung von Lungenbläschen und Bronchien mit ihren nachteiligen Folgen für die Atmungstätigkeit und führt in zunehmendem Maße zur gefürchtetsten und immer häufiger werdenden Lungenerkrankung, dem Bronchialkrebs.

Die früher so verbreitete und gefürchtete Infektionskrankheit Lungentuberkulose ist dank Fortschritten in der Behandlung und dank besserer und hygienischerer Lebensbedingungen im Abnehmen begriffen und hat viel von ihrer Gefährlichkeit verloren.

Die Pflege zur Gesunderhaltung unserer Atemwege beginnt mit der heute immer schwieriger werdenden Vorsorge für reine und frische Luft, die man so oft als möglich durch Bewegung im Freien durchführen sollte, und endet bei zielbewußten und konsequenten Atemübungen — aber diesen ist ja ein eigenes kurzes Kapitel gewidmet. Sorgen wir dafür, daß uns rein und ungehindert der „göttliche Odem" lebenslang erfreuen und beleben kann.

## Verdauungsorgane

Die Verdauungsorgane beginnen im Mund und enden mit dem Mastdarm bzw. dem After. So müssen wir also mit der Mundhöhle beginnen, die die Zähne zum Zerkleinern der groben Nahrung trägt — und gutes Kauen ist als Vorarbeit für die Magenfunktion tatsächlich sehr wichtig. Aus demselben Grund ist auch der Zustand der Zähne, die genügende Kaufläche, wichtig und muß erhalten werden. Bedenken Sie, daß nun einmal der Magen keine Zähne hat — er kann nicht beißen!

Gutes Kauen ist auch bezüglich der Kohlehydratverdauung bedeutungsvoll, da nur dadurch der Speichel mit seinem Ferment Ptyalin die Nahrung genügend vermischen kann und so den tieferen Verdauungsabschnitten die Arbeit ermöglicht und erleichtert wird.

Angenommen, wir haben unseren Bissen gut gekaut und mit Speichel vermischt, so können wir ihn also schlucken, wobei die ringförmige Rachenmuskulatur zusammengezogen wird und den Bissen zurück nach unten schiebt. Da Speise- und Luftröhre knapp hintereinander liegen, legt sich ein Klappenventil, die Epiglottis, über die Luftröhre, um ein „Verschlucken" zu vermeiden. Unser Bissen fällt nun nicht die Speiseröhre hinab, sondern er wird von einer Ringmuskulatur der Speiseröhre aktiv hinuntergedrückt, die sich abschnittweise zusammenzieht. So gelangt die Speise bis zum Mageneingang. Dieser ist zunächst durch einen Ringmuskel, der nicht mehr dem Willen unterworfen ist — der Rachenring ist es noch — verschlossen, öffnet sich aber bei Eintreffen einer zuträglichen Nahrung, um den Eintritt in den Magen freizugeben. Dieser Ringmuskel, die Cardia, hat eine Schutzfunktion: Er öffnet sich reflektorisch dann nicht, wenn vom Gehirn aus eine bereits geschluckte Speise als nicht zuträglich signalisiert wird. Besonders schön sieht man diese Schutzfunktion bei Laugenverätzungen: gelegentlich trinken Kinder unabsichtlich aus einer Flasche Lauge und man sieht die dadurch verursachten schweren Schleimhautverätzungen stark in der Mundhöhle und, da geschluckt wurde, auch in der Speiseröhre, viel weniger aber im Magen, der ja durch die sich nicht öffnende Cardia geschützt wurde.

Der Magen nun, etwa sackförmig gestaltet, in der Mitte des oberen Bauchraumes und sich dann etwas nach rechts erstreckend, liegend, ist innen mit Schleimhaut ausgekleidet, die verschiedene Drüsen zur notwendigen Magenverdauung besitzt. Die bekanntesten davon sind Salzsäuredrüsen, die das Eiweiß der Nahrung chemisch aufbereiten, aber es gibt auch Drüsen für andere Verdauungsfunktionen und schließlich, wie bei jeder Schleimhaut, Schleimdrüsen, da Schleim das zarte Epithel mit einer Schutzschicht überzieht.

In der Magenwand befindet sich nun, sozusagen kreuz und quer, eine Muskulatur, die zur Durchmischung der aufgenommenen Speise dient — und so eine Magenarbeit dauert, verschieden allerdings nach der Art der Speisen, stundenlang. Dies ist ein Umstand, den man bei der Auswahl der Speisen wohl bedenken sollte, da auch schwerverdauliche und unnatürliche Nahrung oder Reizmittel ebenfalls stundenlang im Magen einwirken und Schleimhauterkrankungen verursachen können.

Die häufigste Art einer Magenerkrankung ist die Schleimhautentzündung, die Gastritis. Da sie häufig mit Störungen der notwendigen Säureproduktion verbunden ist, so daß ein Zuviel oder ein Zuwenig entstehen kann, spricht man von hyperacider oder hypoacider Gastritis. Natürlich sind nicht nur die Säurezellen, sondern auch die anderen Magendrüsen in ihrer Funktion gestört, so daß, da alle Verdauungsorgane sich funktionell ergänzen und harmonisch zusammenarbeiten müssen, früher oder später nicht nur der Magen, sondern auch die anderen Verdauungsorgane in Mitleidenschaft gezogen werden. Die vom Patienten verspürten Schmerzen sind Ausdruck der Entzündung, das meist vorhandene Völle- und Druckgefühl wird durch die ungenügende Magenverdauung verursacht.

Die Gastritis bereitet nun öfter, besonders bei gröberen Nahrungsfehlern und besonders bei dazu infolge ihres gereizten Nervenzustandes disponierten Menschen, den Boden für ein Magengeschwür. Dies ist ein lokalisierter Defekt der Magenschleimhaut, der an bestimmten Lieblingsstellen auftritt, besonders gerne am Magenausgang. Früher diskutierte man, ob das Geschwür durch „Selbstverdauung“ der Schleimhaut durch die eigenen Verdauungssäfte des Magens entstanden wäre, heute hingegen nimmt man ein lokalisiertes Absterben der Schleimhautzellen infolge gestörter Durchblutung durch Krampfzustände der Magengefäße an. Hier wirkt sich wie so oft der verhängnisvolle Kreis aus: Das Schmerzgefühl verursacht reflektorisch Gefäßverengerung im befallenen Gebiet und diese wiederum verstärkt das patologische Geschehen und damit wiederum den Schmerz — ein circulus vitiosus.

Ich meine, daß bei Gastritis oder Magengeschwür neben der notwendigen Schonkost — jedes erkrankte Organ bedarf der Schonung — die wirksamste Therapie eine Lebensumstellung ist, eine Umstellung, die eine Abkehr von schädlichen Einflüssen aller Art und ein Hinwenden zu einem natürlichen und erfüllten Leben bedeutet.

Am Magenausgang, rechts von der Mittellinie gelegen, befindet sich als Abschluß zum Darmsystem wiederum ein ringförmiger Schließmuskel, dem Willen nicht unterworfen, der Pförtner oder Pylorus. Er dient dazu, daß der im Magen vorverdaute Speisebrei nicht ununterbrochen in den folgenden Darm fließt, der dadurch überlastet würde, sondern er dosiert, signalisiert vom Nervensystem, Menge und Zeitpunkt der Weitergabe. Ist also eine kleine Portion Mageninhalt in den Darm eingetreten, schließt sich für eine Weile der Pförtner, um sich erst wieder zu öffnen, wenn der folgende Darmabschnitt mit seiner Verdauungsarbeit fertig geworden ist und seinen Inhalt weitergeschoben hat.

Dieser Pförtnermuskel hat manchmal bei Neugeborenen eine Bedeutung: er ist manchmal angeboren überentwickelt und öffnet sich dank seines zu starken Muskeltonus überhaupt nicht oder kaum, so daß die Milch nicht in den Darm gelangen kann, sondern vom Kind gußartig erbrochen wird. Dieses ständige Erbrechen nach jeder Nahrungsaufnahme schwächt natürlich den Säugling sehr rasch, so daß hier sofort eingegriffen werden muß — meist in Form einer kleinen Operation, die die kleinen Patienten praktisch immer gut überstehen.

Nun kommen die Darmabschnitte und zunächst, anschließend an den Pförtner, der Zwölffingerdarm. Er ist unser kürzester Darmteil, jedoch dank seiner in ihn mündenden Ausführungsgänge wichtiger Verdauungsdrüsen unser wichtigster. Seinen Namen hat er von seiner Länge bzw. Kürze: er ist zwölf Querfinger lang. Auch er ist häufig der Sitz von Geschwüren, den recht schmerzhaften Zwölffingerdarmgeschwüren, deren Ursache dieselbe wie beim Magen ist.

Seine Bedeutung liegt darin, daß in ihm von unten her der Ausführungsgang der Bauchspeicheldrüse und von oben der Gallengang, der Abfluß der Gallenblase, einmünden. Beide sind unbedingt für die Verdauung notwendig.

Die Bauchspeicheldrüse, die sich schwanzförmig im Bauchraum nach links erstreckt, umfaßt einige Drüsenkomplexe: solche, die ein Ferment zur Eiweißverdauung absondern, das Trypsin, besonders aber das zur Kohlehydrateaufschließung notwendige Insulin, das im Blut kreist und erst die Zuckerverbrennung ermöglicht. Wird es zu wenig gebildet, verbrennen die Kohlehydrate ungenügend, und der Patient ist zuckerkrank: nicht verbrannter Zucker ist im Blut, meist auch im Urin nachweisbar. Der Blutzuckerspiegel, der normal vorhanden ist, beträgt 80—120 mg%, der normale Harn ist zuckerfrei. Werte darüber zeigen Zuckerkrankheit oder Diabetes an.

Die Bedeutung der Zuckerkrankheit liegt in der schweren Stoffwechselstörung, die sie beinhaltet, mit ihren vielfältigen Folgen: so neigen Diabetiker zu Ekzemen und schmerzhaften Nervenentzündungen, zu verfrühten Verbrauchskrankheiten wie frühzeitiger Arteriosklerose mit ihren schwerwiegenden Folgen und Ähnlichem mehr. Da das Insulin erst Ende des vorigen Jahrhunderts von Behring entdeckt und hergestellt wurde, war vor dieser Insulinaera praktisch jeder Diabetiker zu einem vorzeitigen Tod verurteilt. Heute behandelt man Diabetes in den meisten Fällen mit modernen Tabletten — all dies hat jedoch die zwingende Notwendigkeit einer strengen und konsequenten Zuckerdiät zur Voraussetzung.

Die Ursache einer Zuckerkrankheit ist verschieden: in vielen Fällen läßt sich deutlich eine familiäre Neigung nachweisen, oft ist durch unrichtige und unsinnige Nahrungsaufnahme die Bauchspeicheldrüse einer zu großen Belastung ausgesetzt und erkrankt, während beim Altersdiabetes arteriosklerotische Durchblutungs- und damit Ernährungsstörungen ihre Funktion herabsetzen. Die Basis der Behandlung ist, wie gesagt, die vom Arzt individuell festgesetzte Diätetik, so daß der Diabetes zu allererst ein Problem der Selbstdisziplin ist.

Nun, in den Zwölffingerdarm mündet von oben her auch der Ausführungsgang der Gallenblase ein und mischt die Galle, die der Fettemulgierung und damit zur Aufbereitung zur Fettverdauung dient, die durch eigene Fermente erfolgt, dem Speisebrei bei. Die Galle wird in der großen Leber als eines ihrer Produkte erzeugt und fließt aus unzähligen feinsten Kanälchen, die sich zu immer größer werdenden Röhrchen vereinigen — wiederum ist der Vergleich mit einem Baum angebracht! — in die Gallenblase, die also nicht Galle erzeugt, sondern sie nur speichert.

Dies hat folgenden Sinn: bei einer fettreichen Mahlzeit wird mehr Galle im Dünndarm benötigt als bei fettarmer Kost. Um nun diese Dosierung — einmal mehr, einmal weniger —, die reflektorisch gesteuert wird, sicherzustellen, dient die Gallenblase als Reservoir, das auf Abruf einmal mehr, einmal weniger Galle in den Dünndarm abgibt. Sie ist ein Hohlmuskel, der mit seiner Kontraktion den Gallenabfluß ermöglicht. Da sie innen mit einer Schleimhaut ausgekleidet ist, kann sie wie jedes Schleimhautorgan entzündlich erkranken — die Gallenblasenentzündung.

Mehr Interesse wegen seiner Schmerzhaftigkeit und Häufigkeit findet ein anderes Leiden dieses Organs, das Steinleiden, und es ist sicher angebracht, dies ein wenig zu erläutern.

In der Gallenblase befindet sich also ständig Galle, einmal mehr und einmal weniger, die durch die Lebertätigkeit ständig ergänzt wird. Es kann nun sein, daß diese durch ein Leberleiden in ihrer Zusammensetzung „fehlgemischt" ist, oder daß eine Wandentzündung fremde Elemente — Bakterienhäufchen oder Schleimflöckchen — der Galle zufügt, so daß der unbedingt notwendige Kondensationskern entsteht, um den herum sich dann Schichte um Schichte anlegt, bis aus mikroskopischen Anfängen ein Stein entstanden ist. Jedes Hohlorgan, Gallenblase, Niere oder ein anderes, bemüht sich nun, den Fremdkörper Stein auszustoßen, um wieder normale Verhältnisse zu schaffen — und dies geschieht durch starke Kontraktionen der Blase, die ihn dadurch durch den Ausführungsgang entfernen will. Diese Kontraktionen, immer stärker werdend, sind nun die gefürchteten Koliken, die größte Schmerzen bereiten.

Ob nun die Kolik beendet werden kann, hängt von der Größe des Steines ab: ist er größer als der innere Durchmesser des Gallenganges, durch den er hindurchgepreßt werden soll, kann der Stein trotz größter Anstrengung nicht abgehen und er muß herausoperiert werden. Umgekehrt hören sofort die Schmerzen auf, wenn der Stein durch den Gang gedrückt werden konnte und in die viel größere Lichtung des Zwölffingerdarms fällt, wo er weiter keine Beschwerden verursacht.

Zum Steinleiden, gleich wo, gehört die Disposition, die „Steindiathese“ dazu, es gibt familiäre Häufungen und Mehrfacherkrankungen, z. B. Gallen- und Nierensteine gleichzeitig.

Noch ein Wort zur Funktion der Galle: sie emulgiert auf chemisch-physikalischem Wege das Nahrungsfett zu kleinsten Fetttröpfchen, die dann für die Fettfermente angreifbar werden. Sie verdaut also nicht das Fett, sondern bereitet es für die Verdauung vor.

Die Zwölffingerdarmschleimhaut sondert selbst Verdauungsfermente ab, so für die Eiweißverdauung. Sie dient nach dem Magen also zur weiteren Aufbereitung des Nahrungsbreies, der so in seine Baustoffe zerlegt wird, die durch die Darmwand hindurch in die Blutbahn und schließlich damit zu den zu ernährenden Körperzellen gelangen. All dies gehört zum Stoffwechselgeschehen, wie es im Kapitel über Ernährung genauer beschrieben ist.

Ohne besonderen Übergang schließt sich an den Zwölffingerdarm der Dünndarm an, der in einer Länge von etwa 5—7 Metern verknäuelt in der Bauchhöhle liegt. Er dient in seinem oberen Anteil der Abgabe der jetzt aufgeschlossenen Nahrung in die Blut- und Lymphbahn, in seiner unteren Hälfte bereits der Aufnahme von

Schlackenstoffen und Abfällen aus Blut und Lymphe. So wird er einerseits zum Abgabeorgan, andererseits zum Aufnahmeorgan. Damit er diese Funktionen erfüllen kann, ist er an der Innenfläche seiner gesamten Schleimhaut mit unzähligen feinsten „Darmzotten" ausgestattet, von denen jede ein Blut- und Lymphgefäß als Kapillare beinhaltet, um durch Diffusion, also Wanddurchdringung, entweder aufzunehmen oder abzugeben. Wenn man einen aufgeschnittenen Dünndarmteil im Lichte ansieht, erscheint die Innenfläche samtig glänzend — dies sind die feinen Zotten.

Auch er besitzt, wie alle Darmabschnitte, in seiner Wand verschiedene Muskelbündel, die zum Fortbewegen erst des Nahrungsbreies, später des Abfalles dienen, indem die Muskeln eine nach abwärts gerichtete Schiebebewegung ausführen.

Nach seinem meterlangen Verlauf tritt der Dünndarm in der rechten unteren Bauchseite in den Dickdarm ein, etwas höher, als am sackförmigen Anfang des Dickdarms der Blinddarm angehängt ist. Diese Eintrittsstelle ist durch eine häutige, ventilartige Klappe auffallend, die eine Darmpassage nur in den Dickdarm gestattet, ein Zurückfließen des Darminhalts in den Dünndarm jedoch verhindert.

Der Dickdarm hat seinen Namen zweierlei zu Recht: einmal ist er tatsächlich unser dickster Darmabschnitt mit einer Länge von über einem Meter, andererseits besteht seine Funktion in der Eindickung und Formung der bis dahin dünnflüssigen Schlackenabsonderung, dem Kot. Er ist in geringen Abständen mit besonders starker ringförmiger Quermuskulatur versehen, die dadurch wurstförmige Einziehungen verursachen, und deren Aufgabe es ist, den immer dicker werdenden und dadurch schwerer zu bewegenden Kotbrei mastdarmwärts weiterzuschieben. Man unterscheidet je nach Verlaufsrichtung am Dickdarm einige Abschnitte: im rechten Unterbauch beginnend, steigt er als aufsteigender Ast nach rechts oben in die Lebergegend, zieht dann als Querdarm von dort in den linken Oberbauch hinter dem Magen vorbei und steigt in den linken Unterbauch hinab, und endet als Mastdarm mit dem After.

Die interessanteste Stelle befindet sich im rechten Unterbauch: Hier mündet der Dünndarm in den Dickdarm und etwas unterhalb, am sackförmigen Ende dieses Darms, hängt der Wurmfortsatz, landläufig Blinddarm genannt. In Wahrheit ist der Blinddarm das blinde Ende des Dickdarms, an dem eben der Wurmfortsatz daranhängt. In früheren Zeiten, als noch überwiegend pflanzliche Nahrung zu verarbeiten war, war der Wurmfortsatz viel länger ausgebildet — wie dies heute noch bei Pflanzenfressern ist —, und hatte tatsächlich verdauende Darmfunktion. Heute ist er längst rückgebildet, hat mit Darm nichts mehr zu tun, ist aber —, wie alles in der Natur — nicht sinnlos: er hat sich, der heutigen Größe nach wie ein Kleinfinger, zur schützenden Lymphdrüse des Bauchraumes umgebildet. Wenn man den Wurmfortsatz aufschneidet, werden eine Anzahl kleiner Lymphdrüsen sichtbar, die wie stets — ähnlich den Mandeln im Rachenraum — Filter- und Schutzfunktionen gegenüber Infekten ausüben. Dies ist auch der Grund zu seinen häufigen Entzündungen — analog den Anginen —, da er als Abwehrstation oft infiziert und entzündet wird. Unbedingt notwendig ist der „Blinddarm" nicht, sinnlos aber auch nicht.

So wird also im Dickdarm aus dem Kot Flüssigkeit rückresorbiert, der dadurch eingedickt wird, bis bei zunehmender Füllung des Mastdarms Stuhldrang auftritt. Der Mastdarm wird mit der Schließmuskulatur des Afters geschlossen gehalten, wobei wir den letzten unserer Verdauungsschließmuskel wiederum willkürlich betätigen können: wir vermögen Stuhl zurückzuhalten oder dem Stuhldrang nachzugeben.

Sehen wir die Aufgabe unseres Verdauungssystems richtig, so dient es zunächst der Aufschließung unserer Nahrung, um sie auf dem Blut- und Lymphwege den bedürftigen Zellen zuzuführen, zum anderen aber in den unteren Abschnitten der Abführung unserer Schlackenstoffe, die durch den Energiehaushalt unserer Organe wie Asche in einem Ofen entstanden sind.

Paracelsus sagte: „Der Tod sitzt im Darm", und wollte damit auf die eminente Bedeutung unserer Verdauungsorgane für unseren Stoffwechsel hinweisen. Richtige, naturgemäße Ernährung und reichliche Bewegung, die ihrerseits auch die Darmtätigkeit anregt sowie Vermeiden von schädlichen Reizmitteln gehören zur Darmpflege und damit zur Voraussetzung eines gut funktionierenden, geordneten Stoffwechsels.

## Leber

Von den zum Verdauungs- und vor allem Stoffwechselapparat gehörenden Drüsen gehört sicherlich eine Besprechung der größten von ihnen, der Leber, zur Ergänzung dazu. Sie erstreckt sich vom rechten Oberbauch, dick und stumpf beginnend, allmählich schlanker werdend über die Mittellinie hinaus in den linken Oberbauch. Ihr Gewicht ist beträchtlich — sie wiegt über ein Kilogramm und ist, als größte Körperdrüse, auch unsere größte chemische Fabrik. Ich sagte schon, daß heute etwa 120 verschiedene Funktionen von ihr bekannt sind, dies sind zweifellos aber noch lange nicht alle. Eine ihrer Aufgaben haben wir schon erwähnt — die Bildung von Galle, die die Fettverdauung ermöglicht.

Es kommt nun vor, daß durch entzündliche Prozesse, hervorgerufen durch eine Viruserkrankung, die ansteckend sein kann, oder durch unzweckmäßige Nahrung, eine Entzündung der Leberzellen eintritt. Wie bei jeder Entzündung werden im betroffenen Gebiet die spezifischen Zellen, aber auch die Zellen der Blut- und Lymphgefäße, sozusagen undicht, so daß ein unerwünschter Übertritt von sowohl Blutelementen, andererseits den zellspezifischen Elementen eintritt. Im Falle der Leberentzündung bedeutet dies, daß Gallenbestandteile — Galle ist ja dunkel gefärbt —, in die Blutbahn eintreten und den Körper, sichtbar an Haut und Schleimhäuten, gelb verfärben — es ist eine Gelbsucht entstanden. Man kann nun den Spiegel des vorhandenen, im Blut pathologisch kreisenden Gallenfarbstoffes, dem Bilirubin, laboratoriumsmäßig messen und so den Verlauf einer Gelbsucht beurteilen.

Eine weitere, besonders wichtige Leberfunktion betrifft den Stoffwechsel: wir wissen bereits, daß die Verdauungssäfte in Magen und

Darm die drei Grundelemente der Nahrung — Kohlehydrate, Fett und Eiweiß —, in ihre Einzelbestandteile zerlegen und über die Blut- und Lymphbahnen weitersenden — zunächst zur Leber. Diese baut nun diese körperfremden Substanzen infolge einer chemischen Umwandlung in körpereigene Stoffe um, die weiter zum Zellsystem, das nur körpereigene Baustoffe verwenden kann, gesandt werden. Ohne Leber gibt es also keine Zellernährung! Ohne Leber kann man — übrigens auch nicht ohne Bauchspeicheldrüse — nicht leben.

Die Wichtigkeit der Leber unterstreicht die Natur selbst: In ihrer Weisheit baut die Natur im Hunger zunächst die wenig wichtigen Organe ab — das Fettgewebe, später Muskeln und Bindegewebe und weniger wichtige Organe. Sie schont bis zuletzt drei Organe, die bis zum Hungertod nur wenig an Gewicht verlieren: Gehirn, Herz und Leber.

## Nieren

Die Nieren dienen dazu, im Blut gelöste flüssige Abfallprodukte auszuscheiden und abzuführen. Es sind dies vor allem der Harnstoff und die Harnsäure, also Abfallprodukte des Eiweißstoffwechsels, die sonst eine Vergiftung mit anschließendem Tode herbeiführen würden. Die Nieren sind paarige Organe von Kinderfaustgröße, die rechts und links etwa handbreit von der Wirbelsäule am Rücken liegen und in der oberen Hälfte von den untersten Rippen geschützt werden. Die weitverbreitete Meinung, Kreuzschmerzen stammten von den Nieren, die etwa dorthin verlegt werden, ist also falsch, denn dort sind sie ja gar nicht.

Die Aufgabe der Herausfiltrierung harnpflichtiger Abfallstoffe löst die Niere dank eines ungemein zweckmäßigen Filtersystems: Das Nierengewebe besteht aus einer Unzahl zweier Systeme, die ineinandergreifen. Das eine sind unzählige feinste Knäuelchen von Blutkapillaren, die aneinanderliegend umfaßt werden von zweitens derselben Zahl mikroskopisch feiner Nierenkanälchen. Man kann sich dies so vorstellen, daß die Faust der einen Hand anliegend umfaßt wird von der Hohlhand der anderen. Wiederum durch Diffusion, also Wanddurchdringung, infolge eines kleinen Druckgefälles, wandern nun die harnpflichtigen Abfallstoffe durch die Gefäßwände der Blutkapillarknäulchen in die anliegenden umschließenden Nierenkanälchen, die sich zu immer größer werdenden Kanälen vereinigen, um schließlich in Form der Nierenkelche in den Harnleiter zu münden. So strömt unablässig Harn in die Nierenkelche, der durch die Harnleiter in die Harnblase, in der Mitte des kleinen Beckens liegend, abgeführt wird. Diese sammelt nun als Reservoir den ständig fließenden Harn, um bei entsprechender Füllung durch „Harndrang" das Signal zur Entleerung zu geben.

Durch Infektion, aber auch andere Entzündungsstoffe, kann nun das Nierengewebe entzündlich erkranken. Es tritt nun, wie bei allen Schleimhautentzündungen, ein Undichtwerden der Kapillar- und Kanälchenwände, die aneinanderliegen, ein, so daß harnpflichtige Stoffe in den Urin übertreten, vor allem das sonst abgefilterte Eiweiß. Dies ist als krankhafter Bestandteil im Urin dann nachzuweisen, weiters auch rote und weiße Blutkörperchen und kleine entzündliche Ausgüsse der Kanälchen, die Harnzylinder. Diese Bestandteile kann man chemisch und mikroskopisch nachweisen, äußerlich trübt sich der sonst klare Harn. Da auch die Nierenausscheidung durch die Entzündung ungenügend werden kann, sammeln sich Flüssigkeitsrententionen in Körpergeweben an — die Ödeme.

Es gelangen aber auch pressorische, blutdruckerhöhende Stoffe, in die Blutbahn und so erklärt sich der Blutdruckanstieg, manchmal bis zu sehr hohen Werten, bei der Nierenentzündung.

Da, wie stets bei Organerkrankungen, dieses geschont gehört, beginnt die Behandlung der Nierenentzündung mit Dursten — nur wenige Tage! — und Fasten, um die Ausscheidungsarbeit zu vermindern und damit die Nieren zu schonen. Die Behandlung der wegen ihrer möglichen Folgen schweren Erkrankung gehört natürlich in ärztliche Hände.

Im Alter kann nun infolge Verkalkung der Nierengefäße, wodurch die Schlackenabgabe mehr und mehr behindert wird, das chronische Nierensiechtum, die arteriosklerotische Schrumpfniere, mit ihren unheilvollen Erscheinungen eintreten: Blutdruckerhöhung — man nennt ihn wegen der Hautblässe infolge der durch Gefäßverengung verursachten schlechten Durchblutung den blassen Hochdruck —, verminderte Harnstoff- und Harnsäureausscheidung und weitere Anhäufung von nicht abgeführten Abfallstoffen. Dies hat sozusagen eine chronische Körpervergiftung zur Folge, die zum Tod durch Urämie, der Harnvergiftung, führen kann. — Bezüglich der Nierensteine haben wir analoge Verhältnisse zur Gallenblase: um einen Kondensationskern, hier öfters Harnsäurekristalle, setzen sich schichtförmig weitere Ablagerungen an, bis der Stein entstanden ist und das Organ versucht, den Fremdkörper durch schmerzhafte Kontraktionen durch den Harnleiter auszustoßen. Auch hier kommt es auf die Steingröße an: überschreitet sie die Lichtungsgröße des Harnleiters, ist eine Ausstoßung unmöglich und das Konkrement muß operativ entfernt werden. Oft tritt bei der Nierenkolik — die bei Steinabgang zur Harnleiterkolik wird — im Urin eine Blutbeimischung auf, der scharfkantige Stein hat auf seiner schmerzhaften Reise durch die abführenden Harnwege Verletzungen gesetzt. Auch bei der Nierensteinbildung ist meist eine Disposition, eine Steindiathese, nachzuweisen.

Der Niere sitzt am oberen Pol, wie ein eckiges Käppchen, die Nebenniere auf, eine wichtige Drüse, die neben Hormonen auch das bekannte Adrenalin erzeugt. Dies ist für die Blutdruckregulierung wichtig, den es erhöht, so daß es eine Art peripheren Motor für den Blutdruck darstellt. Bei Erkrankungen der Nebenniere kann Adrenalin zuviel, was Hochdruck, oder zu wenig, was Niederdruck erzeugt, in die Blutbahn ausgeschüttet werden. Auch hormonelle Störungen oder Pigmenterkrankungen, wie bei der Addison'schen Erkrankung, kommen bei Nebennierenerkrankung vor.

Wie praktisch alle Körpergewebe kann auch die Niere bösartig erkranken — das meist erste Symptom ist hier die Nierenblutung, also Blut im Urin. Es ist grundsätzlich dringend zu raten, bei Blutharnen sofort den Arzt aufzusuchen, der die Ursache ergründen muß. Blutiger Urin kommt nicht nur bei Nierengeschwülsten, bei Steinleiden, die durch ihre starken Schmerzen aufmerksam machen oder bei akuter Nierenentzündung vor, die Blutungsquelle kann auch in der Harnblase bei starker, ebenfalls schmerzhafter Entzündung oder bei nicht schmerzenden Blasenpolypen ihre Ursache haben. Dies alles muß rasch geklärt werden.

Das Ausscheidungsprodukt der Nieren, der Urin, fließt nun kontinuierlich über die Harnleiter in die in der Mitte des kleinen Bekkens liegende Harnblase ab. Diese ist das Reservoir, das sich zur Entleerung bei entsprechender Füllung durch Harndrang bemerkbar macht. Zur Harnröhre hin ist sie durch einen dem Willen unterworfenen Ringmuskel, den Schließmuskel, abgeschlossen, so daß der Harn eine Zeitlang zurückgehalten werden kann.

Ein abschließendes Wort über die Arbeit und Leistungsfähigkeit unserer Nieren: stündlich, unser Leben lang, läuft unsere gesamte Blutmenge zweimal über das Filtersystem unserer Nieren und wird so entgiftet. So gesehen ist also unsere Nierenarbeit wie die aller unserer Organe wirklich gewaltig zu nennen — ein Grund mehr, ihnen unser Augenmerk und unsere Pflege durch vernünftige Lebensweise zu schenken.

## Vorsteherdrüse

Eine Erkrankung alternder Männer soll hier gestreift werden, die Vergrößerung der Vorsteherdrüse, die Prostatahypertrophie. Diese Drüse umfaßt fast ringförmig den Blasenhals, also die Stelle, wo am unteren Pol die Harnröhre die Blase verläßt. Sie ist etwa kastaniengroß und hat die Aufgabe, ihre Sekrete der Samenflüssigkeit beizumischen, die dadurch an Lebensfähigkeit gewinnt und soll auch hormonartige Stoffe absondern.

Im Alter nun vergrößert sich diese Drüse durch bindegewebige Einlagerungen, wodurch allmählich ein zunehmender, abschnürender Druck auf den Blasenhals ausgeübt wird, der den Harnabfluß erschwert. Der Patient bemerkt, daß es zur Harnentleerung zunehmender Anstrengung bedarf, die früher nicht notwendig war und daß er, da die Blasenkapazität verringert wurde, immer öfter, besonders nachts, Harndrang verspürt, dem er nachgeben muß. So erklärt sich das öftere nächtliche Harnlassen älterer Männer. Die vergrößerte Prostata kann nun durch allzu reichliche Flüssigkeitsaufnahme, die ja über die Nieren in die Blase wieder abläuft, akut anschwellen und so die Harnröhre an ihrem Abgang gänzlich verschließen. Besonders gefährlich ist hier reichlicher Alkoholgenuß, speziell Bier, der diesen akuten Blasenverschluß hervorrufen kann. Nun füllt sich also die Blase rasch und macht infolge der Abflußsperre immer stärkeren Drang und Schmerzen, bis durch die unangenehme Prozedur des Katheterisierens der Urin künstlich abgenommen wird.

In leichteren Fällen dieser Prostatavergrößerung helfen pflanzliche Medikamente, wie „Prostagutt" von der Firma Schwabe. Der Erfolg der Hormontherapie zeigt den hormonellen Einfluß, hat aber den Nachteil, da es sich um Zufuhr weiblichen Hormons handelt, daß feminisierende Nebenwirkungen auftreten. Schließlich bleibt als ultima ratio die Operation.

Jedenfalls soll man die Behandlung einer Drüsenvergrößerung nicht lange hinausschieben, da die Folgen einer Harnstauung mit meist eintretender bakterieller Infektion schwerwiegend und in der Behandlung nicht angenehm sind.

Ein häufiges Symptom des Prostatakrebses ist die Blasenblutung, daher: bei Blutharnen zum Arzt! Auch der Prostatakrebs zeigt die hormonelle Komponente, da er neben Operation mit Kastration, also Ausschaltung männlicher Hormonerzeugung, und Gaben weiblichen Hormons günstig beeinflußt werden kann.

## Vegetatives Nervensystem

Das vegetative Nervensystem verdient es besonders, in einer kurzen Besprechung gewürdigt zu werden — ist es doch sozusagen der Dirigent zum Orchester unserer Organe, der ihre Aufgaben und Funktionen so abstimmt und koordiniert, daß ein geordneter und harmonischer Lebensablauf ermöglicht wird.

Es handelt sich um Lebensnerven, die nicht dem Willen unterworfen sind, unseren Wünschen und Befehlen also nicht gehorchen, aber auf feinste Unstimmigkeiten irgendeiner Art und irgendwo im Körper reagieren und Gegenmaßnahmen treffen, um das notwendige Gleichgewicht zu erhalten.

Es handelt sich im Prinzip um zwei Arten vegetativer Nerven, die die Harmonie unseres Organismus bewerkstelligen: sie sind Gegenspieler, verkörpern sozusagen das Plus und Minus im Leben und heißen Sympathikus und Vagus. Der Sympathikus ist der positive, antreibende Nerv, der Erregung hervorruft, während sein Gegenspieler Vagus die Dämpfung und Beruhigung, die Schonung darstellt. Beide sind notwendig, da in unserem Leben durch vielerlei Einflüsse positive und negative, erregende und dämpfende Geschehen ablaufen, die zur Gesunderhaltung ausgeglichen werden müssen, um Gleichgewicht zu erhalten und „Stress-Situationen“ abzufangen.

Sehen wir uns dies einmal an unserem Tagesablauf an: Er wechselt zwischen Tag und Nacht, zwischen erregender Tätigkeit und schonender Ruhe. Bei Tag, der der Tätigkeit gehört, herrschen Einflüsse des antreibenden Sympathikus, hingegen in der der Erholung dienenden Nacht, dem Schlaf, der schonenden Vagus vor.

Nun tritt aber dieser Wechsel zwischen beiden Nerventätigkeiten nicht abrupt ein, sondern läuft etwa folgenderweise ab: gegen vier Uhr früh beginnt allmählich unser Tagesnerv Sympathikus zu erwachen und langsam immer stärker seine Tätigkeit auszuüben. Wir erwachen nun dann frisch und ausgeruht, wenn er das Übergewicht über den bisher vorherrschenden Schonungsnerv Vagus gewonnen hat — der Tag kann beginnen. Umgekehrt hingegen, etwa am späten Nachmittag, nimmt in zunehmendem Maße der Nachtnerv Vagus seine Funktion auf, um dann das Übergewicht zu besitzen, wenn man von selbst ermüdet das Schlafbedürfnis verspürt und gerne zur Nachtruhe zu Bett geht.

Man sieht, die Übergänge sind fließend und sie erklären auch den verschiedenen Tages- und Nachtrhythmus der Menschen: es gibt bekanntlich Tag-, aber auch Nachtmenschen — je nach Überwiegen eines ihrer vegetativen Systeme.

Im Alter kommt man reaktionsmäßig dem Wechsel beider Nerven immer schwerer nach — so erklärt sich die Tatsache, daß man morgens immer mehr Zeit braucht, um in „Schwung" zu kommen oder abends immer länger zum Einschlafen benötigt — das Verkraften der Nervenumstellung wird eben allmählich immer schwieriger.

Erheblichen Anteil an unserem Wohlbefinden hat unser vegetatives Nervensystem im Ausgleichen der Wettereinflüsse, der Kalt- oder Warmfrontendurchgänge oder des Föhns. Das Wetter hat erheblichen Einfluß auf unsere Lebenssituation, und man hat je nach Reaktionstyp zwei große Untergruppen Menschen herausgefunden: den K-Typus, der empfindlich auf Durchzug einer Kaltfront reagiert, andererseits den W-Typ, der eine Warmfront schlecht verträgt.

Hiezu sei bemerkt, daß die Meteorologen unter Kaltfront kühle, re-
feuchte, meist aus Südwesten stammende Luft, die zu ausgedehnten
lativ trockene Luft aus nördlichen Breiten, unter Warmfront warm-
Regenfällen neigt, verstehen. Die meisten Menschen sind Mischtypen mit Überwiegen des einen oder anderen Typs.

Warmfront bewirkt nun bei dazu inklinierenden Menschen Gefäßerweiterung, Blutungsneigung, Neigung zu entzündlicher Reaktionslage, so daß hier leicht Krankheiten mit „-itis“ auftreten: Man meint damit Entzündungskrankheiten. Warmfront entspricht einer sympathicotonen Lage, also einem Überwiegen des Sympathicus, mit gesteigerten Reaktionen.

Kaltfrontsysteme hingegen erregen bei ihrem Typus den Vagus: Es treten krampfartige Zustände ein — z. B. Migräne, Asthma oder Angina pectoris, ferner rheumatische Beschwerden oder Narbenschmerzen. Die Kaltfront vermindert als vagusbetont unsere Leistungsfähigkeit, der menschliche Motor läuft im Schongang mit Müdigkeitsneigung.

All diese Wettereinflüsse werden nun wie von Antennen von unserem vegetativen Nervensystem aufgefangen und — typenmäßig, wie erwähnt —, verarbeitet, wobei der Gegenspieler versucht, ärgere Folgen auszugleichen und das Gleichgewicht wieder herzustellen.

Dies ist nur ein Beispiel für die umfassende Tätigkeit unseres Wunderwerks, des vegetativen Nervensystems. Es dirigiert und regiert buchstäblich alle unsere Zell- und damit Organtätigkeiten, es koordiniert die Zusammenarbeit und gleicht aus, wo Unstimmigkeiten auftreten. Jedem tätigen Organ gibt es Befehl, das notwendige Maß zu leisten und, dem Maß entsprechend, die nötige Blutmenge zu erhalten, so daß es das Gefäßsystem erweitert oder verengt, es befiehlt den Drüsen, ihr Sekret im notwendigen Maße zu spenden oder einzuschränken, es hält die winzigen Spuren der im Blut kreisenden lebenswichtigen Fermente, Katalysatoren oder Hormone ständig konstant, da die geringste Abweichung davon krankhafte Störung bedeuten würde — kurz, es gibt nichts in unserem Geschehen, das nicht von diesem wunderbaren Nervensystem kontrolliert und überwacht würde, so daß man Sympathikus und seinen Gegenspieler Vagus als „Lebensnerven“ bezeichnen kann.

Nun hat das vegetative Nervensystem im Gehirn eine Schaltzentrale, die kaum pflaumengroß ist und mit dem wissenschaftlichen Namen Hypothalamus heißt. Er ist sozusagen der „Computer“ der vegetativen Nerven, von denen er entsprechend den Außenreizen

Nachrichten empfängt und sie blitzschnell mit den entsprechenden Gegenmaßnahmen versieht, die wiederum über diese Nerven ablaufen, um das Gleichgewicht zu erhalten. Diese wunderbare Schaltzentrale macht nur etwa ein Dreihundertstel der Gehirnmasse aus, ist aber besser mit Blut versorgt als alle anderen Gehirnteile und besitzt umfassend direkt und indirekt Verbindungen mit dem Nervensystem, um ihrer Funktion gerecht zu werden.

Diese Lebensnerven reagieren aber nicht nur auf innere oder äußere „materielle" Einflüsse, sie registrieren und beantworten ebenso fein und genau auch geistige oder seelische Affekte. Das Erröten vor Freude oder Scham, das Erbleichen im Zorn, der Durchfall als Symptom einer Prüfungsangst — all dies bis zum Schlaganfall bei überstarker Aufregung, wird primär durch das vegetative Nervensystem verursacht, das durch ihren Befehl die betreffenden Organe zur Antwort veranlaßt.

Was ist zu tun, um diese Lebensnerven in bestem Zustand zu erhalten? Die Antwort ist stets die gleiche: *ein naturgemäßes Leben zu führen und den Frieden im Herzen zu bewahren.* Aufregung schadet meiner Erfahrung nach mehr als anstrengende körperliche Arbeit — also gilt es, sie sich und seinen Mitmenschen zu ersparen.

## Sinnesorgane

Die Sinnesorgane vermitteln uns die Eindrücke unserer Umwelt, in und mit der wir leben müssen, und bringen uns damit die Lebensreize und Impulse, die wir benötigen. Leben bedeutet empfangen und beantworten — wären wir in völliger Dunkelheit und Stille gefangen, würden wir nur kurz dahinsiechen und rasch sterben, da die Lebensreize ausbleiben würden.

## Das Auge

Unser Sehorgan besteht aus dem optischen Apparat des Auges, das die sichtbare Außenwelt aufnimmt, und der nervalen Weiterleitung der Eindrücke über den Sehnerven zum Sehzentrum des Gehirns, das die Verarbeitung leistet, so daß uns das Gesehene zum Bewußtsein kommt. Das Auge also ist der optische Apparat, ähnlich einer Kamera, die das Bild aufnimmt und auf das photographische Papier — unsere Netzhaut — wirft. Wenn man in ein Auge blickt, so sehen wir das Weiße im Auge — das ist die Bindehaut — und weiters die gefärbte Iris, die Regenbogenhaut, die die eigentliche Augenfarbe ausmacht. Die Farbe hängt von der Anzahl der Irispigmentzellen ab: je reichlicher sie vorhanden sind, um so dunkler erscheint die Augenfarbe. Das Neugeborene hat zunächst immer blaue Augen, da sich erst in den ersten Lebensmonaten diese Pigmentzellen voll ausbilden und allmählich die bleibende Augenfarbe bringen. Zur Außenwelt hin, also nach vorne, ist die Iris durch eine Epithelschicht, die Hornhaut, geschützt, die durch unsere ständig absondernden Tränendrüsen stets feucht gehalten wird, da Eintrocknung Trübung und damit Verlust des Sehvermögens bedeuten würde.

In der Mitte der Iris ist die stets schwarze Pupille, das Sehloch, durch das die optischen Eindrücke in das Augeninnere eindringen. Sie ist von Ringmuskulatur umfaßt, die das Sehloch — ähnlich der veränderlichen Blende einer Kamera — je nach dem Einfall der Lichtstärke enger — bei starkem Licht — oder weiter — bei Dunkelheit — stellen kann. Dies dient zur Verhinderung der Blendung, umgekehrt bei Dunkelheit zur besseren Aufnahme der spärlichen Lichtstrahlen.

Hinter der Pupille befindet sich die strahlenbrechende Linse, die natürlich durchsichtig ist und die einfallenden Lichtstrahlen bündelt, so daß sie am Augenhintergrund auf einen Punkt, den Sehpunkt, fallen. Die Linse ist wohl befestigt, „schwimmt“ aber im sogenannten Kammerwasser, das einen konstanten Druck aufweist, um vor Verletzungen und Stößen besser geschützt zu sein. Nun können wir uns gleich dem grauen und dem grünen Star zuwenden.

Der *graue Star* ist eine Alterserscheinung in dem Sinne, daß grundsätzlich das Altern eines Gewebes Zunahme von starrem, härterem und trüberem Bindegewebe bedeutet. Es wird also das klare und durchsichtige Gewebe der Linse langsam von diesem trüberen Bindegewebe ersetzt, was Verschleierung und Trübung des Sehvermögens bedeutet. Spezifisiche Behandlung durch äußere Maßnahmen gibt es im wirklichen Sinne leider nicht, der Augenarzt wartet, was Jahre bedeutet, auf die „Reifung" des grauen Stars, was mit genügender Verhärtung gleichbedeutend ist, um die harte und jetzt fast undurchsichtige Linse operativ entfernen zu können. Sie wird durch Stargläser ersetzt, da ja die Strahlenbrechung im Auge zum Sehpunkt hin wieder gewährleistet sein muß.

Ganz anders der *grüne Star:* er bedeutet durch Zunahme des Druckes des Kammerwassers — meist durch ein Abflußhindernis infolge entzündlicher Verwachsungen — eine fortschreitende Schädigung der strahlenaufnehmenden Netzhaut mit ihrem Sehpunkt, so daß hiedurch das Sehvermögen leidet und Druckschmerzen, die sehr heftig sein können, im Auge auftreten. Das Glaukom kann akut mit heftigen Schmerzen auftreten, wobei die Sehstörungen rasch eintreten. Die Gefahr des grünen Stars liegt in Dauerschädigungen der Sehkraft, bzw. in der Erblindung, da durch Druckatrophie Netzhaut, Sehpunkt und Sehnerv bis zur Funktionslosigkeit geschädigt werden können. Daher: Bei Augenschmerzen zum Augenarzt! Dieser kann durch Tropfen, im Notfall durch eine Operation, den notwendigen Abfluß des Kammerwassers wieder ermöglichen.

Das weitere Augeninnere ist durch eine ebenfalls durchsichtige, gallertige Masse ausgefüllt, den Glaskörper. Die Netzhaut, die innen die Augenrückwand auskleidet, ermöglicht uns durch Auskleidung mit den sogenannten Stäbchen und Zäpfchen, farbempfindlichen Zellen, das Farbensehen und besitzt im Zentrum den Sehfleck, auf dem sich die Strahlen, gebrochen durch die Linse, zum Scharfsehen sammeln. Hier befindet sich also der Brennpunkt der brechenden Augenlinse und hier mündet der Sehnerv ein, der zurück zum Gehirn zieht, um die optischen Eindrücke zum Bewußtsein zu bringen.

Dieses so gut durchdachte und funktionierende optische System erbringt jedoch nur dann scharfes Sehen, wenn auch die optischen Maße stimmen. Dies ist bei der Kurz- oder auch bei der Weitsichtigkeit nicht der Fall und dies wollen wir uns wegen der Häufigkeit der Brechungsfehler kurz ansehen:

Die Kurzsichtigkeit, die bedeutet, daß man wohl in die Nähe, unscharf jedoch in die Ferne sieht, ist meist angeboren und beruht auf einem Bildungsfehler des Auges in dem Sinne, daß es in der Längsrichtung zu kurz ausgebildet wurde. Der Brennpunkt der Linse trifft also nicht den Sehpunkt der Netzhaut, sondern liegt dahinter, so daß unscharfes Sehen in die Ferne die Folge ist. Umgekehrt liegen die Verhältnisse bei der meist altersbedingten, durch Nachgeben des Augapfels, der also länger wird, bedingten Weitsichtigkeit: hier liegt der Linsenbrennpunkt vor dem Sehpunkt und verursacht wiederum unscharfes Sehen, hier in die Nähe. Wohl gleicht die Linse, die hiezu eine eigene Muskulatur besitzt, Sehfehler durch Veränderung ihrer Krümmung und damit ihres Brennpunktes bis zu einem gewissen Grad aus — dieser Mechanismus ermöglicht uns ja die Umstellung des Sehens von nah zu ferne und umgekehrt —, bei stärkeren Brechungsfehlern muß aber doch eine vorgesetzte Brille die Korrektur vornehmen.

Es ist vielleicht noch interessant, daß es Blindheit bei intaktem optischem System gibt, das einwandfreie Bilder liefert — dann nämlich, wenn der Sehnerv als Leitung zum Sehzentrum oder dieses selbst nicht funktioniert. Man kann dies also als „Nerv- oder Gehirnblindheit“ bezeichnen. Die Bilder werden zwar geliefert, dringen aber nicht zum Bewußtsein vor und werden so nicht wahrgenommen.

So haben wir nun kurz unseren Sehapparat kennengelernt, der uns die so schöne Welt nahebringt. Wir erhalten ihn am besten, indem wir Überreizungen — hier ist das stets zunehmende Fernsehen zu erwähnen — zu vermeiden trachten und ihm möglichst oft und lange den Anblick der farbenfrohen Natur zugute kommen lassen.

## Gehör

Das Gehörorgan gliedert sich in drei Teile: das äußere Ohr, das Mittelohr und schließlich das Innenohr. Wir wollen sie der Reihe nach ansehen:

Das *äußere Ohr* umfaßt die Ohrmuschel und den nach innen führenden Gehörgang. Die Muschel ist ein Rest früherer Größe und Beweglichkeit und soll als Schallfänger dienen. In ihrem unteren Anteil führt der Gehörgang zum Trommelfell, der nicht selten unter einer banalen Krankheit leidet, der Verstopfung, so daß nur mehr dumpf und entfernt gehört werden kann. Dies ist nicht etwa Schmutz und hat nicht einmal mit Unreinlichkeit zu tun, sondern es besteht eine übermäßige Absonderung der im Gehörgang befindlichen Talgdrüsen, so daß ein Pfropf entsteht, der den Gehörgang verschließt. Mit Ausspülen ist er meist leicht zu entfernen.

Der Gehörgang wird nach innen zu durch das Trommelfell abgeschlossen, das das äußere Ohr vom kleinen Raum des Mittelohrs trennt und dessen Aufgabe es ist, die Schallschwingungen der Außenwelt aufzunehmen und weiterzugeben. Es ist etwa linsengroß und von taubengrauer Farbe. An seiner Innenseite befestigt sind nacheinander die drei Gehörknöchelchen unseres Mittelohrs: zunächst die Platte des Steigbügels, dem wiederum der Hammer und schließlich der Amboß angeschlossen ist — drei winzige Knöchelchen, die ihre Namen ihres Aussehens wegen tragen. Auch deren Aufgabe ist es, das Schwingungssystem an das Innenohr weiterzugeben. Also: Das schwingende Trommelfell, erregt durch den Schall der Außenwelt, bringt zunächst den an ihm befestigten Steigbügel, der wiederum den Hammer und dieser schließlich den Amboß in Vibration, die an das Innenohr weitergetragen wird. Das Ganze ist also ein gelenkiges System zur Schallübertragung und Weiterleitung nach innen.

In das Mittelohr mündet von seitlich unten her ein Gang, der den Nasenraum mit ihm verbindet, die sogenannte Tube. Sie dient dem Druckausgleich zwischen dem Luftdruck der Außenwelt, der auf das Trommelfell von außen einwirkt, und dem Druck im Mittelohr, das ja nach außen hin sonst abgeschlossen wäre. Sehr schön bemerkt man diese Funktion bei raschen Bergfahrten, etwa mit einer Seilbahn: mit zunehmender Höhe vermindert sich der Luftdruck, pro 100 m etwa um einen Millimeter. Nun weist das Mittelohr einen stärkeren Innendruck auf als der sich vermindernde Außendruck — man verspürt ein dumpfes Gefühl in den Ohren, das sich zu stechenden Schmerzen steigern kann, da das Trommelfell nach außen gewölbt und gedehnt wird. Wenn man nun schluckt oder gähnt, verschwindet mit einem kleinen Geräusch schlagartig der Ohrendruck: durch diese Akte wird nämlich die Tube weiter geöffnet, Außenluft kann über die Nase rasch zum Mittelohr eindringen und der Druckausgleich ist schnell hergestellt.

Die Tube ist aber auch meistens verantwortlich für die häufigste und schmerzliche Erkrankung des Mittelohrs, seine Entzündung. Die Ursache liegt fast immer in einem infektiösen Schnupfen, der lästig die Nase füllt. Statt konsequent zu schneuzen, schnupfen viele Menschen, vor allem Kinder, auf und bringen so den Katarrh der Nase über die Tube in das Mittelohr, das dadurch entzündet wird. Man sollte daher niemals aufschnupfen, sondern sich stets nur schneuzen.

Das *Innenohr* schließlich besitzt zwei Organe: die Schnecke zur Schallaufnahme und -verwertung und unser Gleichgewichtsorgan. Die Schnecke hat natürlich ihren Namen wegen ihres spiraligen Aussehens, ist mit Flüssigkeit gefüllt und ändert, da sie sich fortlaufend verjüngt, ständig ihren Querschnitt, der immer geringer wird. Die von der Außenwelt im Trommelfell aufgefangenen und über die Gehörknöchelchen des Mittelohrs zur Schnecke fortgeleiteten Schallschwingungen bringen nun die Flüssigkeit gerade in dem Schneckenabschnitt zur Schwingung, der dem aufgefangenen Ton entspricht. Vergleichen wir es mit einem Klavier: die anschlagende Hand ist der Außenschall, das Hebelwerk der Tastatur entspricht den Gehörknöchelchen und der richtige Flüssigkeitsabschnitt der Schnecke der Saite, die nun anklingt. Diese Tonwahrnehmung wird über ein Nervensystem zum Gehirn gebracht, wo im eigentlichen Hörzentrum der Schall zum Bewußtsein kommt. Man kann also — wie beim Auge blind — taub sein bei intaktem Hörapparat: wenn nämlich das zuleitende

Nervensystem oder das Hörzentrum gestört und funktionsunfähig ist. Nun ist unser Gehör auf eine bestimmte Schwingungszahl eingestellt: wir hören Schallfrequenzen von etwa 8000—16.000 Schwingungen pro Sekunde; also nicht mehr tiefe Töne mit weniger Schwingungen oder hohe Töne mit mehr Schwingungen als diese Zahlen. So kommt es, daß z. B. bei gewissen Vögeln ihr Gesang am offenen Schnabel und am Kehlkopf sichtbar ist, er aber von uns nicht mehr gehört wird — die Töne sind so hoch, daß ihre Frequenz unsere angegebene Schwingungszahl übersteigt und von uns nicht mehr wahrgenommen werden können. Analog werden tiefe Töne mit für uns zu geringer Schwingungszahl ebenfalls nicht mehr wahrgenommen.

Nebenbei sei erwähnt, daß wir nicht unbedingt unser Ohr zum Hören benötigen, wohl aber muß die Schnecke intakt sein: unsere Schädelknochen leiten, wenn auch nur im viel geringerem Maße als das Ohr, ebenfalls den Schall weiter und dies wird bei gewissen Hörapparaten benützt.

Ein trübes Kapitel ist die schwer zu bessernde Altersschwerhörigkeit, die auf der schon öfters erwähnten Altersstarre der Gewebe beruht. Alle schwingenden und beweglichen Teile werden starrer und unbeweglicher, worunter natürlich die Tonübertragung leidet und Schwerhörigkeit, die mit zunehmenden Jahren zunimmt, eintritt. Oft ist hier die Abhilfe ein Ersatz durch den Hörapparat.

Noch ein Organ liegt im Innenohr: das *Gleichgewichtsorgan*, verantwortlich für unsere ständig aufrechte Haltung und damit eben für unser Gleichgewicht. An diesem winzigen Ding kann man wieder sehen, wie mit geringstem Aufwand hervorragend gearbeitet wird, was also für ein sinnvoller und ausgezeichneter Baumeister die Natur ist, die dies geschaffen hat.

In einer kleinen Höhle im Mittelohr sind Boden und Wände mit feinsten, borstenartigen Härchen ausgekleidet wie mit einer winzigen Bürste. Auf ihr liegt ein fast mikroskopisch kleines Steinchen, daß je nach Lage des Kopfes und in der Höhle hin und her rollt und somit die Härchen erregt, auf denen es gerade zu liegen kommt. Sind es die gewohnten Härchen, die eine richtige Lage und Haltung anzeigen, geschieht nichts — ist es aber nicht so und absonderliche Stellen werden berührt, wird dies dem Gehirn als nicht richtige Lage gemeldet, das über das Muskelsystem eine Korrektur veranlaßt. So erhalten wir unser Gleichgewicht dank eines einfachen, doch höchst sinnvollen Systems.

Wird dieses Steinchen zu schnell bewegt, rollt es also förmlich auf seiner kleinen Bürste umher, gerät das Gehirn infolge der zu schnell aufeinanderfolgenden Lagemeldungen in Unordnung — man wird schwindlig und, da zwischen Gleichgewicht und Magen wie auch zwischen Gehirn und Magen eine Korrelation besteht, es tritt sogar Übelkeit auf. Dies ist die Reisekrankheit, die also unser Gleichgewichtsorgan, außer Rand und Band geraten, verursacht.

Wie können wir uns nun unser Gehör schonen und dadurch lange erhalten? Indem wir unnötige Belastungen vermeiden, also zu langen und zu lauten Lärm ausschließen, der ja auch das Nervensystem arg strapaziert. Indem wir weiters die Alterserkrankungen wie Arteriosklerose, denn nur ein gut durchblutetes Organ arbeitet vollwertig, und die „Altersstarre“ zu verhindern trachten — und dies kann nur durch ein naturgemäßes Leben geschehen.

## Nase und Zunge

Dies sind nun unsere wichtigsten Sinnesorgane — Auge und Ohr. Wir besitzen natürlich noch die Nase als Geruchsvermittler, die Zunge als Geschmacksorgan — wobei interessant ist, daß wir im Mund nur süß, sauer, salzig und bitter schmecken können, alle anderen Geschmacksvariationen werden durch die Nase vermittelt, also gerochen —, und schließlich unsere am Körper verteilten, besonders in den Fingerspitzen befindlichen Tastkörperchen. Alle diese Organe haben für ihre Funktion spezifische Empfangszellen, die den Reiz aufnehmen und über das Nervensystem dem Gehirn zum Bewußtsein bringen. Auch sie vermitteln uns äußere Reize, nach denen wir uns zu verhalten haben und die wir als Lebensimpulse beantworten müssen, sie schützen und bereichern also unser Dasein. Erst der Kontakt mit ihr läßt uns mit unserer Umwelt leben und macht erst unsere Reise auf Erden farbenfroh, abwechslungsreich und eigentlich lebenswert.

## Verlauf des Lebens

Wollen wir nun vielleicht, unsere Betrachtungen über etwas Anatomie und Physiologie abschließend, einen Blick auf den Verlauf des Lebens werfen:

Wir werden geboren mit sozusagen unverbrauchten, neuen Organen, von denen einige — z. B. die Lymphdrüsen, so daß Kleinstkinder noch keine Angina kennen — erst vollständig ausgebildet werden müssen und stürzen also in eine unbekannte Umwelt, an die wir uns erst allmählich gewöhnen und anpassen müssen. Dies geschieht nicht ohne Anpassungskrisen, aus denen wir, sind sie überstanden, gestärkt oder besser gewappnet hervorgehen. So gesehen sind die banalen Erkrankungen, mit denen wir uns an die Umwelteinflüsse gewöhnen, nicht nur unbedingt eine böse Sache, sondern haben auch ihren positiven Aspekt. Aus diesem Grund heraus ist es unrichtig, eine Erkrankung, die die Antwort auf einen Umweltreiz darstellt, sofort mit starkwirkenden Medikamenten abrupt abbrechen zu wollen — auch die Krankheit ist ein natürliches Geschehen und bedarf wie alles in der Natur ihres natürlichen Ablaufes, um eine vollständige Heilung zu gewährleisten. Man muß die Krankheit wohl zum guten Ende steuern, darf aber nicht gegensinnig, sondern muß mitsinnig behandeln, um Nachkrankheiten als Ausdruck des unterbrochenen und unnatürlichen Verlaufes zu vermeiden. Dies erfordert wohl Verständnis und Geduld, wird aber durch vollständige Heilung und Erhöhung der lebendigen Widerstandskraft belohnt.

Die Natur hat es zum Glück so gut eingerichtet, daß der Ausfall oder die Störung irgendeines Organes oder Gewebes entweder so rasch wie möglich durch Bildung neuer Zellen ersetzt wird oder, falls dies nicht mehr möglich ist, ein anderes Organ versucht, die Funktion der ausgefallenen Zellen zu übernehmen und „vikariierend" (= stellvertretend) einzuspringen.

Ein gutes Beispiel hiezu bildet ein Gefäßverschluß: nehmen wir an, ein Embolus (Propf) verstopft in einem Organ, z. B. in der Lunge, ein arterielles Gefäß.

Die Blutzufuhr zum Lungenteil, der durch dieses Gefäß mit seinen peripherwärts, also nach außen hin, gelegenen Gefäßverästelungen versorgt wird, ist also unterbrochen, so daß dieser keilförmige Teil abzusterben droht. Was geschieht? Nach einer anfänglichen, „aseptischen" reaktiven Entzündung, die das Fieber und die stechenden Schmerzen erklärt, sprossen bald aus dem umgebenden, gesunden Lungengewebe von allen Seiten rasch neugebildete Gefäßchen und Kapillaren in das erkrankte Gebiet, dehnen sich, ständig wachsend, immer mehr aus und versorgen so den „Infarkt" mit neuer Blutzufuhr, so daß eine so weit als mögliche Wiederherstellung garantiert wird. So arbeitet unsere Natur, stets bestrebt, Schäden so rasch als möglich zu beheben und auszugleichen. Es kommt sogar vor, daß bei Ausfall wichtigen organspezifischen Gewebes benachbarte Zellen, die eigentlich andere Aufgaben hätten und zunächst dafür gar nicht gebaut sind, ihre Struktur ändern und ersatzweise für die ausgefallenen Organzellen einspringen, um die Funktion möglichst zu erhalten. So wird Unwichtigeres zugunsten von Wichtigem aufgegeben und umgebaut, um Funktion und damit Leben zu gewährleisten.

Natürlich ist es gar nicht anders denkbar, als daß alles Leben naturgewollt endet und der eigentliche Tod sollte der physiologische Tod sein — das allmähliche Aufzehren unserer uns innewohnenden Lebensflamme, die in hohem Alter, ständig niederbrennend, erlischt.

Meist ist dies nicht so, wir sterben im allgemeinen viel früher, als es naturgewollt im echten Alterstod sein sollte. Sehen wir uns die heutigen Statistiken der Todesarten einmal an: mit Abstand an der Spitze aller zum Tod führenden Krankheiten steht der Herz-Kreislauftod, es folgt an zweiter Stelle der Krebs und — ein trauriges Zeichen unserer Zeit —, an dritter Stelle der Unfalltod, meist im Verkehr erlitten. Tuberkulose, einst gefürchtet und sehr häufig, ist dank besserer Lebensverhältnisse, früherer Erkennung und wirksamerer Behandlung zurückrückt.

Wenn wir die zwei erststelligen Todesursachen analysieren, können wir folgendes ersehen:

Die Hauptursache für Herz-Kreislaufleiden sind seine übermäßigen Belastungen — nicht nur im körperlich zu anstrengenden, dies ist heute recht selten der Fall, so daß eher meist das Gegenteil zutrifft, vor allem jedoch im nervlich-seelisch strapazierenden Sinn. Ständige berufliche Nervenüberlastung im Sinne des hetzenden Managertyps, aber auch drückende seelische Sorgen belasten über die Herz- und Gefäßnerven unser Kreislaufsystem viel mehr als körperliche Arbeit.

Die Redewendung: „Der Kummer hat mir das Herz abgedrückt", ist keine leere Erfindung — ich habe in meiner Praxis wiederholt gesehen und stimme damit mit anderen Ärzten überein, daß plötzliche und bleibende Herzschäden, die sich besonders im Herznervensystem oder in den Kranzgefäßen mit ihren Schädigungen auch für den Herzmuskel etablieren, nach starker und langdauernder Aufregung, Kummer und Sorge entstanden sind und, das Leben verkürzend, bleiben.

Dasselbe gilt für das periphere Gefäßsystem: Aufregung, Kummer und Sorge erhöhen den Blutdruck — geschieht dies zu oft oder zu langdauernd, wird die zunächst funktionelle Störung organisch, also bleibend, mit all ihren ungünstigen Folgen für den gesamten Kreislaufapparat.

Nun ist unser Leben, besonders in den letzten Jahrzehnten, wahrlich an nervlichen Belastungen nicht ärmer, sondern immer vielfältiger und anstrengender geworden — ein Ausdruck unserer vermaterialisierten, technisierten und hartherzigen Zeit, die so ihren Tribut fordert. Dies ist in Wahrheit die Hauptursache, daß die Herz-Kreislauferkrankungen die erste Stelle unter den verfrühten Todesursachen einnehmen — und denken wir hier an die Worte der weit über hundertjährigen Frau, die, als sie nach dem Geheimnis ihres rüstigen Alters gefragt wurde, bescheiden antwortete: „Ich habe mäßig gelebt, hart gearbeitet — und nie gestritten!"

Bezüglich des Krebses, der die zweithäufigste Todesursache darstellt, wird seit vielen Jahren versucht, seine Ursache zu ergründen. In den letzten Jahren rückt die Theorie, Viren, also pflanzliche Lebewesen, noch kleiner als Bakterien, werden immer öfter in Krebszellen gefunden und seien daher wahrscheinlich als Erreger anzusehen, immer mehr in den Vordergrund. Ich glaube, daß dies nur eine von möglichen Ursachen darstellt.

Wir wissen bereits, daß zu jeder Krankheit die personelle Disposition, also die persönliche Veranlagung, dazugehört. Anders ist es nicht zu erklären, daß unter denselben Voraussetzungen die einen Menschen erkranken, andere wiederum nicht. Nun besteht der Mensch aus etwa 300 Billionen Einzelzellen, und es ist nicht anzunehmen, daß diese ungeheure Zahl ausschließlich nur aus einwandfrei wohlgebildeten Zellen besteht. Nein, eine große Zahl wird bei jedem Menschen Bildungsfehler aufweisen, einmal hier, einmal dort und in wechselnder Anzahl. Diese Zellen bilden die persönliche Disposition, den „punctum minoris resistentiae", also den Punkt des geringsten Widerstandes, eines jeden von uns. Tritt nun ein äußerer Reiz hinzu, der stark genug und lange genug einwirken kann, können solche fehlgebildeten Zellen eher zur Entartung gebracht werden als gesunde.

Dieser Reiz kann verschiedener Art sein: chemisch, thermisch, mechanisch, physikalisch und natürlich auch bakterieller oder virueller Art. Es kommt also darauf an, wo sich dank einer Anhäufung fehlgebildeter Zellen unser schwacher Punkt befindet — dies ist die Auswahl des Organes — und wo, bzw. auch mit welcher Reizstärke ein genügend lange einwirkender Reiz auftreffen kann.

Also könnte eigentlich jeder Mensch krebsig erkranken, da jeder von uns sein „punctum minoris resistentiae" besitzt und wahrlich genügend Reize verschiedener Art lebenslang auf uns einwirken. Es gibt tatsächlich eine Meinung, die besagt, daß bei genügender Lebensdauer jeder Mensch seinen Krebs bekäme, nur sterben die Leute, die keinen haben, aus anderen Ursachen ihrem Krebs zuvor weg. Nun, auch beim Krebs hat die Regel von der persönlich verschiedenen lebendigen Widerstandskraft seine Gültigkeit und diese ist es ja wohl auch, die Menschen krebsfrei sein läßt oder die die wenigen bekannten, aber schon selten vorkommenden spontanen Krebsheilungen erklärt. Wenn der Krebs — er hat übrigens seinen Namen vom Brustkrebs der Frau, der gelegentlich auf der Haut sichtbare, längs den Lymphgefäßen verlaufenden Ausläufer besitzt, die man mit Krebsscheren verglichen hat —, manifest, also nachweisbar, auftritt, hat er ja schon eine unbekannte Zahl von Jahren unterirdisch gewirkt, der Körper hat bereits, äußerlich anscheinend symptomlos, seit Jahren den Kampf gegen die entarteten Zellen, die sich unaufhaltsam zu vermehren trachten, aufgenommen und man nennt dieses Stadium des schleichenden Kampfes das „präcanceröse". Dieses Vorkrebsstadium, die Präcancerose, wäre das günstigste zur Krebsbekämpfung, doch man erkennt es schwer: Zu unbestimmt sind die Beschwerden, zu gering die Ergebnisse von Untersuchungsmethoden verschiedener Art — wir haben leider noch keinen bestimmten Test für Krebs bzw. für die Präcancerose. Hier wäre wohl zuerst der Hebel für die Krebsbekämpfung anzusetzen, da die größte Chance zur Heilung in der Früherkennung liegt. Die heute üblichen Methoden der Krebsbekämpfung bzw. -heilung sind zwar besser als der Tod, doch sie bedeuten Verstümmelung: Operation oder Strahlentherapie, die ja auch gesunde Zellen mitschädigt. Die Chemotherapie, also die medikamentöse Therapie, hat leider noch zu große Nebenwirkungen und noch zu geringe spezifische Wirkungen — mit anderen Worten, es gibt noch kein wirkliches Krebsheilmittel.

Ein Angriffspunkt der Krebszelle wäre vielleicht aussichtsreich: man weiß von ihr, daß sie als einzige Körperzelle — und hierin liegt die Entartung — anaerob ist, d. h. daß sie ohne Sauerstoff lebt, ja durch ihn geschädigt wird. Jede Körperzelle erhält und benötigt für ihre Energieleistung über den Blutstrom den notwendigen Sauerstoff — nicht so die Krebszelle. Diese hat einen gänzlich anderen Zellstoffwechsel und ihre Bösartigkeit besteht darin, daß sie im Gegensatz zu unseren Körperzellen, die nur ein sinnvolles und geordnetes Wachstum kennen, ungeordnet und ungehemmt in ihre Umgebung hineinwächst, sie fortlaufend infiltriert und förmlich „auffrißt". Stoßen sich, was stets geschieht, Krebszellen ab und werden sie im Blut- und Lymphstrom weitergetragen, so bilden sie Tochtergeschwülste, die Metastasen, die sich weiterhin hemmungslos in die Umgebung entwickeln und diese zerstören. So geht es weiter, so daß eine Anzahl Organe ergriffen werden kann, bis der Organismus dem zerstörenden Einfluß unterliegt.

Vorläufig bleibt uns nichts, als der schrecklichen Krankheit Krebs möglichst den Boden zu entziehen, und dies kann wiederum nur durch ein naturgemäßes Leben geschehen, ein Leben, das unnatürliche chronische Reize möglichst ausschließt und damit eine der Krebsursachen zu vermeiden trachtet.

## Schwangerschaft, Geburt, Pflege des Säuglings

Eine Schwangerschaft bedeutet für die Frau eine große und einschneidende Veränderung nicht nur in ihren Organen, sondern besonders auch in ihrer seelischen Verfassung, und eine körperliche Belastung. Diese Zeit ist reich an Freuden, aber auch Beschwerden, und es ist wegen der Wichtigkeit, ist doch Verantwortung für zwei Lebewesen zu tragen, erforderlich, die wichtigsten Tatsachen und Störungen dieser Monate zu kennen, um ihnen begegnen zu können.

Bei Eintritt einer Schwangerschaft unterbleibt in der Regel die fällige Menstruation, die Monatsblutung. Da aber nicht jedes Ausbleiben einer Regel unbedingt eine Schwangerschaft anzeigt, kann dieses Ereignis zunächst nur der Arzt feststellen. Dies aber ist frühestens erst nach 2 bis 3 Wochen möglich, da die beginnende Vergrößerung der Gebärmutter zunächst noch zu klein ist, um nachgewiesen werden zu können.

Wie kommt es nun zu einer Schwangerschaft? Alle vier Wochen reift bei der Frau in einem der beiden Eierstöcke eine Eizelle, die ausgestoßen wird und über die Eileiter in die Gebärmutter wandert. Deren Schleimhaut hat sich inzwischen für die mögliche Einnistung des Eies nach seiner Befruchtung vorbereitet, sie ist mächtig ausgebildet worden und von zahlreichen Blutgefäßen durchzogen. So wurde das „Nest“ für die mögliche Schwangerschaft vorbereitet. Tritt keine Befruchtung ein, sind alle diese Maßnahmen sozusagen umsonst gewesen, und die gewucherte Gebärmutterschleimhaut wird mit dem nutzlosen Ei in Form der Monatsblutung abgestoßen.

Anders bei Befruchtung, dann also, wenn dem Ei eine Samenzelle begegnet ist und sie sich zur Befruchtung vereinigen. Heute weiß man, daß diese Befruchtungszeit eine kurze ist, nimmt man doch an, daß die Lebensdauer des weiblichen Eies höchstens zwei Tage, die des männlichen Samens noch kürzer ist. Die Befruchtung erfolgt meist nach dem Eisprung — so nennt man das Ausstoßen des reifen Eis aus dem Eierstock —, noch vor oder im Eileiter, das Ei wandert also bereits befruchtet in die dazu bereite Gebärmutter. Dies erklärt auch die bekannte Tatsache der unfruchtbaren bzw. fruchtbaren Tage der Frau, da der Eisprung in der Mitte zwischen zwei Perioden erfolgt und hier also die größte Aussicht zur Befruchtung vorhanden ist. So liegen die fruchtbaren Tage der Frau etwa vom 12. bis 18. Tag, vom ersten Periodentag an gerechnet. Diese Kenntnis der fruchtbaren Tage ist zur Geburtenregelung wichtig.

Nehmen wir also an, das befruchtete Ei hat sich in der Gebärmutter eingenistet, womit eine Schwangerschaft eingetreten ist. Unmittelbar nach dem Eindringen eines Samenfadens hat sich eine Schutzschicht um das Ei gebildet, die die Vereinigung mit anderen Samenzellen verhindert. Stunden später hat bereits die Zellteilung zur Bildung eines neuen Menschen begonnen — sie wird unaufhaltsam weitergehen bis zur Geburtsreife. Woche um Woche werden aus unerkennbaren Anfängen die einzelnen Organe gebildet, stets wachsen neue Zellen heran und vervollständigen den Embryo bis zur Lebensfähigkeit. Ernährt wird das neue Leben vom Mutterkuchen der Gebärmutter her, mit dem das Kind durch die gefäßführende Nabelschnur verbunden ist. Es ist also ausschließlich vom Blut der Mutter abhängig, in das es auch die eigenen Abfälle seines Zellstoffwechsels abgibt. Umhüllt ist die Frucht vom Fruchtwasser, in dem sie sozusagen „stoßsicher“ schwebt.

Spürbare Kindesbewegungen treten bei Erstgebärenden etwa in der Mitte der Schwangerschaft, bei Mehrgebärenden etwas früher auf.

Den voraussichtlichen Geburtstermin kann man leicht errechnen: vom ersten Tag der letzten Periode an zählt man 10 Tage hinzu und rechnet drei Monate ab.

Nun macht jede Frau im Verlauf ihrer Schwangerschaft auch bei ganz normalem Verlauf gewisse körperliche und seelische Veränderungen durch: eine beträchtliche Gewichtszunahme wird vorwiegend durch Flüssigkeitsansammlung im ganzen Körper bedingt, sie soll in der ersten Schwangerschaftshälfte monatlich etwa 1 kg, in der zweiten Hälfte etwa 1½ kg nicht überschreiten, so daß der normale Betrag der Gewichtszunahme insgesamt ca. 12 kg beträgt. Salzarme Kost hält die Flüssigkeitszunahme in Grenzen.

Auch ohne Krampfaderbildung — so häufig diese auch infolge der Rückflußbehinderung durch die sich ständig vergrößernde Gebärmutter ist — kommt es zu verschiedentlichen Venenerweiterungen. Bei Krampfaderbildung trachtet man, so oft als möglich die Beine hochzulagern, gibt ihnen durch Bandagen oder Gummistrümpfe die Stütze von außen und kann unbesorgt natürliche Venenmittel wie Hamamelis- oder Kastanienpräparate einnehmen.

Die Brüste werden größer und zeigen gelegentlich blaurote Schwangerschaftsstreifen, die fast stets am Bauch auftreten. Der Warzenhof färbt sich durch Pigmenteinlagerung dunkler. Manchmal treten, ebenfalls durch Pigmentierung, an der Stirne braune Flecken auf, die nach der Geburt wieder verschwinden.

Der sich vergrößernde Bauch bedarf nur dann eines Stützmieders, wenn schlaffe Bauchdecken oder Eingeweidesenkung einen Hängebauch verursacht haben.

Sehr häufig kommt es auch zu Schwankungen und Veränderungen des seelischen Gleichgewichtes mit Stimmungsschwankungen und Depressionsneigung — hier ist verständnisvolles Eingehen der Umgebung die beste Medizin.

Nun, wann soll und muß eine Schwangere zum Arzt gehen? Zunächst bei Unklarheit über das Vorliegen einer Schwangerschaft, was durch gynäkologische Untersuchung oder durch Labortests geklärt werden kann. Man soll dies wissen, da die Lebensführung während dieser Zeit doch etwas anders zu gestalten ist als sonst.

Man soll auch eine Blutuntersuchung vornehmen lassen: es wird ein Wassermannbefund gemacht, der eine Geschlechtskrankheit ausschließt, es wird die Blutgruppe mit den Untergruppen, besonders dem Rhesusfaktor, bestimmt, um allfällige Blutschäden des Kindes rechtzeitig zu erkennen und bei der Geburt gewappnet zu sein, da bei Negativität des Rhesusfaktors beim Neugeborenen ein Blutaustausch lebensrettend sein kann und schließlich eine etwa notwendige Bluttransfusion bei der Mutter vereinfacht wird.

Schließlich sind regelmäßige Untersuchungen während der Schwangerschaft notwendig, um das richtige Wachstum des Kindes, seine Herztöne, die Lage und Haltung, die Beckenverhältnisse der Mutter, ihre Gewichtszunahme, ihre Befundung des Blutdruckes und des Harnes unter Kontrolle zu halten. Krankhafte Befunde, besonders während des Endes der Austragungszeit, können Vorboten der gefährlichen Eklampsie, der Mutterfraisen, bedeuten.

Empfehlenswert ist während der Schwangerschaft die Teilnahme an einem Gymnastikkurs und an einem theoretischen Schwangerenkurs, da dadurch das Verständnis des Erlebens der Schwangerschaft gehoben wird und die Geburt selbst erheblich erleichtert werden kann.

Bei jeder Abnormität oder Störung im Verlauf der Schwangerschaft soll dem Arzt davon Mitteilung gemacht werden, da nur hiedurch ein Austragen und eine normale Geburt gewährleistet werden kann. Hiezu gehören insbesondere: Schwangerschaftserbrechen, das besonders in den ersten drei Monaten auftritt, jede Blutung während der Schwangerschaft, auffallende Schwellung und Schmerzhaftigkeit der Beine, Kreislaufstörungen, Flimmern vor den Augen, eine Infektionskrankheit, besonders Röteln, Unfälle und ähnliches.

Die Schwangerschaft ist also eine Ausnahmezeit, die zur Gesunderhaltung zweier Lebewesen besonderer Vorkehrung bedarf. Man nennt dies Schwangerschaftshygiene, und wir wollen ihre Grundzüge hier aufzeigen.

Man soll eine gesunde, natürliche, gemischte Kost wie bisher beibehalten, mit Bevorzugung vieler Vitamine, also viel frisches Obst und Rohgemüse zu sich nehmen. In der zweiten Schwangerschaftshälfte ist die Sälzzufuhr, die ja an sich nicht groß sein soll, etwas einzuschränken, ebenso soll man sparsamer mit Flüssigkeit sein. Da die Mutter dem Kind Kalk abgibt — darum das Sprichwort, daß jedes Kind der Mutter einen Zahn kostet —, kann bei zunehmender Karies Kalk nach Vorschrift des Arztes zugesetzt werden, am besten in Form von homöopathischen Kalktabletten Calcium carbonicum bzw. Calcium fluoratum. Bei Blutarmut ist Eisenzufuhr erlaubt, vorwiegend als Ferrum phosphoricum, ebenso bei Krampfadern natürliche Venenpräparate wie Hamamelis oder Aesculus.

Sollten Genußmittel genommen werden, sind diese einzuschränken, gänzlich verboten ist Nikotin, das zunächst im Blut auf das Kind übergeht, später mit der Muttermilch beim Stillen übertragen wird. Dies zeigt eindringlich ein Versuch: die fötalen Herztöne steigen nach Genuß einer Zigarette von ihrer Normalfrequenz mit 120 Schlägen pro Minute rapide auf etwa 150 an, um erst nach einer halben Stunde ihren Normalwert wieder zu erreichen.

Bei leichten Formen des Schwangerschaftserbrechens schaffen häufige kleine Mahlzeiten sowie trockene und feste Speisen Erleichterung. Bei schweren Formen muß der Arzt zugezogen werden.

Die Bekleidung — Umstandskleider — soll leicht und locker zu tragen sein, ein Strumpfbandgürtel darf den Bauch nicht einengen. Die Unterkleidung soll luftdurchlässig sein, die Schuhe dürfen nur halbhohe Absätze tragen. Bei Senk- oder Plattfüßen sind Maßeinlagen notwendig.

Durchaus erlaubt, ja erwünscht, ist Hausarbeit und leichte körperliche Arbeit, verboten jedoch das Heben schwerer Lasten. Gestattet ist Wandern, Schwimmen bis 6 Wochen vor dem Geburtstermin, verboten aber Leichtathletik, Reiten, Leistungssport, Motorradfahren und ähnliches. Eisenbahnfahrten sind schonender als Autoreisen.

Gymnastik ist, besonders in der Form der Schwangerengymnastik, ebenso wie Atemübungen und Entspannungsübungen unter geschulter Leitung nicht nur erlaubt, sie bilden auch neben der Geburtsaufklärung die Grundlage der sogenannten „schmerzlosen Geburt". Massage ist mit Ausnahme des Bauches gestattet, während diese der Brustmuskulatur — nicht der Brustdrüse — als günstig anzusehen ist.

Vollbäder können mit der Einschränkung genommen werden, daß

sie nicht heißer als 37 Grad sein und nicht länger als 15 Minuten dauern dürfen. Brausen ist bis zur Entbindung erlaubt. Nötig ist die tägliche Reinigung der äußeren Geschlechtsteile mit warmem Wasser und milder Seife, bei stärkerem Ausfluß Waschungen mit Kamillen- oder Käsepappeltee. Nach dem Abtrocknen kann Körperpuder verwendet werden. Scheidenspülungen sind zu unterlassen. Ebenso soll die Brust mit Wasser und Seife gewaschen werden, anschließend fettet man die Brustwarzen ein. Der Büstenhalter muß der Vergrößerung Rechnung tragen.

Ein normaler Geschlechtsverkehr ist bis sechs Wochen vor dem Entbindungstermin erlaubt, in den letzten Wochen jedoch wegen der Gefahr einer Infektion oder der Möglichkeit vorzeitigen Blasensprunges verboten.

Meist tritt in der Schwangerschaft Stuhlträgheit auf oder eine bereits vorhandene wird verstärkt. Hier wird man versuchen, mit natürlichen Mitteln Abhilfe zu schaffen: reichlich Obst, besonders Feigen und Datteln, Kompotte, über Nacht eingeweichte Dörrpflaumen, die morgens nüchtern genommen werden, reichlich grobe Brotsorten und ähnliches. Zu warnen ist vor drastischen Abführmitteln, da diese nicht nur den Darm, sondern auch die Beckenorgane erregen — einige davon gehören zu den Abortivas!

Ebenso kommen häufig Harnblasenbeschwerden vor im Sinne vermehrten Dranges und Harnverlust, meist als Folge des Druckes von oben. Treten Schmerzen beim Harnlassen oder aber Nierenschmerzen mit Fieber auf, ist unbedingt ärztliche Behandlung notwendig.

Während der Schwangerschaft können gelegentlich unregelmäßige Zusammenziehungen der Gebärmutter, die Schwangerschaftswehen, eintreten. Die wirklichen Geburtswehen sind regelmäßig, etwa alle 6 bis 7 Minuten, und schmerzhaft.

Zwei homöopathische Mittel seien noch zur Erzielung einer leichten, komplikationslosen Geburt angegeben: *Caulophyllum* $D_2$ und *Cimicifuga* $D_2$, die man *zweimal täglich mit je 10 Tropfen* in den letzten Schwangerschaftswochen nimmt, *am besten in täglichem* Wechsel. Ihr Zweck ist es, die Geburtswege vorzubereiten und aufzulokkern und so zu einer leichten Geburt zu verhelfen. Bei Wehenschwäche während der Geburt empfiehlt sich die wiederholte Gabe von *Pulsatilla* $D_2$.

Die Entbindung selbst erfolgt ja heute zweckmäßig fast immer in einer entsprechenden Klinik unter fachärztlicher Leitung, seltener und wegen verschiedener Umstände weniger zweckmäßig zu Hause, wobei auch dort eine fachkundige Hilfe vorhanden sein muß. Den Beginn einer Geburt zeigen regelmäßige, schmerzhafte Wehen oder der Blasensprung an. Darunter versteht man das Abfließen des Fruchtwassers aus der Scheide, dem bald das Einsetzen von Geburtswehen folgt.

Es dauert etwa sechs Wochen, bis die Gebärmutter nach einer Entbindung wieder zur Norm zurückgekehrt ist — so lange ist auch der Geschlechtsverkehr zu unterlassen. Man unterscheidet das Frühwochenbett — die erste Woche nach der Entbindung, und das Spätwochenbett, das nach sechs Wochen abgeschlossen ist.

Im Frühwochenbett ist peinlichste Sauberkeit und Ruhe dringend notwendig. Nach Stuhl- und Harnentleerung ist eine Abspülung der äußeren Geschlechtsteile vorzunehmen. Keimfreie Vorlagen sollen häufig gewechselt werden und mit T-Binden fixiert werden. Das Hemd soll über der Brust aufzuknöpfen sein, vor dem Berühren der Brust sind immer die Hände zu waschen. Niemals darf zuerst die Vorlage und dann die Brust berührt werden.

Das Frühaufstehen nach der Geburt — am 2. bis 3. Tag — ist besonders wichtig, um Venenkomplikationen zu vermeiden. Die Milchsekretion beginnt mit dem Einschießen am 2. bis 4. Tag. Für Blasen- und Darmentleerung ist regelmäßig Sorge zu tragen. Bei schlaffen Bauchdecken ist der Bauch mit einer Wochenbettbinde zu stützen, mit entsprechender Gymnastik soll im Bett am 4. Tag begonnen werden. Dies ermöglicht eine Wiederherstellung der Verhältnisse vor der Geburt und verhindert Organsenkungen.

Die Ernährung im Wochenbett besteht aus natürlicher, gemischter Kost, zu der eine Zugabe von einem halben bis dreiviertel Liter Milch angezeigt ist. Blähende Nahrungsmittel sollen vermieden werden, da sonst auch häufig die Säuglinge Blähungsbeschwerden bekommen. Das Rauchen ist zu unterlassen, da Nikotin in die Milch übergeht.

Das Anlegen des Kindes geschieht zum ersten Male etwa 24 Stunden nach der Geburt. Normalerweise wird alle vier Stunden, fünfmal täglich, angelegt, so daß eine nächtliche Ruhepause von acht Stunden gewährleistet wird. Vor jedem Anlegen sind die Hände zu waschen und die Brustwarzen mit einer 1%igen Borsäurelösung zu reinigen, um die Brustinfektion zu vermeiden.

Das Spätwochenbett, von der zweiten bis zur sechsten Woche, erfordert noch weitgehende Schonung, mit Vermeidung schwerer körperlicher Arbeit oder wirklichem Sport, der erst ein Vierteljahr nach der Entbindung wieder aufgenommen werden soll. Frauen, die ein Mieder getragen haben, sollen es diese Zeit hindurch noch benützen.

Geschlechtsverkehr ist noch verboten und es ist wissenswert, daß jede Frau nach der Geburt bald wieder schwanger werden kann, auch wenn die Menstruation noch nicht wieder eingesetzt hat.

Nun ist also das Kindchen da und es erfordert von der Geburt an eine Reihe wissenswerter Maßnahmen und Bedingungen zum Gedeihen, die wohl eines Ansehens wert sind.

Nehmen wir zunächst das Kinderbett: das Neugeborene soll unbedingt eine eigene Liegestätte haben und nicht in das Bett der Eltern genommen werden. Hier ist die Ansteckungsgefahr durch Niesen, Husten usw. viel zu groß! Das Bettchen soll eine harte Matratze und kein Kopfpolster haben, dies ist für die noch weiche Wirbelsäule viel besser als das Einsinken in eine weiche Unterlage. Es ist auch nicht richtig, als erstes Bett nur den Kinderwagen Tag und Nacht zu benützen — auch der Säugling benötigt den Kontakt mit der Umwelt, besonders der Mutter, und liegt im Kinderwagen zu tief, abgeschlossen durch die Wände, um diesen notwendigen Kontakt in ausreichendem Maße pflegen zu können.

Außerordentlich wichtig ist Reinlichkeit und Hautpflege: die Windeln sollen weich und saugfähig sein und keine Nähte, die die zarte Körperhaut drücken und reizen könnten, besitzen. Aus demselben Grunde sollen sie nicht eingesäumt, sondern nur umwickelt sein. Nach jedem Trinken soll der Säugling gewickelt werden, da durch den Trinkakt der Magen-Darmtrakt in Bewegung gesetzt wird, so daß es zur Stuhlentleerung kommen kann. Windeln müssen täglich gewaschen, ausgekocht und an der Luft getrocknet werden, keinesfalls sollen eingenäßte Windeln nur getrocknet und schon wieder verwendet werden. Man bedenke, daß die Haut des Kindes noch sehr empfindlich ist und leicht zu Hautentzündungen neigt. Durch Wundliegen wird das Kind mißmutig, schreit und stört sich und seine Umgebung in der notwendigen Ruhe. Zum Aufbewahren und Einweichen schmutziger Windeln gehört ein eigener Windeleimer.

Das tägliche Bad ist nicht nur für die Reinigung nötig, es wirkt außerdem erfrischend und regt die Hautdurchblutung des Säuglings an. Zum Waschen des Gesichtes ist eine eigene kleine Schüssel zu verwenden.

Die Pflegeausstattung des Säuglings umfaßt: zwei Waschlappen aus Baumwolle — einen für das Gesicht und einen für Körper und Gesäß —, milde Kinderseife, Kinderöl, Kinderpuder und Kindercreme, Borwasser zum Auswischen der Augen, Watte, Kamm, Bürste und Nagelschere. Ein Badethermometer ist sehr zu empfehlen. Sehr praktisch ist ein Schlaf- und Strampelsack, der das Kind warmhält und ihm doch die nötige Bewegungsfreiheit läßt. Das so beliebte Steckkissen ist längst überholt, da in ihm die Füße des Kindes nur in einer unnatürlichen, geschlossenen Stellung zusammengeschnürt werden, und der Säugling in seiner Bewegungsfreiheit arg behindert wird. Es wirkt sich für die normale Entwicklung der Hüft- und Kniegelenke nur schlecht aus.

Die Pflege des Kindes hat nicht nur die Aufgabe, es sauber zu halten, sondern es auch vor Infektionen zu schützen. Oberstes Gebot ist daher, Krankheitskeime vom Säugling fernzuhalten. Jeder, der sich mit dem Kind beschäftigt, soll dies nur mit gewaschenen Händen tun, ältere Geschwister sollen in den ersten drei Lebensmonaten womöglich vom Neugeborenen ferngehalten werden, um Infektionsübertragung zu vermeiden. Ein Schnupfen oder grippaler Infekt kann für den Säugling zu einer lebensbedrohenden Erkrankung werden! Ist die Mutter verkühlt oder unpäßlich, soll sie zur Säuglingspflege ein Tuch oder eine fertige Maske vor Mund und Nase tragen, ebenso sind alle erkrankten Personen fernzuhalten.

Der Säugling soll auch nicht im allgemeinen Wohnraum, wo gekocht, gewaschen und gegessen wird, wo das Radio dröhnt und der Fernsehapparat in Betrieb ist, seinen ständigen Aufenthalt haben — er braucht vor allem Ruhe und frische Luft und wird sonst schreckhaft, sensibel und nervös.

Das tägliche Bad des Kindes darf nie nach einer Mahlzeit erfolgen und soll eine Temperatur von 34 bis 36 Grad Celsius haben. Säuglinge, die abends gebadet werden, schlafen im allgemeinen besser durch. Nach dem sorgfältigen Abtrocknen des 3—5 Min. dauernden Bades ist bei trockener Haut des Kindes mit einer Salbe einzucremen, bei fetter Haut zu pudern, wobei Puderüberschuß, der Wundwerden auslösen könnte, entfernt werden muß. Keinesfalls soll gleichzeitig Puder, Creme oder Öl verwendet werden, die sich sonst bildenden Krusten reizen die Haut. Stark abschilfernde Haut soll — wie die Kopfhaut — eingeölt werden. Die Gehörgänge können mit einem fest zusammengedrehten Wattebausch gereinigt werden, Nase und Augen werden mit Borwasser-Wattebäuschchen ausgewischt — bei den Augen in Richtung zur Nasenwurzel.

Die behaarte Kopfhaut wird nach dem Einölen täglich mit einer Bürste behandelt, Finger- und Zehennägel werden wöchentlich mit einer Nagelschere geschnitten. Bei wundem Gesäß darf das Kind nicht naßliegen, die Gummi- oder Kunststoffeinlage soll weggelassen werden und in der warmen Jahreszeit auch die Windeln. Je mehr das Kind frei liegt, um so schneller vergeht die Rötung.

Im Alter von zwei bis vier Wochen soll die erste Ausfahrt ins Freie erfolgen, die tägliche Spazierfahrt ist für das Gedeihen und den Appetit des Kindes unbedingt wünschenswert. Ist das Wetter allzu schlecht, soll das Kind zu Hause bleiben, dann jedoch an das offene Fenster gestellt werden. Auch der Winter ist, bei entsprechender Bekleidung, keine Gegenindikation für frische Luft. Für das Gedeihen des Kindes ist es schlecht, wenn es in überhitzten Stuben gehalten wird, es wird erkältungsanfällig, sieht blaß aus und der Appetit nimmt deutlich ab. Der Säugling soll möglichst viel in das Freie, in den Garten gebracht werden, er gedeiht viel besser und wird durch Frischluft und Sonnenbestrahlung vor der Rachitis geschützt. Ein kurzes, minutenlanges Sonnenbad kann mit drei Monaten begonnen werden, wobei der Kopf im Schatten bleiben soll. Im Idealfall soll das Kind nur zum Füttern und Wickeln in das Haus gebracht werden.

*Die Ernährung des Säuglings:* In der Zeit der Schwangerschaft wächst das Kind unter dem Herzen der Mutter heran und wird durch das Blut der Mutter ernährt — dieser innige Kontakt soll auch nach der Geburt bestehen bleiben. Die Mutter—Kindbeziehungen sollen nicht unterbrochen, sondern noch gefestigt werden, und dazu trägt das Stillen des Säuglings ganz wesentlich bei.

Die Muttermilch ist und bleibt die natürliche Ernährung. Sie enthält die Hauptnahrungsstoffe — Eiweiß, Fett und Kohlehydrate — in der für das Kind idealen Zusammensetzung, dazu noch Vitamine, Spurenstoffe und Fermente, vor allem aber Abwehrstoffe, die jeder künstlichen Ernährung mangeln, und derer das zunächst schutzlose Wesen dringend bedarf.

Zur Zeit der Geburt bis etwa drei Tage hernach beginnen die Brüste sich zu vergrößern und Milch zu produzieren. Das Neugeborene wird erst 24 Stunden nach der Geburt angelegt. Ist noch keine Muttermilch vorhanden, gibt man 5 bis 6mal täglich 10 bis 20 Gramm mit Saccharin gesüßten Tee (in Apotheken erhältlich). Das Kind soll auch angelegt werden, wenn noch kein Milcheinschuß erfolgte, da die Saugbewegungen des Kindes oder auch Abpumpversuche die Milchsekretion anregen.

Vor und nach dem Anlegen an die Brust sollen Brustwarze und Warzenhof mit Kamillentee, Borwasser oder Glyceromerfen gereinigt werden. Die Hände sollen ebenfalls vorher mit desinfizierender Seife, z. B. Thioseptseife, gewaschen werden, auf jeden Fall sind sie immer zu reinigen, wenn die Mutter die Wochenbettvorlage selbst wechselt.

Nach jedem Anlegen ist eine etwaige restliche Milch abzupumpen, um eine Rückstauung zu vermeiden, die zu Brustdrüsenentzündung führen kann. Meist geht die Milchleistung nach dem Wochenbett durch die Arbeitsaufnahme etwas zurück. Hier muß eifrig abgepumpt werden, um die Milchleistung zu fördern und die Muttermilch zu erhalten. Der Organismus stellt sich bald auf den Alltag um und damit auch die Brust auf den Bedarf der Trinkmenge des Kindes. Entstehen kleine Einrisse in der Haut, der Brustwarze oder dem Warzenhof, können schmerzhafte Brustdrüsenentzündungen entstehen, sie gehören also fachmännisch behandelt.

Ein homöopathisches Anregungsmittel bei nachlassender Milchleistung ist Urtica Urtinktur, mehrmals täglich 10 Tropfen genommen.

Die Stillzeit soll nicht länger als 15—20 Minuten betragen. Da während dieser Zeit der weibliche Organismus mehr Flüssigkeit als sonst benötigt, soll zusätzlich mehr Milch, Obstsäfte und ähnliches genommen werden. Die Nahrungszufuhr unterscheidet sich nicht von der gewohnten natürlichen Ernährung, doch sollen blähende Speisen, wie Kraut, Kohl oder Hülsenfrüchte vermieden sein, da sie beim Kind ebenfalls Blähungsneigung hervorrufen können. Kochsalz ist sparsam zu verwenden. Genußmittel sind während der Stillzeit zu vermeiden, sie gehen, besonders Nikotin, in die Milch über und schädigen den Säugling.

Das Baby wird zunächst 5—6mal täglich angelegt. Grundsätzlich soll nur eine Brust gereicht werden, damit diese leer getrunken wird. Die letzte Mahlzeit soll um etwa 22 Uhr erfolgen, worauf die achtstündige Nachtruhe eintreten muß. Nach dem Stillen soll das Kind hochgehoben werden, so daß das Köpfchen an der Schulter ruht, während Rücken und Nacken mit der flachen Hand abgestützt werden, bis der Säugling zwei- bis dreimal aufgestoßen hat.

Der Bedarf an Muttermilch steigert sich rasch, am 10. Tag beträgt die Milchmenge etwa 500 Gramm. Ab der vierten Woche sollen Obstsäfte, wie Karottensaft, Tomaten-, Apfel- und Orangensaft, gesüßter Tee mit Zitronensaft dreimal 10—20 Gramm täglich mit einem kleinen Löffel verfüttert werden.

Reicht die Muttermilchmenge zur Deckung des Ernährungsbedarfes des Säuglings nicht mehr aus, so ist eine künstlich hergestellte Ernährung aus Kuhmilch zuzufüttern. Dies ist auf jeden Fall für das Gedeihen des Kindes günstiger als nur künstliche Ernährung.

Die Temperatur der künstlichen Ernährung soll 34—36 Grad betragen, sie wird am besten durch Anlegen der Flasche nach Durchschütteln an der Wange geprüft. Ein Saugen der Mutter an der Flasche ist verboten, da hiedurch Krankheitskeime übertragen werden können. Beim Trinken muß die Flasche so angesetzt werden, daß der Flaschenhals gefüllt ist und beim Trinken nicht Luft mitgeschluckt wird.

Vom ersten Tag an muß der Säugling an seine Zeit zum Trinken gewöhnt werden — damit setzt die Erziehung ein. Das Gedeihen wird dadurch am besten gewährleistet. Schreit das Kind in der Nacht und war sein Geburtsgewicht um oder unter 3000 Gramm, so soll ihm in den ersten sechs bis acht Wochen eine Nachtmahlzeit gereicht werden, bei normalen, kräftigen Kindern muß man standhaft bleiben — nach wenigen Tagen werden sie durchschlafen. Je früher ein Kind an Pünktlichkeit und Ordnung gewöhnt wird, desto leichter fällt es ihm später, mit seinen Mitmenschen umzugehen und sich im Leben zu behaupten. Das Beispiel der Eltern ist hiefür richtungweisend!

Im Alter von vier bis sechs Wochen sollen, wenn ärztlich nicht anders verordnet, stets fünf Mahlzeiten gegeben werden. Bei Erbrechen, vor allem, wenn dies im Guß erfolgt, oder bei öfteren schleimigen und wässerigen Durchfällen ist der Arzt zu Rate zu ziehen.

Die künstliche Ernährung des Säuglings ist heute natürlich möglich, es fehlen jedoch auch den besten Nährmitteln die von der Mutter auf das Kind übergehenden wichtigen Schutz- und Abwehrstoffe.

Bei Verwendung von Trockenmilchpräparaten wie Eledon, Honigmilch, Humana, Pelargon etc., ist darauf zu achten, daß das zur Herstellung notwendige Trinkwasser einwandfreier Natur ist. Diese Präparate sind bei der Verfütterung an den Säugling der Frischmilch vorzuziehen. Neigt ein Säugling zum Fettansatz, soll einer eiweißreichen, zuckerarmen Milch der Vorzug gegeben werden, z. B. Alete, Eledon, Humana, Pelargon u. ä. Rasch zunehmende Säuglinge sehen für das Auge prächtig aus, für den Arzt gelten sie aufgeschwemmt und gedunsen und er weiß, daß sie leicht infektanfällig sind. Das Kind soll nicht gemästet, sondern einer gesunden körperlichen und geistigen Entwicklung zugeführt werden!

Bei zarten oder schlechttrinkenden Säuglingen wird man Süßmilchpräparate, wie Aptamil, Hippon, Lactana, Nektar-Mil, Milumil u. ä., verfüttern. Magen-Darm-empfindliche Kinder vertragen gut Sauermilch, da hier das Eiweiß feinflockig gerinnt und die zum Durchfall führenden Keime schlecht gedeihen können. Die Darmtätigkeit wird gedämpft.

Sauermilch sind: Zitronenmilch, Milchsäuremilch oder Milchmischungen mit Citretten oder Calcia-Tabletten.

Muß statt Trockenmilchpräparaten Kuhmilch verfüttert werden, darf diese nur von einer Kuh, die frei von Tuberkulose und Bangscher Erkrankung ist, stammen, muß auf Zweidrittelmilch verdünnt und pasteurisiert werden, also für eine halbe Stunde auf 70 Grad erhitzt oder drei Sekunden kurz aufgewallt werden lassen. Beim Kochen gehen leider die Vitamine verloren. Bei sehr zarten Säuglingen oder bei besonderer Empfindlichkeit wird die Ernährung mit Halbmilch begonnen, um nach 2—3 Wochen bei gutem Gedeihen auf Zweidrittelmilch überzugehen.

Durchschnittlich benötigt ein Säugling ab der vierten Lebenswoche 1/6 bis 1/5 seines Körpergewichtes als tägliche Trinkmenge einer der Muttermilch an Kalorien gleiche Nahrung = Gleichnahrung. Das notwendige Höchstmaß der Tagestrinkmenge wird so errechnet: die Gewichtszahl des Säuglings in Gramm wird verdoppelt und durch zehn dividiert, z. B. also: wiegt der Säugling 4000 Gramm, so ist die Verdoppelung 8000 und die Teilung durch zehn 800 Gramm. Von dieser höchstenTagestrinkmenge zieht man noch 50—60 Gramm ab und erhält so die durchschnittliche Tagestrinkmenge, im Beispiel also etwa 750 Gramm, die als Zweidrittelmilch in 5—6 Portionen tagsüber verfüttert wird. Dies entspricht der oben angeführten Gleichnahrung. Mehr als einen Liter Flüssigkeit soll ein Kind im ersten Lebensjahr nie bekommen, ab der 4.—5. Lebenswoche erhält es Obstsäfte.

Mit Beginn des zweiten Lebensmonats kann eine Mahlzeit mit einem Kaffeelöffel Kindergrieß, Milupa, Milana u. ä. angereichert werden. Mit gegen vier Monaten bekommt das Baby zu Mittag eine Gemüsemahlzeit, entweder selbst zubereitet oder in Form eines der verschiedenen Fertigmahlzeiten. Vorzuziehen ist hier die selbstbereitete Frischgemüsemahlzeit. Vierzehn Tage später wird abends aus grob ausgemahlenem Grieß, der die Vitamine noch enthält, die Abendmahlzeit durch diesen Brei ersetzt. Er wird mit dem kleinen Löffel verfüttert, womit der Säugling mit 4—5 Monaten nur mehr drei

Milchmahlzeiten erhält. Grob ausgemahlener Grieß regt die Verdauungstätigkeit an und enthält vor allem die wertvolle Vitamin-B- Gruppe. Der Brei wird mit einer Zweidrittelmilch hergestellt, auch hier stehen gebrauchsfertig hergestellte Präparate zur Verfügung, z. B. Cornflakes, Feldbacher Zwieback, Doktor Reiss Zwiebackmehl, Galactina Vollkornbrei, Himmeltau, Knorr und Hipp Kindergrieß, Milana u. a.

Die Ernährung im zweiten Lebenshalbjahr leitet zur Kleinkinderkost über. Ab hier soll in zwei- bis viertägigen Abständen die Zweidrittelmilch durch Vollmilch ersetzt werden, ebenso ist der Grießbrei mit Vollmilch zuzubereiten. Die Zahl der Mahlzeiten bleibt unverändert. Geben wir ein Beispiel:

Morgens: Milch mit Zucker, Kakao oder Ovomaltinezusatz.

Vormittags: Geriebenes Obst mit Zitrone, Karotten-, Orangen- oder Tomatensaft und zwei Biskotten.

Mittags: Gemüse, ev. Suppe.

Nachmittags: Milch mit Kakao, Ovomaltine oder Malzkaffee.

Abends: Breimahlzeit mit etwas geriebenen, eingeweckten, entkernten Kirschen, Marillen, Pfirsich, Ananas u. ä.

Ab dem 6. Lebensmonat kann in das fertige Gemüse 30—50 Gramm angeröstete Kalbsleber, püriertes, gedünstetes Kalb- oder Hühnerfleisch eingerührt und verfüttert werden. Ebenso kann ½ bis 1 Eidotter ein- bis zweimal in der Woche in das fertige, heiße Gemüse eingerührt werden. Als Suppen kommen Kalbsknochen-, Gemüse-, Rind-, Fischbeutel- und Hühnersuppen in Frage, jedoch sind zu fette Suppen zu vermeiden. In die Suppe kann man Reis, Teigwaren, zerkleinerte Nudeln, Grieß u. ä. mit etwas Salz, jedoch ohne Gewürz, geben. Neigt ein Kind zu Fett- und Flüssigkeitsansatz, sind Suppen zu vermeiden, bei zarten Kindern sind sie zulässig, jedoch wird man die Suppe erst nach der Gemüsemahlzeit reichen und mengenmäßig zurückhaltend sein.

Für die Zubereitung des Gemüses verwendet man nur Butter oder ein gutes Öl, es soll mit dem kleinen Löffel verfüttert werden. Wurstwaren sind im ersten Lebensjahr zu vermeiden, da sie Zusatz an Gewürzen besitzen.

Zur Zeit der Zahnung, also vom 6.—8. Lebensmonat, soll das Kind eine Schwarzbrotrinde kauen, oder es werden ihm leicht zu reinigende Beißringe gegeben. Mit sieben bis neun Monaten kann das Kind morgens und nachmittags zur Milch entrindetes Schwarzbrot mit etwas Butter oder Marmelade erhalten, das die Mutter, in Krumen gebrochen, ihm in den Mund steckt.

Aus erzieherischen Gründen muß das Kind an die Zeiten der Mahlzeiten unbedingt gewöhnt werden. Süßigkeiten, die vor dem ersten Jahr zu vermeiden sind, vermindern den Appetit, das Kind verweigert dann die vorgesetzte Nahrung.

Im zweiten Lebensjahr soll das Kind alles essen, was auf den Tisch kommt — die richtige Erziehung und Gewöhnung ersparen Kind und Eltern viel Sorgen und Ärger.

Es ist vielleicht nicht fehl am Platze, einige Worte über die Erziehung des Kindes zu sagen. Sie setzt buchstäblich am ersten Lebenstage mit der Gewöhnung an die Trinkzeiten, mit der guten Pflege, der Gewöhnung an den Schlaf ein und wird fortgesetzt im Kleinkindesalter, dem Trotzalter mit dem Nichtnachgeben der Wünsche und Forderungen, die das Kind noch nicht überblicken kann und die es zuerst unbewußt, später aber sehr bewußt durchzusetzen verlangt. Das Primäre, das Wichtigste bei der Kindererziehung ist das gute Vorbild der Mutter, der Eltern!

Belohnungen mit Schokolade, Süßigkeiten und Aufmerksamkeiten zur Beruhigung des zornigen Kindes sind die erste Stufe zur späteren „Luxusverwahrlosung". Im strengen Satz der Bibel: „Wen Gott liebt, den züchtigt er", ist, obwohl er nicht wörtlich genommen werden soll im Sinne von Schlägen, doch ein unbestreitbares Körnchen Wahrheit darinnen. Das Kind muß auf jeden Fall die Liebe und Fürsorge der Eltern spüren, will aber auch seine Grenzen wissen, die man ihm mit Vernunft und Konsequenz zu setzen hat. Mit Verziehen erschwert man dem Heranwachsenden mit Bestimmtheit seinen Weg, der für jeden Menschen einmal allein zu gehen ist, abgesehen davon, daß sich die Eltern selbst viele unnötige Sorgen, Kummer und Kränkungen ersparen. Vernünftige Strenge, gepaart mit Liebe und Kameradschaftlichkeit soll das Stichwort in Erziehungsfragen sein, so daß das Kind in der notwendigen Strenge genau das Wohlmeinen herausspürt.

Einer der ärgsten Erziehungsfehler, der leider so häufig gemacht wird, ist die Auseinandersetzung zwischen Elternteilen in Gegenwart des Kindes. In seinem kindlichen Denken lernt das Kleine sehr rasch, wo für seine Wünsche der Weg des geringsten Widerstandes liegt und beginnt, die Eltern gegeneinander auszuspielen. Grundsätzlich müssen sich Eltern der Verantwortung bewußt sein, die sie einem Kinde schulden und daran denken, daß es späterhin das Kind genau so halten wird, wie es dies zu Hause gesehen und gelernt hat und also für selbstverständlich hält. Ein unordentliches, zerstrittenes Elternhaus gehört zu den Sünden, die „nicht verziehen werden und vom Vater auf die Kinder übergehen".

Einigkeit in Erziehungsfragen, Konsequenz in deren Durchführung und das gute Beispiel in der Lebensführung der Eltern sind die Grundpfeiler für ein eigenes geordnetes, erfolgreiches und friedvolles Leben.

Wir wollen nun noch, um Vergleichsmöglichkeit zu bieten, uns Zahlen und Daten der normalen Entwicklung des Kindes ansehen:

Das durchschnittliche Geburtsgewicht des Neugeborenen beträgt 3000 bis 3500 Gramm, doch haben vielfach heute Neugeborene bereits ein Gewicht von 4000 Gramm und darüber. Auch Kinder mit geringerem Gewicht können vollkommen gesund sein. Die wöchentliche Gewichtskontrolle zeigt das Gedeihen des Kindes an, der Säugling soll wöchentlich durchschnittlich 160—250 Gramm zunehmen. Nachdem der Säugling in den ersten Tagen nach der Geburt 200 bis 300 Gramm abnimmt, erreicht er am 10.—14. Tag wiederum sein Geburtsgewicht. Das Geburtsgewicht verdoppelt sich im Laufe des 5. Lebensmonat und verdreifacht sich am Ende des ersten Jahres.

Die Körpergröße des Neugeborenen beträgt 49—53 cm, es wächst bis zum Ende des ersten Jahres um etwa 20 cm, also rund monatlich knapp 2 cm.

Im 6. Monat brechen die beiden unteren mittleren Schneidezähne durch, im achten die entsprechenden mittleren oberen Schneidezähne, im 10. Monat die seitlichen oberen Schneidezähne und im 12. Monat die entsprechenden seitlichen unteren Schneidezähne, so daß am Ende des ersten Lebensjahres acht Zähne vorhanden sind. Es interessiert auch natürlich die geistige Entwicklung des Kindes: im ersten Monat erfolgen unkoordinierte ziellose Bewegungen, Saugen und Gähnen sind Reflexhandlungen. Die Pupillen sind eng, die Augen können physiologischerweise schielen, reagieren auf Licht, werden aber mehr oder weniger geschlossen gehalten. Die Tränensekretion fehlt. Der Gehörsinn ist entwickelt, ebenso der Geschmacksinn, die Temperatur- und Berührungsempfindlichkeit. Der Geruchsinn ist noch dürftig.

Gegen Ende des zweiten Monats beginnt das Kind, in Bauchlage den Kopf zu heben, es werden Gegenstände umklammert, es bildet sich ein Mienenspiel aus, und das Kind beginnt zu lallen.

Im dritten Monat ist die Blickfixation gut ausgeprägt, nach Schall wird der Kopf hingewendet. Der Beginn von Erinnerungsbildern, wie Mutter, Flasche u. ä., wird gelegt.

Im vierten Monat wird der Kopf frei gehalten, es setzen zielbewußte Greifbewegungen ein.

Das fünfte Monat bringt Sitzen mit Unterstützung und zunehmende Ausdrucksmöglichkeit für Lust- und Unlustgefühle.

Im sechsten Monat gelingt freies Sitzen, wenn der Säugling in Sitzstellung gebracht wird. Beim Versuch, das Kind aufzustellen, werden die Beine angestemmt. Die Sprechlust nimmt in zunehmendem Lallen zu. In diesem Monat beginnt die Erziehung bezüglich der Stuhl- und Harnentleerung. Das Baby spielt gerne mit Glocken, Rasseln und Klappern und kann laut lachen.

Im siebten und achten Monat erfolgt selbständiges Aufrichten aus der Rückenlage, es kann im achten bis neunten Monat mit Unterstützung stehen. Vom 9.—12. Monat wächst das Sprachverständnis andauernd, es beginnt leichte, einzelne Silben zu sprechen, wie „Mama, Papa“ und macht selbständige Rutsch- und Kriechbewegungen, die zu den ersten Schritten führen.

Im zweiten Lebensjahr plappert es fast immer in seiner wachen Zeit, lernt die Namen bekannter Personen und Gegenstände, benennt Tiere oder macht sie nach, lernt rasch immer mehr Wörter, so daß es schließlich kurze Sätze spricht.

So haben wir nun etwas von Schwangerschaft, Geburt und dem werdenden kleinen Menschen gehört, lassen Sie mich nun kurz eine kleine Geschichte erzählen: Als sehr junger Arzt wurde ich nachts zu meiner ersten Entbindung gerufen. Ich war keinesfalls erbaut davon — eine nächtliche Berufung nach einem anstrengenden Tag ist nun einmal keine Freude, es war in der Finsternis ein Berg zu ersteigen und vor allem wußte ich um meine fehlende Erfahrung — die Lehrbuchweisheit ist nun einmal etwas wenig gegenüber der realen Wirklichkeit. Das Kind wollte in Steißlage auf die Welt kommen, daher war ärztliche Hilfe notwendig, ich hatte aber noch nie diese Situation geleitet. Nun, ich kann nur sagen, Gott half mir und es ging alles glücklich vonstatten. Als das Kleine, gesund und munter, den ersten Schrei ausstieß, war ich unbeschreiblich glücklich und dankbar, dem Wunder der Schöpfung, das stets ein neues Leben bedeutet, beigewohnt zu haben und, mehr als das, der Gnade teilhaftig geworden zu sein, helfen zu dürfen. Vergessen war der harte Weg, die nächtlichen Stunden ohne Schlaf.

Auch heute noch, nach vielen Entbindungen, fühle ich stets aufs neue die Ehrfurcht und das Glücksgefühl, wenn ein neues Leben in die Welt tritt — ich glaube, wir sollten es mit all unserer Liebe, aber auch mit Vernunft und Verantwortungsgefühl führen und behüten.

# II

# THERAPIE

## Die Therapie

Wenn Krankheit die Folge von Verstößen gegen die ewigen Naturgesetze bedeutet, so muß folgerichtig die Therapie in Wiederherstellung der naturgegebenen Ordnung bestehen. Sie muß also eine Ordnungstherapie sein, die die Aufgabe hat, die gestörte Harmonie wiederherzustellen. Der Arzt hat hiebei die Aufgabe, die Heilungskraft, die in jedem Menschen ruht, anzufachen, um so mit Hilfe des „inneren Arztes" die Heilung zu vollenden. Er tut in diesem Fall dabei gut, auf diese innere Stimme des Patienten zu hören und als Anstoß des Heilungsvorganges möglichst natürliche Mittel und Anwendungen zu verwenden.

Welche Möglichkeiten stehen nun zur Verfügung, die gestörte Ordnung wieder in richtige Bahnen zu lenken?

In langer Erfahrung haben sich vier Wege hiezu am erfolgreichsten erwiesen: Die Diätetik, die äußerliche Hautreiztherapie mit ihrer Beeinflussung auf die betroffenen Organe und darüber hinaus auf den gesamten Organismus, weiters die Ableitungsverfahren als Konstitutionstherapie und schließlich, wenn notwendig, die medikamentöse Behandlung, wo immer es geht mit naturgegebenen Mitteln im Sinne der Homöopathie. Alle vier Möglichkeiten werden oft kombiniert werden müssen, alle vier sind aber, da sie auf den ganzen Menschen in seiner Gesamtstruktur wirken, echte Ganzheitsmedizin im idealen Sinne.

## Die seelische Haltung

Wir wissen, daß der Mensch nicht nur ein physisches (körperliches) Wesen ist — er wäre sonst ein leeres Gefäß, weniger als ein Tier, das ja Instinkt und Empfindungen in sich trägt. Nein, der Mensch besitzt als einziges Lebewesen dieser Welt einen Geist, der schöpferisch tätig zu sein vermag, und eine Seele, der der Körper als möglichst vollkommener Tempel zu dienen hat. Beide sind ein Geschenk Gottes, beide sind aber für uns Menschen eine hohe Verpflichtung — diese nämlich, sich nach aufwärts zu entwickeln und jene Höhen zu erreichen, die uns gottähnlich zu machen vermögen. Dies ist das höchste Ziel, das uns Menschen möglich ist, und dieses muß jeder nach seinem besten und ehrlichen Können und Streben zu erreichen trachten.

Wir müssen uns klar sein, daß der geistige und seelische Zustand in ganz hohem Maße unsere physische Beschaffenheit, und das ist die Gesundheit, zu beeinflussen vermag — natürlich auch umgekehrt.

Einen körperlich Kranken zieht seine physische Schwäche auch geistig und seelisch hinab, und er benötigt viel Kraft, die die Lebensenergie vermindert, hier Widerstand zu leisten. Dieser Widerstand muß aber unter allen Umständen geleistet werden, unser Wille als geistige Funktion muß unablässig und unbeirrbar daran arbeiten, alle negativen, zerstörenden Gedanken abzuweisen und nur positiven und aufbauenden Einflüssen Raum zu geben. Unser „innerer Arzt", den wir schon kennen, den man als Lebens- oder Heilungskraft bezeichnen kann, wird durch jede zweifelnde oder gar hoffnungslose Einstellung gelähmt und hindert damit den Heilungsvorgang. Optimismus aber, der Glaube an das Beste, dieses innere Heranziehen der Heilungskräfte, gehört zu den starken Triebfedern der Gesundung und Gesunderhaltung. Optimismus ist Gesundungswille, ausgedrückt in positiver und zuversichtlicher Geistes- und Seelenhaltung. Der feste und unerschütterliche Glaube an die Gesundung und Gesunderhaltung ist die Zugkraft, die das gute Gelingen nach sich zieht. Dieser Glaube muß Tag für Tag, Woche für Woche aufrechterhalten werden und mit neuer Kraft belebt werden, so daß man mit Recht von der Heilkraft des Glaubens sprechen kann — so, wie Matthias, 9/28, sagt: „Euch geschehe nach Eurem Glauben!"

Gesundheitsgedanken erzeugen eben Gesundheitsreflexe, die über das vegetative Nervensystem auf alle Organe unseres Körpers einwirken und überall ihre positiven Einflüsse entfalten.

Nun hat aber nicht nur der Wille als geistige Funktion, sondern auch die Seele maßgeblichen Einfluß auf die Gesunderhaltung. Unsere Stimmung, unser Gemüt wird nicht nur von Freud und Leid, die von außen an uns herantreten, sondern auch von Stimmungen, die weitgehend unserer eigenen Entscheidung als Ausdruck der Willensäußerung unterliegen, beeinflußt. Denken wir doch an Positives: Güte, Barmherzigkeit und Liebe — oder auch an Negatives wie Neid, Haß, Mißtrauen oder Angst. Dies alles bewegt über das vegetative Nervensystem unsere Organfunktionen und hat damit gesundheitliche Bedeutung.

Wenn man vor Freude errötet oder vor Zorn erblaßt, wenn das Herz in Angst wie irrsinnig klopft oder stillzustehen scheint — dies kommt doch von Gemütsbewegungen, wirkt aber ganz deutlich auf Organfunktionen wie das Gefäßsystem oder Herz ein.

Es ist schon so: Negatives kann nur negative und Positives nur positive Folgen haben — für uns selbst und auch für andere. Jeder von uns hat die Macht, auf sich selbst und auf seine Umgebung Einfluß zu nehmen, und der freie menschliche Wille und die Seelenhaltung strahlen auf uns selbst, auf andere und von diesen wieder auf uns zurück — im zerstörenden oder aufbauenden Sinne. Was wir geben oder nehmen, kommt neben der Wirkung auf andere Menschen, wieder zu uns zurück, ähnlich dem Echo, das man aussendet und wieder empfängt. Ein Leben, für andere gelebt, ist das beste Leben für einen selbst.

Da dies so ist, sollte man glauben, ist es, wenn schon nicht aus sittlicher Verpflichtung, so wenigstens aus Klugheit angebracht, Gutes zu tun, da dieses ja neben anderen auch sich selbst Beglückung, innere Zufriedenheit und Gesundheitsreflexe erzeugt. Wie kommt es dann, daß die Krankheit unserer Zeit die Angst ist, die Angst, die in fast jedem Menschen zutiefst vor allem möglichen sitzt und in unserer „zivilisierten" Zeit in der Atomangst gipfelt? Wo hat die Angst ihre Wurzel? Ich glaube, es ist die Lieblosigkeit dem Nächsten gegenüber, die die Überbewertung materieller Dinge bewirkt und das Herz zu krassem Egoismus verhärtet. Es ist fast überall vergessen, daß Luxus und Bequemlichkeit, daß die Erfüllung aller materiellen Wünsche nichts wesentliches an unserer Kultur, sondern Auswüchse der Zivilisation sind — einer falschen Zivilisation, die letztlich ihre eigenen Kinder auffrißt.

Das Wesentliche für jeden Menschen, das Ziel unserer geistigen und seelischen Bemühungen, ist die innere Zufriedenheit, das „Ruhen in sich selbst“, die innere Stärke und Unerschütterlichkeit, die um die wenigen wahren Werte weiß und sie zu erreichen trachtet. Ich wiederhole: All dies hat großen Einfluß auch auf unsere Gesundheit, da eine seelische Aufwärtsentwicklung positive körperliche Folgen nach sich zieht.

Für das Erreichen dieses erstrebenswerten und beglückenden Zieles kann man natürlich kein Patentrezept angeben. Wenn es auch nur ein wahres Glück gibt, das im Innenleben des Menschen begründet ist, so versteht fast jeder Mensch unter „Glück“ etwas anderes. Ich will aber versuchen, den Weg aufzuzeigen, wie ich glaube und sehe.

Ich glaube, daß man ohne „innere“ Bescheidenheit, und das ist die Demut, nicht glücklich werden kann. Sie vermittelt die wahre Zufriedenheit, die den Menschen mit einer tiefen, ungetrübten Freude erfüllt. Glücklichsein besteht nicht in den vielen Dingen, die wir besitzen, sondern in der Zufriedenheit mit dem, was wir haben, mag es auch noch so wenig sein. Luther sagte, Zufriedenheit sei wie ein Vogel, der in unserer Brust singe.

Der unzufriedene Mensch sieht alles wie durch eine dunkle Brille und leitet damit auch Finsternis in sein Inneres. Wir wissen, daß wir nichts tun können, was nicht durch unsere Haltung oder Einstellung beeinflußt wird. Lassen Sie sich eine kleine Fabel erzählen:

Ein frommer Abt saß zu Tische und erzählte den Mitbrüdern seinen Traum: „Ich saß mit drei Mitbrüdern beim Abendmahl. Das trockene Brot verwandelte sich im Mund des ersten in süßen Honig, beim zweiten blieb das Brot, wie es war, während das gleiche Brot dem dritten bitter wie Galle schmeckte. Wie kommt es nun, daß dasselbe Brot dreierlei Geschmack hatte?“ Die Brüder schwiegen verlegen und der Abt erklärte: „Der erste aß sein Brot mit Dankbarkeit und Zufriedenheit. Der zweite dachte sich gar nichts dabei und aß gleichgültig drauflos, so daß er keinen Genuß hatte. Der dritte schließlich verzehrte sein Brot mit Murren und Klagen und einem unzufriedenen Herzen.“

Arm ist nicht der, der wenig besitzt, sondern der, der immer zu wenig sieht. Tatsächlich ist es sehr häufig der Egoismus, der unzufrieden und unglücklich macht. Wenn man mehr auf das Wohlergehen anderer als an die Befriedigung eigener Bedürfnisse denkt, wird bald eine Zufriedenheit einkehren, die man vorher nicht gekannt hat. Treue Pflichterfüllung, verbunden mit uneigennützigem Dienst, bildet den Pfad, auf dem Zufriedenheit einherschreitet.

Es ist schon so: Ein unsauberer Geist und eine ebensolche Seele wirken zurück, und dies unweigerlich, auf den Körper und schädigen ihn ebenso wie unsaubere Organe, die dadurch in ihrer Funktion gestört sind und krank machen. Negative Gedanken und Leidenschaften vergiften die Quellen unseres Lebens, schädigen und verkürzen es, so daß wir in einer idealistischen Lebensauffassung und Lebensgestaltung auch die einzig richtige erkennen müssen. Kein Mensch würde, bis auf die traurigen Ausnahmen der Selbstmörder, seinen Körper vergiften wollen — wie viele tun dies aber durch ihre geistige und seelische Haltung? Wie halten es die Menschen mit dem Stein, den Christus denjenigen zu werfen aufforderte, der ohne Sünde ist?

Halten wir uns also an die Reinheit des Körpers von außen und von innen und wir werden uns damit einen gesunden Körper gesund erhalten. Für die Gesundung der Seele aber gibt es ein Rezept, das ein unbekannter Dichter in schöne Worte gekleidet hat:

„Ich suchte meine Seele, doch sie war nicht bei mir.
Ich suchte meinen Gott, doch er entzog sich mir.
Ich suchte meinen Bruder — und ich fand alle drei."

Schließen wir nun und fassen wir zusammen: Es geht um die Gesundheit und die Gesunderhaltung, also um das Lebensziel schlechthin, da ohne Gesundheit nichts zählt. Körper, Geist und Seele prägen die menschliche Gesundheit und gehören untrennbar zusammen, es gilt nur die Ganzheit und nicht ein Teil. Die körperliche, physische Beeinflussung ist durch die richtige, knappe und natürliche Ernährung, durch das richtige Maß in allen materiellen Dingen, durch ausreichende Muskelbetätigung, durch Gebrauch der reinen, frischen Luft und durch entsprechende Hautpflege möglich. Ebenso wichtig ist aber auch die geistige und seelische Sauberkeit und Saubererhaltung, da sie unweigerlich unsere physische Beschaffenheit prägt und sie rückwirkend beeinflußt.

Dies alles erfordert Widerstand — Widerstand gegen alles, was unnatürlich ist und uns herabziehen will. Widerstand aber kann nur in der ständigen Überwindung geübt und entwickelt werden.

Merken wir uns auch, daß die Abstellung schädlicher Gewohnheiten nicht abrupt, dafür aber zielstrebig und konsequent durchgeführt werden muß. Die Natur ist vollkommen und arbeitet für die Vollkommenheit, sie läßt sich aber nicht hetzen. Die Hast und Eile hat erst der Mensch erfunden. Wenn es wahr ist, daß Anstrengung bis an die Grenze der Erschöpfung unseren adäquaten Lebensreiz bildet, so muß jeder von uns doch das für ihn richtige Maß des Vorwärtsschreitens erkennen und einhalten.

Nicht krank sein, bedeutet nicht, ewig zu leben, es bedeutet aber das Wohlbefinden in jeder Beziehung, bei der unbeschreiblich schönen Harmonie des Menschen in sich und mit sich, mit seiner Umgebung und der Natur und schließlich mit dem Schöpfer aller Dinge. Es bedeutet, das physiologische Alter, ohne sich und anderen eine Last zu sein, zu erreichen, bis der Tod in hohen Jahren sanft und still, wie sein Bruder, der Schlaf, kommt und also den Menschen zu seinem Ursprung zurückholt.

## Die medizinischen Heilsysteme

Hippokrates sah besonders chronische Krankheiten als Verstöße gegen die natürliche Lebensordnung an, und seine einfachen, aber wirksamen Verordnungen sollten den Kranken zu dieser natürlichen Lebensordnung zurückführen. Er prägte das Wort „Diaita“, unsere heutige Diät, doch verstand er darunter nicht wie wir heute lästige Ernährungsvorschriften, sondern er meinte damit viel umfassender das Ideal einer gesunden und natürlichen Lebensordnung, also die

Kraft, Gesundheit zu bewahren oder die geschwächte Lebenskraft wieder aufzurichten.

Krankheit war für ihn der Ausdruck eines Verstoßes gegen die Naturgesetze, hervorgerufen durch kranke oder fehlgemischte Körpersäfte. Dies war die Begründung der sogenannten Humoralpathologie, eine Krankheitslehre, die die Körpersäfte wie Blut, Galle u. ä. in den Vordergrund der Betrachtungen stellt und die bis zum berühmten Professor Virchow in der zweiten Hälfte des vorigen Jahrhunderts Geltung hatte. Mit den damals entwickelten Mikroskopen sah Virchow erstmalig bei kranken Körperzellen Zellveränderungen, die er vielfach als Krankheitsursache auffaßte, so daß er zum Begründer der Zellularpathologie wurde. Dies ist eine materialistische Krankheitsauffassung, die die Zelle und das einzelne Organ in den Mittelpunkt der Betrachtungen stellt, aber den Zusammenhang mit dem Menschen als Gesamtleidenden verloren hat. Je stärker ein Mikroskop ist, um so genauer kann ich die kleinsten Einzelheiten erkennen, um so kleiner wird aber auch der Bildausschnitt, der mir nun zur Verfügung steht, so daß nur allzu leicht der Zusammenhang mit dem übrigen Organgewebe, den Organsystemen und — wie es ja in Wirklichkeit der Fall ist — der Gesamtheit verlorengehen kann.

Dies ist ungefähr die Situation, in der die heutige, auf den Universitäten gelehrte Medizin, die sogenannte Schulmedizin oder *Allopathie*, sich befindet. Gewiß ist möglichst genaue Kenntnis der gesunden und kranken Körperzelle notwendig, und zweifellos hat diese Kenntnis sehr viel zur Krankheitslehre beigetragen, doch darf man nicht einseitig sein und das große Ganze darüber vernachlässigen. Das „Wie oder was ist der Mensch“ wird auf der Hochschule nicht gelehrt, er wird ja nur in seinen Details gezeigt und es bleibt jedem Arzt überlassen, aus diesem Puzzlespiel ein Ganzes zusammenzusetzen oder nicht.

Wenden wir uns nun den drei Heilgesetzen des Hippokrates zu, die auch heute noch gültig sind und mit deren Hilfe wir die verschiedenen Heilsysteme verstehen können:

1. *Isopathie* = Man kann Gleiches mit Gleichem heilen. Diese Behandlungsart wird heute noch häufiger angewandt, z. B. als Serum-

therapie, Impfungen, als Hormontherapie oder als Eigenblutbehandlung. Die Wirkung beruht auf einer Steigerung der körpereigenen Abwehrstoffe oder — wie bei der Hormontherapie — auf einer Zuführung zu wenig vorhandener, aber notwendiger Körperstoffe.

2. Die *Allopathie* besagt, daß man Entgegengesetztes mit Entgegengesetztem heilen kann. Wenn man z. B. bei Durchfall Opium gibt, das stopfend und zusammenziehend wirkt, gibt man ein dem Durchfall entgegengesetztes Medikament. Der Nachteil dieser Methode liegt in den meist notwendigen hohen Dosierungen mit der damit verbundenen Gefahr unerwünschter Nebenwirkungen und weiters, daß mit dieser Therapie nur allzuhäufig eine Therapie der Symptome, nicht aber die ideale Behandlung der Ursache betrieben wird.

3. *Homöopathie* = Man kann Ähnliches mit Ähnlichem heilen. Der geniale Arzt Dr. Samuel Hahnemann, der diese Behandlungsart zwar nicht erfunden, aber zu einer personotropen Medizin ausgebaut hat, schrieb dazu: „Wähle, um sanft, schnell, gewiß und dauerhaft zu heilen, in jedem Krankheitsfalle eine Arznei, welche ein ähnliches Leiden für sich erregen kann, als sie heilen soll."

*Die Homöopathie:* Der Begründer der Homöopathie ist Doktor Samuel Hahnemann, geboren am 10. April 1755 in Meißen als Sohn einer Meißener Künstlerfamilie. Er studierte an der Leipziger Universität Medizin, nur kärglich von zu Hause versorgt, so daß er durch Übersetzungen und Stundengeben den größten Teil seiner Studien selbst bezahlen mußte. Im Jahre 1777 studierte er an der damals berühmtesten deutschen Universität in Wien, zog aber wieder weg und vollendete sein Studium in Erlangen.

Jetzt beginnt Hahnemanns Wanderperiode, die fast sein ganzes Leben anhalten sollte — hier und dort praktizierend, immer wieder literarisch tätig, finden wir ihn kreuz und quer durch die Lande ziehend. 1782 heiratete er Henriette Küchler, eine Apothekerstochter aus Dessau, die ihm im Laufe der sicherlich nicht mit Glücksgütern gesegneten Wanderjahre zehn Kinder schenkte. Seine Aufenthaltsorte lesen sich wie eine Litanei — z. B. Dessau, Leipzig, Thorgau, Pyrmont, Hamburg, Gotha usw. — bis er sich als alter Mann in Köthen niederließ. Überall finden wir ihn als großartigen Arzt und Wissenschaftler, dem bei seinem ungeheuren Arbeitspensum unentwegt seine tapfere Frau zur Seite stand. Mit scharfer und unbeugsamer Kritik am damaligen System der Heilkunde schuf sich Hahnemann eine große Anzahl Feinde, die ihn lebenslang mit Hohn und Spott verfolgten.

Im Jahre 1796, nachdem Hahnemann in Selbstversuchen mit der Chinarinde, dem damaligen Fiebermittel, ein der Malaria ähnliches Wechselfieber an sich erzeugte und dies immer wieder feststellen konnte, schuf er seinen ersten Lehrsatz: „Substanzen, welche eine Art von Fieber erregen, löschen die Typen des Wechselfiebers aus." Es war der Grundstein zur Simileregel, die er zehn Jahre später klar formulierte: „Um heilen zu können, werden wir in gegebenen Fällen bloß nötig haben, dem vorhandenen Reiz der Krankheit eine passende Arznei, das ist eine andere Potenz von sehr ähnlicher Wirkung, entgegenzusetzen." Damit ist deutlich das Prinzip, Ähnliches durch Ähnliches zu heilen, ausgesprochen. Anschließend schreibt Hahnemann seine zwei größten Werke von fundamentaler Bedeutung, das „Organon der rationellen Heilkunde" und die „Reine Arzneimittellehre". Beide Werke sind gleichzeitig eine scharfe Kampfansage gegen die damaligen Methoden der Schulmedizin und trugen wesentlich zur Verschärfung seines Zwistes mit der Ärzteschaft bei.

Im Jahre 1821 endlich bot der Fürst von Anhalt-Köthen, Ferdinand, dem ruhelosen Wanderer und Streiter, jetzt mit sechsundsechzig Jahren verwitwet, ein Asyl für ein ruhigeres Leben. Dort blieb er bis 1835 und wirkte unermüdlich für seine Kranken aus vielen Ländern Europas. Sein Ruhm wuchs nach der erfolgreichen Bekämpfung einer Choleraepidemie mit diätetischen und hygienischen Maßnahmen und seinen Ähnlichkeitsmitteln. Um diese Zeit kam eine junge Pariserin, Melanie D'Hervilly, nach Köthen, um sich behandeln zu lassen — eine Begegnung, die zur zweiten Trauung Hahnemanns führte. Hahnemann folgte anschließend seiner jungen Frau nach Paris, wo er noch weitere acht Jahre segensreich und berühmt wirken konnte. Am 1. Juli 1843 erkrankte Hahnemann an einer Erkältung, der er im Alter von 88 Jahren, still und ruhig, am nächsten Tag erlag. Sein

Grab befindet sich in Paris auf dem Friedhof Pere Lachaise, die Inschrift auf dem Grabdenkmal lautet schlicht: „Hahnemann, Gründer der Homöopathie."

Der berühmte Similesatz ist sozusagen die Quintessenz seiner jahrzehntelangen Erfahrungen mit der von ihm erkannten und begründeten Homöopathie: „Wähle, um sanft, schnell, gewiß und dauerhaft zu heilen, in jedem Krankheitsfalle eine Arznei, welche ein ähnliches Leiden für sich erregen kann, als sie heilen soll."

In der Homöopathie werden die Heilmittel ausnahmslos dem Naturreich entnommen: Vorwiegend pflanzliche Mittel, aber auch mineralische und tierische Mittel.

Alle diese Heilmittel werden in ihren Wirkungen am gesunden Menschen geprüft, was die sogenannten Arzneimittelbilder ergibt, die dann mit den Krankheitssymptomen verglichen werden. Diese Arzneiversuche am Gesunden sind den Laboratoriums- oder Tierversuchen der Schulmedizin bei weitem überlegen, da diese niemals die Vielfalt der Natur und die Einmaligkeit des jeweiligen Krankheitsgeschehens einschließen können.

Das Wesentliche in der Arzneizubereitung besteht in der Potenzierung, nicht ganz richtig mit „Verdünnung" übersetzt. Sie besteht darin, daß man von der pflanzlichen Urtinktur einen Teil nimmt und diesen mit neun Teilen, meist 45prozentigem Weingeist verdünnt, so daß ein Zehntel Urtinktur in der nunmehrigen Arznei vorhanden ist. Man nennt dies die 1. Dilution und schreibt dies als $D_1$. So geht es weiter — immer ein Zehntel mit neun weiteren Teilen Weingeist — und erhält so $D_2$, $D_3$ und so fort. Nun verschüttelt man aber die jeweils gewonnene Verdünnungsreihe jedesmal und ändert damit, wie man annimmt, die Molekularstruktur der Verdünnungsreihe, die allmählich damit andere als nur materielle Eigenschaften annimmt. Dies ist der Grund, daß man nicht nur von einer bloßen „Verdünnung" sprechen kann, da eine echte molekulare Eigenschaftsveränderung eintritt. So erklärt sich, daß die umstrittenen Hochpotenzen, z. B. eine $D_{30}$ und mehr, ganz eindeutige Wirkungen zeigen, die über das Maß rein materieller Beeinflussung hinausgehen. Diese Potenzierung hat Hahnemann ganz eindeutig erkannt und dies ist neben dem fundamentalen Similesatz der Ähnlichkeitsregel seine zweite medizinische Großtat.

Die Möglichkeit, durch fast beliebige Potenzierung die Arzneimittel sozusagen strukturell zu verändern, ist aber nur eine der Gegebenheiten, die Arznei dem Krankheitsbild des Patienten anzupassen. Die andere liegt darin, daß das Arzneimittelbild in unzähligen Arzneiversuchen an gesunden Menschen gewonnen wurde — nicht im Tierversuch der Allopathie! — und auf diese Art eine Vielfalt von Symptomen gewonnen wurde, die wiederum eine fast unglaubliche Feinheit der Anpassungsmöglichkeit gewährleistet. Dies ermöglicht der Homöopathie die individuelle Krankenbehandlung, wie sie kein anderes Heilsystem auch nur in annäherndem Maße bietet und damit die einzigartige Möglichkeit einer kausalen, an der Wurzel anpackenden Krankenbehandlung.

Der homöopathische Arzt ergründet den Kranken in seiner Vielschichtigkeit und wählt, ausschließlich für ihn, wie immer die Krankheit auch heißen mag, dem Arzneimittelbild gemäß seine Arznei aus, wobei er anschließend noch die Frage der Potenzierung lösen muß, was wiederum auf Grund vieler Einzelsymptome geschieht. Dadurch ist zu erklären, daß es für dem Namen nach eine Krankheit, einige, ja viele homöopathische Arzneien gibt — es kommt ja darauf an, wer diese Krankheit hat, die bei Herrn Maier anders abläuft als bei Herrn Müller.

So hat die Homöopathie neben vielen Organmitteln, die bei organischen Leiden ihre Wirksamkeit durch über 150 Jahre bewiesen haben, eine Anzahl Konstitutionsmittel, die „Polychreste“ herausgearbeitet, die es ermöglichen, die Konstitution des Patienten zu erfassen und — einzigartig in der Medizin — beeinflussen zu können, im Sinne des Einlenkens in die richtige Bahn. So kann manch einer ungünstigen Erbanlage — denn unter Konstitution kann man die Summe der vererbten Eigenschaften verstehen — allmählich der Boden zur Krankheitsmanifestation entzogen werden und wiederum wahrhaft kausal geheilt werden, statt Stückwerk zu treiben.

Abschließend sei noch auf die vollkommene Unschädlichkeit der homöopathischen Heilmittel, die niemals vergiften können, hingewiesen. Ist ein Heilmittel falsch gewählt, kann es keinerlei Schaden stiften, es wird nur nichts nützen. Ist es aber richtig gewählt, so wird es nach dem Gesetz Hahnemanns „schnell, sanft und dauerhaft" heilen.

Wenn wir nun zwei medizinische Systeme, die Heilmittel, die in den Körper gebracht werden — die Schulmedizin und die Homöopathie — kurz kennengelernt haben, so müssen wir doch noch die Methode, die über irgendwelche Hautreize eine krankhafte Funktion eines Organs zu beeinflussen sucht, kennenlernen. Diese Methode ist ebenfalls uralt, so gehört ihr z. B. die etwa 3000 Jahre alte Akupunktur der Chinesen an, aber auch die seit jeher geübte Wärme- oder Kältetherapie u. ä. Die Grundlagen dieser durch äußere Reize wirksamen Behandlung sind folgende:

Ricker fand 1905, daß der Einfluß des Nervensystems auf die feinsten Blutgefäße am Anfang alles physiologischen und pathologischen Geschehens steht. Jede Zelle steht in einer abhängigen Beziehung zum Gesamtorganismus, wobei diese Beziehungen in der Reihenfolge Nerv — Blutstrombahn — Gewebe ablaufen. Die Art der Strombahnänderung und die davon wieder abhängigen Veränderungen in Geweben, Säften und Zellen ist mehr von der Größe des Reizes und weniger von der Qualität abhängig.

Sein Stufengesetz besagt, daß kleine Reize eine Gefäßerweiterung und Beschleunigung des Blutumlaufes, mittlere Reize eine Gefäßverengung bis zur Ischämie, später aber durch Lähmung der Gefäßmuskeln eine Gefäßerweiterung mit Verlangsamung des Blutstromes, und daß schließlich starke Reize eine Gefäßerweiterung mit Blutkörperchenaustritt, dann Zelltod oder Eiterung erzeugen. Dieses Stufengesetz ist wichtig für die Reizstärke, die man auswählt, da man daraus ersieht, daß zu starke Reize nicht nur keinen Nutzen, sondern sogar ernstlichen Schaden bringen. Der kleinste Reiz, der die gewünschte Reaktion erbringt, ist der beste. Wir sehen auch hier in der äußerlichen Beeinflussung eines Krankheitsgeschehens dasselbe Gesetz verwirklicht, das in medikamentöser Hinsicht das Prinzip der Homöopathie ist. Wie aber läuft nun diese Beeinflussung der Hautreize auf Organe ab? Wir müssen hier zum Verständnis das vegetative Nervensystem, das also nicht der Willensbeeinflussung unterworfen ist, heranziehen.

Es besteht aus zwei Systemen, die Gegenspieler sind, sich aber funktionell ergänzen und nicht streng zu trennen sind: Der Nervus sympathicus und parasympathicus oder Vagus. Beide Nerven sind ein Instrument der Seele, sind Mittler zwischen Geist und Körper und das Organ der „Reflexbeantwortung“ und somit Lebensnerven.

Der Ablauf der Reflexverbindungen von der Körperoberfläche zum erkrankten Organ spielt sich so ab, daß alle Teile eines Segments, die von den gleichen Nerven versorgt werden, auf alle Vorgänge innerhalb dieser Segmente als Einheit reagieren. Ein Reiz geht entweder von der Peripherie zur Zentrale, die auf demselben Rückweg ihre Befehle sendet, oder von der Peripherie über das Rückenmark zum segmentzugehörigen Organ und umgekehrt oder schließlich vom Organ zum Rückenmark und weiters zu anderen Organen.

Jeder Reiz trifft also letztlich die Gesamtheit und wird von ihr beantwortet, es erkrankt also — auch hier wiederum sichtbar — nie ein Organ allein, sondern der ganze Mensch.

Diese Reflexverbindungen von der Körperoberfläche zum erkrankten Organ benützt die Heilkunst, um heilend auf die inneren Organe einzuwirken. Diesen Weg gehen die Akupunktur, die Reiztherapie mit Zugpflastern, Schröpfköpfen, Blutegeln, Massagen, Bestrahlungen, wie auch jede Wärme- oder Kälteanwendung.

## Die Diätetik der Ernährung

Wir haben bereits die Grundlagen der naturgemäßen Ernährung kennengelernt und wollen nun nach einer kurzen Besprechung der Wildgemüse die Diätetik bei Erkrankungen ansehen.

## Wildgemüse

*Wildgemüse* bietet uns die Natur besonders reichlich im Frühjahr, und sie sind infolge ihres Reichtums an Vitaminen und Wirkstoffen als richtige Heilnahrung anzusprechen. Es lohnt sich, ihnen eine kurze Besprechung zu widmen:

*Bärlauch* wirkt blutreinigend und erhält die Elastizität der Gefäße. Seine blutdrucksenkende Wirkung steigert sich in Verbindung mit Misteltee.

Die *Brennessel,* von der man die jungen Blätter verwendet, ist Kalcium- und siliciumreich und stärkt daher Knochen und Gewebe. Darüber hinaus ist sie blutbildend und regt die Ausscheidung harnpflichtiger Stoffe an.

*Brunnenkresse* ist jodhältig und daher bei Schilddrüsenstörungen oder mangelhaften Funktionen der inneren Drüsen anzuraten.

*Löwenzahn* fördert die Galleausscheidung und ist daher leberreinigend.

Die *Schafgarbe,* die kräftigend auf das Venensystem ähnlich wie das *Johanniskraut* wirkt, soll man nur in kleinen Gaben über andere Gemüse darüberstreuen. Auch Johanniskraut ist nur als Zutat zu verwenden.

*Spitzwegerich* wirkt schleimlösend und wird daher bei Katarrhneigung zu anderen Wildgemüsen dazugegeben.

Auch die pflanzlichen *Gewürzkräuter* sollen nicht unbeachtet bleiben, da man mit ihnen Salz sparen kann und unterstützende Heilwirkungen erzielt:

*Petersilie* enthält Vitamin $B_{12}$, das der Blutbildung dient und regt dazu die Nierentätigkeit an, deren Ausscheidung gestärkt wird.

*Sellerie* soll oft von Rheumatikern und Gichtikern wegen der ausscheidenden Kraft genommen werden. Sie löst Nierensand und -steine und fördert bei Wassersüchtigen die Flüssigkeitsausscheidung.

*Majoran* wirkt nervenstärkend, wassertreibend und darmanregend.

*Thymian* ist ein Desinficiens der Mundhöhle, so daß man ihn bei Erkrankungen dieses Gebietes kauen kann.

*Rosmarin* beruhigt und stärkt Gefäß- und Herznerven. Als Wein ist er ein Tonicum bei Kreislaufschwäche, Blässe, allgemeiner Schwäche und im Alter.

*Bohnenkraut* nimmt Gemüsen die blähende Wirkung und stärkt niederen Blutdruck.

*Zitronenmelisse* wirkt nervenberuhigend und löst Krämpfe, besonders die Periodenkrämpfe.

*Basilikum* ist nervenstärkend und hebt niederen Blutdruck an.

*Liebstöckel* treibt die Nierentätigkeit und hebt niederen Blutdruck an.

*Kerbel* wirkt auflösend und zerteilend sowie harntreibend.

*Kümmel, Anis, Koriander, Fenchel und Dill* wirken blähungswidrig und daher darmberuhigend.

Alle *Laucharten* erhalten die Gefäße elastisch und sind blutdrucksenkend. Sie reinigen das Blut, verdünnen es und wirken schließlich wurmtreibend. Bekannt ist die Knoblauchmilch, wobei man zwei Zehen roh raffelt, zerdrückt und in einem schwachen Viertelliter Milch trinkt. Diese Knoblauchmilch ist bei Wurmkuren bekannt und nur wenige wissen, daß sie auch mit manchmal sehr gutem Erfolg bei Ischias angewandt werden kann.

Die *Zwiebel* erweist ihre Heilkraft auch in äußerlicher Anwendung als Zwiebelwickel: Sie wird feingeschnitten in einem Gazetüchlein aufgelegt. Seine Anwendung erfolgt im Nacken bei Stauungen, Kopfschmerzen, Ohrenschmerzen, Zahnschmerzen, Augenentzündungen und Erkältungen, an den Fußsohlen bei Fieber und Kopfhitze und an den Waden bei Herzstörungen. Als Nierenwickel werden sie bei Nierenerkrankungen in dieser Gegend aufgelegt.

Zwiebel wird bei Blähkoliken und Blasenkrampf bei Kleinkindern so angewendet, daß man ein Zwiebelscheibchen einen Moment in warmes Wasser steckt und das Kind davon stündlich einen Schluck nehmen läßt. Dasselbe Verfahren kuriert beginnenden Schnupfen.

Die *Kresse* kann man als Antibiotikum der Mundhöhle bezeichnen, die sie desinfiziert. Durch ihren Jodgehalt ist sie bei Kropf anzuraten. Sie vermindert die Neigung zu Hautausschlägen und wirkt gegen Nieren- und Steinleiden. Angewendet wird sie als junger Salat.

*Meerrettich oder Kren* ist vitamin-C-reich und baut eine geschädigte Darmflora wieder auf. Es regt die Pankreastätigkeit an und ist daher Zuckerkranken zu empfehlen. Ähnlich den Laucharten regeneriert er die Blutgefäße, ähnlich der Kresse ist er ein pflanzliches Antibiotikum und wird als Sirup bei Halsleiden und als Tinktur bei schlechtheilenden Wunden angewandt.

Die Herstellung des Sirups erfolgt so, daß man Kren reibt, ihn mit etwas Honig versetzt, gut knetet, abpreßt, den Rückstand mit etwas Wasser kocht und mit Rohrzucker versetzt, das Gemisch nochmals abpreßt und dem Sirup beigibt. Die Anwendung erfolgt bei Halsleiden und Katarrhen.

*Schwarzer Rettich* wird gerne bei Leberleiden und Bronchitis als Sirup verwendet: Nach dem Reiben wird Rohrzucker darübergegeben und dann abgepreßt. Bei Leberkranken soll nicht zu viel gegeben werden, da er nur in geringer Dosierung nützt, im Zuviel aber schadet.

## Heilfasten

Die Verordnung, Durchführung und Überwachung des Heilfastens soll dem erfahrenen Arzt überlassen bleiben, da es, als eine der stärksten Heilmaßnahmen des Naturheilverfahrens, nicht zur kritiklosen Selbstbehandlung verleiten darf.

Schon Ambrosius schrieb 254 n. Chr.: „Nach Medizin greifst du und gehst dem Fasten aus dem Weg, als ob du ein besseres Heilmittel finden könntest!"

Fasten macht die Selbstheilungskräfte des Körpers, den „inneren Arzt = Archäus" des Paracelsus frei und bringt ihn zur Entfaltung. Es ist eine ideale Heilmethode der Ganzheitsmedizin des Körpers, des Geistes und der Seele.

Dicke Menschen sind viel krankheitsanfälliger und eignen sich zu Dauerleistungen, auf die es ja im Leben ankommt, weniger als schlanke, zähe und widerstandsfähige Menschen, die noch vom Segen einer einfachen, natürlichen und knappen Kost wissen. Bei vielen akuten, aber auch so manchen chronischen Erkrankungen gibt uns die Natur selbst den bezeichnenden Wink. Eines der ersten Zeichen ist die Appetitlosigkeit als Heilmaßnahme der Natur. Nietzsche sagt: „Es ist mehr Vernunft in deinem Leibe als in deinem Willen."

Religion bedeutet Harmonie der geistigen Persönlichkeit des Menschen mit dem stofflichen Leibe und mit dem geoffenbarten Gott. So gesehen, stellt das Fasten zu allen Zeiten einen Heilungs- und Heiligungsweg der Religionen der Menschheit dar, der der Gesunderhaltung des Leibes als Tempel des unsterblichen Geistes dient.

Unter Fasten als Heilmethode durchgreifender Art versteht man die Enthaltung aller Speisen, jedoch mit Trinken bestimmter Flüssigkeitsmengen. Da sich der Kranke dieser ärztlich verordneten und überwachten Kur freiwillig unterzieht, wird das Wesen des Heilfastens, nämlich der Abbau schädlichen und überflüssigen Körpergewebes, erreicht. Hungern ist ein durch äußere widrige Umstände aufgezwungener Zustand, bei dem der Organismus Schaden leidet und man Raubbau an wichtigen Geweben treibt.

Je nach der gebotenen Flüssigkeit unterscheidet man das *Teefasten, das Saftfasten mit Obst- und Gemüsesäften, das gemischte Fasten* als Kombination beider Arten und schließlich *die Mayr-Kur,* die erst Tee, später Milch und alte Semmeln verabreicht. Das Ziel aller Methoden ist die Körperreinigung und Krankheitsheilung.

Wie wirkt nun die Fastenkur?

Sie entlastet die Verdauungs- und Stoffwechselorgane und macht Kräfte frei zum Einsatz gegen Krankheit und krankmachende Einflüsse. Der Stoffwechsel kann seine Kräfte auf die Ausscheidung störender und schädlicher Stoffe konzentrieren. Es erfolgt eine durch nichts zu ersetzende Reinigung der Gewebe und Ausscheidung von Schlackenstoffen, die durch einen einsetzenden reinigenden Säftestrom den Körper verlassen.

Die Herzarbeit wird erleichtert durch Verminderung und Verflüssigung der zirkulierenden Blutmenge, wobei beim Blut etwaige Eindickungen eliminiert werden, und durch Verbesserung des Blutumlaufes. Erhöhter Blutdruck sinkt auch dort, wo Medikamente versagen, erniedrigter steigt oft auf normale Werte.

Die geistige Leistungsfähigkeit wird gesteigert, was noch lange in der Nachfastenzeit anhält, durch Zunahme der Merkfähigkeit und Gedächtnisleistung.

Oft tritt die Wirkung des „Stoßes ins System“ ein; man versteht darunter den Ruck zur Besserung, den so manche trotz aller Bemühungen unveränderte Krankheit benötigt.

Die Abwehrkräfte werden angeregt und gesteigert, so daß Wunden eine bessere Heilungstendenz zeigen — Unterschenkelgeschwüre! —, Infektionskrankheiten und fieberhafte Infekte einen viel rascheren und komplikationsfreien Verlauf zeigen u. ä. m.

Durch die Fastenkur tritt eine Umstimmung des Gesamtorganismus ein, wodurch bei zahlreichen Erkrankungen bei natürlicher und vollwertiger Kost nach dem Fasten eine Dauerheilung erzielt werden kann. Schließlich ist das Heilfasten eine Allgemeinbehandlung, die sich auf Körper, Geist und Seele erstreckt. Da Fasten ein gewisses Maß an Selbstüberwindung kostet, stärkt es den Charakter. Die Gedanken werden unwillkürlich nach innen gelenkt und richten sich auf den „inneren Arzt“, den Führer zu einem besseren, gesünderen und schöneren Leben.

Besonders günstige Indikationen für eine Heilfastenkur sind: Herz- und Kreislauferkrankungen, besonders Hochdruck, Arteriosklerose, dann Magen-Darmerkrankungen, auch mit Geschwürbildungen, die chron. Verstopfung, weiters Leber- und Gallenleiden, Nierenerkrankungen, Diabetes leichterer Art, Fettsucht, die große Gruppe der Rheumakranken, chronische Bronchitis und Asthma, Hautleiden, besonders Ekzeme, Allergien, chronische Frauenleiden und Beschwerden der Wechseljahre. Gegenanzeigen sind: Echte Geisteskrankheiten, die seltene echte Hysterie, schwere Hyperthyreosen wie Basedow, schwerer, dekompensierter Diabetes und schließlich alle schweren konsumierenden, zur Kachexie (Auszehrung, Kräfteverfall) neigenden Krankheiten.

## Die spezielle Diätetik

Wir haben schon bei der Besprechung der vollwertigen und reinwertigen Ernährung das Grundsystem jeglicher Diätetik festgelegt, so daß hier die Abänderungen, die bei einzelnen Krankheiten notwendig sind, besprochen werden müssen.

*Diät bei arteriosklerotischen Herz- und Kreislauferkrankungen:*

Die Tagesgesamtfettmenge darf nicht über 70 Gramm betragen. Der Großteil soll hievon durch Sonnenblumenöl oder Maiskeimöl gedeckt werden, in schweren Erkrankungen — Herzinfarkt, Schlaganfall — zur Gänze. Die Öle werden fast nur an Salate oder Quarkzubereitungen gegeben, um sie nicht zu erhitzen.

Reichlich pflanzliche Frischkost geben, Reis- oder Obsttage ein- bis zweimal wöchentlich einschalten. Kochsalz ist nur sehr mäßig zu verwenden, in schweren Fällen ganz zu streichen.

*Diät bei decompensierten Herz-Kreislauferkrankungen:*

Beginn der Diät mit Saftfasten, Obstdiät oder Reis-Obstdiät. Kochsalz ist streng zu meiden. Reichlich pflanzliche Frischkost geben, da diese entwässert. Ein- bis zweimal wöchentlich Saft-, Obst- oder Reistage einbauen. Die Trinkmenge ist auf höchstens dreiviertel Liter täglich zu beschränken. Blähungen müssen im Interesse der Herzarbeit vermieden werden, daher nur bekömmliche Frischkost, Vollkorn- und Gemüsenahrung.

*Diät bei chronischen Lebererkrankungen:*

Knappe Kost steigert die Leistung der Leber! Zu essen aufhören, wenn es noch sehr gut schmeckt. Vor dem Essen Aufregungen vermeiden, die die Leberarbeit erschweren.

Die Tagesfettmenge ist erst mit 40—50 Gramm zu beschränken, später mit 70 Gramm. Fett nicht erhitzen, da es für Leberkranke nicht bekömmlich ist.

Eiweiß soll als Buttermilch, Sauermilch, Quarktrunk und Quarkzubereitungen gegeben werden, die tägliche Menge beträgt 100 Gramm. Zufuhr von Naturzuckernahrung — Bienenhonig, Trockenobst — ist nützlich. Fruchtzucker, etwa 60 Gramm, in Flüssigkeit gelöst, wird zugelegt. Frischkost wird als Fruchtsaft, weiches Obst oder zarte Blattsalate reichlich gegeben.

Verboten sind: Alkohol, Schokolade, Süßigkeiten, Bäckereikuchen, Eis, kalte Getränke, Wurstwaren, Fischkonserven, Räucherfische und Fischmarinaden. Zu meiden sind Bohnenkaffee und Nikotin.

Nur bei Flüssigkeitsansammlung im Bauch — Ascites — ist kochsalzfrei zu essen.

*Bei chronischen Erkrankungen der Gallenwege* ist nach einer Kolik oder bei heftiger Gallenblasenentzündung die ebenfalls geltende Leberdiät mit einigen Saft- und Schleimtagen einzuleiten.

*Diät bei Zuckerkrankheit:*

Grundsätzlich ist zu sagen, daß nach Einstellung durch Blutzukkermessung, die dem Arzt vorbehalten ist, die dadurch tägliche Menge der erlaubten Kohlehydrate genau berechnet werden muß. Sie werden nach Broteinheiten = 12 Gramm Kohlehydrate berechnet, und man benötigt zur Diät eigene Berechnungs- und Austauschtabellen, die man sich, am besten über den Arzt, unbedingt beschaffen muß. Allgemein kann man raten:

Die tägliche Fettmenge ist mit 70 Gramm festzusetzen.

Verboten sind reiner Küchenzucker, Traubenzucker, Malzzucker und auch Milchzucker, ebenso Nahrungsmittel mit Zusatz dieser Zukker. Die Naturzuckernahrung, nur im Einklang mit ihrem Broteinheitswert, ist wesentlich zuträglicher und besteht aus Bienenhonig, Trockenobst oder ungezuckertem Apfelkraut. Also ist auch Honig keineswegs in beliebiger Menge gestattet, wobei 15 Gramm Honig einer Broteinheit gleichzusetzen sind.

Vollkornprodukte sind Weizenmehlerzeugnissen vorzuziehen, wobei auch hier selbstverständlich Rücksicht auf die gestatteten Broteinheiten genommen werden muß.

Möglichst viel Obst, Salate, Wildkräuter und Gemüsefrüchte sollen roh gegessen werden, da Rohkost die Kohlehydrattoleranz steigert. Ausgezeichnet wirken roher Sauerkrautsaft und rohes Sauerkraut. Ausweichmöglichkeit für die behinderte Kohlehydrataufnahme findet der Diabetiker in der Rohkostnahrung.

Fünf Mahlzeiten sind zeitgemäß pünktlich einzuhalten, wobei die Nahrungsmengen nicht schwanken dürfen, und die erlaubten Kohlehydratmengen auf die Mahlzeiten gleichmäßig verteilt werden müssen.

Körperliche Bewegung verbessert die Stoffwechsellage, daher regelmäßig spazierengehen und leichten Sport betreiben.

Bei fieberhaften Erkrankungen sofort den Arzt rufen, da die Stoffwechsellage sich im Fieber rasch ändert.

Zuckeraustauschstoffe — Sorbit und Xylit — können beliebig verwendet werden.

Von Getränken soll Bier ausgeschaltet sein, etwas Weißwein oder Rotwein kann genossen werden. Verboten sind Obstweine, Liköre und Limonaden.

*Diät bei Übergewichtigkeit:*

Das Übergewicht ist nur selten auf Drüsen- oder Nervenstörungen zurückzuführen, sondern fast immer auf zu reichliches Essen oder Trinken. Daneben spielen psychische Faktoren eine Rolle, da so manches Mal das Essen eine Ersatztriebhandlung darstellt. Die oft empfohlene sehr eiweißreiche Nahrung ist abzulehnen, da massive Eiweißkost den Ausscheidungsstoffwechsel belastet und die Abnützung aller Körpergewebe beschleunigt.

Die diätetische Behandlung erstreckt sich auf lange Sicht, da eine gleichmäßige Gewichtsabnahme über Monate den naturgemäßen Behandlungsablauf darstellt.

Früchte, Salate und Rohkost sollen zu Beginn der Mahlzeiten den ersten Hunger stillen und die wertvolle pflanzliche Frischkost liefern.

Die tgl. Fettmenge ist mit 50 Gramm zu begrenzen. Außer naturbelassenen Pflanzenölen an Salate, Rohkostgerichte und Quarkzubereitungen soll zunächst kein anderes Fett verwendet werden.

Die tgl. Eiweißmenge soll 100 Gramm betragen, wobei der Großteil davon durch Buttermilch und Magermilchquark gedeckt werden soll. Mageres Fleisch oder Fisch soll nur gekocht oder gegrillt gegessen werden.

Die Naturzuckernahrung ist auszuschließen oder bei gutem Erfolg später in sehr mäßiger Art aufzunehmen.

Ein Saft- oder Obsttag kann einmal wöchentlich eingeschaltet werden. Verboten sind: Suppen, Süßigkeiten, Speiseeis, Schokolade, Kuchen, Torten, Saucen, Mehlschwitzen und Wurstwaren.

*Diät bei der Krebskrankheit:*

Die Krebserkrankung ist eine schwere allgemeine Stoffwechselstörung, bei der die Funktionen der inneren Zellatmung am meisten betroffen sind. Wenn man mit Diät auch keine Heilung erwarten kann, so beeinflußt diese doch den Ablauf der Erkrankung im günstigen Sinn.

Gefastet darf hier unter keinen Umständen werden, umgekehrt wirkt sich eine Mästung durch Blockade der Bindegewebszonen ebenfalls ungünstig aus. Da die Leber stets geschädigt ist, muß die Nahrungsmenge beschränkt bleiben, und die Wiederherstellung normaler Leberfunktionen ist ein Hauptziel der Diätbehandlung.

Wichtigste Nahrungsbestandteile der täglichen Kost sind frische Obst- und Gemüsesäfte, Frischsalate, Rohkostgerichte, Gemüse und Quarkspeisen. Täglich sind nach Möglichkeit mehrere Gläser frisch gepreßter Grünblättersaft, z. B. aus Brennesselblättern und jeden zweiten Tag ein Kalbslebertrunk zu geben, den man folgendermaßen herstellt: 30 g rohe Kalbsleber, 150 g Sauermilch, 1 Tomate, 1 Teelöffel Zitronensaft, 1 Messerspitze Leinölsenf, reichlich frische Petersilie und etwas Majoran werden im Mixer fein püriert und dann durch ein Sieb passiert. Der Trank muß sofort serviert und getrunken werden.

Dem Vitaminmangel muß durch Zufuhr vitaminreicher Zusätze abgeholfen werden: ungesüßter Sanddornsaft, Hagebuttensaft, Weizenkeime und Hefe. Kochsalz kann sparsam gegeben werden.

In schwierigen Fällen kann man das Salzbornsche Prinzip vieler kleiner, eventuell stündlicher Mahlzeiten durchführen.

*Diät bei rheumatischen Krankheiten:*

Die Behandlung rheumatischer Krankheiten kann nur als Ganzheitsbehandlung aufgefaßt werden, wobei die Diät im Vordergrund steht. Sie hat Stoffwechselschlacken zu entfernen, den Darm zu entgiften und toxische Zwischenprodukte auszuschalten.

Zu bevorzugen sind Frucht- und Gemüsesäfte, Obst, Salate, Rohkostgerichte und Gemüse.

Fleisch ist weitgehend auszuschalten, die tägliche Eiweißmenge von 50—60 Gramm soll hauptsächlich durch Sauermilch und magere Quarkzubereitungen gedeckt werden.

Kochsalz oder Meersalz ist nicht zu verwenden, da die Harnsäure sonst nicht gelöst werden kann. Natürliche Würzmittel ersetzen dies.

Oft ist es sehr zweckmäßig, die Dauerdiät mit einer Saftfastenkur einzuleiten.

*Diät bei Tuberkulose:*

Eine funktionstüchtige Leber ist Vorbedingung für die Heilung einer Tuberkulose, so daß die in Heilstätten übliche belastende, fettreiche Mastkur abzulehnen ist. Die Kost soll wohl einen etwas höheren Kaloriengehalt durch Zulagen von Naturzucker- und Vollkornnahrung erhalten.

Die tgl. erlaubte Fettmenge kann 80—90 Gramm betragen, die Eiweißmenge 100 Gramm mit Bevorzugung von roher Milch, Sauermilch und Quark. Pflanzliche Frischkost muß reichlich gegeben werden, und der erhöhte Vitaminbedarf wird durch vitaminreiche Naturstoffe gesichert.

*Diät bei multipler Sklerose:* Sie ist eine entzündliche Gehirn- und Rückenmarkserkrankung ohne Möglichkeit einer medikamentösen Beeinflussung. Die von Evers entwickelte Diät kann im Beginn Aussicht auf Heilung bieten, in fortgeschrittenen Fällen eine Verschlimmerung hintanhalten. In den Grundzügen stimmt sie mit der Vollwert- und Reinwertnahrung überein, doch soll das Frühstück in der Hauptsache aus frisch ausgekeimten Weizen- oder Roggenkörnern bestehen und zur Rohkost sollen keine Blätter-, Kräuter- oder Stengelgemüse, sondern bevorzugt Gurken, Tomaten, Erbsen, Karotten, rote Rüben, Rettiche, Radieschen, Sellerie und Zwiebeln verwendet werden.

Brauner oder weißer Rohrzucker ist streng verboten.

*Diät bei Hauterkrankungen:*

Hauterkrankungen sind fast immer als äußeres Spiegelbild einer Stoffwechselstörung aufzufassen, so daß mit einer frischkostreichen und kochsalzarmen Diät eine bessere Durchblutung der Haut und eine Befreiung von schädlichen Ablagerungen zu erreichen ist.

Der Beginn der diätetischen Therapie mit einer Saftfastenkur ist sehr empfehlenswert. Anschließend ist eine zweiwöchige strenge Rohkostkur einzuhalten. Später ist eine kochsalzarme Dauerkost aufzubauen, die reichlich pflanzliche Frischkost enthalten muß — Frucht- und Gemüsesäfte, Obst, Salate, Rohgemüse. Solange entzündliche Hauterscheinungen vorhanden sind, ist Kochsalz fern zu halten. Bei Überempfindlichkeit gegenüber Milch, Ei oder ähnlichem ist dies auszuschalten.

*Diät bei chronischen Nierenerkrankungen:*

Chronische Nierenerkrankungen sind durch Blutdruckerhöhungen, mangelhafte Ausscheidung harnpflichtiger Stoffe oder durch Eiweißverluste und Wasseransammlungen in den Körpergeweben gekennzeichnet.

Der Arzt muß hier entscheiden, wieviel Eiweiß und Flüssigkeit in der Diät gegeben werden darf. Fast immer jedoch muß die Kost streng kochsalzfrei gehalten sein, auch frei von Meersalz, Selleriesalz oder natriumhältigen Salzersatzmitteln. Erlaubt sind natürliche Würzmittel pflanzlicher Herkunft, während Backpulver nicht verwendet werden darf.

*Diät bei der Überfunktion der Schilddrüse:*

Auch hier sollen pflanzliche Produkte aller Art bevorzugt werden. Von tierischen Erzeugnissen sind ausschließlich Milch, Milchprodukte und Eier in mäßigen Mengen erlaubt.

Die Kost läßt sich durch reichliche Verwendung von Obst, Gemüse, Salaten, Vollkornerzeugnissen und Kartoffelgerichten abwechslungsreich gestalten. Rohkostgaben in Form von Obst und Salaten sind täglich notwendig, Gemüsefrischkost soll so wenig als möglich der Hitze ausgesetzt werden.

Kochsalz ist in geringen Mengen erlaubt, muß jedoch jodfrei sein. Von Gewürzkräutern ist wegen ihres Gehaltes an Vitaminen und mineralischen Spurenstoffen reichlich Gebrauch zu machen.

Verboten sind: Fleisch und Fleischwaren aller Art, auch Fleischextrakte, sämtliche Fische und Reizmittel.

Bei Untergewicht kann durch Gaben von etwas Butter, Sahne und Nüssen die Kost im Kaloriengehalt erhöht werden.

Bei Übergewicht reduziere man vor allem die Fettmengen, vermeide Mehlspeisen, Saucen und alle Desserts, die nicht aus Obst bestehen.

*Diät bei Magen-Darmgeschwüren:*

Die Geschwüre des Verdauungstraktes nehmen eine immer größer werdende Verbreitung an und sind, da sie vielfach psychogen unterhalten und entstanden sind, ein trauriges Spiegelbild unserer Zeit. Die diätetische Behandlung nimmt hier verständlicherweise den ersten Platz in der Behandlung ein. Die Diät ist hier vorsichtig aufzubauen.

1. Stadium: Karottensäfte mit etwas Sahne, frisches Kartoffelwasser, geschlagene Bananen, Weizendiät, Haferschleim mit Milch, Weizenkeime.

2. Stadium: Zulagen von Orangensaft mit Haferschleim abgebunden, Heidelbeer- und Tomatensaft mit etwas Sahne, Gemüsebrühe und legierte Gemüsesuppen, Kartoffelsuppe und Kartoffelbrei, Milchsuppen, Butter- und Dickmilch, Joghurt und Milchmischgetränke, Fruchtnußmilch, Quarktrunk, Breigerichte aus Haferflokken, Reis, feinem Getreideschrot oder Grieß.

3. Stadium: Zulage von zarten Blattsalaten, weichem Obst, geschälten Tomaten, Vollkornknäckebrot, Teigwaren, Vollkornzwiebäcke in warmer Milch, Magermilchquark, Quarkfruchtspeisen und -zubereitungen, Frischkäse und Käsezubereitungen, weiches Ei und Rührei, passierte leichte Gemüse, magerer gekochter Fisch, Kalbfleisch und Geflügel.

4. Stadium: Allmählicher Aufbau einer Vollwertkost mit einem Eiweißgehalt von 80 bis 100 Gramm tgl.

*Diät bei chronischen Magen- und Darmerkrankungen:*

Kein Weißbrot oder Feingebäck, sondern ausgewählte und bekömmliche Vollkornnahrungen verwenden.

Täglich Frischkost mit Frucht- und Gemüsesäften, weichem Obst und leichten Salaten einbauen.

Kein Fett stark erhitzen, natürliche Nahrungsfette verwenden.

Kleine und häufige Nahrungen einnehmen, nie kalt oder hastig essen und gut kauen. Mahlzeiten und Speisen möglichst einfach zusammensetzen.

*Die chronische Darmträgheit* ist eines der verbreitetsten Leiden unserer Zeit. Ihre Gefahr liegt in der Selbstvergiftung des Körpers durch Aufsaugung toxischer Stoffe im Darm, so daß mit Recht ein alter Spruch sagt: „Der Tod sitzt im Darm."

Es gibt von ihr zwei Formen: die träge, atonische Form und die seltenere verkrampfte, entzündliche Form. Erstere ist mit vollwertiger und schlackenreicher Kost zu beheben, während die entzündliche Form mit einer Schondiät auszuheilen ist.

1. Die träge Form bedarf vor allem Obst, Rohkostgerichte, Schrotspeisen, Vollkorngerichte und Trockenobst wegen ihres Gehaltes an stuhlbildenden Ballaststoffen. Dazugegeben wird Leinsamen, Heilkleie, Sauermilch und Milchzucker. Das Frühstück soll aus einem Gericht von Getreideflocken, Obst und Sauermilch bestehen, zu jeder Mahlzeit soll reichlich Obst und Salat verzehrt werden. Sauermilch soll täglich ein halbes Liter getrunken werden.

2. Die verkrampfte, entzündliche Form kann sehr gut mit einer Fastenkur begonnen werden, der sich eine Schonkost in Form einer Weizendiät oder Schonkost nach Dr. F. X. Mayr anschließt. Später werden vorsichtig Zulagen gröberer Kost gegeben, etwa in der Art, wie dies in der Diät der Magen-Darm-Geschwüre beschrieben ist.

*Erinnern wir uns* zum Abschluß des Wortes „diaita“, unserer heutigen Diät, dem die antiken griechischen Philosophen den Begriff einer gesunden und natürlichen Lebensordnung zugrunde gelegt haben. Heute ist dieser tiefe Sinn vergessen, und so kommt es, daß jedermann wegen seiner „Diät“ bedauert wird und danach trachtet, diese lästigen und leidigen Vorschreibungen möglichst schnell wieder loszuwerden. Dies ist völlig falsch. Wir müssen den Wunsch und das Verlangen wecken, in einer Körper und Geist zuträglichen Lebensordnung zu verbleiben, um die Werte und das Glück zu erreichen, die nur in einem Leben zu finden sind, das dem Ideal einer natürlichen Lebensordnung entspricht.

## Die vier Elemente

*Feuer, Erde, Luft und Wasser*

Der Mensch steht inmitten der Natur und er ist nirgends mehr von ihr abhängig als bei der Überwindung von Krankheiten. Es gibt keine Heilung ohne ursächliche Mitwirkung der Natur, und so gebietet es die Vernunft, die großen Heilmittel, die uns in überreichem Maße von ihr gegeben sind, zu benützen und damit dem kranken Menschen die sicherste Heilungsmöglichkeit zu geben.

*Das Feuer = die Sonne* hat zwei Gesichter: ohne Sonne gibt es kein Leben, andererseits versengt zuviel Sonne alles Leben. So kommt es auch hier auf die Dosierung und Verträglichkeit an.

Der Arzt Rikli, der die Sonnenbestrahlung nach langer Vergessenheit wieder in die Therapie einführte, sagte: „Wasser tut's freilich, höher steht jedoch die Luft und am höchsten das Licht."

Außer den Lichtstrahlen sendet die Sonne auch unsichtbare Strahlen aus, die ultravioletten Strahlen, die auf Grund ihrer biologischen Wirkungen unentbehrlich für alles Leben sind. Beim Menschen bewirken sie eine Leistungssteigerung der Haut, Vermehrung der zirkulierenden Blutmenge, Energieaufladung des Blutes, Verstärkung der Herz- und Atemtätigkeit, eine Anregung des Stoffwechsels und eine Verstärkung der Ausscheidungen.

Doch ihre Strahlen sind vorsichtig zu genießen, das Zuviel kann zu Sonnenstich, Hitzschlag, sogar zu Todesfällen durch das Sonnenlicht führen. Die chronische Überdosierung bei langem Höhen- oder Meeresaufenthalt führt über Bräunung zu Gerbung und Knitterung der Haut, die in diesem Stadium schon funktionsgeschwächt ist. Daher ist der mohrgebräunte Sonnenanbeter noch lange nicht der Gesündeste! Umgekehrt benötigen Empfindliche, Nervenschwache, Übererregte, Schlafgestörte und vegetativ Gestörte das natürliche Licht zur Verstärkung ihrer Nerven- und Lebenskraft.

Nicht sonnenbaden dürfen Patienten mit offener Lungentuberkulose, Arteriosklerotiker, Hochdruckkranke, schwer Kreislauf- und

Herzmuskelgeschädigte, Angina-pectoris-Patienten, schwer Nervenschwache, Überfunktionen der Schilddrüse, Epileptiker und Kranke mit akuten Gelenksentzündungen.

Die Zeit eines Sonnenbades wählt man am besten vormittags, da dann die Strahlen heilkräftiger sind und erfrischen, während die Nachmittagssonne erschlafft.

Ausgesprochen günstig auf Sonnenbäder reagieren folgende Erkrankungen: Blutarmut, Ernährungsstörungen, Rachitis, Skrofulose, Haut- und Gelenkstuberkulose, Brustkatarrhe und Bronchitis sowie rheumatische Leiden.

Wie soll man nun das Sonnenbad durchführen? Es soll nicht Hautrötung, also bereits Entzündung, sondern allmähliche natürliche Bräunung erreicht werden und es soll gleich gesagt werden, daß das stundenlange „Braten" in der Sonne ungesund ist. Man soll sich bewegen bei Sport und Spiel und so immer wieder den Schatten aufsuchen.

Man beginnt mit Teilbestrahlungen wie z. B. die Unterschenkel mit einer Beginndauer von etwa 5 Minuten, um bei guter Verträglichkeit sowohl die Zeit um täglich 5 Minuten zu steigern als auch die Körperfläche zur Bestrahlung langsam zu vergrößern. Dabei fließt das Körperblut im Bereich der bestrahlten Fläche unmittelbar unter dem Licht durch und nimmt Energien auf. Ist der Körper so allmählich braun geworden, kann man sich unbedenklich länger der Sonnenbestrahlung aussetzen, wobei man bei Hitze die Herzgegend kühl abwäscht oder kaltes Wasser über Füße und Hände laufen läßt. Eine erquickende kalte Dusche, von den Füßen nach oben, schließt das Sonnenbad ab. Die Haut öle man mit einem guten Funktionsöl ein, um ein Rissigwerden zu vermeiden.

Also: auf Sonnenbäder folgen Schattenbäder, kalte Abwaschungen, Schwimmbäder und auf Ruhe Bewegung mit Ballspiel, Gymnastik und ähnliches. Die Wirkung der Sonnenbäder ist weitgehend von der Haut, aber auch vom Zustand des übrigen Körpers abhängig. Vorsicht müssen hellhaarige Menschen mit dünner, weißer Haut und Schwächlinge üben, da sie viel strahlenempfindlicher als Dunkelhaarige und Robuste sind. Die Strahlungsenergien sind im Hochgebirge oder im Schnee größer als in der Ebene.

*Die Luft,* ein wahres Gottesgeschenk der Natur, ist heute besonders in den Städten schon so verunreinigt durch Auto- und Industrieabgase, daß allein dieses Beispiel genügt, uns die Tatsache der Nachteile einer zu überdimensionierten Industrialisierung vor Augen zu führen. Der Großstädter weiß nichts mehr von frischer, reiner Luft und entdeckt sie mit Entzücken und Behagen erst auf dem Lande wieder. Daß die frühere Sterblichkeit der Städter gegenüber der Landbevölkerung wächst, hat unter anderem auch mit dieser verunreinigten Atmosphäre zu tun.

Ein tiefer Atemzug in reiner Luft ist tatsächlich ein Jungbrunnen der Gesundheit. Die Lungen werden gedehnt und so ihre notwendige Elastizität geübt, wobei das Blut mit frischem Sauerstoff beladen wird. Das Zwerchfell rückt tiefer und preßt Leber- und Baucheingeweide mit ihrem umfangreichen Netz der Blut- und Lymphgefäße aus, um bei der darauf von selbst erfolgenden Einatmung durch Nachlassen des Bauchdruckes wie eine Druck- und Saugpumpe zu wirken. Dieser Vorgang wirkt sich bis in die Beingefäße aus, deren klaglose Blutversorgung gewährleistet wird.

Wie soll man nun atmen? Jedermann weiß, daß im allgemeinen die heute geübte Atmung zu flach und oberflächlich durchgeführt wird und die Kapazität der Lungen nur zum Teil ausnützt. Es soll weder eine ausschließliche Bauchatmung, noch eine vertiefte Brustatmung, sondern eine ausreichende Vollatmung betrieben werden, bei der die Betonung auf die Ausatmung zu legen ist, die langdauernd, strömend und ergiebig sein muß. Die folgende Einatmung erfolgt von selbst durch eine Selbststeuerung der Lungentätigkeit durch ein im Gehirn gelegenes, auf Kohlensäure empfindliches Atemzentrum. Zum Erlernen dieser Atmung, die über die Lungentätigkeit hinaus eine segensreiche Wirkung auf die Herz-Kreislaufverhältnisse ausübt, gibt es viele Angaben und eigene Atemschulen, die manchmal einander widersprechen. Eine einfache und wirkungsvolle Übung besteht darin, daß man beim Spazierengehen durch die Nase etwa 4 Schritte lang einatmet, um dann durch den Mund, eventuell mit einem Summton, 5 bis 6 Schritte lang auszuatmen. Dies kann man einigemale wiederholen, aber nicht zu oft, um nicht durch Sauerstoffübersättigung des

Gehirns einen Schwindelzustand zu bekommen. Einige Male im Tag geübt, ist dies eine ausgezeichnete Atemübung.

Eine einfache weitere Atemübung besteht darin, daß man langsam und stetig ausatmet, wobei der Bauch eingezogen wird, dann mit dem Einatmen den Bauch langsam herauspreßt. Dies kann man etwa zehnmal hintereinander machen und diese Serie einige Male im Tage wiederholen.

Prof. Tirala hat eine Heilatmung bei Blutdruck-, Herz- und Kreislaufkrankheiten ausgearbeitet und gibt ausgezeichnete Erfolge an. Nach gründlicher Darmentleerung, um den Bauchinnendruck zu senken, wird bei langsamer Einatmung erst der Bauch vorgewölbt, also mit Bauchatmung begonnen, um dann erst den Brustkorb zu heben und zu erweitern, was der Brustatmung entspricht. Dieser gesamte Einatmungsprozeß hat durch die Nase zu erfolgen. Die langsame und strömende Ausatmung durch den Mund erfolgt mit Summen oder Singen des Tones „U", der möglichst lange zu halten ist.

Diese Übungen werden täglich 3—4mal durch 10—15 Minuten erst liegend, dann sitzend und schließlich stehend durchgeführt, immer in frischer Luft am offenen Fenster oder im Freien. Nach jeder 2. bis 3. Atemübung soll nach der tiefen Ausatmung eine Pause so lange eingelegt werden, bis sich die gewohnte Atmung wieder eingestellt hat.

Dieser Atemtherapie sind folgende Krankheiten zugänglich: zu hoher und erniedrigter Blutdruck, allgemeine Arteriosklerose, Gefäßkrämpfe wie Angina pectoris, Gehirngefäßkrämpfe, Durchblutungsstörungen in peripheren Gefäßen wie Netzhaut oder Beinen, Menier'sche Erkrankung, Akroparaesthesien, Herzkrankheiten, wie Insuffizienz, Innenhautentzündungen, Muskelentzündung, Klappenfehler, Fett- und Basedowherz, ferner Lungenerkrankungen, wie Emphysem und chronische Bronchitis, Verwachsungen nach Rippenfellentzündungen, weiters Darmkrämpfe, Blähsucht und chronische Verstopfung infolge Darmträgheit, Leberanschoppung, Nierenstauungen und leichte Niereninsuffizienzen, Verbiegungen an der Wirbelsäule und an den Rippen, Zuckerkrankheit des mittleren und höheren Lebensalters und schließlich Veränderungen der kindlichen Psyche, wenn durch schlechte Mundatmung Intelligenzdefekte auftreten. So kann auch auf dem Gebiet der Atmung der Grundstock zu einem neuen Leben gelegt werden.

Wir atmen aber nicht nur mit den Lungen, sondern auch mit der gesamten Oberfläche der Haut. Wäre diese nicht funktionstüchtig, würden wir trotz Lungenatmung ersticken. Zwangsläufig ergibt sich daraus, daß man auch der Haut die Wohltat einer frischen Luftatmung gönnen soll, und dies kann man mittels des Luftbades jederzeit auch tun. Bei schlechtem Wetter macht man das Luftbad im Zimmer bei offenem Fenster, bei gutem im Freien im Schatten, eventuell kombiniert mit kurzen Sonnenbädern.

Das Luftbad stellt gegenüber der Sonnenbestrahlung die mildere Anwendungsform dar. Zur Wirkung gelangen neben der Luft auch das Licht und alle weiteren Einflüsse der freien Atmosphäre. Auch hier wird das Hautorgan in seiner Wirkung gesteigert, das Blut aktiviert und Kreislauf- und Atmungstätigkeit angeregt. Es erfolgt eine wohltuende, beruhigende Gesamtumstimmung. Mit der Verbesserung der Hautatmung erfolgt eine Verbrennung und Ausscheidung krankhafter Stoffe. Das Luftbad ist ebenfalls erst vorsichtig und kurzfristig zu beginnen und mit zunehmender Abhärtung zu steigern, wobei jedes Fröstelgefühl als strikte Anzeige zur Beendigung gilt.

Luftveränderung übt auf den Körper Reize aus, die ihn zur Ausscheidungsarbeit anregt und die Heilkraft des Körpers stärkt. Wichtig ist die Wahl des Ortes bei Luftveränderung: Nicht in das Hochgebirge, sondern in ruhige waldreiche Mittelgebirgslage bis etwa 800 Meter sollen Kranke mit folgenden Leiden gehen: Hochdruck, Herzleiden und Überfunktion der Schilddrüse. Asthmatiker gehören in ozonreiche, milde, nicht zu trockene Luft, Lungenkranke in sauerstoffreiche Höhenluft. Das Meer sollen Bronchitiker, Blutarme, Skrofulöse und Rachitiker aufsuchen. Nervenschwachen behagt das ruhige Mittelgebirgsklima am besten, Rheumatikern wiederum ein trockenes, warmes Klima. Denken wir nochmals daran: Gute, frische Luft ist unsere Hauptnahrung — in Ruhe und Arbeit, im Wachen und Schlafen bedarf unser Körper der Atmung. Wir beginnen unser Leben mit einem Atemzug und enden es mit einem letzten Verhauchen.

*Die Erde* ist ebenfalls Trägerin des Lebens als Nährboden für alle Nahrungsmittel, die wir benötigen, und hält in ihrem Schoß die Schätze verborgen, ohne die ein modernes Leben nicht denkbar wäre und die der Wertmaßstab des Reichtums geworden sind. Über die Nahrungsmittel hinaus benötigt der Mensch auch die Mineralsalze der Erde zu seinem geordneten Stoffwechsel, die ja in vollwertiger Nahrung besonders reich enthalten sind.

Als Heilmittel wird die Erde in Form des Lehms und des Sandes gebraucht. Früher machte man richtige Lehmbäder, wobei der Patient bis zum Gesicht in kaltem Lehm eingegraben wurde und so stundenlang verblieb. Die Wirkung besteht in einer Reizbehandlung durch Wärmeentzug mit starker Tiefenwirkung, und man wendet diese etwas heroische Theraphie bei tiefgreifenden Stoffwechselstörungen an.

Heute benützt man Lehm äußerlich nur mehr als kalte, dickbreiige Auflagen und Umschläge in der Form, daß man den kalten Lehm fingerdick auf ein Tuch aufträgt, dieses über die kranke Stelle legt und einen trockenen Verband darübergibt. Der Lehmwickel bleibt bis zu seiner Trocknung liegen, am besten über Nacht.

Die Anwendung des Lehmwickels empfiehlt sich besonders bei folgenden Erkrankungen: Verstauchungen, Verrenkungen, Magen-Darmgeschwüre und als Versuch, der nicht zu lange ausgedehnt werden darf, bei beginnender Blinddarmentzündung. Angerührt mit Ringelblumen- oder Johanniskrauttee wirkt er hervorragend bei eitrigen Wunden und offenen Fußgeschwüren, angerührt mit Beinwellwurzeltee bei Knochenerkrankungen, besonders bei eitriger Knochenentzündung. Auch als Leberauflage bei leberbedingten Erkrankungen tut er gute Dienste.

Auf Lehmwickelbehandlung spricht auch, durch Wochen nachts aufgelegt, die Schilddrüse mit ihren Erkrankungen, wie Überfunktion, Vergrößerung oder Entzündung, gut an.

Innerlich wird Lehm als Heilerde in der Form genommen, daß man morgens nüchtern 1—2 Eßlöffel Heilerde mit Wasser trinkt. Ihr Anwendungsgebiet sind Stoffwechselstörungen, besonders Verdauungserkrankungen, die einer Darmreinigung bedürfen.

Auch der Sand ist ein Produkt der Erde, er ist im Gegensatz zum kalten und feuchten Lehm trocken und warm. Als Sandbad an heißen Sommertagen wird er bei Skrofulose, Rheuma, Asthma und chronischer Bronchitis gerne genommen und tut hier gute Dienste. Lokal, erhitzt in Säckchen genäht und mittels einer Wärmeflasche warmgehalten, ist er dann angezeigt, wenn die Erkrankung eine tiefe, trokkene Durchwärmung erfordert: Gallenblasen- und Nierenbeckenentzündungen, manche Darmkoliken und lokale rheumatische Entzündungen.

Als Präparate stehen Luvos-Heilerde und Bolus zur Verfügung. Ähnliche Präparate sind Diphlogen, die Pasta rubra und die Pasta rubra salicylata.

*Das Wasser* erlaubt in seiner vielfältigen Anwendungsart eine Hautreiztherapie, wie sie abgestufter und auf den jeweiligen Krankheitsfall eingestellter anders nicht möglich ist.

Schwenninger, der berühmte Leibarzt Bismarcks, hat den Satz geprägt: „Ein guter Arzt heilt mit einem nassen Handtuch mehr als ein schlechter mit einer ganzen Apotheke."

*Die Hydrotherapie:* Es ist nicht möglich, alle Wasseranwendungen zu besprechen — weist doch die Kneipptherapie allein davon über 120 verschiedene Arten auf. Hier sollen aber doch im Rahmen einer Ganzheitstherapie die wichtigsten Anwendungsarten erläutert werden, um in vielen Krankheitsfällen Unterstützung, Linderung und so manches Mal auch Heilung zu ermöglichen.

Grundsätzlich unterscheidet man: Kalte Anwendungen, die fiebersenkend, giftausleitend und kreislaufbelebend wirken. Sie dürfen nie auf den kalten Körper kommen, er muß stets gut durchwärmt sein. Ihre Dauer ist kurz bemessen, so daß bei Hautrötungen als Ausdruck der Durchblutungssteigerung und dem Gefühl einer Wiedererwärmung abgebrochen wird, da der Zweck vollkommen erreicht ist. Stets ist für Nacherwärmung durch Bewegung oder äußere Wärmezufuhr zu sorgen.

Warme Anwendungen kommen bei geschwächten Reaktionsverhältnissen zur Anwendung, während heiße Anwendungen bei Erkrankungen, die nach Wärme verlangen — viele rheumatische Erkrankungen, Koliken, Entzündungen — durchgeführt werden.

Als Ganzanwendung in Form von Bädern erfolgt eine Stoffwechselanregung mit erhöhter Schlackenausscheidung und Steigerung der Abwehrkräfte, als Teilanwendung, z. B. Wickel, tritt eine Abgabe des Wärmeüberschusses beim Fieber ein, bei allen Anwendungen tritt eine Entfernung von Giftstoffen durch den reichlichen Schweiß ein, wie er bei richtiger Verwendung auftreten soll.

Wir wollen nun mittels einer Übersicht, die die zahlreichen Anwendungen aufgliedern soll, die in Frage kommenden Behandlungsarten und ihre Indikationen studieren:

*Wickel:* Sie können kalt, warm, heiß und kombiniert angelegt werden, je nach der Wirkung, die man erzielen will.

Die Technik der Wickelanlegung ist stets dieselbe: alle Wickel werden im Bett und nie bei fröstelnden Patienten angelegt, der sonst eine Vorerwärmung durch Wärmezufuhr benötigt. Zur Unterstützung der Wirkung kann man heiße Getränke geben. Kommt es nach einer halben Stunde im Wickel nicht zu einer Erwärmung, muß der Wickel abgenommen werden.

*Kalte Wickel* = Prießnitzumschläge: Ein naßkaltes, ausgewundenes Tuch wird so um den Leib geschlagen, daß seine Enden vorne am Bauch genügend übereinandergeschlagen. Darüber wird ein trockenes Woll- oder Frotteetuch, das nach oben und unten das naßkalte Innentuch überragen muß, gewickelt, wobei beide Tücher faltenlos anliegen müssen. Die Dauer eines kalten Wickels ist mit etwa einer Stunde begrenzt, wobei der Patient eine wohlige Wärme verspüren muß. Nach dem raschen Abnehmen dunstet er im Bett nach.

Die Wirkung besteht in einer Fiebersenkung und Tonisierung des Kreislaufes, in Schlafförderung, Nervenkräftigung und Anregung des Verdauungsapparates und damit Entschlackung des Körpers.

Die Hauptindikationen sind akute fiebrige Erkrankungen, aber auch zur Stoffwechselanregung bei Fettsucht oder Darmleiden.

Wärmeentziehende, kleine, kalte Wickel oder Auflagen gibt man neben fieberhaften Erkrankungen — Wadenwickel! — auch bei örtlichen Entzündungen und Eiterungen sowie bei Verrenkungen und Verstauchungen. Als Wadenwickel bei Fieber sind die „Essigstrümpfe" am einfachsten, über die man trockene Wollsocken zieht.

*Warme Wickel* kommen bei Menschen zur Anwendung, die infolge ihres geschwächten Reaktionsvermögens keine kalten Anwendungen vertragen. Heiße Wickel haben rheumatische Erkrankungen, Koliken, Erkrankungen der Leber, Nieren, Blase und Unterleibsorgane und lokal bei Zellgewebsentzündungen wie Fingereiterungen als Indikation. Hier kann man die Heilwirkung durch Zusätze erhöhen: ausziehend wirken Heublumen, Senfmehl, Bockshornklee, Salz- und Lehmwasser, schmerzlindernd Kamille, Zinnkraut und Haferstroh und schließlich Eichenrinde zusammenziehend.

Zur Anginabehandlung leistet ein *kombinierter Wickel* sehr gute Dienste: Um den Hals wird ein heißer, um die Brust ein lauwarmer und um die Waden ein kalter Wickel gegeben. Der heiße Halswickel und die kalten Wadenwickel sind öfters zu erneuern, während der Brustwickel liegenbleibt.

*Packungen* unterscheiden sich grundsätzlich von den Wickeln nicht. Sie werden ebenso angelegt, umfassen aber meistens größere Körperpartien. Eine Ganzpackung umschließt den Körper vom Nacken abwärts einschließlich der Arme und Beine, während bei der Dreiviertelpackung die Arme außerhalb bleiben. Diese Packungen stellen eine ausgezeichnete Reinigungs- und Entgiftungsmaßnahme dar.

*Waschungen* kann man bei fast allen Krankheiten ausführen und sie werden bei richtiger Ausführung vom Patienten als sehr wohltuend und entlastend empfunden. Bei der *Oberkörperwaschung* beginnt man am rechten Arm außen vom Handrücken bis zur Schulter, um an der Arminnenseite zur Hand zurückzukehren. Dann wäscht man wiederum an der Arminnenseite bis zur Achselhöhle diese aus, wendet das Tuch, wäscht den Hals und mit einigen großen Längsstrichen die Brust, den Leib und dessen Seitenflächen. Das Tuch wird nun erneut naß gemacht, der linke Arm so wie der rechte gewaschen, um nach der Tuchwendung den Rücken mit Längsstrichen zu benetzen. Anschließend folgt die Erwärmung im Bett oder durch Bewegung.

Die Oberkörperwaschung ist ein ausgezeichnetes Abhärtungsmittel und dient zur Behandlung von Erkrankungen der Luft- und Atemwege und auch zur Entlastung und Behandlung des Herzens. Als Nervenstärkung wird sie bei Schilddrüsenüberfunktionen, Nervenschwäche und Erschöpfungszuständen sehr gerne verwendet.

Die *Ganzwaschung* beginnt mit der Oberkörperwaschung, nach der dieser zugedeckt wird. Anschließend folgt in gleicher Art die Unterkörperwaschung und schließlich die der Beine — herzwärts — in langen Strichen. Sie dient der Anregung des Hautstoffwechsels und der Zirkulation und wird bei fieberhaften Erkrankungen zur Nervenberuhigung und Abhärtung angewendet.

Die *Unterleibswaschung* wirkt bei Stauungen im Venensystem der Bauch- und Beinvenen günstig: So bei Pfortaderstauungen, Venenentzündungen und Beingeschwüren.

Die *Serienwaschung* nach Kneipp entspricht einer Ganzwaschung, nach der sich der Patient ohne Abtrocknen zum Nachdunsten in das warme Bett zurücklegt. Sie wird solange in kürzeren Abständen wiederholt, bis Schwitzen eintritt, wobei in den etwa 30 Minuten dauernden Zwischenpausen heißer Schwitztee eingegeben wird. Sie wirkt besonders belebend auf das Kapillarnetz der Blutgefäße und verbessert beträchtlich die Kreislaufverhältnisse. Abwehrkraft und Entgiftung werden erheblich gesteigert.

Vorteilhaft ist das Abfrottieren der Haut nach einer Waschung mit einem rauhen Tuch und das anschließende Einölen mit einem guten Hautfunktionsöl.

Will man die Blutzirkulation in einem bestimmten Körperteil erhöhen, muß man diesen einer Waschung unterziehen. Dabei ist das Zwerchfell die Grenze zwischen Ober- und Unterkörper, also zwischen Kreislauf- und Atmungsorgan und Verdauungsorganen.

*Güsse* wirken tiefgreifender und werden mit bewegtem Wasser durchgeführt. Sie sind meistens deshalb fachkundigem Personal überlassen und sollen zu Hause nur in ihrer einfachsten Form durchgeführt werden. Auch hier gilt der Grundsatz, daß man nie bei fröstelndem Körper gießen soll und für Nacherwärmung zu sorgen hat. Hier seien der Arm-, der Knie- und der Schenkelguß angeführt.

Beim *Armguß* werden beide Arme bis zur Schulterhöhe begossen in der Art, daß von der rechten Hand der Arm aufwärts bis zur Schulter begossen wird, um dort 10 Sekunden zu verweilen, während das Wasser mantelartig über den Arm abfließt. Anschließend zurück zur Hand und gleiches Begießen des linken Armes. Die Gießung wird einmal wiederholt, wobei der Patient nun den Arm etwas nach außen dreht, so daß der Wasserstrahl über die Innenseite des Armes abfließt.

Der Armguß wirkt entlastend bei Blutandrang zum Kopf, bei Schwindelgefühl und allgemeiner Körperschwäche, bei Herzkrankheiten bis zu Angina pectoris, wo er allerdings als Wechselarmguß oder heißer Armguß besser wirkt.

Der *Knie- und Schenkelguß* werden in analoger Weise wie der Armguß durchgeführt. Die Güsse regen die Zirkulation an und stärken das Nervensystem. Sie sind nicht für akute fieberhafte Krankheiten geeignet, wohl aber für Stoffwechselstörungen aller Art: beginnende Arteriosklerose mit Schwindel, Ohrensausen, Brustbeklemmungen, zur Entstauung überfüllter Venen und Anregung des Kreislaufes, und schließlich zur Besserung strapazierter Nerven bei allgemeiner Nervenschwäche. Im Sinne einer fortlaufenden Abhärtung heben sie eindeutig die Widerstandskraft gegen Erkältungen und Infekte.

*Bäder* sind in ihrer Anwendungsmöglichkeit noch reicher als Wickel oder Güsse. In ihrer Wirkung angenehmer und milder, sind sie doch tiefgreifend und wesentlich kräftiger in den Heilwirkungen. Im Überwärmungsbad können wir künstliches Fieber erzeugen und erreichen damit den stärksten Heilungsvorgang, der möglich ist. Bäder sind in allen Temperaturstufen verwendbar sowie als Ganz- und Teilanwendungen, wobei noch die Möglichkeit von heilkräftigen Badezusätzen gegeben ist.

Das *Überwärmungsbad* setzt eine kräftige Konstitution und einen intakten Kreislauf voraus. Es hat eine sehr starke stoffwechselanregende und schweißtreibende Wirkung und wird besonders bei chronischer Harnsäurevergiftung, also den rheumatischen Leiden, und zur Beseitigung giftiger Stoffwechselprodukte aus eitrigen Krankheitsherden, also den Fokalinfekten, verwendet. Auch Folgekrankheiten einer schlecht ausgeheilten Grippe lassen sich dadurch gut beseitigen.

Es wird einmal wöchentlich, bei kräftigen Naturen bis dreimal wöchentlich, spätnachmittags gegeben, da es stark übermüdet und ihm ein tiefer Schlaf zu folgen pflegt. Als Badezusatz wird ein Absud aus Heublumen, Haferstroh und Schafgarbe hinzugefügt. Eine Handvoll Steinsalz erhöht die Wirkung.

Die Technik: Die Badewanne wird halbvoll mit Wasser von 36 Grad gefüllt, dann die Badezusätze dazugegeben und der Kranke hineingelegt. Es wird langsam heißes Wasser hinzugegossen, bis die Badetemperatur etwa 42 bis 45 Grad erreicht. Ruhig bleibt der Patient 20 bis 30 Minuten darin liegen, während alle 2 bis 3 Minuten sein Körper mit einer Hautbürste abmassiert wird. Nach dem Bade schlägt man den Patienten in ein großes Tuch ein, schafft ihn rasch in das Bett und wickelt ihn bis zum Hals fest ein. Zu den Füßen und an die Körperseiten kommen Wärmeflaschen. So läßt man ihn etwa eine Stunde schwitzen, wobei man nach Bedarf die Stirne und das Gesicht mit einem kaltfeuchten Tuch abreiben kann. Nach dem Schwitzen frottiert man den Kranken mit Essigwasser rasch ab und legt ihn in ein anderes Bett.

Die leichte Fieberwelle, die im Badewasser erzeugt wird und die mit dem Schweißausbruch abklingt, erregt die Abwehrstoffe des Körpers, der dann Krankheitsstoffe zur Ausscheidung bringt. Das Überwärmungsbad ist ein bewährtes Hilfsmittel bei der Bekämpfung schwerer chronischer Krankheiten überall dort, wo die Abwehrkräfte mächtig angeregt werden müssen.

Das *ansteigende Bürstenhalbbad* eignet sich besonders für fröstelnde Kranke wie bei Beginn einer fieberhaften Erkrankung. Der Patient sitzt in einer Wanne, wobei die Wassertemperatur seiner Fieberhöhe entspricht und die Wasserhöhe bis zum Nabel reicht. Mit einer Bürste werden nun alle unter Wasser befindlichen Körperteile kräftig gebürstet — die Beine in Herzrichtung— und man läßt durch etwa 10 Minuten langsam heißes Wasser zulaufen, während gleichzeitig etwa dieselbe Menge Wasser abgelassen wird. So wird die Temperatur allmählich so gesteigert, als es der Kranke gut verträgt, wobei stets weitergebürstet wird. Nach dieser Zeit steht der Patient auf und es wird der übrige Körper rasch feuchtwarm durchgebürstet, worauf rasch ein Körperteil nach dem anderen kalt abgerieben wird. Die ärgste Nässe wird abgestreift und der Patient legt sich zum Nachdunsten in das warme Bett, wo er zur Schwitzanregung heißen Lindenblüten- oder Fliedertee trinken kann. Nach dem Schwitzen ist eine kurze Kaltabreibung vorteilhaft. Wird beim Bade die zunehmende Wärme schlecht vertragen, läßt man rasch kaltes Wasser zulaufen, bis sich der Kranke wieder wohl fühlt.

Durch das Bad wird das Wärmedefizit des Körpers ausgeglichen, die Körperhaut intensiv durchblutet und als „Grab der Mikroben“ aktiviert und die anderen Abwehrsysteme des Körpers angeregt.

Bei der *Wechseldusche* braust man mit einer Handdusche den Körper warm bis heiß so lange ab, bis vollständige Erwärmung eingetreten ist. Dann schaltet man auf kalt um und führt den Strahl vom rechten Fuß bis zur Leiste aufwärts, wobei durch die Nase tief eingeatmet wird, um dann beim Ausatmen durch den Mund wieder zum Fuß zurückzukehren. Das linke Bein wird gleicherweise behandelt, anschließend niedergebückt, der rechte und linke Arm, dann Darmgebiet, Bauch und Brust, wobei mit dem Strahl kleine Kreisbewegungen gemacht werden. Tiefatmen dabei ist wichtig.

Sofort anschließend wird der Körper trockenfrottiert, bis wohlige Durchwärmung eingetreten ist oder man dunstet nach Abstreifen der Nässe im warmen Bett nach.

Da jede Kälteanwendung, der aktive Durchwärmung folgt, eine Wärmetherapie darstellt, wirken sich die Wechselduschen auch bei Gelenks- und Muskelrheumatismus günstig aus. Weitere dankbare Anwendungsgebiete sind Erkältungskrankheiten und Infektionen sowie ihre Anwendung als Unterstützungstherapie bei entgiftenden Maßnahmen und als hervorragendes Abhärtungsmittel.

Das *Auslaugebad* dient zur intensiven Entgiftung des Körpers über die ganze Haut. Es ist ein Vollbad, am besten abends genommen, mit einer Temperatur, die um die 37 Grad herum als sehr angenehm empfunden wird. Zu Beginn des Bades wird gründlich abgeseift und abgebürstet, um sich danach bis zum Hals für 30 Minuten oder noch länger in das Wasser zu legen. Von Zeit zu Zeit wird heißes Wasser zugegeben, damit das Wasser nicht auskühlt. Zum Abschluß wird nochmals eingeseift und gebürstet, abgeschwemmt und in das Bett gegangen. Man sieht am Rand der Badewanne die „Schmutzschicht“

als Ergebnis dieser Auslaugung. Angewendet wird das Auslaugebad bei Verschlackungskrankheiten, Rheumatismus und Gicht, Aufbrauchskrankheiten und Infektionskrankheiten 1—3mal wöchentlich.

Das *Reibesitzbad* hat die stärkste ableitende Wirkung von allen Kaltwasseranwendungen. Es setzt Fieber herab und beseitigt dessen Beschwerden, wirkt befreiend auf die Atemwege, kräftigt Verdauung und Kreislauffunktionen und zählt daher zu den durchgreifenden Bekämpfungsmitteln akuter und chronischer Krankheiten. Lokal leitet es Blutstauungen ab — Hämorrhoiden! —, beugt einer Arteriosklerose vor und bessert diese, wirkt hervorragend bei Darmträgheit und bei gewissen Frauenleiden mit nervöser Ursache, wie Funktionsstörungen des weiblichen Genitales, Kopfschmerzen und Migräne. Bei akuten Erkrankungen mit Fieber soll es einige Male am Tage angewendet werden, bei chronischen Krankheiten täglich einmal durch einige Wochen, um dann zu pausieren. Die Durchführung ist einfach: in eine Sitzbadewanne oder ein Schaff wird handhoch frisches Wasser eingefüllt, in das man sich hineinsetzt und nun mit beiden Händen energisch alle im Wasser befindlichen Körperteile abreibt. Anschließend wird tüchtig abgerieben und für Nacherwärmung gesorgt. Man beginnt mit einer Minute und steigert täglich um dieselbe Zeit bis höchstens zehn Minuten Dauer, um dann wieder täglich um eine Minute zu vermindern bis zur Ausgangszahl, nach der pausiert wird. Voraussetzung für das Bad ist, daß der Baderaum und der Badende gut durchwärmt sind, und nach jedem Bade die Wiedererwärmung eintritt.

Das *Reibesitzbad für Frauen* besteht in einer Kaltwasserbehandlung des äußeren Geschlechtsteiles mit der Wirkung der Beeinflussung des vegetativen Nervensystems, Leistungssteigerung der Unterleibsorgane, der Nieren, des Darms und der Geschlechtsorgane, Verbesserung der Entgiftungsfunktionen und Nervenkräftigung.

Das *Reibesitzbad für Männer* ist analog eine Kaltwasserbehandlung des Geschlechtsteils mit obiger Wirkung, doch auch als Zusatzbehandlung bei Nierensand und Nierensteinen, bei Blasen- und Harnröhrenkatarrhen, Prostatahypertrophie, Potenzstörungen und als Nervenkräftigungsmittel für neurasthenische Männer.

*Wechselbäder* haben kreislauffördernde Wirkung: Venen werden entstaut und die arterielle Durchblutung gefördert. Ihr großes Indikationsgebiet sind daher Arteriosklerose und weitere Durchblutungsstörungen.

Die Technik ist nicht schwierig. Man braucht zwei Kübel für die Füße und zwei Waschbecken für Hände und Unterarme. In die Kübel kommt Wasser bis zur Wadenmitte, in die Waschbecken soviel, daß man die Unterarme bis zum Ellenbogen eintauchen kann. In einen Kübel und in ein Waschbecken kommt heißes, in die anderen Gefäße kaltes Wasser. Man steckt nun gleichzeitig Füße und Arme für zwei Minuten in das heiße und anschließend für 10—15 Sekunden in das kalte Wasser und wechselt dies nun fünf- bis zehnmal. Man beginnt stets mit heißem und endet mit kaltem Wasser.

Bei *kalten Bädern* steht die Übungswirkung auf den Kreislauf im Vordergrund. Daneben wirken sie stoffwechselanregend und nervenstärkend. Der Kältereiz darf nur kurz, etwa 8—12 Sekunden, einwirken, um eine aktive Durchblutung zu erzielen. Maßgebend ist das Eintreten einer Reaktion in Form von Hautrötung und Erwärmungsgefühl, Bedingung vor dem Bad ein warmer Körper und nachher die Nacherwärmung durch Bewegung oder Bettwärme.

Das *kalte Vollbad* dient der Kräftigung, Abhärtung und Vorbeugung gegen Stoffwechselträgheit sowie Nervenschwäche und bekämpft, speziell abends genommen, Schlaflosigkeit. Es darf höchstens 30 Sekunden dauern in der Art, daß man aus dem warmen Bett ganz kurz in das kalte Wasser geht und schon wieder in das Bett zurückkehrt.

Das *kalte Halbbad*, genauso genommen, hat als Heilanzeigen Verstopfung, sexuelle Neurasthenie, Schilddrüsenstörungen, Herz- und Kreislaufstörungen wie nervöse Rhythmusanomalien, Hochdruck, Kopfkongestionen, Schlaflosigkeit, Blähbauch und Senkungserscheinungen der Baucheingeweide und dient der Abhärtung und Kreislaufertüchtigung.

Das *kalte Armbad* wird kurz bis zur Mitte der Oberarme genommen und zur Ableitung vom Herzen bei Herzfehlern, bei Bluthochdruck, bei Schilddrüsenüberfunktion, örtlichen Kreislaufstörungen und Schlaflosigkeit genommen.

Das *kalte Fußbad* wirkt bei Fußmüdigkeit, Kopfkongestionen, Nasenbluten, Lungenbluten, Verstopfung und in Form der „nassen Socken“ bei Schlaflosigkeit. Über die nassen Socken, die man die ganze Nacht anbehält, kommt ein Paar wollener, trockener Socken.

*Warme Bäder* entspannen das Gefäßsystem und bewirken eine Lokkerung der Muskeln und Sehnen, die man sich zur Übungsbehandlung zunutze macht. Bei Erregungszuständen gibt man warme Bäder, in der Temperatur absteigend. Die gewöhnliche Dauer beträgt etwa 15 Minuten. Nach jeder Warmanwendung soll ein kurzer Kältereiz durch Waschung oder Abgießung erfolgen. Heilkräftige Zusätze steigern beträchtlich die Wirkung eines Bades:

*Heublumen* befördern besonders die Ausscheidung der Harnsäure und werden daher bei gichtisch-rheumatischen Krankheiten sowie bei Steinleiden angewandt. Das Heubad besteht darin, daß man den Rheumatiker tief in das Bergheu eingräbt und bis zum gründlichen Schweißausbruch liegen läßt.

*Haferstroh* ist schmerzlindernd und nervenstärkend. Es wird bei tiefliegenden Schmerzen und Koliken des Unterleibes angewandt. Beim Haferstrohsitzbad werden Gebärmutter- und Eierstockentzündungen gut beeinflußt.

*Kamillenbäder* wirken stärker als Haferstrohbäder schmerzlindernd und krampflösend, regen aber sehr nervöse Menschen an.

*Zinnkraut* heilt Erkrankungen der Harnorgane, am besten als temperaturansteigendes Sitzbad genommen. Zinnkraut-Kamillenbäder wendet man bei Ekzemen und pustulösen Hauterkrankungen an.

*Eichenrindenbäder* haben eine zusammenziehende Wirkung bei Unterleibsleiden der Frauen, bei venösen Stauungen, Hämorrhoiden. Gemischt mit Kamille und Zinnkraut als ansteigendes Fußbad bei Unterschenkelgeschwüren und als Fußbad bei offenen Frostschäden.

*Fichtennadel- und Latschenbäder* beruhigen das Nervensystem und lösen Schleimansammlungen in den oberen Atemwegen. Als Überwärmungsbad wirkt es entfettend. Allgemein regen sie den gesamten Stoffwechsel an.

*Weizenkleiebäder und Käsepappelbäder* beruhigen Hautentzündungen und werden deshalb bei Ekzemen und Akne angewandt.

*Salzbäder als Solebäder* sind leicht hautreizend und steigern die Ausscheidung von Wasser, Harnsäure und Kohlensäure. Sie werden bei fast allen Stoffwechselstörungen angewandt. Sole mit Latschenextrakt kombiniert erhöht diese Wirkung. Steht Sole nicht zur Verfügung, behilft man sich mit rotem Steinsalz.

*Tau- und Wassertreten* hat neben einer Abhärtungswirkung einen guten Einfluß auf Stauungen in Kopf und Brust und regt die Durchblutung der Beine an. Es hat also ableitende Wirkung. Zu Hause kann man in einer halbvollen Badewanne, im Freien in jedem Bach das Wassertreten durchführen, indem man anfangs 10, 30, 60 Sekunden, schließlich 1—2 Minuten mit entblößten Unterschenkeln sich stampfend bewegt. Wenn die zuerst auftretende Kälteempfindung einem Wärmegefühl Platz macht, ist der richtige Moment zum Abbrechen gegeben. Nun streift man die gröbste Nässe ab und zieht trockene Strümpfe an. Das Tautreten dauert 3—5 Minuten, wonach ebenfalls trockene Socken angezogen werden. Gleichzeitig soll reine Morgenluft tief eingeatmet werden, so daß auch von innen her die Zirkulation und Lebenskraft angeregt wird.

*Das Dampfbad* ist ebenfalls eine mächtige Anregung zur Schlackenausscheidung und hat in den Stoffwechselerkrankungen sein größtes Wirkungsfeld. Seine hauptsächlichen Anwendungsgebiete sind Rheumatiker und Gichtkranke mit ihrer harnsauren Diathese, Fokalinfekte mit der Selbstvergiftung durch Erreger, die Fettsucht mit der Stoffwechselträgheit, Steinbildner mit Nieren- oder Gallensteinen und Beschwerden der Wechseljahre. Nicht angewandt darf das Dampfbad bei Herzschwachen, Lungenkranken, Schilddrüsenüberfunktionen, bei Frauen mit zu starker Regel und bei beträchtlichem Hochdruck werden. Die Hauptwirkung eines regelmäßigen Dampfbades liegt wohl in seiner vorbeugenden Wirkung gegen Stoffwechselschlacken mit ihren Begleiterscheinungen.

Richtig wird ein Dampfbad so genommen: Es muß als Ganzes genommen werden, der Dampf wird also auch eingeatmet. Während des Dampfes soll man in leichter Bewegung sein, die Dauer richtet sich nach dem körperlichen Wohlbefinden. Anschließend wird zum Nachschwitzen der Körper eingepackt und schließlich mit frischem

Wasser abgebraust. Eine Massage und Einölen mit einem Hautfunktionsöl beschließt die Anwendung.

*Der Kopfdampf* wird bei Erkältungsbeschwerden des Kopfes und der oberen Atemwege gerne angewandt, so bei Schnupfen, Nasennebenhöhlenerkrankungen, Mittelohrentzündungen, Kehlkopfentzündungen und Bronchialkatarrhen. Ein mehr breiter als hoher Topf mit heißem Kräuterabsud aus Kamille, Salbei oder Heublumen wird auf einen Stuhl gestellt. Der Kranke setzt sich davor und wird überdeckt. Nach Zurückschieben des Topfdeckels wird der Dampf zum Einatmen freigegeben, wobei zumindest teilweise auch durch die Nase geatmet werden soll.

Unter *Sauna* versteht man ein trockenes Heißluftbad im Wechsel mit Abkühlung. Es ist ein Ganzbad in trockener Heißluft von 85 bis 95 Grad Celsius mit kurzen, abschließenden Dampfstößen und anschließender Abkühlung durch Luft, Wasser oder Schnee. Die Wirkung kann durch äußerliche Reize wie Reiben, Rutenschlagen oder Selbstmassage verstärkt werden.

Die Wirkung beruht darauf, daß sich der Körper des Badenden in wenigen Minuten auf 38 bis 39 Grad Celsius erwärmt, was zu einem massiven Schweißausbruch und dadurch zu einer Reihe gesundheitsfördernder Vorgänge im Körper führt. Die abwechselnden Reize auf den Körper durch Heißluft, kühles Wasser und mechanische Reize stellen eine harmonische Verbindung natürlicher Heileinflüsse dar, die sich in Hunderten von Jahren immer wieder bewährt haben.

Wer kann die Sauna besuchen? Das finnische Sprichwort sagt: „Wer in die Sauna gehen kann, kann in die Sauna gehen." Der Arzt muß aber die Einschränkungen dieser Regel bestimmen. Nicht die Sauna benützen dürfen Patienten mit entzündlichen oder decompensierten Herz-Kreislauferkrankungen, Durchblutungsstörungen mit Gefäßverschluß, Nierenerkrankungen, Blutkrankheiten, Hochdruck mit über 200 mm Hg, Arteriosklerose, Schilddrüsenüberfunktionen, gewissen Augenleiden wie grüner Star, Epileptiker, Tuberkulöse, echten Geisteskrankheiten, Infektionskrankheiten und allen akuten Krankheiten wie z. B. Grippe.

Es genügt im allgemeinen, einmal wöchentlich die Sauna zu benützen, wobei regelmäßiger Gebrauch am besten ist. Zur Sauna muß man Zeit haben und soll nicht hetzen, der Magen soll nicht voll, aber auch nicht ganz leer sein, vor der Sauna ist ein Glas Fruchtsaft mit Traubenzucker empfehlenswert. Blase und Darm sollen entleert sein. Nicht die Sauna benützen soll man nach schlafloser Nacht, unmittelbar nach schweren körperlichen Anstrengungen, nach starkem Reizmittelgenuß, vor und während der Regel und bei akuten Krankheitszuständen, z. B. ausgebildetem Erkältungsinfekt.

Der Verlauf eines guten Saunabades soll folgendermaßen vor sich gehen: erst soll der Körper mit Wasser und Seife gründlich gereinigt werden, worauf man nach dem Abtrocknen den Saunaraum aufsucht. Man beginnt auf der untersten Stufe und wechselt nach eigener Verträglichkeit auf die oberen Stufen über. Man sitzt mit angezogenen Beinen oder liegt ausgestreckt auf einem trockenen Handtuch. Man soll sich möglichst entspannen, daher auch wenig reden. Der erwünschte Schweißausbruch erfolgt nach etwa 5—8 Minuten, worauf man mit dem Massieren, Streichen oder Beklopfen beginnen kann.

Man bleibt etwa acht bis zwölf Minuten im Saunabad. Der Aufguß soll etwa zwei Minuten vor dem Verlassen des Raumes gemacht werden und der danach nochmals erfolgende Schweißausbruch abgewartet werden. Sofort nach dem Verlassen des Saunaraumes wird am offenen Fenster oder im Freien ein Luftbad mit Tiefatmen, Langsamgehen und Armbewegen genommen, jedoch vor dem Frösteln der Gießraum aufgesucht und mit Wasser von etwa 12—16 Grad Celsius in Form von Duschen oder individuellen Kneippgüssen abgekühlt werden. Zu plötzliche Abkühlung in zu kaltem Wasser stellt eine bedeutende Herz-Kreislaufbelastung dar, die nicht jedem zugemutet werden kann, und die die einzige Gefahr des Saunabades bildet.

Es genügen im allgemeinen zwei Saunagänge, zwischen die bei Bedarf eine Sportmassage eingeschaltet werden kann. Der zweite Durchgang wird wie der erste durchgeführt.

Ruhen soll man, wenn man dazu ein Bedürfnis verspürt, dann aber ausgiebig. Nach dem Saunabad stellt sich ein herrliches körperliches und seelisches Wohlbefinden ein.

Regelmäßiger Saunabesuch bewirkt Erholung und Entspannung nach schwerer Arbeit, allgemeine Leistungssteigerung und Abhärtung, Vorbeugung gegen viele Erkrankungen, besonders Erkältungen, und Training des Kreislaufes sowie Harmonisierung der Tätigkeit des vegetativen Nervensystems.

Jedenfalls ist die Sauna bei richtigem Gebrauch ein wahrhafter Jungbrunnen, von dem die Finnen sagen: „In der Sauna verraucht jeder Zorn und die Galle trocknet ein!“

Nun würde aber eine Betrachtung über Wasser und seine Anwendungen unvollständig bleiben, wenn man nicht seine weiteren, geradezu magischen Auswirkungen unberücksichtigt ließe.

Jeder von uns hat schon über die Strahlenwirkungen unterirdisch fließenden Wassers gehört, für die es noch keine exakten wissenschaftlichen Erklärungen gibt. Daß sie da sind, kann man immer wieder selbst und völlig unbeeinflußt beobachten: Bei Pflanzen, die an einer Stelle kümmern und nach Versetzen prächtig gedeihen, bei Tieren, die in einer Stallecke verwerfen und umgestellt nicht mehr und auch bei Menschen, die trotz aller Möglichkeiten der Therapie bei chronischen Krankheiten auf nichts ansprechen wollen und die erst den Platz ihres Bettes wechseln müssen, um endlich langsam geheilt zu werden. In so manchen hartnäckigen Krankheitsfällen muß man den Patienten erst aus dem Bereich der krankmachenden Wasserstrahlen entfernen, um eine Heilwirkung erzielen zu können. Festgestellt können diese Strahlungen mittels der Wünschelrute werden, wozu aber eine Begabung gehört, die nur aus ethischen Gründen eingesetzt werden soll. Eine andere magische Wirkung hat noch Wasser: die Wirkung auf das Nervensystem oder besser ausgedrückt auf das Gemüt. Wer von uns hat nicht schon wie gebannt auf Wasser gesehen, auf dieses ewig in Bewegung und Fließen befindliche Element, das die Griechen in ihrer Philosophie auf das Leben selbst mit ihrem Ausspruch „alles fließt“ anwandten? Wen hat es nicht schon beruhigt und Trost gespendet? Sehr schön hat diese zauberhafte Wirkung fließenden Wassers Nikolaus Lenau in sein Gedicht gefaßt:

Sahst du ein Glück vorübergeh'n,
das nie sich wiederfindet,
ist's gut, in einen Strom zu seh'n,
wo alles wogt und schwindet.
Oh! Starre nur hinein, hinein,
du wirst es leichter missen,
was dir, und soll's dein Liebstes sein,
von Herzen ward gerissen.
Blick unverwandt hinab zum Fluß
bis Deine Tränen fallen
und sieh durch ihren warmen Guß
die Flut hinunterwallen.
Hinträumend wird Vergessenheit
des Herzens Wunde schließen.
Die Seele sieht in ihrem Leid
sich selbst vorüberfließen.

## Die Bewegungstherapie

*Zur Bewegungstherapie* hat Seume etwas Geistvolles gesagt: „Es ginge vieles besser, wenn man mehr ginge!"

Hier wollen wir die Wichtigkeit der Muskelbetätigung untersuchen, wenn auch die ständige Übung der Geistes- und Willenskräfte ebenfalls große Bedeutung besitzt. Doch davon später.

Wir können uns die Muskeln als elastische und dehnbare Bänder vorstellen, die zwischen zwei Punkten fixiert sind und deren Zweckbestimmung es ist, etwas zu bewegen. Den Anlaß zur Bewegung geben Impulse, die, fortgeleitet durch das Nervensystem, einer natürlichen Anregung entspringen sollen, um eine optimale Leistung zu erbringen.

Es gibt drei Arten von Muskulatur: Die quergestreifte Muskulatur, das sind die willkürlichen Muskeln, die durch einen Willensakt bewußt bewegt werden und die, im Mikroskop betrachtet, eine regelmäßige Querstreifung aufweisen.

Die zweite Art bilden die glatten Muskeln, denen die mikroskopische Querstreifung fehlt und die dem Willen nicht unterworfen sind — wie etwa die Muskeln des Magen-Darmtraktes.

Eine Sonderstellung als dritte Art nimmt der quergestreifte Herzmuskel ein, der aber nicht durch den Willen beeinflußt werden kann und die Reize, die ihn zu seiner unermüdlichen und pausenlosen, wenn auch nicht ständig gleichen Arbeit veranlassen, von einem eigenen Nervenzentrum erhält.

Für jegliche Muskelarbeit oder -betätigung gelten ebenfalls Naturgesetze, die für ihre Funktion sehr wichtig sind und die einer Besprechung unterzogen werden müssen.

Es gilt das Gesetz, daß alles, was zu wenig oder gar nicht beansprucht wird, der Degeneration und schließlich dem Abbau oder der Atrophie anheimfällt und somit minderwertig bis zum völligen Funktionsverlust wird. Man kann dies schön an folgendem Beispiel sehen: bei einem Beinbruch etwa wird für eine Anzahl Wochen das Bein in Gips gelegt. Nach der Entfernung des Gipsverbandes erweist sich immer, daß durch Atrophie der Beinmuskulatur, die nicht beansprucht wurde, der Umfang des Beines deutlich abnahm, was neben der Sichtbarkeit leicht durch Umfangmessungen im Vergleich zum gesunden, gebrauchten Bein feststellbar ist. Durch Gebrauch und Übung der geschwundenen Muskulatur läßt sich diese zum normalen Umfang und zur normalen Funktion wieder zurückbringen, falls der Nichtgebrauch nicht zu lange andauerte und Dauerschäden hinterließ.

Es gilt aber auch das Umgekehrte: daß nämlich alles, auch die Muskulatur, bei zu häufiger oder dauernder Überbeanspruchung ebenfalls Schädigungen mit folgendem Leistungsabfall erleidet. So nimmt ein demgemäß überanspruchter Muskel an Umfang und zunächst auch an Kraft zu — aber nur bis zu einer gewissen Grenze. Dann tritt durch zu große Hypertrophie eine Verhärtung und damit ein Elastizitätsverlust der Muskelmasse ein, was Leistungsabfall bedeutet. Es kann schließlich zu Muskelentzündungen chronischer Art kommen, die neben ihrer Schmerzhaftigkeit einen Funktionsverlust bringen. Diese Muskeln sind dann hart, wenig elastisch und schmerzen bei ihrer Aufgabe, zu bewegen. Sinn hat sich in Unsinn gewandelt.

Es gilt auch hier das Naturgesetz: der Anspannung muß die Entspannung folgen, der Arbeit die Ruhe. Muskelbetätigung oder Muskelübungen müssen systematisch und regelmäßig erfolgen, doch sind Erholungsphasen ebenfalls regelmäßig einzubauen.

Sehen wir uns nun die Arten einer Muskelbetätigung an: Wir können sagen, daß es passive und aktive Betätigung gibt.

Die passive Betätigung der willkürlichen Muskulatur besteht in der Anstrengung, die nötig zur Aufrechterhaltung des Körpers ist. Dies ist uns unbewußt, aber würde es nicht so sein, würden wir wie ein lebloser Körper zusammenfallen. Die aktive Betätigung ist die Arbeit in der aktiven Bewegung mit Ermüdung bei längerer Dauer.

Die passive Betätigung der unwillkürlichen Muskulatur ist der Kraftaufwand dieser Muskeln, um den Körper am Leben zu erhalten — denken wir an die unbedingt nötige Herzarbeit. Die aktive Betätigung dieser Muskelgruppe bedeutet die Anstrengung über dieses lebensnotwendige Maß hinaus und tritt besonders bei aktiver Arbeit der willkürlichen Muskel in Erscheinung.

Wie ist das zu erklären? Das Reflexnervensystem verbindet die verschiedenen Körperregionen und Organe. So werden Reize, die auf das willkürliche Muskelsystem gerichtet sind und aktive Betätigung auslösen, auf das unwillkürliche System übertragen und werden auch dort aktive Betätigung verursachen.

Überdenken wir Folgendes: Muskeltätigkeit bedeutet vermehrte Atmung durch erhöhten Sauerstoffverbrauch, gleichzeitig aber auch Anregung der Herzarbeit mit Erhöhung der Durchblutung. Jeder weiß, daß bei Anstrengung oder Arbeit der Atem rascher und tiefer geht, und das Herz rascher zu schlagen beginnt.

Da jeder arbeitende Muskel einen vermehrten Blutbedarf benötigt — zu seiner Arbeitsleistung ist erhöhte Sauerstoffzufuhr und erhöhte Ernährung erforderlich —, wird ihm über eine Befehlszentrale im Gehirn, die die Blutverteilung im Körper regelt, durch Erweiterung der Blutgefäße mehr Blut zugesandt. Die notwendige Energieversorgung wird dadurch sichergestellt, aber auch die Schlackenabfuhr

— ein arbeitender Muskel bildet Milchsäure — wird gesteigert.

In diesem Zusammenhang lohnt es sich, einen Blick auf die Gefäßwandmuskulatur, die so wichtig für die Gefäßelastizität ist, zu werfen. Wir sagten schon, daß der arbeitende Muskel, gleich, wo er sich befindet, eine bessere Durchblutung durch Erweiterung seiner Blutgefäße erfährt. Da der Körper eine nicht veränderliche Blutmenge von etwa 5 bis 7 Liter enthält, muß als Ausgleich ruhender, nicht arbeitender Muskulatur oder Organe durch Engerstellung der Blutgefäße Blut entzogen werden. Dies geschieht sozusagen vollautomatisch über ein Gefäßzentrum im Gehirn, das seine Befehle über das vegetative Nervensystem zu Gefäßnerven und -muskeln sendet. Dies spielt sich ununterbrochen in unserem Körper ab, uns unbewußt. Da die Gefäßmuskulatur, mit ausschlaggebend für die Gefäßelastizität, durch Muskelarbeit angeregt wird, umgekehrt aber durch zu geringe oder fehlende Beanspruchung wie jeder Muskel der Atrophie anheimfällt, was hier Steifheit und Unelastizität mit ihren schlimmen Folgen — Hypertonie! — bedeutet, erhellt sich hier besonders deutlich die Wichtigkeit der Muskelbetätigung.

Sehen wir weiter: das Herz preßt durch seine Kontraktion das durch den Lungenkreislauf mit Sauerstoff gesättigte Blut in die Körperschlagader, wobei durch einen Herzklappenschluß das Zurückströmen verhindert wird. Die ausgeworfene Blutmenge dehnt die Gefäßwand peripherwärts aus, während hinter ihr, also herzwärts gelegen, sich das Blutgefäß wieder zusammenzieht. So wird die Blutmenge fortwährend als „Pulswelle" zu den Körperzellen getrieben und man bezeichnet daher die elastischen Gefäßwände mit ihrer diesen Effekt hervorrufenden Gefäßmuskulatur als „peripheres Herz". Der Herzmuskel selbst würde nicht ausreichen, die Blutmenge weit genug voranzutreiben — beträgt doch die Länge der Blutkapillaren, an denen sich der Stoffwechsel in Wahrheit abspielt, im menschlichen Körper etwa 100.000 Kilometer.

Auch diese Tatsache illustriert ganz deutlich die Wichtigkeit einer möglichst guten Gefäßmuskulatur, die wie jedes Organ nur durch Arbeit als adäquaten und natürlichen Reiz ihre Funktion erhalten kann. Auch im Venensystem — wie auch im Lymphgefäßsystem —

spielt Muskelarbeit eine große Rolle. Die Blutadern oder Venen sind wesentlich dünnwandiger als die muskelstärkeren Arterien und demgemäß ist auch ihre Gefäßwandmuskulatur schwach ausgebildet. In ihnen fließt das verbrauchte Blut, das seinen Sauerstoff abgegeben hat, herzwärts, um dann im Lungenkreislauf wieder mit Sauerstoff gesättigt zu werden. Dies bedeutet in allen Körpergebieten, die niedriger als das Herz liegen — vor allem in den Beinvenen — die Arbeit, das Blut entgegen der Schwerkraft bis zum Herz zu heben. Da die Gefäßmuskulatur der Venen dazu zu schwach ist, müssen andere Hilfsmaßnahmen dazu eingeschaltet werden. Dies sind einerseits die Venenklappen, die ventilartig in gewissen Abständen in die Gefäßlichtung eingebaut sind und ein Zurückfließen des Blutes verhindern, andererseits ist dies die die Venen umschließende Muskulatur, die bei jeder Kontraktion — und dies ist Arbeit! — die dünnen Gefäßwände zusammendrückt und so, da ein Zurückfließen bei intaktem Klappenapparat nicht möglich ist, das Blut herzwärts drückt.

So unterstützt Muskelarbeit nicht nur die Gefäßelastizität der Arterien, sondern ermöglicht auch in den Venen das Zurückfließen des Blutes und ist daher so eminent wichtig.

Natürlich ist dies nicht alles: es ist bekannt, daß Muskelarbeit verdauungsfördernd wirkt, da Bewegungen der Bauchmuskulatur sich reflektorisch als Anreiz für die Darmmuskulatur erweisen, und ausgiebige Zwerchfellbewegungen, wie sie durch Arbeit entstehen, die Pump- und Saugwirkung des Zwerchfells auf die Bauchorgane erhöhen.

Selbstverständlich werden durch die größere Blutmenge, die allen im arbeitenden Muskelgebiet liegenden Organen zugute kommt, auch deren Funktion und Leistung verbessert, so daß die Wirkung der körperlichen Arbeit sich letztlich auf alle Zellen, Organe und schließlich auf den ganzer Körper erstreckt.

Genügt dies nicht, um die Wichtigkeit der körperlichen Betätigung unter Beweis zu stellen? Wir haben unsere Muskulatur, um sie sinn- und naturgemäß ausgiebig zu bewegen — lassen wir sie verkümmern, ist dies naturwidrig und muß mit Krankheit und später mit verfrühtem Tode bezahlt werden.

Die heutige „zivilisierte“ Menschheit hat in ihrer überwiegenden

Mehrheit verlernt, ihre zum ausgiebigen Gebrauch bestimmte Muskulatur in ihrem naturgewollten vollen Umfang zu benützen. Die Berufe, in denen manuelle Arbeiter ihr Brot verdienen, werden immer weiter reduziert, und auch dort nimmt die fortschreitende Technik immer mehr Anstrengung und körperliche Arbeit fort. Damit kann und soll nichts gegen den technischen Fortschritt gesagt sein — auch hier würde ein Stillstand einen Rückschritt bedeuten. Das Problem ist nur der sinnvolle Einsatz der technischen Hilfsmittel, der nicht so weit gehen soll, daß körperliche Degeneration mit ihren krankmachenden Folgen der bittere Lohn des „Fortschrittes" ist.

Da aber die heutige Zeit immer mehr die körperliche Arbeit unnötig macht, muß man sich nach sinnvollem Ersatz umsehen. Merken wir uns doch, daß der Körper nur durch Überwinden von Schwierigkeiten lernt, Schwierigkeiten zu überwinden, daß er nur durch Widerstandsleistung widerstandsfähig wird und nur durch Kraftentwicklung sich wirklich kräftigen kann.

Wodurch nun wird dieser notwendige Ersatz der ausgiebigen körperlichen Betätigung ermöglicht? Durch bewußte, von der Intelligenz geführte Muskelübungen, die die notwendige natürliche Anregung für die Muskulatur bilden und die systematisch und regelmäßig durchzuführen sind. Beachten wir aber auch hier das erwähnte Gesetz, daß die Grenze der Erschöpfung nicht überschritten werden darf, daß Arbeit und Erholung einander sinnvoll abzulösen haben. Maßgeblich ist auch hier das eigene Gefühl, der „innere Arzt", der einem die richtige Grenze finden läßt, die allerdings mit fortschreitender Kräftigung immer weiter hinausgeschoben wird.

Anleitungen hiezu gibt es genügend, ein guter Arzt wird hier Rat geben können und einschlägige Buchhandlungen führen entsprechende Anleitungsbücher.

Eine kurze, sehr bewährte morgendliche Übungsfolge ist folgendermaßen zusammengesetzt:

Beim Aufwachen schnell beide Knie noch unter der Decke hochziehen und so einen Augenblick liegenbleiben.

Dann werden beide Knie dreimal geöffnet und wieder geschlossen — Hüftgelenk.

Anschließend wird jede einzelne Zehe umgriffen — Spreizfußmassage. Die Beine werden ausgestreckt und die Zehen zur Faust zusammengezogen, die anschließend wieder gespreizt werden — Sohlenmuskulatur, Senkfüße. Die Finger machen zur gleichen Zeit wie die Zehen eine Faust, um dann wieder gespreizt zu werden — viermal.

Knie wieder anhocken, wobei das Kreuz auf der Unterlage anliegt und nun die Zehenspitzen möglichst nahe dem Gesäß auftupfen — viermal als Übung für Kreuz- und Lendenwirbel.

Die folgenden Übungen werden ohne Kopfpolster ausgeführt:

Kopf hochheben und sanft wieder hinlegen — Nacken.

Kopf und Schultern hochheben und wieder hinlegen — Magen und Bauch.

Kopf, Schultern und beide gestreckten Beine zugleich hochheben und sanft wieder hinlegen — Bauch.

Kopf drehen, bis die Schläfe das Bettuch berührt — zweimal rechts und zweimal links — Halswirbel.

Auf dem Bettrand sitzend, beide Arme hinter dem Kopf verschränken und den Oberkörper viermal so weit als möglich nach rechts und nach links drehen — Wirbelsäule und Taille.

Vor dem Waschen bei kerzengeradem Oberkörper drei bis vier tiefe Kniebeugen machen — Oberschenkel.

Vor dem Zähneputzen einige Male Kopfkreisen nach rechts und links — Halswirbel.

Vor dem Kämmen Arme hochrecken, einmal rechts höher als links und umgekehrt — Mittelkörper.

So wird mit wenig Zeitaufwand durchtrainiert der Tag begonnen und man hat reichen gesundheitlichen Gewinn davon.

Wichtig ist, diese Übungen möglichst in frischer Luft durchzuführen — wenn es der Witterung wegen im Freien nicht geht, wenigstens im Zimmer bei geöffnetem Fenster, wobei aber Zugluft vermieden werden muß. Das lebendige, prickelnde Lebens- und Kraftgefühl nach dieser Körperbetätigung ist der herrliche Lohn und zeigt den richtigen Weg an.

Es versteht sich von selbst, daß neben den körperlichen Übungen jede Gelegenheit zur Arbeit bzw. Bewegung — auch hier im Freien, — nicht nur benützt, sondern gesucht werden soll.

Jeder genügend weite Marsch in freier Luft erzeugt eine richtige Blutwäsche, da er über Haut und Lungen entgiftet, eine Sauerstoffanreicherung erzielt und Atmung, Verdauung, Drüsen und Zirkulation anregt. Bei Schlaflosen bringt der Abendspaziergang Entspannung, Erholung und verbesserten Schlaf.

Die heutige sitzende und autofahrende Lebensweise schädigt, auf lange Sicht gesehen, immer den Stoffwechsel und bringt also lokale Beschwerden, Unterleibsstauungen, chronische Frauenleiden, Hämorrhoiden, Darmträgheit und schlechte Funktion der ausscheidenden Drüsen mit sich.

Die beste Bewegung ist ausgiebiges Gehen, das den ganzen Körper beansprucht und am besten mit mäßigen Anstrengungen durch angepaßte Steigungen noch zuträglicher gestaltet wird. „Lustwandeln" hat Goethe das Spazierengehen genannt und damit das treffende Wort für nicht nur den körperlichen, sondern auch seelischen Ausgleich des Gehens gefunden. Die großen Philosophen der griechischen Antike wurden nicht umsonst „Peripatetiker", d. h. durch umherwandeln Weise gewordene, genannt.

Hebel — 1760 bis 1826 — berichtet eine amüsante Geschichte: ein dicker rheumatischer Mann, der jahrelang von Arzt zu Arzt gepilgert war, und ständig umsonst mediziniert hatte, erfuhr von einem wundertätigen Arzt, der viele Meilen entfernt war. Diesem schrieb er um Rat. Der Doktor schrieb zurück, er wisse, was ihm fehle: Er habe einen Wurm im Bauch, den er nur wegbrächte, wenn er die Reise zu Fuß unternähme und sich unterwegs recht sparsam ernähre.

Stöhnend begann der Dicke seinen Fußmarsch und schaffte zunächst nur kleine Strecken. Mit der Zeit jedoch ging es immer besser und als er schließlich beim Wunderdoktor ankam, war er gesund. Ihm sagte nun der Arzt, der Wurm wäre wohl weg, jedoch gingen die Wurmeier nur ab, wenn auch der Rückmarsch zu Fuß angetreten werde. Der dicke Patient ahnte wohl den Sinn der Therapie, war aber klug genug, zu folgen und kehrte als fröhlicher, gesunder und schlanker Mann zurück."

Aus dieser Geschichte kann man das beste und billigste Rezept, das es gibt, herauslesen: Marschiere viel und iß wenig!

Der oft gehörte Einwand: Dafür habe ich keine Zeit, ist nicht stichhaltig. Der Fußweg zum und vom Arbeitsplatz, bei langer Strecke eventuell geteilt zwischen Gehen und Fahren, der Abendspaziergang, der Wochenendausflug und der Wanderurlaub unter dem Motto: „Marschiere Dich gesund!" ist in irgendeiner Form immer möglich. Man beginne bescheiden und steigere allmählich. Regelmäßiges Gehen ist ungleich schöner und zeitsparender als Wartezimmer- und Spitalsaufenthalte.

Gartenarbeit, maßvoller Sport und Gymnastik gehören natürlich in denselben Rahmen. Der Rekordsport der modernen Gladiatoren möge ihnen Vergnügen und der Masse die Sensation bringen — es haben aber diese schweren Überanstrengungen nichts mit der Gesunderhaltung des Körpers zu tun.

Gartenarbeit ist ein ausgezeichneter Ausgleich zur so häufigen sitzenden Lebensweise und arbeitet fast alle Muskelgruppen gut durch. Jede Jahreszeit hat eine Fülle von Möglichkeiten der körperlichen Betätigung — vom Wandern, das jederzeit durchführbar ist, über das Radfahren zu Schwimmen und Skisport und anderem mehr. Sportarten müssen der körperlichen Verfassung angepaßt sein und man muß bedenken, daß erst durch das körperliche Training die höhere Leistung allmählich erwächst. Es hat jedes Ding auf Erden seine bestimmte Zeit, auch die körperliche Ertüchtigung. Umgekehrt darf man sich nicht entmutigen lassen — erst Ausdauer und Konsequenz verbürgen den erstrebten Erfolg.

Der Erfolg aber liegt in einem wachsenden Kraft- und Gesundheitsgefühl, das zunehmender Lebens- und Widerstandskraft entspricht und das uns dem Ziel näher bringt, das Schopenhauer folgend ausgesprochen hat: „Neunzig Prozent des Lebensglücks liegt in der Gesundheit!" Wenn wir die erwünschte Vollkommenheit anstreben — und dies ist ein Ziel der von Gott geschaffenen vollkommenen Natur —, so bedeutet dies auch Schönheit des Körpers. Das äußere Bild des Körpers wird maßgeblich von der ausgebildeten Muskulatur bestimmt, besonders beim muskelkräftigeren Mann, doch in gewissem

Maße auch beim weiblichen Körper. Die Muskulatur modelliert den Körper und macht ihn, bildlich gesehen, lebendig und schön.

Wie sieht dies heute aus? Ein Muskelrelief ist nur mehr relativ selten zu sehen, schwammiges Fett- und Unterhautgewebe verweichlicht die Formen über der schwächlichen Muskulatur, die zu einer wirklichen Leistung nicht fähig ist. Astheniker wiederum sitzen oder gehen zusammengesunken umher und lassen sich „hängen“, da ihre ungeübten und daher degenerierten Muskeln die Kraft zur freien, aufrechten Haltung nicht mehr besitzen. So bietet sich bis auf nicht allzu häufige Ausnahmen die Masse Mensch als Zerrbild des Schönsten in unserer Natur — des menschlichen Körpers — dar.

Instinktiv wird das gefühlt und so kommt es, daß jährlich die „schönsten Männer der Welt“ posieren, um ihre überzüchteten Muskelmassen, die das andere, ebenfalls als Zerrbild anzusehende Extrem darstellen, vor exaltierten Frauen spielen zu lassen.

Es ist auch ein Irrglaube anzunehmen, daß übertrainierte und überzüchtete Muskulatur besonderer Kraftleistungen fähig wäre: noch nie war ein solcher „Mister Muskel“ ein Leistungssportler. Dies liegt einerseits an einer Ernährung, die besonders die Muskelbildung fördern soll und daher unnatürlich ist, da sie statt auf alle Organe einseitig auf eines ausgerichtet ist, und andererseits an ebenfalls einseitigem Übungstraining, das wohl dem Umfang, nicht aber der echten Leistungssteigerung im selben Ausmaß dient.

Wir sagten schon, daß die Muskulatur mitbestimmend das Körperrelief modelliert, ebenso die Körperhaltung. Sehen wir nun uns unter unseren Mitmenschen um: Hier sitzt jemand angespannt vorne auf der Stuhlkante und zwingt damit, wenn auch unbewußt, seine Muskulatur zu gänzlich unnötiger und unadäquater Kraftentfaltung, da sie seinen Körper in Balance halten muß. Seine Füße zucken unruhig herum, seine Hände fahren mit hastigen Bewegungen in der Luft umher. Das Gesicht ist von ständiger Muskelanspannung tief zerfurcht und zeigt ebenfalls Zeichen dauernder Spannung, die nicht einmal im Schlaf weicht. Woher kommt das?

Dies sind Zeichen einer heutigen Zeitkrankheit, Zeichen eines überreizten Nervensystems als Ausdruck des Verlustes der naturgewollten „goldenen Mitte“ und stellt die sichtbare Münze dar, mit der Verstöße gegen die natürliche Lebensordnung bezahlt werden müssen.

Nervenanspannung erzeugt Muskelanspannung, und die dauernde Nervenreizung hat Muskelhypertonus zur Folge — mit seinem Leistungsverlust. Der gehetzte, nervöse, überreizte Mensch unserer Zeit zeigt in der Dauerspannung seiner Muskulatur des Körpers und des Gesichts deutlich das Zerrbild einer fehlverstandenen und fehlgeleiteten Zivilisation.

Sehen wir uns ein schlafendes Tier, auch ein schlafendes Kleinkind an! Entspannt und gelöst liegt es in wirklichem Frieden da und kann noch im Schlafe die entspannende Erholung finden. Es ist eben noch unbelastet und folgt unbewußt den Gesetzen der Natur, die schwerelosen Schlaf als notwendige Erholung eingeplant hat.

Die in Haltung, Bewegung und Gesichtsausdruck sich offenbarende Überreizung so vieler Menschen ist nicht nur ungesund, sie zehrt vor allem unaufhaltsam an der Lebenskraft, deren Flamme viel früher erlöschen wird, als es nach dem Gesetz, das harmonisch den Wechsel von Arbeit und Entspannung vorschreibt, sein müßte.

Im körperlich beanspruchenden „Hobby“, das sich als Ausgleich jeder seine Muskulatur zu wenig beanspruchende Mensch zulegen müßte — sei es Gymnastik, Arbeit im Freien, angemessener Sport oder auch Wandern in der herrlichen Natur, liegt auch nicht nur die so notwendige körperliche Ertüchtigung mit Funktionsverbesserung aller Organe und Hebung der lebendigen Widerstandskraft begründet, sondern auch die nervliche Entspannung, die zu raschem Verzehr der kostbaren Lebensflamme Einhalt gebietet.

## Die Übung und Pflege der Hauttätigkeit

Die Haut ist nicht nur die äußere Bekleidung des Körpers, sie ist wegen ihrer lebenswichtigen Funktionen, die wir uns ansehen wollen, als eigenes Organ mit wichtigen und vielfältigen Aufgaben aufzufassen.

Sehen wir uns zunächst den Aufbau der Haut an: Die Oberfläche besteht aus aneinandergelagerten flachen Zellen aus horniger Substanz, jedoch ohne Blutgefäße. Sie heißt Oberhaut und bedingt den Schutz vor der Außenwelt, vor oberflächlichen kleinen Verletzungen. Darunter befindet sich das Unterhautzellgewebe, ein lockeres Bindegewebe, das von unzähligen kleinen Blutkapillaren — auch Lymphgefäßen, durchzogen ist und die Aufgabe hat, unsere Körpertemperatur unabhängig von der Außentemperatur auf gleicher Höhe zu halten. So wird die Haut zu einer isolierenden Bedeckung, die das Ausstrahlen der Körperwärme bei äußerer Kälte verhindert, bei äußerer Wärme aber Körperwärme ableitet.

Die Haut hat auch Atmungsfunktionen: durch die Haut wird Sauerstoff aufgenommen, andererseits werden gasförmige oder im Schweiß gelöste Giftstoffe ausgeschieden. Die Atmungsfunktion ist immerhin so ausgeprägt, daß man schätzt, ein Mensch würde ersticken, falls etwa zwei Drittel der Hautoberfläche für diese Funktion ausfielen. Dies illustriert ein tragisches Beispiel: Bei einer Papstwahl wurde ein gesundes Kind, das einen Engel darstellen sollte, mit Goldfarbe am ganzen Körper angestrichen — es starb den Erstickungstod. Unsere Lungen reichen zur vollen benötigten Atmungstätigkeit nicht aus.

Die Geschmeidigkeit der Haut wird durch Talgdrüsen gewährleistet, die eine feine ölige Schicht erzeugen. Darüber hinaus besitzt die Haut einen sogenannten Säuremantel, der einen Schutz vor Infektionen darstellt, der aber durch ständig übertriebene Reinigung mit alkalihaltigen Seifen zerstört wird.

Die Haut besitzt verbreitet Haare, die durch eigene feine Muskeln aufgerichtet werden können und als Wärmeschutz aufzufassen sind, sowie Schweißdrüsen, die der Regulierung des Wärmehaushaltes und der Giftstoffausscheidung dienen.

Dies ist eine Übersicht über die Haut und ihre Aufgabe. Wegen der lebenswichtigen Aufgabe der Wärmeregulierung wollen wir uns diese genauer ansehen.

Wir wissen, daß Wärmeeinstrahlung auf die Hautoberfläche eine Rötung auf reflektorischem Weg erzeugt, die durch Erweiterung des knapp unter der Haut liegenden Kapillarnetzes hervorgerufen wird. Die Blutkapillaren werden also weiter gestellt und mehr mit Blut gefüllt — mit warmem Blut aus dem Körperinneren, wobei diese Wärme durch die Haut abgestrahlt wird, solange, als die äußere Wärme das Blut zu den Hautkapillaren zieht. Es wird dem Körper also Wärme entzogen.

Dies ist aber nicht alles: Die Haut enthält eingebettet eine Unzahl Schweißdrüsen, die im Unterhautzellgewebe, das das Kapillarnetz enthält, liegen und von zahlreichen dieser Blutkapillaren umhüllt werden. Ein Ausführungsgang führt auf die Hautoberfläche. Werden nun durch äußere Wärmeeinwirkung die Kapillaren erweitert und reichlich durchblutet, werden dadurch auch die Schweißdrüsen zu stärkerer Tätigkeit angeregt und lassen ihr Produkt, eben den Schweiß, verstärkt auf die Hautoberfläche austreten. Dort verdunstet er und erzeugt zur Abkühlung Verdunstungskälte — eine weitere Maßnahme zur Hitzeabgabe. Auf diese Art erfolgen 90 Prozent der Wärmeabgabe des Körpers durch die Haut.

Sinkt die äußere Hitze, vermindert sich in demselben Maß auch die Tätigkeit der Schweißdrüsen und damit auch die Schweißabsonderung.

Ebenso wichtig ist natürlich auch die Art, wie die Haut bei äußerer Kälte eine Wärmeabstrahlung des Körpers zu verhindern trachtet: Hautmuskeln, die bei jedem Körperhaar eingebettet liegen, ziehen sich zusammen und richten damit das Haar auf — dies ist die „Gänsehaut“ — und schieben gleichzeitig die äußeren Hautzellen, die durch kleine Zwischenräume getrennt sind, zusammen, um ein Einstrahlen der äußeren Kälte zu erschweren. Es schließen sich dabei auch die Ausführungsgänge der Schweißdrüsen, die damit die Schweißbildung einstellen. Die Blutkapillaren der Unterhaut werden reflektorisch verengt und weniger durchströmt, so daß das in ihnen enthaltene warme Blut in das Körperinnere zurückgedrängt wird — die Haut wird blaß.

Nun wirkt der Kältereiz auf die Haut als starker Anreiz auf die Atmungsorgane, wobei durch die beginnende Tiefatmung mehr Sauerstoff in das Blut geführt wird. Dies bewirkt weiterhin einen Anreiz auf die Herztätigkeit, die gesteigert wird und somit das warme Blut zur Hautoberfläche zurücktreibt.

Inzwischen ist an die Hautkapillaren der Befehl ergangen, sich wieder auszudehnen, was sie nach der Phase der Zusammenziehung auch tun — die Haut rötet sich nach dem blaßen Stadium. Jetzt aber sind die äußeren Hautzellen geschlossen, so daß die Wärme nach innen strahlt und somit den Kälteeintritt nach innen abschwächt.

Dies sind Vorbedingungen, die erklärt werden müssen, um all das, was Kältereiz bewirkt, besser verstehen zu können — es läuft nämlich durch diesen Temperaturreiz eine ganze Hautreizkette von reflektorischem Geschehen ab: Wir haben schon erfahren, daß durch Kälteeinfluß auf die Haut Atmung und Kreislauf zu erhöhter Tätigkeit angeregt werden. Durch die vermehrte Sauerstoffaufnahme infolge vertiefter Atmung erfolgt eine Erhöhung der Verbrennungsvorgänge im Organismus, was einerseits mehr Körperwärme freimacht, andererseits auch die Schlackenverbrennung fördert.

Durch diese angeregte Herzleistung wird aber auch das sauerstoffreichere Blut in alle Organe gepumpt — und dies bedeutet Leistungssteigerung aller Organe.

So dient der Mechanismus der reflektorischen Wärmeregulation der Haut bei Wärmeeinwirkung verhindernd vor Hitzestauung und bei äußerer Kälte dem Schutz vor Wärmeverlust. Auslösend sind auch hier die natürlichen Anreize der Temperaturschwankungen, die auf die empfindlichen Nervenenden der Hautoberfläche einwirken und so die Hautreflexkette auslösen.

Es erklärt sich daraus die Wichtigkeit, die Haut in ihren gesunden Reaktionen, die letztlich wieder auf alle Organleistungen zurückwirken, zu erhalten: Sie muß die natürlichen Anreize aus ihrer Umgebung möglichst ungehindert erhalten können und geübt sein, sie zu meistern.

Bedenken Sie, daß ein Arzt oft ein Neugeborenes, dessen Atmungs- und Kreislauftätigkeit zu wünschen übrig läßt, mit kaltem Wasser bespritzt und damit den Reiz zur lebenswichtigen Anregung dieser Funktionen setzt.

Daneben wurde bereits erwähnt, daß die Haut neben Nieren und Darm unser wichtigstes Ausscheidungs- und damit Entgiftungsorgan ist, da sie gasförmige Anfallstoffe — man kann sie riechen! — und im Schweiß gelöste Giftstoffe ausscheidet.

In diesem Zusammenhang, die Haut auch als wichtiges Ausscheidungsorgan zu betrachten, lohnen sich einige Worte zu einer ihrer Erkrankungen, zum Ekzem, zu sagen:

Das Ekzem, eine langwierige und lästige Hauterkrankung, wird in der modernen Medizin nur allzuoft als Lokalerkrankung angesehen und mit äußeren Anwendungen symptomatisch behandelt. Dies ist vielfach unrichtig. Mit dem Ekzem will die Haut, als Ableitungsventil gesehen, Giftstoffe ausscheiden, denen eine Stoffwechselstörung zugrunde liegt. Wie wäre sonst die häufig zu beobachtende Tatsache zu erklären, daß nach Verschwinden des Ekzems durch „künstliche Unterdrückung“ mittels starkwirkender Salben eine anderweitige Erkrankung auftritt, die wieder verschwindet, wenn der Körper zur Giftausscheidung das Ekzem wieder bildet? Bekannt ist hier die Wechselwirkung Ekzem—Asthma, Ekzem und Darmstörungen, Ekzem und Rheuma und Ähnliches. Ein chronisches Ekzem ist also eine Ausscheidungserkrankung der Haut, der eine Stoffwechselerkrankung zugrunde liegt, die behandelt gehört und also das Ekzem von innen heraus heilen kann. Dies erklärt den oft glänzenden Erfolg von Fastenkuren bei der Ekzembehandlung, da ja dort eine tiefgreifende Stoffwechselumschaltung erfolgt. So ist manchesmal die Haut gewissermaßen ein Spiegel der Tätigkeit anderer Organe und seit jeher gilt eine makellose Haut als Gesundheitszeichen.

Nun, was kann man für die Gesunderhaltung der Haut mit all ihren wichtigen Funktionen tun? Man sorge für regelmäßige direkte Berührung mit ihren natürlichen Anregern: Sonne, Luft und Wasser.

Dazu gehört die Regel, die Bekleidung auf ein notwendiges Mindestmaß zu beschränken, poröse, durchlässige Stoffe zu wählen und möglichst regelmäßig Sonnen- und Lichtbäder sowie Luft- und Wasserbäder bzw. Wasseranwendungen zu absolvieren. Auch hier gilt selbstverständlich der Grundsatz, nicht zu übertreiben und bei fehlender Abhärtung vorsichtig die Anwendungen und Bäder zu beginnen und zu steigern, wobei ein wirkliches Frieren nicht aufkommen soll. Der „innere Arzt" weiß dies schon und hilft, das richtige Maß anzuzeigen!

## Die Reinlichkeit

Die *Reinlichkeit* des Körpers sollte als Selbstverständlichkeit ein leitendes Gebot jedes Menschen sein. Ich meine aber hier nicht nur die Haut als wichtiges Ausscheidungsorgan unserer Stoffwechselprodukte, sondern, und fast noch wichtiger, die Reinhaltung der Atmungs- und Verdauungsorgane durch Atemübungen und Regelung der Nahrungszufuhr und Verdauungstätigkeit. Diese Grundsätze, konsequent verfolgt, erhalten unseren Körper gesund und widerstandsfähig.

Hier einige Regeln, die dazu verhelfen mögen:

Sofort morgens nach dem Aufstehen reibe man sich den ganzen Körper mit den Händen trocken ab. Die Bewegungen dabei sind als Morgenturnen gesund, es wird die Blutzirkulation angeregt und die Haut gründlich durchblutet. Anschließend mache man eine kurze Ganzwaschung, im Sommer mit kaltem, in der kühlen Jahreszeit mit temperiertem Wasser. Hiezu nehme man nicht täglich Seife, die täglich für die stärker verschmutzenden, frei getragenen Körperstellen verwendet werden soll, oder im Reinigungsbad, das aber nicht täglich erfolgen sollte und nicht als Wassertherapie aufzufassen ist. Durch das tägliche Einseifen wird eine Schutzschicht der Haut zerstört, die sie als Säuremantel schützt.

Nach der Abwaschung wird der Körper trockengerieben und eventuell mit einem guten Hautfunktionsöl versorgt.

Schon bei dieser Abwaschung soll bei offenem Fenster tief Atem geholt werden, wie auch nach Möglichkeit Sommer und Winter bei Zutritt frischer Luft geschlafen werden soll. Frische und kalte Luft schadet dem Gesunden nicht und macht den Kranken gesund.

Morgens soll auch eine gründliche Entleerung der Harnblase und des Darmes erfolgen. Besteht Darmträgheit, ist diese durch entsprechende Diät und natürliche Hilfsmittel, die später angegeben sind, zu beheben.

## Die Hautreiztherapie

Wir haben schon erfahren, daß die Hautreiztherapie darauf beruht, daß Reflexverbindungen von der Körperoberfläche zum erkrankten Organ von der Heilkunst benützt werden, um heilend auf die inneren Organe einzuwirken. Da jeder Reiz den ganzen Organismus trifft und von ihm beantwortet wird, handelt es sich auch hier um eine Ganzheitstherapie.

Auf Hautreizbehandlung beruhen die Wärme- oder Kältebehandlung, die Massagen, alle Bestrahlungen irgendwelcher Art, soferne sie auf Temperaturreizen beruhen, die Wasserbehandlung, die Reiztherapie mit Zugpflastern, Einreibungen, die Akupunktur und ähnliche Verfahren. Man sieht also, Möglichkeiten gibt es viele und ebenso verhält es sich mit ihrer Indikationsbreite, so daß oft ihre alleinige Anwendung ausreichend ist, sie aber oft als Unterstützungstherapie gute Dienste leistet.

Da es nicht möglich ist, alle Behandlungsarten, von denen viele, wie die Bestrahlungen, Akupunktur, Massagen usw., dem Arzt oder einer geschulten Kraft überlassen bleiben muß, zu erörtern, beschränken wir uns auf bewährte Verfahren, die keiner besonderen Vorbildung bedürfen und im gegebenen Falle gute Dienste leisten werden.

Die einfachste und meistverbreitete Reiztherapie ist die Behandlung mit Einreibungen. Sie beruht auf der dadurch verbesserten Hautdurchblutung, die die darunter liegenden Organe zu verbesserter

Tätigkeit und rascheren Tonusausschüttung anregt. Die Zahl der verwendeten Einreibungen ist sehr groß, und man kann sagen, daß es keine wirklich überragende gibt. Im Prinzip ist es so, daß man, je akuter ein Prozeß ist, um so vorsichtiger mit dem Einreiben sein muß, um nach Besserung kräftiger damit umgehen zu können. Besondere Vorsicht ist bei akuten Nervenentzündungen geboten, die keine Hitze vertragen und auf eine zu kräftige Einreibung mit einer Verschlimmerung reagieren. Verspürt ein Patient bei einer Erkrankung während oder nach der Einreibung verstärkte Beschwerden, war sie zu kräftig, und man muß sie absetzen.

Einreibungen werden je nach ihrer Zusammensetzung zu verschiedenen Zwecken angewandt: zur Schmerzstillung, Beruhigung, zur Anregung und Kräftigung, in Form von gewollter Hautentzündung zum Ausziehen schlechter Körpersäfte und anderem mehr.

Ich gebe nun einige bewährte Rezepte guter Einreibungen an, welche in der Apotheke angefertigt werden:

*Rheuma-Einreibung:*

| | |
|---|---|
| Oleum sinapis (= Allylum isorhodanatum ÖAB9!) | 1,0 |
| Camphora | 5,0 |
| Methyl. salicylic. | 10,0 |
| Chloroform. | 20,0 |
| Sol. Saponis spirit. | 20,0 |
| Aethanol. dil. | ad 100,0 |
| MDS. Einreibung | |

*Bewährte Kräutereinreibung:* Tinktur aus Arnika, Gartenraute, Johanniskraut, Sumpfporst und Bilsenkrautöl zu gleichen Teilen auf 100,0 Gramm. Vor dem Gebrauch gut umschütteln!

Sehr gut wirkend, jedoch stark hautreizend und deshalb auch rezeptpflichtig ist das alte

*Malefizöl:* Crotonöl und Olivenöl zu gleichen Teilen, oder auch ein Teil Crotonöl und 6 Teile Olivenöl.

*Einreibung für Blutergüsse, Verstauchungen, Verrenkungen und andere stumpfe Verletzungen:*

| | |
|---|---|
| Tct. Arnicae | 10,0 |
| Spir. saponat. camphorat. | ad 100,0 |

| | | |
|---|---|---|
| oder: Tct. Hyperici | | 30,0 |
| Spir. saponat. camphorat. | ad | 100,0 |

*Migräne-Einreibung:*

| | | |
|---|---|---|
| Menthol. | | 1,0 |
| Spirit. aromat. | ad | 30,0 |

Folgende *Herzeinreibung* wirkt bei Herzunruhe und Herzschmerzen beruhigend:

| | | |
|---|---|---|
| Camphora | | |
| Chloral. hydrat. | āā | 20,0 |
| Menthol. | | 1,0 |

und auch:

| | | |
|---|---|---|
| Extr. Belladonnae | | |
| Extr. Opii simpl. | āā | 0,3 |
| Ung. simpl. | āā | 30,0 |

(wegen des Opiumgehaltes rezept- und suchtgiftverschreibungspflichtig!)

*Lösende Husteneinreibungen:*

| | | |
|---|---|---|
| Aetherol. Pini pumil. | | |
| Aetherol. Eucalypti | | |
| Aetherol. Thymi | āā | 2,5 |
| Ol. camphorat. | ad | 30,0 |
| und: Aetherol. Therebinthin. | | |
| Guajacol. liqu. | āā | 10,0 |
| Vaselin. alb. | | 30,0 |

MDS. Etwa 1 Kaffeelöffelmenge einreiben, die Stelle wechseln.

Anstelle von Einreibungen, besonders bei rheumatischen Schmerzen, werden auch gerne *hautreizende Pflaster — Capsiplast —*, die es in verschiedenen Stärken gibt, verwendet. Natürlich muß man, solange man Pflaster trägt, auf eine Wasserbehandlung verzichten.

Eine weitere einfache Hautreizbehandlung besteht in der Erzielung einer künstlichen Hautverbrennung durch Höhensonne, die folgendermaßen angewendet wird: Aus schwarzem Papier schneidet man sich eine Abgrenzung des — nicht zu großen — Feldes, das man als Schmerzensträger behandeln will und bestrahlt nun solange mit der Höhensonne das freigelassene Feld, bis deutliche Hautrötung auftritt. Diese künstliche Hautentzündung wirkt über die uns bekannten Reflexe schmerzstillend und heilend. Auch hier ist natürlich das Maß und nicht die Übertreibung das Ziel.

Wir haben schon gesagt, daß auch die Wasserbehandlung in ihren verschiedensten Formen und Temperaturen eine besondere Art der Hautreiztherapie darstellt. Sie wurde bei der Besprechung der vier Elemente — Seite 136 — mit der Schilderung des Wassers abgehandelt.

## Ableitungsverfahren

Ableitungsverfahren bedeuten eine Steigerung der Hautreizbehandlung in dem Sinne, daß über die erzeugte Hautreizung hinaus eine Absonderung erstrebt wird, die schlechte oder vergiftete Körpersäfte ausscheidet. Das Verfahren ist uralt und hat vor Jahrhunderten eine weit größere Bedeutung gehabt als heute, wo leider allzuviel durch moderne Medikamente unterdrückt, statt wie früher gereinigt wird.

Die Ableitungsverfahren bewirken eine allgemeine Umstimmung, eine Anfachung der Stoffwechselvorgänge und eine Entgiftung.

*1. Die Ableitung auf den Darm* wurde früher weit häufiger als heute durchgeführt, da der Darm den alten Ärzten als Hauptkampfplatz, auf dem die Entscheidungsschlacht für viele Krankheiten ausgetragen wurde, galt. Sie paßten ihre Ableitungsmittel der jeweiligen Konstitution und Krankheit an als eine Kur, die ihre bestimmte Zeit hat und ohne Umstellung auf eine gesunde und knappe Ernährung sinnlos ist. Sie wirkt blutreinigend, blutverdünnend und umstimmend.

*Die salinischen Abführmittel — Glaubersalz, Bittersalz, Karlsba-*

*dersalz* — sind beim biliären, also gallenstauungsbedingten Typ der Fettleibigkeit oder bei Verstopfung mit Galle-Leberbeschwerden angezeigt. Man nimmt 1 Kaffeelöffel in ein Viertelliter lauwarmem Wassers am Morgen nüchtern.

*Folgender Sennatee ist bei Entfettungskuren und bei Amenorrhoe* (Ausbleiben der monatlichen Regelblutung) hilfreich: Fol. Sennae, Rad. Liquritiae, Fruct. Foeniculi (gestoßen!) je 30 Gramm, davon 1 Kaffeelöffel auf ein Viertelliter Wasser, einmal aufkochen lassen, 5 min. ziehen, abseihen, ohne Zucker zu trinken.

*Bei plethorischen, also Überfüllungsbeschwerden der Wechseljahre* eignet das Rezept: Für jedesmal Einnehmen —

| | |
|---|---|
| Kalium natrium tartaric. | 7,5 |
| und Natrium hydrogencarb. | 2,5 |

werden gemischt und 10—20 St. dieser Mengen in blaue Pulverkapseln gefüllt.

| | |
|---|---|
| Acid. tartaricum | 2,0 |

wird getrennt und 10—20 St. dieser Menge in weiße Pulverkapseln gefüllt. Der Inhalt von je 1 weißen und 1 blauen Kapsel wird in etwa 1 Glas Wasser gelöst und während des Aufbrausens getrunken. Dieses Mittel ist das bewährte „Seidlitz-Pulver“.

Alle diese Mittel soll man kurmäßig durch etwa 3—4 Wochen nehmen, um sich dann langsam mit verringernden Dosen und zunehmenden Zeitintervallen „auszuschleichen“.

2. *Das Brechverfahren* bewirkt nach den alten Ärzten Krampfstillung, Umstimmung, Entzündungshemmung und Tonisierung von Magen und Galle. Durch Erbrechen werden Magen, Zwölffingerdarm, Gallengänge und Gallenblase entleert. Durch Reizwirkung auf das Sonnengeflecht wird eine umstimmende Wirkung auf das vegetative Nervensystem erreicht. Indikationen sind: Magenschwäche mit Völlegefühl, Magenplätschern, zu langes Verweilen der Speisen im Magen, dann am Beginn von Infektionskrankheiten, besonders wenn

die Natur selbst durch Übelkeit und Erbrechen diesen Weg zeigt, bei therapieresistenten Nesselausschlägen und bei erfolglos behandelten Keuchhustenanfällen.

Das Erbrechen wird erleichtert, wenn man 1—2 Stunden vorher einige Eßlöffel der offiziellen Mixtura solvens verabreicht.

Man gibt Oxymel Scillae bei Kindern kaffeelöffelweise alle 15 Minuten mit etwas Kamillentee, oder:

| | | |
|---|---|---|
| Rp. | | |
| Kal. stibylart. | | 0,05 |
| Rad. Ipecacuanh, plv. | | 1,5 |
| Oxymel Scillae | | |
| Sir. Rubi Idaei | āā | 20,0 |
| Aqu. | | 40,0 |

MD S. Jede 15 Min. 1 Eßhöffel, bei Kindern 1 Kaffeelöffel, bis zum dreimaligen Erbrechen. Oxymel Scillae und dieses Rezept sind verschreibungspflichtig!

Nach dem Erbrechen soll Stuhlentleerung erfolgen, der man ev. durch ein mildes Abführmittel nachhelfen muß. Besteht noch stundenlang Übelkeit und Brechreiz, wird dies durch Sodawasser gestillt.

Das Brechverfahren darf nicht bei entzündlichen oder geschwürigen Erkrankungen des Magen-Darmtrakts oder bei Krebs durchgeführt werden. Bei Vergiftungen soll das Brechmittel auf einmal gegeben werden, falls man nicht den Magen durch den Magenschlauch entleert.

3. *Die Ableitung über die Nasenschleimhaut* hat ihre Indikationen in manchen Kopfschmerzformen, Gesichtsneuralgien, bei Schnupfen und beginnender Grippe und als Vorbeugung gegen Nasennebenhöhlenerkrankungen.

Hier zwei Niespulver:

1. Fl. Convallar. plv.
   Fl. Lavendulae plv.
   Hb. Majoran plv. āā 25,0
   Sapon. dur.
   Sacchar. āā 12,5

2. Aetherol. Bergam.
Aetherol. Caryoph. āā gtt. XXV
Rad. Asari plv.
Rad. Hellebor. plv.
Fol. Rutae plv.
Hb. Majoran. plv.
Hb. Betonicae plv. āā 5,0

*4. Das emmenagoge Heilverfahren* bedeutet Wiederherstellung der gestörten oder unterbliebenen Periode zur Behandlung der dadurch verursachten Stoffwechsel- und Kreislaufstörungen, wie Übergewichtigkeit, Rheuma, Kopfschmerzen, Depressionen, Leberleiden, Gallenblasenerkrankungen, Herz- und Kreislaufstörungen, Schwindel, Wallungen, Schlaflosigkeit u. ä. Die Menstruation ist als eine von der Natur zyklisch eingerichtete Reinigung aufzufassen.

Die Allgemeinbehandlung besteht bei Übergewichtigen in der Entfettung, bei Blutarmen in Anämiebehandlung und Roborierung, bei Vollblütigen in Aderlaß und Blutegelbehandlung. Man wird bei Darmgestörten ihre diesbezügliche Erkrankung beseitigen und so stets die Grundursache zu beseitigen versuchen.

Die emmenagogen pflanzlichen Mittel haben den Zweck, den Unterleib und damit das Genitale blutreich zu machen und dadurch Eierstöcke und Gebärmutter anzuregen.

Rezepte hiezu sind:

Hb. Gratiolae
Fol. Rutae
Fol. Sennae
Fruct. Foeniculi āā 25,0
MDS. 1—2 Eßlöffel mit einem halben Liter kochendem Wasser übergießen, 20 Minuten ziehen lassen, morgens nüchtern im Verlauf einer Stunde zu trinken.

Pulsatilla Urtinktur Ø 10,0, 3mal tgl. 8 Tropfen vor dem Essen nehmen.

Hb. Sabinae
Hb. Menthae crispae

Fruct. Anisi Cont. aa 20,0
MDS. 1—3 Schalen Tee tgl. bis zur Wirkung.
Fol. Sennae conc.
Fruct. Petroselini conc.
Hb. Rutae conc. āā 30,0
Flor. Tanaceti conc.
Summitat. Sabinae plv. āā 5,0
MDS. Tgl. 2 Tassen als Aufguß.

*5. Ableitungsverfahren bei Leber-Gallen-Leiden:*
Die Leberfunktion steht im Mittelpunkt jedes Stoffwechselgeschehens und ist daher bei einer großen Anzahl chronischer Stoffwechselleiden in Mitleidenschaft gezogen. Die Wiederherstellung ihrer klaglosen Funktion ist daher von großer Wichtigkeit und bedarf der Unterstützung.

Als „Lebertyp" oder biliären Typ bezeichnet man Menschen mit gelblich-brauner Hautfarbe, dunklen Augen und Haaren und gelblicher Bindehaut. Sie sind reizbar und temperamentvoll und neigen zu Leber-Gallenblasen-Erkrankungen. Die französische Schule nennt vier Kardinalmanifestationen einer Leberbelastung: Gallensteine, Diabetes, Fettsucht und Gicht. Galle- und Lebererkrankungen sind oft mit Verstopfung, Übergewichtigkeit, Magenerschlaffung und verminderter Periode gekoppelt. Es gilt daher, in der Grundbehandlung diese Symptome zu beseitigen.

Folgende Symptome lassen an Leber-Gallen-Störungen denken: trockene, heiße, juckende und schlecht atmende Haut, erhöhter Blutdruck, chronische Arthritis, Depressionen mit Müdigkeit, Unlust, Antriebsschwäche, verminderter Leistungswille, Kopfdruck, Schwindel, Schlaflosigkeit, Migräne, Angstgefühle wie Platzangst, Herzrhythmusstörungen, Atemnot, anginoide Herzbeschwerden, Hämorrhoiden und Venenleiden, Verstopfung und Plätschermagen.

Bei entzündlichen Leber- und Gallenblasenleiden stehen als Behandlung im Vordergrund: Bettruhe und Diät, heiße Auflagen auf die Lebergegend, eventuell Blutegel auf die Lebergegend zur Entzündungsminderung und folgende Arzneimittel: Schöllkraut, Herba

Chelidonii, wirkt krampflösend als Tinktur, ist rezeptpflichtig. Von dieser werden kurmäßig 10—20 Tropfen genommen.

Ein gut tonisierender, mild *abführender und blähungswidriger Tee* ist:

| | |
|---|---|
| Fruct. Carvi | 10,0 |
| Fol. Menthae pip. | |
| Hb. Absinthi | āā 30,0 |
| Cort. Frangulae | |
| Fol. Sennae conc. | āā 15,0 |

MDS. 1—2 Teelöffel auf 1 Tasse Wasser, heiß übergießen und 10 Minuten ziehen lassen, morgens und abends 1 Tasse nehmen.

Bei schmerzhaften Gallenblasenleiden wirken besonders die stärker abführenden und galletreibenden Mittel wie Glaubersalz, Curcuma und Kalomel (rezeptpflichtig!).

Glaubersalz wird in der Dosierung von 1 Kaffeelöffel auf 1 Glas lauwarmes Wasser nüchtern in der Frühe genommen.

Curcuma besitzt eine galletreibende und lösende Wirkung:

| | |
|---|---|
| Red. Curcumae javan. conc. | |
| Fol. Menthae pip. conc. | āā 25,0 |
| Rad. Taraxaci c. Herb. conc. | |
| Fruct. Carvi contuss. | āā 20,0 |
| Rhizom. Rhei conc. | 10,0 |

MDS. 1 Teelöffel mit 1 Tasse Wasser aufbrühen, morgens, mittags und abends 1 Tasse trinken.

*Calomel* wird in Pillen genommen, ist aber rezeptpflichtig:

| | |
|---|---|
| Calomel | 0,5 |
| Podophyllin. | 1,0 |
| Camphorae | 0,25 |

Aetherol. Carvi
Aetherol Melissae āā gtt. I
Extr. Liquirit. qu.s.f.pil. Nr. C
DS. 3mal tgl. 1—2 Pillen

Der *Mariendistelsamen* (Semen Cardui Marianae) ist bei chronischen Leber-Gallen-Leiden eines der besten Mittel. Er wirkt stark tonisierend und kann im Schmerzanfall als Tinktur, etwa alle 10 Minuten fünf Tropfen, genommen werden. Zum längeren Gebrauch das Rezept:

| | | |
|---|---|---|
| Tct. Cardui Marianae | | 10,0 |
| Tct. Chelidon. | | |
| Tct. Strychni | āā | 5,0 |
| MD. 3mal tgl. 30 Tropfen | | |

Die Pfefferminze wirkt ebenfalls galletreibend:

| | | |
|---|---|---|
| Rp. Aetherol. Menthae pip. | | |
| Ol. Camphorat | āā | 15,0 |
| MDS. Mehrmals tgl. 3—5 Tropfen auf ein Stück Zucker. | | |

*Rettichsaft* fördert die Gallenbildung und den Gallenabfluß: Ein weißer oder schwarzer Rettich wird geschält, zerkleinert und ausgepreßt. Die Menge von etwa einem viertel Liter Saft, eine Tagesration, kann man einige Stunden im Kühlschrank aufbewahren, da er dabei den beißenden Geschmack verliert. Davon trinkt man kurmäßig morgens und abends eine halbe Tasse durch 3 bis 4 Wochen, wobei nach 4 bis 5 Tagen eine Pause von 2 bis 3 Tagen eingelegt wird. Rettichsaft wirkt besonders gut bei Gallenblasenbeschwerden, die mit Blähungen und Verstopfung einhergehen. Ein Fertigpräparat ist der Rettichsaft nach Dr. Hayek, welcher in Apotheken, Drogerien und Reformgeschäften vorrätig ist.

Weitere gallewirksame Pflanzen sind: Wermut (Herba Absynthii), Schafgarbe (Herba Millefolii), Odermennig (Herba Agrimoniae), der besonders bei Durchfallneigung einzusetzen ist, und der Löwenzahn (Herba et Rad. Taraxaci), der galle- und harntreibend wirkt.

Bei Gallensteinen muß zunächst einmal das Grundleiden behandelt werden: Der Plätschermagen, die Verstopfung, die Fettsucht, die Gicht, eine Vollblütigkeit und eine zu seltene oder spärliche Regel. Ein Mittel, um Steine aufzulösen, gibt es nicht. Falls das Röntgenbild nur Grieß oder so kleine Steine zeigt, daß sie den Gallengang passieren können, kann man eine Kur mit *Harlemer Öl* versuchen. Bei einer Steinkolik hilft manchmal ausgezeichnet folgendes Mittel: Ricinus Ur-Tct. Ø 20 Tropfen auf ein Glas heißes Wasser im halbstündlichen Wechsel mit *Belladonna Ur-Tct.* Ø 20 Tropfen auf ein Glas Wasser eßlöffelweise zu nehmen.

6. *Die Ableitung auf die Nieren* betrifft nicht sosehr die eigentlichen Nierenerkrankungen, sondern chronische Stoffwechselstörungen, die einer vermehrten Ausscheidung zur Entfernung schädlicher Stoffwechselprodukte bedürfen. Hinweise dafür sind Hautleiden, übelriechende Schweiße, rheumatische Erkrankung und ähnliches.

Zunächst zwei Rezepte zur Einreibung der Nierengegend:

Rp. Aetherol. Juniperi Ligni
Tct. Arnicae āā 50,0
MDS. Einreibung

Rp. Aetherol Calami 2,0
Spir. Angelicae comp. ad. 100,0
MDS. Einreibung

Heilpflanzen, die bei Erkrankungen der Niere und ableitenden Harnwege wirksam sind, wären folgende:

*Orthosiphon stamineus (Herba Orthosiphonis staminei,* auch bekannt als *„Koemis Koetjing-Tee“),* bewirkt verstärkte Ausscheidung und Rückgang des erhöhten Reststickstoffwertes im Blut, dem sichersten Zeichen einer Niereninsuffizienz (krankhafte Nierenveränderung bis zum Nierenversagen).

Rp. Infus. Fol. Orthosiphonis stam. 15,3/300,0
Mehrmals täglich 1 Eßlöffel in 1 Glas Wasser.

*Sarsaparilla (Rad. Sarsaparillae),* die später beschrieben wird, hat ebenfalls eine Nierenwirkung.

*Goldrute (Herba Solidaginis)* steigert die Nierenleistung und wird bei akuter Nierenentzündung gegeben, wenn die Harnmenge verringert oder versiegt ist:

Pulv. Herb. Solidagin. virg. 2,0
D. tal. dos. Nr. XXX ad caps. amylac.
S. 3—6 Kapseln tgl., aber nur wenige Tage hintereinander.

Bei entzündlichen Erkrankungen des Nierenbeckens, der Blase und Harnröhre ist die *Bärentraube (Fol. Uvae ursi)* bakterizid wirkend, wenn dabei basische, also vegetarische Kost gegeben wird. Gleichzeitig sollen die Harnwege durch Trinken von 1—2 Liter Wasser, Milch oder alkalische Brunnen täglich durchgespült werden. Die Bärentraube wird meist als Tee angewendet.

Gegen Nierensteine gibt es ebenfalls kein zuverlässiges, steinauflösendes Mittel. Zu versuchen ist der Tee der alten Medizin:

Herba Saxifragae
Herba Solidaginis virg.
Fruct. Cynosbati ää 30,0
MDS. 3 Schalen täglich.

Die Firma Madaus hat mit *Uralyt-Drag.*, ein Rapp-, Goldrute- und Zinnkrautpräparat zur Verhütung der Steinbildung entwickelt. Als Spezifikum gegen Uratsteine gibt es *Uralyt-U-Granulat*, ein zitronensaures Mischkristallisat. Dieses verordnet der Arzt, wenn es zur Lösung von Uratsteinen kommen soll, die Niere mit diesen doch starken Säuren belastet werden kann, ohne selbst geschädigt zu werden.

Bei Stoffwechselerkrankungen mit verminderter Nierenleistung, die man infolge von Stauungen oder Wasseransammlungen bemerkt, ist gerade bei Rheuma und Gicht die *Brennessel (Fol. oder Herba Urticae)* gut wirksam. Eine bewährte *Teemischung* ist auch:

Rad. Ebuli 10,00
Fol. Betulae
Fruct. Juniperi contuss. ää 25,0
M. f. species, DS. 1 Teelöffel mit 1 Tasse siedendem Wasser übergießen, 5—10 Minuten ziehen lassen, abseihen. Morgens und abends je 1 Tasse trinken.

*Löwenzahn (Herba, Folium Taraxaci)* hat ebenfalls harntreibende Wirkung, wie er auch die Gallensekretion fördert. Im Frühjahr als Salat, kann er auch als Frischpflanzensaft genommen werden.

Extr. Taraxaci 25,0
Aqu. Melissae ad 300,0
MDS. 3mal tgl. 1 Eßlöffel durch Wochen.

Die ableitenden Verfahren sind als Konstitutionstherapie zu bezeichnen, deren Ziel also die allgemeine Umstimmung, eine Förderung der Stoffwechselvorgänge und der Entgiftung darstellt. Die beste lokale Therapie kann nicht von Dauer sein, wenn, besonders in chronischen Fällen, eine „Terrainsanierung“ im humoralen Sinn nicht durchgeführt wird.

Die jetzt folgenden ableitenden Verfahren werden nur in ihrer Indikation besprochen, da die Durchführung und die Entscheidung hierüber dem Arzt überlassen bleiben muß. Alle diese Verfahren haben früher große Bedeutung gehabt und sind in unserer „modernen“ Zeit vielfach zu Unrecht fast in Vergessenheit geraten. Da sie aber mitunter entscheidend in ein Krankheitsgeschehen eingreifen können, seien sie doch angeführt. Die in diesen Abschnitten angegebenen Arzneimittel enthalten oft stark wirksame Bestandteile, und die Anfertigung bzw. Abgabe durch die Apotheke ist an eine ärztliche Verschreibung gebunden.

*7. Der Aderlaß* hat sein größtes Anwendungsgebiet in der Blutfülle und den daraus entstandenen Krankheitszuständen: Kopfschmerzen, Schwindel, Schlaflosigkeit, Schweißausbrüche, Ohrensausen, Nasen- und Netzhautblutungen, Kurzatmigkeit, Asthma, Brachialgie, Neigung zu Entzündungen innerer Organe — Lunge, Rippenfell, Leber- und Gallenblase, Herz, Eierstöcke, Nebenhoden, Hämorrhoiden, Krampfadern und ähnliche Leiden. Falls Geisteskrankheiten, wie viele Psychosen, Manien und Depressionen, durch Blutfülle hervorgerufen oder kompliziert sind, spricht das Verschwinden nach Aderlaß für seine Wirkung.

Ein weiteres Gebiet ist die Blut- und Säftevergiftung akuter oder chronischer Natur. Beginnende Infektionskrankheiten kann man abkürzen und sie hindern, innere Schäden zu setzen, was besonders bei Infektionskrankheiten der Kinder wichtig sein kann, die mitunter lebenslang an deren Folgen tragen müssen. Bei chronischen Krankheiten reinigen kleine, wiederholte Aderlässe die Qualität des Blutes.

Ein Aderlaß darf nicht angewendet werden, wenn die Blutregeneration fehlt oder ungenügend ist, ferner in der Rekonvaleszenz akuter Krankheiten und nur ausnahmsweise ist er bei Kindern oder Greisen gestattet. Sehr sensible, nervöse Patienten eignen sich auch nicht dafür, da der seelische Schock den körperlichen Erfolg zunichte machen würde.

8. *Die Blutegelbehandlung* stellt ebenfalls eine Art Aderlaß dar, jedoch wird das Blut des Patienten durch den Speichel des Tieres dünnflüssiger und in seiner Gerinnungsfähigkeit herabgesetzt, was bei allen Erkrankungen, die mit einer Eindickung und Strömungsverlangsamung des Blutes einhergehen, vorteilhaft ist. Das alte, gestaute und zur Entzündung neigende Blut wird ausgeschieden und durch frisches Blut, das den Heilungsprozeß fördert, ersetzt. Überdies besitzt der Blutegel eine entzündungsbekämpfende Bakterienflora, die bei eitrigen und septischen Prozessen rasche Abfieberung und Linderung bringt.

Die Indikationen sind: Gestaute, unter Druck stehende oder entzündliche Prozesse oder Organe. Am Auge der grüne Star, die Netzhautablösung und Iritis, am Ohr bei Mittelohrentzündung, akute Hinterhauptneuralgie, Kopfschmerzen bei Hochdruck, Gesichtsfurunkel und andere eitrig-entzündliche Erkrankungen, Angina, Diphtherie und Mandelabszeß, Kropfentzündung, Lungen- und Rippenfellentzündung, Herzbeutelentzündung und Angina pectoris, Lebererkrankungen, Blinddarmentzündung, Unterleibsentzündungen, Venenentzündungen, schmerzhafte Hämorrhoiden und Prostataentzündung.

Nur selten ist es bei der Egelbehandlung notwendig, Medikamente zu geben. Dies ist auch heute ein unschätzbarer Vorteil in einer Zeit, da die Nebenwirkungen der Antibiotica überhandnehmen und ihre unausbleiblichen Folgen in immer höherem Maße zeigen.

9. *Die Behandlung mit Cantharidenpflastern,* das sind blasenziehende Pflaster aus der spanischen Fliege, hat den Zweck, dadurch in kurzer Zeit eine hohe Blase mit Lymphflüssigkeit zu erzeugen und so eine tiefreichende Wirkung auf das Lymphsystem auszuüben. Das Pflaster hat erweichende, auflösende und entgiftende, ausleitende Wirkung und wurde früher öfter als letzte Zuflucht zur Heilung bezeichnet.

Die Indikationsbreite ist sehr groß: Ohrensausen verschiedener

Ursache, wie Hochdruck und Blutfülle des Kopfes, chronische Mittelohrentzündung und Warzenfortsatzentzündung. Meniersche Erkrankung, Gesichtsneuralgien und Kopfneuralgien, Augenerkrankungen, schwere Angina und Mandelabszeß, Mundbodenphlegmone, vegetative Herzstörungen, Herzbeutelentzündungen, nasse Rippenfellentzündungen, Beschwerden durch alte Pleuraschwarten, schmerzhafte Narben im Bauchgebiet, beginnende Gürtelrose, Wirbelsäulenerkrankungen bis zur Bechterewschen Erkrankung und Spondylarthrose, Bandscheibenschäden, Lumbago und Ischias, Arthrosen an verschiedenen Gelenken, besonders der Kniegelenke, lokalisiertes, stark juk-kendes chronisches Ekzem, Depressionen klimakterischer Frauen, Schmerzen nach Operationen und Frakturen u. ä. m.

*10. Bei der Schröpfkopfbehandlung,* die noch älter als Aderlaß und Blutegelbehandlung ist, unterscheidet man zwei Arten: Die blutige und die unblutige Art, je nachdem, ob man vor der Schröpfung kleine Hautschnitte setzt oder nicht. Der Schröpfkopf entwickelt einen Unterdruck, in den die Haut hineingesaugt wird, so daß aus dem umliegenden Gewebe viel Blut in den angesaugten Hautbezirk hineinströmt, das beim blutigen Schröpfen abgesaugt wird, beim unblutigen einen Bluterguß bildet. Man schröpft über abnorme Reflexstellen am Rücken, und zwar so, daß pralle volle Stellen mittels blutigen Schröpfens entlastet, leere Stellen mittels unblutiger Schröpfung aufgefüllt werden. Am häufigsten werden die Schröpfstellen für Leber und Nieren behandelt, was wesentlich zur Entlastung dieser Organe beiträgt. Weiters können Arm- und Schulterschmerzen, chron. Mandelentzündungen, chron. Bronchitis und Asthma, Ischias und Beinnervenentzündungen, gewisse Überdruckformen und Depressionen günstig beeinflußt werden.

Die unblutige Schröpfung wird seltener durchgeführt und kommt bei „Leere", die aufgefüllt werden soll, zur Anwendung, also bei Asthenikern, Hypotonikern und Anämie, wo am Rücken eingesunkene Reflexstellen aufgefüllt werden müssen. Anämie, Hypotonie und ständige Müdigkeit kann man durch diese Methode zum Verschwinden bringen.

Der alte, im frühen Ägypten und Indien bekannte Satz: „Die Medizin ist ein Hinzufügen oder Hinwegnehmen“ wird in der Schröpfkopfbehandlung in die Tat umgesetzt: Die trockene Schröpfung fügt hinzu — Blut, Wärme und Kraft, während die blutige hinwegnimmt — Überschuß, Hitze und Schlackenstoffe.

*11. Bei dem Baunscheidtschen Verfahren* werden mit Hilfe eines Stichlers Hautbezirke gereizt, in die man zur Erzeugung eines Heilausschlags eine Flüssigkeit oder Salbe einreibt. Dadurch werden direkt alte und chronische Nervenentzündungen geheilt, indirekt über die Reflexzonen schlaffe Organe gekräftigt und man kann schließlich über das vegetative Nervensystem das Hormonsystem beeinflussen. Die künstliche Hautentzündung bewirkt Blutzufluß und veranlaßt in der Tiefe eine Tonisierung der dazugehörigen Organe.

Die Indikationen für den Baunscheidtismus sind Unterfunktionen von Schilddrüse, Nebenschilddrüse und Eierstöcken, Gebärmutter und männlichen Keimdrüsen, Prostatahypertrophie, chron. Mandelprozesse, konstitutionelle Hypotonie, allgemeine Anfälligkeit und Fehlen der Widerstandskraft gegenüber Infekten, Hebung des Gesundheitsgefühls und der Lebensfreude, Erschlaffung des Blasenschließmuskels, Regelstörungen junger Mädchen oder klimakterischer Frauen, hartnäckige Dickdarmverstopfung, Magen- und Darmsenkung, nervöses Asthma und chronische Bronchitis, Sehnen- und Gelenkserkrankungen und andere chronische, asthenische Leiden.

*12. Unter einer Fontanelle,* dem „Quellchen“, versteht man ein künstlich gesetztes Geschwür, aus dem giftige Stoffe aus dem Körper ausgeschieden werden. Die Domäne dieser Behandlung sind alte, unbeeinflußbare Stoffwechselerkrankungen, in deren Verlauf sich eine Menge Schlacken gebildet haben und herdbedingte Erkrankungen, bei denen der Herd nicht beseitigt werden konnte, sowie alte Gelenksprozesse, die zu versteifen drohen. Es wird ein Stromgefälle für Blut und Lymphe geschaffen, durch das abgelagerte Schlackenstoffe, die eine Verhärtung des Gewebes gebildet hatten, abgeführt werden und durch frische, nachströmende Säfte ersetzt werden.

Damit beschließen wir die Besprechung der Ableitungsverfahren, die eine echte Konstitutionstherapie darstellen, und die man als eine Basisbehandlung vieler chronischer Erkrankungen ansehen kann. Sie bewirken eine allgemeine Umstimmung, eine Anfachung der Stoffwechselvorgänge und eine Entgiftung tiefgreifender Art.

Die Entscheidung über die Anwendung muß dem Arzt überlassen werden.

## Der Schmerz

Bevor wir uns mit der medikamentösen Therapie befassen, möchte ich noch zwei Krankheitssymptome, die bei so vielen Erkrankungen im Vordergrund stehen und den Patienten ängstigen, genauer besprechen: *Den Schmerz und das Fieber.* Beides sind Symptome und keine eigenen Krankheiten, aber sie melden eine gesundheitliche Störung, deren Ursache erforscht werden muß, um durch causale Behandlung das Symptom auszulöschen und das zugrunde liegende Leiden dazu. Beides kann plötzlich, wie aus heiterem Himmel, auftreten und durch das unerwartete Geschehen sowohl den Patienten als auch den Arzt veranlassen, nur das quälende Symptom möglichst rasch zu beseitigen und darüber die Grundbehandlung zu vernachlässigen. Man muß sich aber darüber klar sein, daß auch Krankheiten naturgegebene Geschehen sind, die sich nicht betrügen lassen, und daß die Grundkrankheit auf jeden Fall, falls sie nur unterdrückt wurde, wieder in irgendeiner Form durchbricht, wobei sie inzwischen aber wie ein schwelendes Feuer Schaden gestiftet hat. Wenn man um die wahre Bedeutung des Schmerzes und des Fiebers weiß, nimmt man das Symptom gelassener hin und ist dadurch fähiger, die richtigen Maßnahmen rechtzeitig zu ergreifen.

Bezüglich des Schmerzes sagt Goethe in seiner Iphigenie:

„Die Schmerzen sind's, die ich zu Hilfe rufe,
denn sie sind Freunde, Gutes taten sie."

Hier hat ein überragender Geist das Wesen des Schmerzes erkannt und in dichterische Worte gekleidet. Der Schmerz erweist sich tatsächlich in vielen Fällen als Freund und Warner, der uns auf krankhafte Vorgänge, die uns sonst noch verborgen geblieben wären, aufmerksam macht.

Wir unterscheiden den Schmerz aus äußeren Ursachen — Verletzungen, Hitze, Kälte usw. —, der durch die dafür vorhandenen Empfangsorgane in der Haut oder Schleimhaut vermittelt wird. Er äußert sich mehr als Dauerschmerz. Der Schmerz aus innerer Ursache hat mehr wechselnden Charakter.

Bei Reizung einer empfindlichen Nervenfaser wird zunächst ein Gefäßkrampf bei kleinen Reizen, eine Gefäßerweiterung bei größeren Reizen ausgelöst. Schmerzen können die motorischen Nervenfasern so stark erregen, daß die umgebende Muskulatur mit einer Kontraktion und die Gefäße mit einem Gefäßkrampf antworten. Die verminderte Durchblutung setzt die Reizschwelle der empfindlichen Nervenfasern immer weiter herab, so daß Schmerz, Muskelkontraktur und lokale Blutarmut immer weiter ineinandergreifen, bis Stoffwechselstörungen im Gewebe mit erhöhtem Schmerz einen unentrinnbaren Teufelskreis bilden, so daß die Heilung aus eigener Kraft erschwert oder unmöglich geworden ist.

Wird dann der Schmerz unbewußt oder bewußt in den Mittelpunkt des Interesses gerückt, wird er weiter potenziert und im Psychischen fixiert. Die Angst vor dem Schmerz kann schließlich von dem Schmerz selbst nicht mehr auseinandergehalten werden. Jeder von uns kennt den nächtlichen Zahnschmerz, der im Wartezimmer des Zahnarztes dann fast zu verschwinden scheint. Nachts stand der Schmerz im Mittelpunkt des Interesses, und das ließ ihn riesengroß werden. Die Ablenkung des Tages und die Aussicht auf baldige Behebung reduzierten ihn dann zu seiner wahren, erträglichen Größe.

Der Schmerz ist also nur eine der Möglichkeiten, mit denen sich eine gestörte Körperfunktion äußern kann, wenn diese auch häufig und eindrucksvoll ist, und er ist andererseits ein guter Indikator, der uns mit seinem Verschwinden die Richtigkeit unserer Bemühungen beweist.

## Das Fieber

Über das Fieber sagte Hippokrates: „Gebt mir eine Medizin, die Fieber erzeugen kann, und ich werde alle Krankheiten heilen."

Wenn dies auch heute nicht mehr ganz richtig ist, so liegt der wahre Kern insoferne darin, daß das Fieber eine Heilreaktion des Körpers auf die Krankheit ist. Im Fieber laufen alle Stoffwechselvorgänge rascher als sonst ab und dienen intensiver der Schlackenverbrennung und Schlackenausscheidung. Die raschere und intensivere Lungenatmung, aber auch Hautatmung mit der vermehrten Schweißbildung ist der Nachweis dafür.

Es ist sinnlos, vor der Fieberhöhe in Panikstimmung zu verfallen. Ein rasch gestiegenes und hohes Fieber zeigt eine gute Reaktionslage des Körpers an, der sich der Krankheit heftig erwehrt und seine Kräfte mobilisert, um ihrer rasch Herr zu werden. Viel unangenehmer sind die nicht hohen, schleichenden Fieber, wie sie bei Konstitutionsschwächlingen auftreten, da man sich auf eine längere Krankheitsdauer gefaßt machen muß. Hier muß man neben der Bekämpfung der Grundkrankheit auch die wenig widerstandsfähige Konstitution stärken.

Bei chronischen Leiden hat sich eine dosierte und kürzer dauernde Fieberreaktion sehr wertvoll als Umstimmungstherapie zur Anfachung der Widerstandskraft und rascheren Ausleitung von Stoffwechselrückständen bewährt, wie sie im Überwärmungsbad vorliegt.

Die Mehrzahl der plötzlich eintretenden hohen Fieberattacken beherrscht man am besten mit Hydrotherapie durch Wickel und kühle Bäder ober Abwaschungen — siehe dort! — und durch Anregung der Ausscheidungen über die Haut, die Niere und den Darm. Fast immer handelt es sich um Erkältungskrankheiten oder grippale Infekte, die man im obigen Sinn ohne Medikation sicherer, rascher und frei von Nachkrankheiten damit beherrscht. Eine Ausnahme bilden homöopathische Fiebermittel, die noch besprochen werden.

Seien wir uns also in den allermeisten Fieberfällen im klaren, daß Fieber keine Krankheit, sondern nur ein Symptom ist und daß dieses Symptom als Heilreaktion des Körpers aufzufassen ist. In diesem richtigen Sinn verstanden, verliert das Fieber viel von seinem unbegründeten Schrecken und wird viel wirksamer und harmloser bekämpft werden können, als dies massive Medizindosen vermögen.

## Die medikamentöse Therapie

In diesem Buch wird unter medikamentöser Behandlung ausschließlich die Therapie mit natürlichen Heilmitteln verstanden und dargelegt, da sie einer natürlichen Heilweise entspricht, und das oberste Gesetz des Heilens, das „nil nocere — niemals schaden", voll erfüllt und auch die Grundlagen der Ganzheitsmedizin beachtet.

Zunächst wollen wir eine Anzahl fast durchwegs heimischer Heilkräuter besprechen, da diese sehr oft imstande sind, die häufigen Beschwerden des Alltags zu beheben.

Der Mensch ist ein Teil der Natur, die ihn hervorgebracht hat, wachsen läßt, die ihn dann über sich gebieten läßt, wenn er zuerst dienend ihre Gesetze erkannt hat, um ihn endlich auch nach dem ewigen Gesetz des „werde und stirb" zu entlassen. Dieselbe Natur bringt ihm zwar die Krankheiten, aber zugleich auch die Heilmittel dafür nach dem Bibelwort: „Der Herr läßt die Arznei aus der Erde wachsen, und der Vernünftige verachtet sie nicht!", und es ist bezeichnend für ihre Weisheit, daß eine gar nicht kleine Anzahl von Heilpflanzen das Zeichen, wofür sie eingesetzt werden sollen, sichtbar tragen. Die uralte Signaturenlehre befaßt sich mit diesen Zeichen: So helfen gelbe Pflanzen wie Löwenzahn oder Schöllkraut gegen Leberleiden, so hebt das Stiefmütterchen sein kleines Gesicht dem Beschauer entgegen und will damit seine Heilkraft bei Gesichtsekzemen zeigen, und so quillt aus der abgeschnittenen Wurzel der Blutwurz ein dunkelroter Tropfen zum Zeichen ihrer blutungsstillenden Kraft.

Goethe meinte diese Zusammenhänge, wenn er sagte:

„Was ist das Schwerste von Allem?
Was dir das Leichteste dünkt:
Mit den Augen zu schauen,
was vor den Augen dir liegt!"

Schon das Sammeln der Heilkräuter ist nicht bedeutungslos: Das Heilkraut, das zeitgerecht gesammelt wird, hat höhere Heilkraft, ebenso die Pflanzen, die in unberührter Natur wachsen und von einem gesunden Menschen geerntet werden. Alles, was über der Erde wächst, soll man bei zunehmendem Monde sammeln, da dann die lebenserhaltenden Säfte aufwärtssteigen, während die Wurzeln unter der Erde umgekehrt bei abnehmendem Monde saftreicher und heilkräftiger sind. Alte Holzfäller wußten dies und schlugen die Bäume im abnehmenden Mond, da dann das Holz schneller trocknete.

Blüten soll man in ihrer schönsten Entfaltung, Früchte in ihrer besten Reife und Samen aus vollreifen Früchten sammeln, während man Wurzeln im Frühjahr ausgräbt.

Die beste Heilkraft besitzen die Kräuter frühmorgens und vormittags, daher ist auch dies die beste Sammelzeit. Der Boden ihres Wachstums muß ungedüngt sein, da Kunstdünger ihre Eigenschaften wesentlich verändert und ihren Heilwert unkontrollierbar macht. Menschen mit tiefgreifenden Krankheiten sollen nicht sammeln, da die Heilkraft der Pflanzen sicher durch sie herabgesetzt wird. Dies ist eine alte Erfahrungstatsache, über die man nicht lächeln sollte. Man werfe auch Heilkräuter nicht zusammen, da sie sehr empfindlich sind und sich untereinander oft nicht vertragen, wie dies z. B. jeder Gärtner weiß, der niemals Rosen und Nelken zusammengibt. Jedes Heilkraut hat eben seine eigene Lebensweise und seine eigenen Eigenschaften.

Nach dem Sammeln werden die Kräuter auf einem trockenen Brett, Tuch oder Papier — niemals Metall! — sortiert und, womöglich im Freien, im Schatten getrocknet. Zum Trocknen darf kein Sonnenlicht, Ofen u. ä. verwendet werden. Die Zerkleinerung darf erst nach dem Trocknen vorgenommen werden, das Aufheben geschieht am besten in sauberen, geschlossenen Schachteln an einem kühlen, trokkenen Ort. Die Haltbarkeit ist keineswegs unbegrenzt und soll im allgemeinen nicht über ein Jahr angenommen werden.

Zum Schluß noch ein alter Erfahrungssatz: Die beste Wirkung entfalten Heilkräuter, die man für sich selbst sammelt.

Die einfachste Zubereitungsart ist der Tee: Ein Eßlöffel des getrockneten Krautes wird mit einem Viertelliter Wasser kalt zugestellt, dann langsam bis zum Kochen erhitzt. Nach dem Aufwallen stellt man ab und läßt etwa 10 Minuten ziehen, seiht dann den Tee ab und trinkt ihn tagsüber schluckweise.

Kräuterpulver kauft man am besten in einer Apotheke, Drogerie oder Kräuterhandlung und nimmt sie messerspitzenweise oder in heißem Wasser verrührt. Tinkturen sind nicht schwierig herzustellen: Man setzt in einem Liter 70-%igen Weingeist 200 Gramm der frischgepflückten und zerkleinerten Pflanzen an und bewahrt die verschlossene Flasche an einem kühlen, dunklen Ort ohne Sonnenlicht durch sechs Wochen auf, wobei man täglich umschüttelt. Dann seiht man die fertige Tinktur durch und preßt die alkoholdurchtränkten Heilkräuter eigens durch ein Tuch gut aus, läßt noch einige Tage zum Absetzen stehen und filtriert. Diese Tinktur kann sofort verwendet werden und ist unbegrenzt haltbar. Tinkturen sind viel wirkungsvoller als Tees und werden tropfenweise, etwa 3—4mal tgl. 15—20 Tropfen, eingenommen.

Zur *Tinkturenbereitung* eignen sich besonders folgende Kräuter: Arnika, Baldrian, Berberitzenwurzelrinde, Blasentang, Benediktinerdistel, Eisenkraut, Enzian, Frauenmantel, Goldrute, Huflattich, Johanniskraut, Kamille, Königskerze, Lungenkraut, Melisse, Minze, Mistel, Sumpfporst, Ringelblume, Rosmarin, Salbei, Schlüsselblume, Schöllkraut, Tausendguldenkraut, Tormentille = Blutwurz, Wacholder, Wiesenknopf, Wermut.

*Zum Ansetzen in Wein* wird hochgradiger Weißwein genommen, während die Technik dieselbe wie bei der Tinkturenzubereitung ist. Hier eignen sich stärkende Heilkräuter: Arnikablüten, Rosmarin, Melisse, Johanniskraut, Eisenkraut, Baldrian, Kamille, Minze, Waldmeister, Lavendelblüten und Hopfenblüten. Man nimmt vom Kräuterwein tgl. 3—4 Schnapsgläschen voll.

Zu *äußeren Behandlungen* — Wunden, Hauterkrankungen, Verbrennungen, Erfrierungen und Massagen — setzt man Heilkräuter in gutem Olivenöl an, wobei das Mischungsverhältnis ein Teil Heilkraut auf fünf Teile Öl beträgt. Hier eignen sich Johanniskraut, Ringelblume, Fünffingerkraut, Lilie, Kamille, Gartenraute, Klettenwurzel, Lavendel und die Rose.

*Kräutersalben* macht man am einfachsten aus der Tinktur: 10 Gramm der Tinktur, zuerst leicht erwärmen, bis der Alkohol verdunstet ist, dann mit 100 Gramm Lanolin, Vaselin oder reinem Schweinefett verreiben, bis sie in dem Fett gleichmäßig verteilt ist. Ringelblumensalbe ist bei schrundigen Wunden und zur Ausheilung von Geschwüren und Abszessen geschätzt, ähnlich die Schwarzwurzelsalbe.

*Zugsalben* werden besser in der Apotheke gemacht, wobei eine sehr bewährte davon die Zusammensetzung hat:

Ungt. Diachylon
Ungt. Basilicum ā̄ā̄ 25,0

oder, ebenfalls ausgezeichnet, als Ehrenhöfersalbe aufgelegt wird.

## Die wichtigsten Heilkräuter

Vom *Alant (Rad. Enuale, Rad. Helenii),* der bei uns kaum vorkommt und dessen zur Verwendung gelangende Wurzel in Kräuterhandlungen zu beziehen ist, wird dessen lösende Kraft bei Bronchialkatarrhen gepriesen, wobei der quälende Husten erleichtert wird. Weiters fördert die Wurzel die Regel und wirkt harntreibend. Es werden 20 Gramm der feingeschnittenen Wurzel mit einem halben Liter Wasser 15 Minuten gekocht und als Tee, dem man noch Süßholzwurzel und zum Süßen Honig dazugeben kann, möglichst heiß, auf 3—4mal verteilt, getrunken.

*Andorn (Herba Marubii, Helfekraut),* findet als Tee zur Magen- und Darmkräftigung, zur Lösung von Luftröhren- und Bronchialkatarrhen und als Ausscheidungsförderung bei Leber- und Milzleiden Verwendung. Bei Gelbsucht nimmt man Andorntee mit Honig tgl. früh und abends eine Tasse.

*Arnika (Flos und Rad. Arnicae, Arnika montana, Wolferlei)*, wächst auf hochgelegenen Bergwiesen und Almen. Wirksamer als die ganzen Blütenköpfe sind die ausgezupften Blütenblätter. Falls man den Wurzelstock verwenden will, ist er im Herbst auszugraben. Für den äußeren Gebrauch sammelt man das ganze Kraut. Verwendet wird die Tinktur.

Arnika ist das große Wundheilmittel: Frische Wunden desinfiziert man mit Arnikatinktur, 1 : 10 mit abgekochtem Wasser verdünnt. Bei stumpfen Verletzungen — Quetschungen, Verstauchungen, Prellungen — macht man feuchte Umschläge, im Verhältnis 1 : 2 verdünnt. Innerlich kann man bei Verletzungen dazu etwa 5—8 Tropfen in einem Glas Wasser tagsüber trinken, was den Heilungsvorgang noch beschleunigt.

Innerlich genommen ist Arnika das Heilmittel für einen bestimmten Typ: Muskulöse, blutreiche Menschen mit gut entwickeltem Gefäßsystem, die zu Kongestionen (Blutüberfüllungen) neigen und bei denen die Erkrankung mit Zerschlagenheitsschmerzen einhergeht. Die Hauptwirkung bezieht sich auf das Gefäßsystem: Schwindel, Verkalkung, Herzschmerzen, verkürzter Atem, schlechte Blutzirkulation, Blutwallungen und ähnliches. Arnika wirkt eben gefäßerweiternd und gefäßkrampflösend. Genommen wird die Tinktur 10 Tropfen in einem Glas Wasser tagsüber trinken oder als homöopathische Verdünnung in Form der Arnika D 3—4, mehrmals tgl. 10 Tropfen.

Eine weitere bewährte äußerliche Anwendung sind Venenerkrankungen wie Entzündungen und Thrombosen als Arnikaumschlag und Gefäßkrämpfe als Arnikaeinreibung.

*Augentrost (Herba Euphrasiae, Euphrasia officinalis)* führt seinen Namen zurecht, da akute Bindehautentzündungen, die meist durch Erkältung entstanden sind, durch Waschungen und Umschläge mit ihm rasch gebessert werden. Dazu wird ein Teelöffel des getrockneten Krautes auf eine Tasse Wasser gegeben und kurz aufgekocht. Eine weitere Wirkung erstreckt sich auf Magen- und Darmkatarrh, wobei man mehrmals am Tage eine Messerspitze des Pulvers einnimmt.

Die *Bärentraube (Folium Uvae ursi, Arctostaphylos Uva ursi)* nimmt man als Tee bei Blasenkatarrh, muß aber zur besten Wirkung vegetarisch dazu essen. Der Harn erhält durch den Tee eine grünliche Farbe. Bärentraube kann auch Sand und Grieß aus dem Nierenbecken ausscheiden.

Der *Bärlauch (Bulbus Allii ursini, Allium ursinum)* hat ähnliche Eigenschaften wie Knoblauch und wirkt, innerlich als Tee genommen, blutdrucksenkend, blutreinigend, galletreibend und hustenlösend.

Äußerlich werden die gequetschten Blätter auf Furunkel und eitrige Prozesse zum Reifen gelegt oder man legt den Brei, der durch Kochen der fein geschnittenen Knolle mit den Wurzeln in Milch entsteht, möglichst warm auf einem Leinenlappen auf schmerzende Gichtstellen zur raschen Schmerzlinderung.

Am wirksamsten sind die Frischblätter oder der aus ihnen gewonnene Preßsaft.

*Baldrian (Radix Valerianae, Valerina officinalis)* ist als ausgesprochenes Nervenmittel bekannt. Verwendet wird die Wurzeltinktur. Er wirkt beruhigend bei Erregungszuständen, Herzneurosen, nervöser Schlaflosigkeit und überreizten Nerven.

Man nimmt wiederholt 15—20 Tropfen oder macht bei allgemeiner Nervosität eine Trinkkur von Baldrian- und Melissentee, indem man acht Tage täglich eine Tasse einer Teesorte trinkt und dann wechselt. Diese Kur muß durch Wochen durchgeführt werden.

*Beinwell (Radix Symphyti, Symphytum officinalis, Schwarzwurz)*, ist ein Heilmittel für Knochen und Gelenke. Bei Verletzungen und Erkrankungen der Knochen wird Beinwell äußerlich als Teeumschlag und innerlich als Tee oder in der homöopathischen Verdünnung Symphytum $D_2$, mehrmals tgl. 10 Tropfen genommen. Die Wurzel, als Salbe zubereitet, bewährt sich bei stumpfen Verletzungen wie Verstauchungen und Prellungen und auch als Wundheilmittel bei Wunden mit schlechter Heilungstendenz, z. B. bei Unterschenkelgeschwüren. Der Saft der Wurzel, mit Honig gemischt, erleichtert alte Brustkatarrhe, die Tinktur wird bei Magengeschwüren genommen.

Beinwell kann man auch auf Knochenverletzungen oder schlecht heilende Wunden oder Geschwüre in zerquetschtem Zustand auflegen. Die Tinktur wirkt innerlich manchmal sehr gut bei neuralgischen Schmerzen, besonders Gesichtsneuralgien.

Die *Berberitze (Cortex Berberidis vulgaris, Berberis vulgaris, Sauerdorn)*, ist mit ihrer Wurzelrinde ein Heilmittel bei Harnsäureüberschuß: Rheuma und Gicht, Steinbildungen in Gallenblase und Nieren, Nervenentzündungen und andere Organerkrankungen, bei denen zuviel Harnsäure die Ursache sind. Verwendet wird hier die Tinktur, mehrmals tgl. 10 Tropfen genommen.

Abkochungen aus den Beeren, den Blättern und der Rinde werden bei Magen-, Leber- und Nierenleiden und als Blutreinigung verwendet.

Von der *Bibernelle (Herba und Radix Pimpinellae, Pimpinella major)* wird die getrocknete Wurzel, aber auch das Kraut verwendet. Innerlich wirkt sie lösend bei Verschleimungen, magenstärkend und blutreinigend. Tee ist anregend und gesundheitsfördernd. Die Wurzel, 30 Minuten in Wein gekocht, ist ein ausgezeichnetes Blasenreinigungsmittel, etwa alle 3—4 Tage eine Schale warm genommen. Täglich zwei Tassen getrunken, ist bei Nierensteinen hilfreich.

*Blutwurz (Radix Sanguinariae, Sanguinaria canadensis)* ist bei allen Blutungen hilfreich und wird besonders bei zu starken Monatsblutungen geschätzt. Sie wird als Tinktur oder als Tee, vorteilhaft mit Mistel, Zinnkraut und Hirtentäschel gemischt, verwendet.

*Bockshornklee (Semen Foenugraeci, Trigonella Foenum Graecum)* ist als Abszeßreifungsmittel bekannt: Das Samenpulver wird zu einem dicken Brei gekocht, in ein Leinensäckchen gefüllt und möglichst warm auf die entzündete Stelle gelegt.

Die *Brennessel (Folium, Herba und Radix Urticae, Urtica urens)* wird als Wurzeltee angewendet, wenn man die Nierentätigkeit anregen und dadurch die Ausscheidung von Harnsäure und Schlacken fördern will. Bei beginnender Wassersucht treibt der Tee zusätzlich durch seine flüssigkeitsausscheidende Wirkung.

Äußerlich bestreichen sich Rheumatiker die schmerzenden Stellen mit frischen Brennesselblättern, erzielen dadurch eine Hautreiztherapie und bringen auch das alte Rheumamittel Ameisensäure, die die Brennessel enthält, zur Wirkung.

Der Absud der ganzen Pflanze ist ein guter Bademittelzusatz bei chron. Hauterkrankungen. Je zur Hälfte Brennessel und Taubnessel gemischt ergibt einen guten Tee bei Erkrankungen der Atmungsorgane, den man durch Honigzusatz noch verbessern kann. Bei Haarausfall hat sich der Zusatz einer Brennesselabkochung zum Waschwasser ebenfalls bewährt.

*Eibisch (Folium und Radix Althaeae, Althaea officinalis)* ist als altbekanntes Heilmittel gegen Katarrhe der Atmungsorgane, das schleimlösend wirkt, viel verwendet. Als Brusttee kann man ihn mit Süßholz, Schlüsselblume und Lungenkraut mischen.

*Eichenrinde (Cortex Quercus, Quercus Robur)* ist infolge des Gerbstoffgehaltes ein zusammenziehendes Mittel und wird äußerlich als Umschlag über Nacht bei beginnendem Kropf, als Sitzbad bei Mastdarmerkrankungen wie Hämorrhoiden, Fisteln und Vorfall und bei katarrhalischen Unterleibsleiden der Frauen angewandt.

Innerlich als Tee benützt man Eichenrinde bei Darmkatarrh mit Durchfall, falls dieser auf Erkältung und nicht auf unzuträgliches Essen oder Trinken, also auf Stoffe, die ausgeschieden werden müssen, zurückgeht.

*Gelber Enzian (Radix Gentianae, Gentiana lutea)* ist ein Bittermittel und daher ein Heilmittel für Magen-, Leber- und Gallenleiden. Seine Wurzel wird als Tinktur zubereitet. Das Anwendungsgebiet des Enzians ist die Magenverstimmung, akute Magenstörungen und die Appetitanregung. Man nimmt wiederholt 20 Tropfen der Tinktur in etwas Wasser.

Die *Erdbeere (Folium Fragariae, Fragaria vesca)* ist nicht bei allen, aber manchen Patienten mit echter Gichterkrankung ein Heilmittel: Man ißt im Gichtanfall 1—2 Liter ungezuckerte, reife Erdbeeren.

*Ehrenpreis (Herba Veronicae, Veronica officinalis)* trägt seinen Namen zurecht: Er ist bei zarten, anfälligen Menschen anzuwenden, die chronische Krankheiten der Atmungs-, Verdauungs- und Harnorgane nicht loswerden können, besonders, wenn sie auch in ihrem Gemüt zart und empfindlich sind.

Man nimmt Ehrenpreis als Tee oder Pulver.

Das *Farnkraut (Herba Filicis maris, Dryopteris Filix mas, Wurmfarn)* wird innerlich als Wurmmittel, das nur der Arzt verordnen soll, äußerlich aber dank seiner Radioaktivität als oft bewährtes Rheuma-, Gicht- und Ischiasmittel verwendet.

Man schneidet die gereinigte Wurzel klein, trocknet sie kurz im Ofen und füllt sie in kleine Säckchen ab, die wiederum zu einem großen Sack zusammengenäht werden. Über Nacht legt man sich darauf oder legt ihn wie eine Kompresse auf die schmerzhafte Stelle. Die Wirkungsdauer einer Farnwurzelauflage beträgt etwa drei Monate. Tritt zunächst eine Schmerzverschlimmerung ein, ist dies ein Zeichen baldiger guter Wirkung.

Nicht so wirksam ist es, das getrocknete Kraut unter das Leintuch zu legen. Die Wirkungsdauer der Blätter beträgt nur einige Tage.

*Faulbaumrinde (Cortex Frangulae, Rhamnus Frangula)* ist ein mildes Abführmittel und ist, gemischt mit Odermennig, Hopfen, Wermut, Sellerie- und Petersilwurzel ein wasseraustreibendes Mittel bei Wassersucht.

*Fenchel (Fructus Foeniculi, Foeniculum vulgare)* wird als Tee aus Samen benützt und wirkt hustenlösend, leicht harntreibend und appetitanregend. Als leichtes Abführmittel wird er mit Sennesblättern und Süßholz gemischt. Zur Teebereitung werden die Früchte vorerst im

Mörser zerstoßen. Äußerlich wirkt Fencheltee gegen Hautausschläge und Augenentzündungen.

Der *Gartenraute (Herba Rutae, Ruta graveolens)* gehören zwei große Indikationsgebiete an: Arterielle Blutstauungen und überreizte Nerven. Beide hängen zusammen, da die Nervenstörungen Schuld an der Zirkulationsschwäche tragen. Die Symptome sind Schwindel, heißer Kopf und kalte Füße, drückende Kopfschmerzen, Herzklopfen, Kurzatmigkeit und dies häufig bei jungen Männern, deren Geschlechtsleben überreizt ist, oder Frauen mit Blutfülle der Gebärmutter mit heftigen Blutungen und Krämpfen.

Hier nimmt man von der Ur-Tct. Ø 3—4mal tgl. 10 Tropfen mit etwas Wasser.

Äußerlich wirkt Rautentinktur als Einreibung bei Muskelzerrungen und Hexenschuß und gemischt mit Arnikatinktur und Johanniskrautöl bei Muskelrheumatismus und Muskelschmerzen nach Überanstrengungen ausgezeichnet.

Rautenblätter gekaut vertreiben rasch üblen Mundgeruch.

*Goldrute (Herba Solidaginis, Solidago virgaurea)* ist das Hauptmittel bei Nierenentzündungen, hilft aber auch bei Blasen- und Harnröhrenkatarrh und bei Bettnässen, falls dies durch Katarrh hervorgerufen ist. Man nimmt sie nur als Tee mit einem Eßlöffel Kraut auf ein viertel Liter Wasser eingekocht oder in der homöopathischen Verdünnung, Solidago $D_3$, 3mal 10 Tropfen tgl.

Äußerlich dient ein Pflanzenabsud als Wundkompresse oder als Bademittel bei eitrigen, schwer heilenden Wunden.

Die *Gundelrebe (Herba Hederae terrestris, Glechoma hederacea)* wird als Tee zur Lösung von Katarrhen, bei Fieber mit Frösteln, als leicht harntreibender Tee und als längere Teekur bei Abmagerung verwendet.

Die *Hagebutten (Fructus Cynosbati sine seminibus, Canina rosae, Hagrose).* Man muß sie am Abend mit kochendem Wasser übergießen, nachts stehen lassen, um sie am nächsten Tag noch einmal 1—2 Minuten kochen zu lassen. Dieser Tee löscht den Durst der Nierenerkrankten, wirkt wassertreibend und blutreinigend und schützt durch seinen Vitamin-C-Reichtum vor Infektionen. Bei Blasensteinen ist er, gemischt mit Bibernelltee zu gleichen Teilen, ein gutes Mittel.

Aus den Früchten kann man eine gute Marmelade, aus den Kernen einen Kaffee machen.

*Hirtentäschchen (Herba Bursi pastoris, Capsella Bursa pastoris)* wirkt blutstillend und wird besonders bei Monatsblutungen genommen. Seine Wirkung wird erhöht, wenn man es mit Schafgarbe, Mistel, Frauenmantel, Wiesenknopf, Blutwurz und Zinnkraut mischt.

Vom *Holunder (Fructus und Radix Sambuci, Sambucus nigra)* sagte Pfarrer Kneipp, daß man vor ihm den Hut ziehen müsse. Die Blätter ergeben im Frühjahr einen Tee zur Blutreinigung. Die getrockneten Blüten ergeben einen ausgezeichneten Tee gegen die Erkältungskrankheiten mit ihren Folgen wie Katarrhe mit und ohne Fieber. Der Rindenbast ist einer der stärksten schweißtreibenden Tees, und der Tee aus der Wurzel ist stark wassertreibend als Mittel gegen Wassersucht.

*Huflattich (Flos und Folium Tussilaginis, Tussilago farfara)* ist ein bewährtes Heilkraut gegen Lungenleiden und Brustkatarrhe. Verwendet werden etwa 10—15 Blütenköpfchen auf eine Tasse Tee, in der Wirkung verbessert durch Mischung mit Schlüsselblume und Lungenkraut. Dies ist ein Brusttee im Frühling, der im März und April getrunken wird.

Die großen Blätter des Huflattichs werden zur Heilung offener Fußgeschwüre verwendet, indem man sie auflegt und alle 12 Stunden wechselt.

*Isländisches Moos (Lichen islandicus, Cetraria islandica)* wirkt gut schleimlösend und wird daher als Bronchial- und Hustenmittel verwendet. Als Tee mischt man es mit Sonnentau, Fenchel, Eibisch, Thymian, Salbei, Huflattich, Süßholz oder Spitzwegerich, den man tagsüber warm trinkt.

*Johanniskraut (Herba Hyperici, Hypericum perforatum)* wird um die Sonnenwende und im zunehmenden Mond gesammelt und als Öl oder Tinktur angesetzt.

Das Öl heilt ausgezeichnet Brandwunden, Erfrierungen, Fußgeschwüre und eitrige Wunden ähnlich wie die Ringelblume.

Innerlich als Tee oder Tinktur ist es ein Nervenheilmittel und kräftigt als Tee morgens genommen das zerrüttete Nervensystem. Ein Versuch damit ist selbst bei Gemütsleiden wie Schwermut angezeigt. Johanniskraut reinigt Leber und Galle und wird als Tee bei Leberstörungen und Gallenblasenentzündungen angewandt. Migräne mit Galleerbrechen ist öfters damit zu heilen, besonders, wenn es sich dabei um nervenschwache Patienten handelt.

Wenn Bettnässen bei blassen, nervösen Kindern auf nervöse Ursache zurückzuführen ist, hilft oft der Johanniskrauttee.

Regelkrämpfe und Unregelmäßigkeiten bei nervenschwachen Frauen und Mädchen mit Unterleibsschwäche werden ebenfalls gut beeinflußt. Die Tinktur ist ein hervorragendes Einreibemittel bei Rheuma, Gicht und Nervenentzündungen.

*Kalmuswurzel (Radix Calami, Acorus Calamus)* wirkt als Tee anregend auf die Verdauungsdrüsen mit ihren Säften und stoffwechselfördernd. Er wird gerne als Appetitmittel und Tee bei Magenverstimmung angewandt.

Die *Kamille (Flos Chamomillae vulgaris, Matricaria Chamomillae)* hat weitverbreitete Wertschätzung wegen ihrer vielfältigen Verwendung: Sie wirkt bei Erkältungen des Magen-Darm-Traktes erwärmend, bei Schmerzen in diesem Gebiet krampfstillend, besonders bei Darmkoliken und Unterleibskrämpfen der Frauen. Sollte sich der Tee als zu schwach erweisen, nimmt man die kräftigere Tinktur.

Die äußerliche Kamillenanwendung ist sehr umfangreich. Heißfeuchte Kamillenauflagen bewähren sich zur Schmerzstillung bei Entzündungen, wiederum besonders im Verdauungs- und Genitalbereich: Schmerzen im Bauchraum, in der Gallenblase, in den Nieren und in Unterleibsorganen. Eine Wärmeflasche muß die Kamillenauflage ständig heiß erhalten. Kamillensitzbäder für Entzündungen der Unterleibsorgane müssen zur besten Wirkung ansteigend genommen werden.

Kamillentee wird häufig für Spülungen, besonders Darmeinläufe, verwendet. Eine lokale Dämpfung mit Kamillentee befördert die Heilung bei Erkrankung der Harn- und Unterleibserkrankungen.

Die *Käsepappel (Flos und Folium Malvae, Malva silvestris)* hat als Tee erweichende Eigenschaften und wird wie die Kamille als Auflage und Umschlag bei äußerlichen Entzündungen wie Furunkel u. ä. angewandt. Auch Schleimhautentzündungen wie Mundschleimhautentzündung und Gastritis werden mit dem Tee als Getränk günstig beeinflußt. Ein dankbares Anwendungsgebiet des Käsepappeltees ist die Badebehandlung der nässenden Ekzeme.

Die *Kartoffel (Solanum tuberosum)* ist nicht nur ein wertvolles, vitaminreiches, basisches Nahrungsmittel, sondern in gewisser Form als Heilmittel zu gebrauchen. Kartoffelbrei — roh geriebene Kartoffeln mit Milch vermischt — legt man bei schlecht heilenden Wunden, stinkenden Eiterungen, Geschwülsten und Quetschungen, schmerzhaften rheumatischen Schwellungen und Entzündungen auf.

Kartoffelsaft, besonders kombiniert mit Karottensaft, kann mit der entsprechenden Diät Gastritis und Magengeschwüre ausheilen und bewährt sich bei Sodbrennen. Er ist auch durch seine basische Reaktion bei Rheuma und Arthritis zur Unterstützung der Umstimmung der sauren Stoffwechsellage anzuraten.

Sind bei einer Kartoffel Keime vorhanden, sind diese auszuschneiden, da sie giftig sind.

Die *Kegelblume (Herba und Radix Echinacea, Echinacea angustifolia)*, ist in unserer derzeitigen Ära der Antibioticis das pflanzliche antibakterielle Chemotherapeuticum, das eindeutig die Abwehrkräfte des Körpers steigert und bei eitrigen Prozessen mit großem Erfolg ohne jeden Nachteil eingesetzt werden kann: Bei Blutvergiftung, bei Lymphbahn- und Lymphdrüsenentzündung, Furunkulose, Karbunkel, Brustdrüsenentzündung, Fingereiterungen, bei allen Eiterungen nach Verletzungen, bei Rotlauf, eitrigem Unterschenkelgeschwür, Gebärmutterentzündung, Nierenbeckenentzündung und ähnlichem mehr.

Innerlich wird die *Echinacea Ur.-Tct.* Ø (auch als Echinacea SV-Schwabe) 3 x tgl. 10—15 Tropfen, im akuten Stadium auch alle 2—3 Stunden gegeben. Zum Auflegen wird sie auch 1 : 5 bis 1 : 10 mit Wasser verdünnt oder auch zu 20 Prozent zur Salbe verarbeitet.

Der *Knoblauch (Bulbus Allii sativi, Allium sativum)* wird innerlich viel verwendet: Die Zehe wird mit Milch verrührt eingenommen. Er wirkt krampflösend, blutdrucksenkend, wurmtreibend, blähungswidrig, galleanregend und der Arteriosklerose vorbeugend. Auch rheumatische Veranlagung vermag man mit einer Knoblauchkur zu bessern. Völker des Balkans und des Orients rühmen seine lebensverlängernde Wirkung.

*Leinsamen (Semen Lini, Linum usitatissimum)* hat — ähnlich wie Kamille und Käsepappel — ebenfalls erweichende und schmerzlindernde Wirkung und wird gerne als Umschlagmittel verwendet. Morgens nüchtern einen Löffel der geschrottenen Körner genommen, wirkt er stuhlfördernd und, als Tee aus den Körnern bereitet, ist Leinsamen hilfreich bei Magen- und Zwölffingerdarmgeschwüren.

Man setzt 2 Löffel Leinsamen mit einem viertel Liter kaltem Wasser an, kocht nicht auf, sondern läßt unter wiederholtem Umrühren 30 Minuten stehen. Nach dem Durchseihen wird der Tee schluckweise getrunken.

*Lindenblüten (Flos Tiliae, Tilia cordata)* ergeben einen bekannten Schwitztee, der auch heiß getrunken zur Katarrhlösung beiträgt. Bei akutem Rheumatismus ist er ebenfalls durch seine schweißtreibende Wirkung von Nutzen.

*Löwenzahn (Herba und Radix Taraxaci, Taraxacum officinale)* findet innerliche Anwendung. Sein frischgepreßter Wurzelsaft wirkt galle- und harntreibend und hat anregende Wirkung auf die Drüsen der Verdauungsorgane. Die getrocknete und feingeschnittene Wurzel als Absud wird bei Stoffwechsel-, Leber- und Darmkrankheiten verwendet.

*Lungenkraut (Herba Pulmonariae, Pulmonaria officinalis)* ist ein Beispiel für Signaturenzeichen: Seine Blätter sehen in ihrer feinen Zeichnung der Lungenstruktur sehr ähnlich. Es wirkt auf die Lunge, indem der Tee des ganzen Krautes Katarrhe löst, und ist ein beliebter Bestandteil vieler Lungenteesorten.

Die *Melisse (Folium und Herba Melissae, Melissa officinalis)* hat wiederum vielseitige Verwendung: Nervöse Beschwerden, besonders bei Frauen, werden gelindert, z. B. Menstruationsbeschwerden, Kopfschmerzen, Migräne und Schlaflosigkeit. Hier wird gerne der Melissengeist angewendet. Melissenwein wiederum hilft bei Magenbeschwerden, Verdauungsbeschwerden und Appetitlosigkeit und ist leicht selbst herzustellen: Eine Handvoll Melissenblättertee oder frische Blätter gibt man in zwei Liter guten Weins, läßt dies zwei Tage stehen und filtert ab.

Melissentropfen werden bei Herzbeschwerden, besonders solchen nervöser Natur, gerne genommen. Sie wirken beruhigend und stärkend.

*Minze (Folium Menthae, Mentha piperitae)* stärkt die Verdauungskraft des Magens und wird hier als Tee angewandt. Die galletreibende Wirkung, angewandt bei Gallenbeschwerden, wird besser mit dem Minzenöl erreicht.

Minzentee hebt den Appetit und wird nach schwächenden Krankheiten gerne verwendet, er behebt Übelkeit und auch durch eine Magenstörung hervorgerufene Kopfschmerzen.

Die *Mistel (Herba Visci albi, Viscum album)*, eine Heilpflanze aus heidnischer Zeit, ist eines unserer Altersmittel. Ihr Tee, die Tinktur oder das Pulver senkt erhöhten Blutdruck und wird daher bei Arterienverkalkung viel verwendet. Sie reguliert die Drüsen mit innerer Sekretion und ist dadurch ein Regenerationsmittel. Früher wurde Mistelpulver gegen Unfruchtbarkeit der Frauen angewandt, sie stillt aber auch gleichzeitig zu starke Blutungen.

Vom *Mönchsrhabarber (Radix Rhei Monarchorum,* auch *Radix Rhapontici, Rumex alpinus)* wird das Wurzelpulver für einen kräftigen Abführtee genommen.

Die *Osterluzei (Herba und Radix Aristolechia, Aristelochia Clematidis),* seit altersher ein Wund- und Eiterungsmittel, hat in der heutigen antibiotischen Ära besondere Bedeutung, da sie die Infektabwehr im erkrankten Organismus steigert. Sie verstärkt die bakterienvernichtende Wirkung der weißen Blutkörperchen und steigert die Kraft der Keimvernichtung derselben. Die Abkochung des Krautes mit zwei Eßlöffeln auf einen halben Liter Wasser wird zu feuchten Umschlägen bei schlecht heilenden oder eitrigen Wunden, Unterschenkelgeschwüren und dgl. verwendet.

Für innerlich wird die *Aristolochia Ur-Tinct.* Ø mit 3mal täglich 10—15 Tropfen, oder das Maudaus-Präparat *Tardolyt-Drag.* bei Fisteln, chronischen und tiefliegenden Geschwüren oder Druckstellen durch Aufliegen gegeben.

*Die Pestwurz (Radix Petasitis, Petasitis officinalis)* sollte als Unterstützungstherapie bei Geschwülsten, besonders der Atmungsorgane, angewandt werden. Man gibt einen Tropfen der Petasitis Ur-Tct. auf ein viertel Liter Wasser und trinkt davon tagsüber schluckweise. Nach einer Woche verringert man die Wasserdosis auf ein halbes Glas Wasser. Eine Kombinationsbehandlung mit Viscum album Ur-Tinct. hat sich hier bewährt, sie wirkt auch gut gegen andere Schmerzzustände, vor allem bei Schmerzen mit krampfhafter Natur, wie Migräne oder Periodenschmerzen.

Der *Porst (Herba Ledi palustris, Ledum palustre)* oder Sumpfporst ist ein ausgezeichnetes Heilmittel gegen Altersrheumatismus und heißt daher auch Gichttanne. Man nimmt von der 1 : 10 verdünnten Tinktur viermal täglich 10 Tropfen.

Die *Ringelblume (Flos Calendulae, Calendula officinalis)* gehört neben Arnika und Johanniskraut zu unseren Wundheilmitteln, die man aber als Salbe anwendet. Sie heilt eitrige, nässende und schrundige Wunden, wie Fußgeschwür, Abszesse, Furunkel und andere Eiterprozesse.

Der Ringelblumentee hilft bei skrofulösen Erkrankungen wie Lymphdrüsenschwellungen, Hautausschlägen wie Kopfgrind der Kinder und anderen pustulösen Ausschlägen. Äußerlich nimmt man auch hier die Ringelblumensalbe.

*Rosmarin (Folium Rosmarini, Rosmarinus officinalis)* wird gerne bei Herzleiden, besonders als Rosmarinwein, genommen. Da er auch den Magen stärkt und blähungswidrig wirkt, ist gerade dies bei Herzleidenden vorteilhaft.

Der Tee hat wassertreibende Eigenschaften, vor allem, wenn es sich um Herzwassersucht handelt, so daß Rosmarin mit Recht ein anerkanntes Herzmittel darstellt.

Der *Salbei (Folium Salviae, Salvia officinalis) ist* zunächst als Tee ein gutes Gurgelmittel für alle Entzündungen in der Mundhöhle und im Rachen. Weiters ist der Tee ein gutes Mittel gegen katarrhalische Verschleimungen, da er ausscheidend wirkt und also bei Katarrhen der Verdauungsorgane, der Atmungsorgane und der Leber angewandt wird. Man mischt ihn vorteilhaft für Bronchialerkrankungen mit Sonnentau, Huflattich und Thymian, für Magenkatarrhe mit Minze, Tausendguldenkraut und Wermut und bei Lebererkrankungen mit Johanniskraut, Berberitze, Löwenzahn und Minze. Bekannt ist seine schweißhemmende Wirkung bei Tuberkulösen.

Weniger bekannt ist die Wirkung des wochenlangen Trinkens von Salbeitee bei schmerzhaften Nervenentzündungen, z. B. Ischias.

Die *Sanikel (Radix Saniculae, Dentaria enneaphyllos,* auch *Sanicula europaea)* wird als Tee äußerlich zu Waschungen bei Wunden und zu Spülungen bei Mundhöhlenentzündungen verwendet, sie ergibt auch eine gute Wundsalbe. Innerlich wirkt der Tee verdauungsfördernd und appetitanregend, zur Heilung von Darmgeschwüren und zur Regulierung heftiger Monatsblutungen der Frauen.

*Schachtelhalm (Herba Equiseti, Equisetum arvense, Zinnkraut)* wird äußerlich als Tee bei Geschwüren, Ekzemen und Hauterkrankungen und als Gurgelmittel bei Anginen angewandt. Innerlich wird der Tee bei Arteriosklerose und wegen seiner auflösenden Eigenschaften bei Steinleiden der Harnwege angewandt.

Wegen des Gehaltes an Kieselsäure findet der Schachtelhalm auch überall dort Verwendung, wo das Stützgewebe angeregt werden muß oder eine Abkapselung erzielt werden soll — z. B. bei chronischer Lungen-Tbc. Meist wird daneben auch Kalkzufuhr in Form von Kalktabletten oder anderen kalkhältigen Arzneimitteln nötig sein.

Die *Schafgarbe (Herba Millefolii, Achillea Millefolium)* hat blut- und säftereinigende Eigenschaften und wird besonders bei Erkrankungen der Verdauungsorgane eingesetzt. Sie wirkt auch fördernd auf den nervösen Blutstrom und leistet gute Dienste bei Blutstauungen, Hämorrhoiden, Krampfadern und Venenentzündungen. Dank ihrer blutstillenden Eigenschaft wenden sie Frauen gerne an.

Die *Schlüsselblume (Flos Primulae, Primula veris)* ist einer der besten Frühjahrstees, der blut- und säftereinigend wirkt und entschlackt. Er hilft besonders bei Harnsäureüberschuß, also bei rheumatischen Erkrankungen. Man nimmt etwa 30 Blütenköpfchen auf ein viertel Liter Wasser, läßt kurz kochen und 10 Minuten ziehen, um ihn mit etwas Honig zu trinken.

Der *Sonnentau (Herba Droserae, Drosera rotundifolia)* ist bei uns die einzige fleischfressende Pflanze, bei der sich durch Berührung eines Insektes die Blätter sofort schließen, um es auszusaugen und aufzulösen.

Als Heilpflanze ist Sonnentau bei Erkrankungen der Atmungsorgane bekannt: Bronchialkatarrhe in allen Formen, Asthma und Emphysem, Krampfhusten infolge Kehlkopfkatarrh oder Keuchhusten. Da Sonnentau auch nervenberuhigend und blutdruckherabsetzend wirkt, ist er durchaus bei Alterskatarrhen angezeigt.

Verwendet wird der Tee oder die *Drosera Ur-Tct.* Ø, von der man dreimal tgl. zehn Tropfen in Wasser nehmen kann.

*Spitzwegerich (Herba Plantaginis, Plantago lanceolata)* löst Verschleimungen aller Organe und wird meist als Saft, den man sich selbst bereiten kann, bei Katarrhen der Atmungsorgane angewandt. Äußerlich wird der Preßsaft zur Blutstillung bei Wunden, zur Kühlung und Heilung bei Insektenstichen und zur Wundheilung im allgemeinen angewandt.

Die *Stechpalme (Folium Ilicis aquifolii, Ilex aquifolium)* hat fiebersenkende Eigenschaften und wird daher als Tee aus den kleingeschnittenen Blättern bei Rheuma, Bronchitis und Grippe verwendet.

*Stiefmütterchen (Herba Viola tricoloris, Viola tricolor)* ist ein Heilkraut der Harnorgane und der Haut. Der Tee wird, gerne zusammen mit Bärentraube, Zinnkraut und Johanniskraut, bei Blasen- und Harnröhrenkatarrhen verwendet und auch, wie die Ringelblume, bei Hautausschlägen der Kinder, vor allem, wenn sich diese im Gesicht und hinter den Ohren befinden.

*Süßholz (Radix Liquiritiae, Glycyrrhiza glabra)* wird als Wurzeltee bei Bronchialkatarrhen gerne verwendet, es fördert die Galleabsonderung und wirkt, zu gleichen Teilen mit Angelikawurzel vermischt, gegen hartnäckige Verstopfung.

Die *Taubnessel (Flos Lamii albi, Lamium album)* wird nur in ihrer weißen Art verwendet und hier nur die Blüten. So ist sie der beste

Tee zu Spülungen bei Weißfluß und katarrhalischen Unterleibskatarrhen der Frauen.

*Tausendguldenkraut (Herba Centauri, Erythraea Centaurium)* ist als Bittermittel für die Verdauungsorgane geeignet. Es ist blähungswidrig, säftereinigend und stellt normale Magensäureverhältnisse her. Die Indikationen sind daher Magenschwäche mit Appetitlosigkeit, Magenschmerzen und Sodbrennen, wo es als Tee gute Dienste leistet.

*Thymian (Folium und Herba Thymi, Thymus vulgaris)* wirkt äußerlich antiseptisch, so daß ein Aufguß zu Wundverbänden, zum Gurgeln und als Badezusatz genommen wird.

Innerlich wird der Tee bei Leber-, Gallen- und Magenleiden, bei Durchfall und auch Keuchhusten verabreicht.

*Wacholder (Fructus Juniperi, Juniperus communis)* wird als Abkochungen der Zweige äußerlich als Badezusatz bei Hautleiden angewandt. Der Tee aus den Beeren wirkt innerlich genommen blutreinigend, schweißtreibend und magenstärkend, so daß seine Indikationen rheumatische Erkrankungen, Blasen-, Leber- und Nierenleiden umfaßt.

Eine Beerenkur, die eine tiefgreifende Reinigung des ganzen Organismus bedeutet, macht man folgendermaßen: Man beginnt mit dem guten Zerkauen von vier Beeren im Tag und steigert tgl. um eine Beere, bis man fünfzehn Beeren zu nehmen hat. Nun verringert man tgl. um eine Beere, bis man wieder bei der Ausgangszahl angelangt ist. Diese Kur kann man alle Vierteljahre wiederholen.

Der Tee der jungen Sprossen ist stark wassertreibend und daher gegen Wassersucht wirksam.

Wacholderöl ist bei chronischen Gelenkleiden schmerzlindernd.

Die *Walnuß (Fructus Juglandis, Juglans Regia)* ist nicht nur ein gesundes und leicht verdauliches Zusatznahrungsmittel, sondern sie liefert uns mit ihren Scheidewänden im Inneren der Nuß ein Heilmittel gegen Herzschmerzen und auch bei Fieberzuständen mit Herzschmerzen: Die Scheidewände von 4—5 Nüssen werden einen Tag eingeweicht und am anderen Morgen gekocht, um den Tee nüchtern zu trinken. Dieses einfache Mittel erleichtert allen Patienten, die an Herzschmerzen leiden, sehr gut ihren unangenehmen Zustand.

*Wegtritt (Herba Polygonii, Polygonium aviculare)* ist ein Nierenheilmittel und wird als Tee bei chronischer Nierenbeckenreizung, bei Nierensand oder Nierensteinen als wirksam befunden.

*Weide (Cortex Salicis, Salix purpurea)* enthält Salicyl und wird als Rindentee bei rheumatischen Erkrankungen angewandt.

*Wermut (Herba Absinthii, Artemisia absinthium)* ist als Magenbitter wohlbekannt und entfaltet seine beste Wirkung bei verdorbenem Magen. Man nimmt ihn als Tee, Tinktur, Pulver oder als Wein. Wermutöl ist ein gutes Mittel gegen Würmer und Krämpfe.

*Wiesengeißbart (Herba Spiraeae, Filipendula Ulmaria)* übertrifft noch in seiner Heilwirkung bei Rheuma die Weide und wirkt stark schweißtreibend. Der Tee ist wohlschmeckend im Gegensatz zu Tee aus Berberitzenwurzelrinde oder Weidenrinde, die beide bitter sind.

Der *Wiesenknopf (Radix Sanguisorbae, Sanguisorba officinalis)* hat blutstillende Eigenschaften und wird als Tee gerne von den Frauen bei zu starker Regel getrunken.

## Tierische Heilmittel

Daß uns auch mit einfachen Mitteln *Tiere* zu helfen vermögen, zeigt uns der *Bienenhonig:*

Er ist nicht nur als besonders leicht verdaulicher Zuckerträger, mit Fermenten und Vitaminen angereichert, bekannt, sondern wirkt direkt als Heilmittel. Täglich ein Teelöffel genommen, erweitert Honig die Herzkranzgefäße und wird dadurch bei Coronarsklerose wertvoll. Bei Katarrhen steigert er die Wirkung eines Medikaments, wenn man dieses in Tropfenform mit einem Teelöffel Honig einnimmt oder das Mittel mit Honigwasser verabreicht.

Der Honig ist seiner lösenden Eigenschaften wegen eines ausgezeichnetes Mittel bei Hals- und Brustkrankheiten.

Bei Halsschmerzen kann man Honigwasser trinken und einen warmen Honigumschlag um den Hals machen.

Erkältungsschnupfen und Husten läßt sich mit Salbeitee, dem man bis zum Süßwerden Honig und nachher etwas Essig zusetzt, tagsüber eßlöffelweise genommen, gut beeinflussen. Lindenblütentee mit einem Löffel Honig löst Verschleimungen. Bei altem Husten krampfhafter Natur hilft Veilchenblättertee mit Honig, dreimal tgl. eine Tasse getrunken. Lungenkranke nehmen Spitzwegerichsaft mit Honig, früh, mittags und abends einen Kaffeelöffel voll.

Um nächtlicher Brustbeklemmung vorzubeugen, nehme man zerriebenen Meerrettich mit Honig vermengt, vor dem Schlafengehen einen Eßlöffel voll.

Bei Verstopfung wirkt Pflaumenbrühe, mit Honig gekocht, vorteilhaft. Um Geschwüre zu erweichen, zur Reifung zu bringen und die Schmerzen zu lindern, streicht man Honig mit Mehl vermischt auf ein Leinenläppchen zum Auflegen.

Bei alten, schlechtheilenden Wunden wendet man vorteilhaft die Honigsalbe an: Honig wird mit Meerrettichtinktur vermengt.

Bei Arthritis und Gicht erleichtert sehr ein Honigumschlag: Vier Eßlöffel Honig werden mit einem Teelöffel Beinwelltinktur vermengt, im Wasserbad erhitzt, damit ein Tuch getränkt und warm über Nacht auf die schmerzhafte Stelle gelegt. Das Warmhalten besorgt man mit einer Wärmeflasche oder einem Heizkissen.

Honig zum Einnehmen soll nicht über 40 Grad erwärmt werden, da ihm sonst die Fermente und Vitamine verlorengehen.

*Blütenpollen,* von den Bienen gesammelt, sind ein ausgezeichnetes Kräftigungsmittel und wirken besonders gut, ähnlich Weizenkeimöl, bei sexueller Schwäche oder bei Frauen bei Schwäche der inneren

Geschlechtsorgane. Es gelingt so manches Mal, falls nicht ein anatomisches Hindernis vorliegt, mit Blütenpollen und Weizenkeimöl Unfruchtbarkeit zu beseitigen.

Blütenpollen enthalten fast alle für einen störungsfreien Ablauf der Lebensvorgänge notwendigen Vitamine, Fermente, Hormone, Mineralstoffe und Spurenelemente neben einer Reihe von Aminosäuren, also Eiweißstoffen, und sind so eine wichtige Quelle der Vitamin-Mineralnahrung. Bewährt sind Blütenpollen als Therapie auch bei Alters- und Überalterungserscheinungen, niederem Blutdruck, Leberleiden, Rekonvaleszenz und Schwächezuständen.

Das *Huhn* liefert uns ebenfalls Hilfsmittel: Frisches Hühnerfett wird mit Erfolg bei Brandwunden und infizierten Verletzungen aufgelegt, während frisches, warmes Hühnerfleisch sich ausgezeichnet bei Blutungen aller Art, auf die blutende Stelle aufgelegt, bewährt. Es kann auch noch dort angewendet werden, wo andere Maßnahmen versagen und ist sogar bei Hämophilie zu versuchen.

Die rote *Waldschnecke* liefert uns ein zwar nicht appetitliches, aber in Notfällen doch zu versuchendes Heilmittel, den Schneckensirup. Er wird bei bakteriellen Leiden, schweren Magen-Darm-Geschwüren oder chronischen Lungenleiden angewandt. Man schichtet in ein Glas gewichtsmäßig gleich viel Schnecken und Zucker schichtweise übereinander und löst die Schnecken durch Beigabe von 30 Prozent Alkohol auf. Dann wird durch ein Sieb abgegossen und morgens nüchtern ein Eßlöffel des Sirups verabreicht.

## Pflanzensäfte

Daß *naturreine Pflanzensäfte* Heilungsvorgänge unterstützen können, ist altbekannt, und ich gebe deshalb eine kurze Übersicht, nach Erkrankungen alphabetisch geordnet, über deren Indikationen.

Der Großteil der folgend erwähnten Pflanzen ist im vorhergehenden Kapitel über Heilkräuter nachzulesen.

*Appetitlosigkeit* — besonders für schlecht essende Kinder geeignet: Möhrensaft und Möhrentrank, Tomatentrank und Wermutsaft regen die Magensaftproduktion an und kräftigen den Magen.

*Arterienverkalkung:* Knoblauchsaft oder Bärlauchsaft und Weißdornsaft wirken blutdrucksenkend und herzstärkend.

*Arthritis:* Selleriesaft, Meerrettichsaft entwässern und entschlacken über die Nieren.

*Asthma bronchiale:* Huflattichsaft, Zinnkrautsaft und Johanniskrautsaft wirken schleimlösend, gewebsstärkend und nervenaufbauend.

*Aufbaumittel:* Möhrensaft, Möhrentrank, Hagebuttentrank mit Aprikosen wirken durch ihren Vitamingehalt.

*Ausschläge durch unreines Blut:* Brennesselsaft, Löwenzahnsaft, Selleriesaft und Brunnenkressensaft regen den Ausscheidungsstoffwechsel an und sind blutbildend.

*Blähungen:* Schafgarbensaft und Zwiebelsaft wirken krampflösend und allgemein reinigend.

*Blasenkatarrh:* Zinnkrautsaft und Birkensaft sind entzündungswidrig und nierenstärkend.

*Blutarmut:* Brennesselsaft und Spinatsaft haben blutbildende Vitamine und Aufbaustoffe.

*Blutdruck, hoher:* Knoblauchsaft, Bärlauchsaft oder Weißdornsaft wirken blutdrucksenkend und verbessernd auf die Gefäßelastizität.

*Blutdruck, niedriger:* Weißdornsaft, Schafgarbensaft stärken das Herz und sind venenwirksam.

*Blutentschlackung:* Brennesselsaft, Löwenzahnsaft und Selleriesaft regen den Ausscheidungsstoffwechsel an und schwemmen aus.

*Bronchialkatarrh:* Huflattichsaft, Spitzwegerichsaft und Zinnkrautsaft wirken schleimlösend und reinigend, entzündungswidrig und lungengewebsstärkend.

*Darmbeschwerden:* Schafgarbensaft und Kamillensaft wirken krampflösend, beruhigend und entzündungswidrig.

*Durchfälle:* Schafgarbensaft, Gänsefingerkrautsaft wirken krampflösend, beruhigend und stopfend.

*Entwässerung:* Selleriesaft und Bohnensaft wirken durch ihr Kalisalz entwässernd.

*Erschöpfung:* Hafersaft, Hagebuttentrank enthalten Aufbauwirkstoffe, Vitamine.

*Frauenschmerzen:* Schafgarbensaft, Baldriansaft, Schoenenbergers Frauenkur wirken beruhigend und lösend.

*Gallenbeschwerden, funktionell:* Schwarzrettichsaft, Löwenzahnsaft sind leberanregend, gallefördernd.

*Grippe:* Roter-Rüben-Saft, Hagebuttentrank erhöhen die Abwehrkräfte.

*Hämorrhoiden:* Schafgarbensaft wirkt entzündungswidrig und blutstillend.

*Halsschmerzen:* Salbeisaft, Kamillensaft zum Gurgeln sind desinfizierend, wirken reinigend und schmerzstillend.

*Hauterkrankungen durch unreines Blut:* Gurkensaft und Blutreinigungskur mit Säften von Löwenzahn, Brennessel und Sellerie. Wirken entschlackend, stoffwechselanregend und ausscheidend.

*Herzbeschwerden, nervöse:* Weißdornsaft, Schafgarbensaft und Baldriansaft erleichtern die Herzarbeit, regulieren den Blutdruck und sind gefäßelastisch verbessernd.

*Hexenschuß — Ischias:* Birkensaft, Brennesselsaft und Wacholderextrakt. Siehe Rheumatismus.

*Husten — Heiserkeit:* Huflattichsaft, Spitzwegerichsaft und Thymiansaft wirken schleimlösend, entzündungswidrig und entkrampfend.

*Kopfschmerzen:* Wermutsaft oder Melissensaft sind magenanregend bei magenbedingten Kopfschmerzen, Melisse ist anregend.

*Kreislaufbeschwerden:* Weißdornsaft, Knoblauchsaft und Schafgarbensaft. Siehe Blutdruck.

*Leberbeschwerden, funktionell:* Löwenzahnsaft, Schwarzrettichsaft und Brunnenkressesaft unterstützen die Leber- und Gallentätigkeit und wirken entstauend und reinigend.

*Magenkatarrh:* Wermutsaft, Schafgarbensaft sind magenstärkend und krampflösend.

*Magenkrämpfe:* Gänsefingerkrautsaft und Wermutsaft lösen Krämpfe und stärken den Magen.

*Magensäure, zuviel:* Kamillensaft senkt durch Beruhigung die Magensaftsekretion.

*Magensäure, zuwenig:* Wermutsaft regt die Magendrüsen an.

*Nervenschwäche:* Johanniskrautsaft und Hafersaft wirken aufbauend und beruhigend.

*Nervosität:* Baldriansaft und Johanniskrautsaft beruhigen und stärken die Nerven.

*Nierenbeschwerden, funktionell:* Zinnkrautsaft, Birkensaft und Selleriesaft wirken reinigend, ausscheidend und gewebsstärkend.

*Rheumatismus:* Birkensaft, Brennesselsaft und Wacholderextrakt wirken harnsäureausscheidend und stoffwechselanregend.

*Übererregbarkeit mit Abmagerung:* Wolfstrappsaft und Baldriansaft beruhigen Schilddrüse und Nervensystem.

*Schlaflosigkeit:* Baldriansaft wirkt beruhigend und schlaffördernd.

*Schlankheit:* Brennesselsaft, Brunnenkressesaft und Selleriesaft erhöhen den Grundumsatz und dienen der Ausschwemmung.

*Stuhlverstopfung:* Manna-Feigensirup regt die Dickdarmtätigkeit an.

*Venenbeschwerden:* Schafgarbensaft verbessert den venösen Kreislauf, Weißdornsaft unterstützt die Herzarbeit, Bohnensaft und Goldrutentee wirken ausscheidend und venenstärkend.

*Verdauungsbeschwerden:* Wermutsaft, Brunnenkressesaft, Manna-Feigensirup und Sauerkrautsaft wirken magenstärkend, ausscheidend und darmregulierend.

*Vitaminmangel:* Hagebuttentrank, Möhrensaft und Möhrentrank enthalten vielseitige Vitaminkomplexe und Aufbaustoffe.

*Würmer:* Kürbissaft und Knoblauchsaft, bei Spulwürmern auch Möhrensaft. Bei Kindern soll Knoblauchsaft, verdünnt, als Einlauf verabreicht werden. Die Duftstoffe wirken wurmtötend.

*Zahnfleischentzündungen:* Salbeisaft und Kamillensaft zum Gurgeln sind entzündungswidrig und reinigend, Hagebuttentrank wirkt durch seinen Vitamingehalt.

Viele dieser Pflanzensäfte können in der Küche durch Auspressen oder Entsaften hergestellt werden, auch bieten Reformgeschäfte, Drogerien und Apotheken oft frische Pflanzensäfte oder schon fertige Pflanzenelixiere an.

# III

# DIE HOMÖOPATHISCHE BEHANDLUNG

## Die homöopathische Behandlung der Krankheiten

Über die homöopathische Behandlung haben wir schon gesprochen und wir haben erfahren, daß sie wegen ihrer Unschädlichkeit, ihrem Causalitätsprinzip, das die Krankheit an der Wurzel faßt und dadurch die Krankheitssymptome von Grund auf beseitigt, und endlich wegen ihrer Personotropie, der auf das Individuum abgestimmten Behandlung, anderen Heilmethoden medikamentöser Art überlegen und vorzuziehen ist.

Das Heilungsprinzip ist eben nach Hahnemann: „Wähle, um sanft, schnell, gewiß und dauerhaft zu heilen, in jedem Krankheitsfalle eine Arznei, welche ein ähnliches Leiden für sich erregen kann, als sie heilen soll."

## Die gebräuchlichsten homöopathischen Heilmittel

Wir haben bereits die wichtigsten Grundlagen der Homöopathie gesehen und dadurch verstehen gelernt, daß die homöopathischen Medikamente in vielen Fällen den gebräuchlichen, schulmedizinischen Präparaten vorzuziehen sind. Sie erhalten ihre „Arzneimittelbilder" aus Anwendungsversuchen an gesunden Menschen und werden dementsprechend am Kranken angewendet, sie sind vollkommen unschädlich und bei richtiger Verwendung frei von unerwünschten Nebenwirkungen, sind sind vollkommen anpassungsfähig an jeden Kranken als Einzelindividuum und demnach kein „Schema F", und schließlich erfassen sie die Gesamtpersönlichkeit als Körper, Seele und Geist, die ja untrennbar mitsammen leiden. Mit ihnen sind zwei Wunschziele jedes echten Arztes zu erfüllen: Die personotrope, also auf das Einzelindividuum gerichtete Behandlung und die echte causale Therapie, die von der Wurzel her heilt im Sinne Hahnemanns, der von „sanfter, dauerhafter und unschädlicher" Heilung spricht.

Da im Therapieteil dieses Buches immer wieder die einzelnen Heilmittel erwähnt werden, ist es wohl von Wichtigkeit, die nicht kleine Zahl der gebräuchlichen homöopathischen Heilmittel in ihren Hauptzügen kennenzulernen, da man dann in ihrer Anwendung sicherer wird und im Bedarfsfalle nachlesen kann, um sich überzeugen zu können. Wir wollen dies nun in alphabetischer Reihenfolge versuchen:

*Abrotanum,* die Eberraute, wirkt besonders auf die Lymphdrüsen, speziell auf die des Magen-Darm-Traktes, auf diesen selbst und auf das Kapillargebiet. Seine Domäne in der Anwendung als Urtinktur liegt in Appetitlosigkeit und allgemeiner Schwäche, besonders bei Kindern, die schlecht essen und anämisch sind. Als Roborans wird es daher auch in der Rekonvaleszenz angewendet. Ihm wird aufsaugende Wirkung bei Bauchergüssen nachgesagt, ferner heilende Wirkung bei Frostbeulen, wo Abrotanum auch äußerlich als Salbe angewandt wird.

*Acidum benzoicum,* die Benzoesäure, wird in $D_{2-4}$ bei fokalbedingtem Rheumatismus, besonders auch wenn dabei Herz- und Nierenbeschwerden vorhanden sind, angewandt. Leitend für seine Wahl ist der dunkle, ammoniakalische Urin, der „Pferdeurin". Bei rheumatischen Beschwerden bessert Bewegung.

*Aconitum,* der blaue Eisen- oder Sturmhut, wurde mehrfach schon erwähnt und trägt seinen Namen nicht zu Unrecht, er ist ein stürmisches Mittel. Er wird in der ersten Phase stürmischer Fieber, etwa stündlich als $D_3$, eingesetzt: Schüttelfrost mit trockenem Fieber, Angst und großer Unruhe, trockener Husten, Nervenschmerzen durch trokkene, kalte Winde, Herzklopfen und Herzstiche mit Ausstrahlung in den linken Arm, heftiger Durst bei trockener Haut und Schleimhaut.

Er wird eingesetzt bei akuten Grippe- oder Erkältungsfiebern, bei Erkältungsneuralgien und bei Erkrankungen mit Herzschmerzen wie Stenocardie oder Hypertonie mit Kongestionen, Angst und Unruhe.

*Adonis vernalis,* das Adonisröschen, wird in der Urtinktur bei tachycarden Herzbeschwerden verabreicht: Bei Hyperthyreosen, Basedowherz, nervösem Herz, oder bei schnellschlagendem Fieberherz, das Unterstützung benötigt. Auch Arrhythmien bei beginnenden Decompensationen eignen sich für Adonis.

*Aesculus* ist die Roßkastanie und hat drei Angriffspunkte: Vor allem die Venen, ferner den Rachen-Kehlkopf bei trockenem Kratzhusten und die Kreuzgegend bei Steifheit und Kreuzschmerzen.

Als $D_{2-4}$ wird es hauptsächlich bei venösen Stauungen angewendet: Krampfadern mit Entzündungsneigung, brennende Hämorrhoiden bei Verstopfung und Pflockgefühl im Mastdarm, Stauungen im Bereich der Beckenvenen und der Pfortader.

*Aethiops antimonialis,* der Spießglanzmohr, hilft in $D_{4-6}$, bei chronischen Fällen von Dickdarmleiden wie chron. Colitis oder chronischer Ruhr.

*Agaricus* ist der Fliegenpilz und hat seine Wirkung im Bereich des Nervensystems. Krämpfe, Muskelzuckungen, sogar Verwirrungszustände mit Schwatzhaftigkeit und Lachzwang, Paraesthesien (krankhafte Empfindungen) u. ä., aber auch Blasenkrämpfe mit anschließender Lähmung fallen in seinen Bereich. Er wird in $D_{4-6}$ bei choreatischen (veitstanzähnlichen) und epileptischen Zuständen (hinfallenden), bei klimakterischen Wallungen und Frostschäden angewandt.

*Ailanthus glandulosa,* der Götterbaum, wird bei fieberhaften Infekten mit Kongestionen, hochrotem Kopf mit Kopfschmerzen, und entzündlichen Schleimhauterkrankungen in $D_{2-4}$ angewandt. Schwäche und Kollapsneigung sind bei dem septischen Verlauf der Krankheiten vorhanden.

*Aletris farinosa,* die Sternwurzel, ist ein Frauenmittel: Bei Bänderschwäche im kleinen Becken mit Prolaps, starken Regelblutungen und Dysmenorrhoe, bei Bänderschwäche nach Geburten hilft es in der der $D_{2-4}$.

*Alium cepa* ist die Zwiebel. Jede Hausfrau tränt und schnupft bei ihrem Schneiden, also hilft sie potenziert bei scharfem Schnupfen,

Tränenfluß bei Bindehautentzündung, Rauheit und Kehlkopfkitzel im Halse. Interessant ist ihre Hilfe bei Nervenschmerzen in Amputationsstümpfen, den Phantomschmerzen. Gebräuchlich ist $D_{2-4}$.

Die *Aloe* ist ein Liliengewächs der Subtropen und Tropen und wird gegen Durchfälle, besonders morgens, mit Hitzegefühl, eventuell Blutabgang, in $D_{3-6}$ verwendet. Charakteristisch für die Durchfälle ist, daß der Drang und die Entleerung sehr schnell aufeinander folgen.

*Alumina* ist Tonerde und als solches ein Mittel für Trockenheit: Verstopfung des Mastdarms ohne Stuhldrang, chronische Schleimhautkatarrhe mit zähen Sekreten. Es ist ein Kindermittel bezüglich der atonischen Verstopfung, aber auch ein Altersmittel bei frostigen alten Leuten mit paralytischer Schwäche. Beiden gemeinsam ist das Symptom: „Verlangen nach Unverdaulichem", z. B. Kreide, Kohle u. ä. Es wird ab $D_3$ und höher verabreicht.

*Die Ammoniumsalze* besitzen ihren Wirkungskreis auf Schleimhäute, Blutkreislauf und Nerven:

*Ammonium bromatum* wirkt als $D_{2-4}$ gut bei Kitzelhusten und nervösen Reizkatarrhen.

*Ammonium carbonicum* $D_{3-6}$ ist ein Mittel für frostige Patienten mit mangelnder Reaktionsfähigkeit, matt und schlaff, mit Reizhusten, chronischem Schnupfen, Herzklopfen und Atemnot, kaltem Schweiß. Sein Einsatz bei Ischias hat das Symptom: Verschlimmerung durch Husten, natürlich auch bei Kälte, Nässe und nachts. Es wirkt auch wie die Zwiebel bei Nervenschmerzen in Amputationsstümpfen.

*Anacardium* ab $D_4$ und höher ist oft gebraucht bei Personen mit reizbarer Schwäche, mit „Neigung zu fluchen und schwören". Es sind aggressive Neurotiker mit Periodizität ihrer Beschwerden, die an nervöser Erschöpfung, Hungerschmerz im Magen, Verstopfung mit dem Gefühl, nach Stuhlgang „nie fertig zu sein = Pflockgefühl im Mastdarm", und, was interessant ist, Besserung all dieser Beschwerden durch Essen, leiden. An der Haut wird es bei Bläschenausschlägen eingesetzt.

*Die Antimonsalze* haben besondere Beziehung zu den Schleimhäuten der Bronchien und denen des Magen-Darm-Kanals:

*Antimonium arsenicosum* wird mit $D_{3-6}$ bei hartnäckiger Bronchitis mit Emphysem oder Asthma und Stauungen im Lungenkreislauf, die zu Atemnot führen, also besonders bei Herzmuskelschwäche bei chronischen Lungenleiden, verwendet.

*Antimonium crudum* $D_{3-6}$ wird im Magen-Darm-Trakt und bei Hautleiden eingesetzt. Zustände wie Magenüberladung mit Widerwillen gegen alle Speisen, Durchfälle mit Schleim und unverdauter Nahrung, gerne als Erkältungsfolgen, verlangen dieses Mittel. Charakteristisch ist die verdrießliche Stimmung und die dick weiß belegte Zunge. Die Haut zeigt Einrisse an den Haut-Schleimhautgrenzen, juckende Ekzeme und derbe hornige Schwielenbildung. Auch Warzen sprechen darauf an.

*Antimonium sulfuratum aurantiacum,* der Goldschwefel, hat Wirkung auf die Bronchialschleimhaut: Reichliche Schleimansammlung bei chronischer Bronchitis, Emphysem und Asthma. Dosierung: $D_{2-6}$ als Tabletten.

*Apis* ist unsere Biene, und jedermann weiß, daß ihr Stich brennt und Schwellungen verursacht. So sind charakteristische Apis-Symptome ödematöse Schwellungen, stechende Schmerzen, Zerschlagenheitsgefühl, Schläfrigkeit und Traurigkeit. Urin wird wenig abgegeben. Eingesetzt wird das Mittel ab $D_3$ und höher bei akuten und subakuten Entzündungen der Haut und Schleimhäute, Ödemen, Erysipel, Urticaria, bei Angina mit starker Schwellung, Sonnenstich, Flüssigkeitsansammlungen in Körperhöhlen und Eierstockcysten. Die Leitsymptome von Apis sind also Brennen, Stechen, Rötung und Hitze, große Unruhe, dabei Durstlosigkeit und Wärmeverschlimmerung.

*Apocynum,* der Indianerhanf, wirkt im Sinne eines oralen Strophanthins und hat hohe diuretische Wirkung, so daß es bei cardialen und renalen Ödemen oder bei Ascites = Wassersucht in der Urtinktur eingesetzt wird.

*Aralia racemosa,* die amerikanische Narde, hat Beziehungen zu Kehlkopf und Luftröhre und hilft in $D_{2-3}$ bei Reizhusten, der besonder beim Hinlegen auftritt, verbunden mit Nachtschweißen.

*Argentum nitricum,* der Höllenstein, beeinflußt Schleimhäute und das Vegetativum ab $D_6$ und höher. Er paßt für abgemagerte, gealterte

Menschen, voll Angst vor bevorstehenden Ereignissen, die sich gleich auf Magen und Darm schlägt, mit Neigung zu Vergrößerungsgefühlen, Schwindel und Zittern. Bei der nervösen Gastro-Enteritis mit Magenschmerz, Aufstoßen und Durchfall ist Verlangen nach kalten Getränken und nach Süßem, das aber nicht vertragen wird, charakteristisch. Alle Schleimhauterkrankungen lassen Splitterschmerz erkennen. Die Indikationen sind Magen-Darm-Beschwerden mit obigen Symptomen, Schleimhautkatarrhe mit Splittergefühl, aber auch Neurasthenie und Psychasthenie.

*Aristolochia,* die Osterluzei, ist ein sehr hilfreiches Frauenmittel: Die Periode ist fehlend oder aussetzend mit viel Schmerzen, Fluor, allgemeiner Zerschlagenheit, Frieren und Schwindel. Verspätete Menarche = 1. Periodenblutung wird eingeleitet. Blasenschmerzen mit Harndrang und klimakterische Gelenksschmerzen werden günstig beeinflußt, ebenso gestaute Beine bei schwacher Regel. Die Luzei ist fast als pflanzliches Hormon, ebenso wie Pulsatilla, die Küchenschelle, anzusehen. Eintretende Absonderungen, z. B. die Regel, bessern ebenso wie Wärme die Beschwerden. Äußerlich beschleunigt Aristolochia die Wundheilung in Form von Umschlägen mit der Urtinktur, innerlich wird sie $D_{2-6}$ verabreicht, hier besonders bei Beschwerden durch ausbleibende Regel.

*Arnica,* der Bergwohlverleih, wird in den Alpengegenden häufig als Hausmittel gebraucht und selbst angesetzt. Er ist das große Mittel für innere und äußere Verletzungen, hat aber auch gute tonisierende Wirkung auf Herz und Gefäße, besonders bei blutreichen, muskulösen Menschen mit Kongestionsneigung. Der Schmerzcharakter des Mittels ist ein Zerschlagenheitsschmerz, jede Bewegung oder Erschütterung verschlimmert. Das Indikationsgebiet ist weitgespannt: Quetschungen, Prellungen, Verstauchungen und Zerrungen, Blutergüsse, aber auch Hilfsmittel bei Schlaganfall und inneren Blutungen, Stenocardie = Herzbeklemmung und Hochdruck. Die Dosierung beträgt $D_{2-6}$.

*Arsenicum album* oder der weiße Arsenik wirkt tiefgreifend bei Erkrankungen, die folgende Züge aufweisen: Abmagerung und Schwäche, große Angst bis Todesfurcht, viel Durst, dem aber nur in häufigen kleinen Schlucken nachgegeben wird, Periodizität der Beschwerden mit brennendem Schmerzcharakter, Verschlimmerung mitternachts und in Ruhe, so daß der Patient stets unruhig ist. Angewandt wird Arsenik bei Herzschmerzen, trockenem Husten mit Kurzatmigkeit beim Hinlegen, Magenbeschwerden als Folge von Kalttrinken oder Nahrungsmittelvergiftung, brennenden Nervenschmerzen und trockenen Ekzemen und Erkrankungen, für die der Wechsel zwischen Hautleiden und inneren Erkrankungen typisch ist. Schwere degenerative Organleiden, auch Krebs, mit obigen Charakteristika, können im Ablauf durch Arsenicum gemildert werden. Die Dosierung beträgt $D_4$ und höher.

*Arsenum jodatum,* das arsenige Jodsalz, wurde Proletariermittel genannt, da es auf Drüsen, Lunge und seröse Häute wirkt und ein Hauptmittel für tuberkulöse Drüsen, bzw. Lungentuberkulose in $D_{4-6}$ darstellt.

*Arum triphyllum,* die Zehrwurzel, ist in $D_{2-3}$ ein beliebtes Mittel bei Rednern und Sängern, die ihre Stimmbänder anstrengen müssen, da sie Heiserkeit besonders dann, wenn der Patient beim Sprechen immer leiser und heiserer wird, bessert und behebt.

*Asa foetida,* der Stinkasant, entfaltet seine Wirkung bei Magenbeschwerden, die zu dauerndem, explosivem Rülpsen zwingen, aber auch bei chronischen Eiterungen wie Unterschenkelgeschwüre oder Fistelbildungen, wobei die Sekrete stinkend sind. Auch Amputationsneuralgien sprechen darauf an. Verwendet wird die $D_{3-6}$.

*Asclepias tuberosa,* die knollige Seidenpflanze, wird in Amerika die „Pleurawurzel" genannt. Sie wirkt auf die serösen Häute des Brustraums und beeinflußt die stechenden Schmerzen bei Rippenfellentzündung, aber auch Intercostalneuralgien und Gelenksrheuma mit stechenden Schmerzen. Verwendet wird die Urtinktur.

*Aurum metallicum,* das Gold, ist ein tiefgreifendes Konstitutionsmittel bei vollblütigen, rot-cyanotischen, gestauten Pyknikern, die unter folgenden Beschwerden leiden: Wallungen, Kopfkongestionen, Hochdruck, Stenocardie, gynäkologische Affektionen mit großer, gestauter Gebärmutter und Beckenblutfülle, Myome, beim Manne Drüsen- und Hodentuberkulose und Prostatahypertrophie, Luesfolgen und im Auge Hornhautgeschwüre. Psychisch steht beim Goldtyp Angst und Melancholie bis zur Selbstmordneigung im Vordergrund. Die Beschwerden sind oft periodisch und verschlimmern sich nachts durch Kälte. Gebräuchlich sind $D_{4-6}$ und bei psychischen Beschwerden höhere Potenzen.

*Aurum jodatum*, das Goldjodsalz, wird in $D_{4-6}$ bei Drüsen- und Hoden-Tbc, chron. Pericarditis, Arteriosklerose, dem Senium, Ozaena, Ostitis und Myomen bevorzugt.

*Avena sativa*, unser Hafer, ist ein gutes Nervenmittel in der Urtinktur. Es wird bei nervösen Erschöpfungszuständen, bei Schlaflosigkeit und zur Überbrückung der Entziehungserscheinungen bei Entwöhnung mit Erfolg angewandt.

*Baptisia*, der wilde Indigo, wird bei septischen und typhösen Fiebern mit allgemeinem Zerschlagenheitsgefühl und akuten Infektionen mit Toxinschmerzen von $D_{3-6}$ verabreicht.

*Baryum carbonicum* ist das Bariumcarbonat und ein Mittel für Kinder und Alte. Kinder leiden an skrofulösen Entzündungen an Augen und Ohren, Drüsenschwellungen und physischer und psychischer Reduktion mit Neigung zu Imbezillität, alte Leute an Gedächtnisschwäche, Schwindelzuständen und Schlaflosigkeit bei Arteriosklerose mit hart klopfenden Herztönen und seniler Debilität = Schwachsinn. Die Dosierung beträgt $D_{3-6}$.

*Barium jodatum* wirkt in derselben Dosierung infolge der Jodkomponente stärker auf die verkalkten Gefäße der Alten und das Drüsengewebe der Kinder ein.

*Belladonna*, die Tollkirsche, ist zunächst ein großes Fieber- und Entzündungsmittel: Fieber mit Röte und Kongestion, heftigen Pulsationen und heißem, dampfenden Schweißen ohne Erleichterung. Die Schleimhäute sind hochrot und trocken, z. B. in Hals und Mandeln mit Schluckbeschwerden. Es bestehen delirante Zustände mit weiten Pupillen, maniakalische Zustände oder Bewußtlosigkeit bei Gehirnhyperämie. Bei der bestehenden Krampfneigung bessern Schmerzen im Bauchraum das Zurückbeugen. Die Beschwerden kommen und gehen gerne plötzlich, sie verschlimmern sich durch Sonne, Kälte und Zugluft, Aufregung und stärkere Sinneseindrücke.

Dementsprechend erfolgt die Anwendung bei Gehirnhyperämie mit Neigung zu Schlaganfall, beginnende Fieber, Rotlauf, Scharlach und Anginen, Gebärmutterentzündungen mit hellroten, gußartigen Blutungen, blitzartig einschießenden Neuralgien sowie Bauchkoliken in der Dosierung ab $D_3$ und höher.

*Bellis perennis* ist unser bescheidenes Gänseblümchen und entfaltet seine Hauptwirkung ähnlich Arnica bei Verletzungen wie Quetschungen und Prellungen mit Zerschlagenheitsgefühl, Blutergüssen und Muskelkater nach Überanstrengungen. Seine Schleimhautwirkung bewährt sich bei Katarrhen der Augen und der Nase sowie bei Darmkatarrhen mit wäßrigen Durchfällen, und seine Beckenwirkung wird bei Senkungsbeschwerden der Frau ausgenützt. Die Dosierung beträgt $D_{2-4}$.

*Berberis*, der Sauerdorn, ist ein Mittel der harnsauren Diathese bei Leuten mit Neigung zu Gallen- oder Nierensteinen oder Muskel- und Gelenksrheumatismus im Sinne dieser Diathese. Rückenschmerzen verschlimmern sich durch Bewegung, Nierenschmerzen durch Sitzen. Eine Leberbelastung macht sich durch Leberschmerzen und leichte Gelbfärbung bemerkbar. Der Urin ist häufig satzig mit rötlichem Sediment. Berberis gilt als Ableitungsmittel bei Harnsäureüberschuß, das durch seine Anwendung erst den Einsatz von Folgemitteln möglich macht. Der Sauerdorn wird bei harnsaurer Veranlagung in $D_{2-4}$ verabreicht.

*Bismutum subnitricum*, das basische Wismutnitrat, ist ein Magenmittel: Magenschmerzen mit Brechreiz und bitterem Mundgeschmack, Blähungen und Durchfallneigung und bei all dem viel Kopfschmerzen. Essen verschlimmert und ruft Erbrechen hervor, es besteht Verlangen nach kalten Getränken. Die Schmerzen werden durch Rückwärtsbeugen gebessert. Die Dosierung verlangt $D_{2-4}$.

*Borax*, Natrium boracicum, ist vorwiegend ein Kindermittel bei Nervosität, Zittern, Geräuschempfindlichkeit, mit schlechter Heilhaut bei Neigung zu Hautentzündungen und Geschwüren im Mund, Übelkeit, Völlegefühl und Schläfrigkeit nach dem Essen sowie Entzündungen der Harnorgane mit Krämpfen und unwillkürlichem Harnabgang. Es hat ein seltsames Symptom: „Schwindel bei Abwärtsbewegen." Eingesetzt wird Borax von $D_{3-6}$ bei nervösen Kindern mit Magen-Darm-Beschwerden und Mundschleimhautentzündungen und bei Frauen mit Dysmenorrhoea membranacea = schmerzhafte Periode mit Schleimhautabgängen.

*Bryonia,* die Zaunrübe, ist ein vielverwendetes Heilmittel mit Beziehung zu Schleimhäuten, serösen Häuten, Bronchien, Magen-Darm-Kanal, Leber und Gallenblase sowie zu den Gelenken. Alle diese Organe sind trocken, der Schmerzcharakter ist stechend, Wärme und Druck bessern außerdem Husten, der sich bei Betreten warmer Räume verschlechtert. Es besteht Durst auf große Mengen kalten Wassers, die Stimmung ist ausgesprochen reizbar.

Die Indikationen ergeben sich daraus: Trockener, schmerzhafter Reizhusten, Bruststiche mit Druckbesserung, weiß belegte Zunge bei Magendruck morgens und gleich nach dem Essen, Blähungen, Leberschmerzen rechts, vorwiegend Verstopfung mit trockenen Stühlen, Gelenke heiß und rot, berührungsempfindlich und sehr schmerzhaft. Ruhe bessert, Bewegung verschlimmert. Bryonia wird von $D_{2-6}$ angewandt.

*Bursa pastoris,* das Hirtentäschelkraut, wird in der Urtinktur als bewährtes Blutungsmittel bei Nasenbluten, Hämorrhoidenblutungen, Gebärmutterblutungen u. ä. gebraucht.

*Cactus grandiflorus* ist die Königin der Nacht und wird bei Krampfzuständen, vor allem im Herzgebiet, weniger bei solchen im Gebiet der Lunge oder des Verdauungskanals verwendet, wobei bei den Beschwerden häufig Blutungsneigung besteht. Typisch ist die Angabe der Patienten, das Herz sei „wie von einer Faust umklammert". Die Anwendung erfolgt also bei Stenocardie in $D_{1-4}$.

*Calcium carbonicum,* ein großes Konstitutionsmittel, wird aus Austernschalenkalk gewonnen. Viele Kleinkinder fallen in seinen Bereich: Dicke, pastöse Säuglinge mit Kopfschwitzen, schwerfällig, mit mangelndem Wachstum, rachitischen Anzeichen und Lymphdrüsenschwellungen, Durchfall unverdauter saurer Stühle — „das ganze Kind riecht sauer", Milchunverträglichkeit, aber Verlangen nach Eiern, Milchschorf und Ekzeme, Skrofulose. Kälte und Nässe sowie Anstrengung verschlimmert, Aufenthalt im Freien und Wärme bessert. Bei Frauen ist die Periode zu früh, zu stark und zu lang, bei Erkältungen ausbleibend, Fluor albus.

Die Anwendung erfolgt bei Rachitis, Spasmophilie, Lymphatismus, exsudativer Diathese, Skrofulose, Ekzemen, polyglandulärer Insuffizienz, bei Herzleiden und Hypermenorrhoe in $D_3$ und höher.

*Calcium fluoratum,* das Fluorsalz, hat stärkere Beziehungen zu Gelenkssehnen und Kapseln, zu Knochen, Lymphdrüsen und Venen. Es sind Patienten mit schlaffem Bindegewebe, mit Venenwandschwäche und Neigung zu Exostosen an den Knochen sowie zu Drüsenverhärtungen, die das Fluorsalz in $D_{3-6}$ benötigen. Es hilft bei Bindegewebsschwäche, auch Senkungen der Beckenorgane, Varicen = Krampfadern, Knochenentzündungen und Drüsenverhärtungen.

*Calcium jodatum* wirkt durch seinen Jodgehalt besonders auf Lymphdrüsenentzündungen und auf Strumen (Struma = Kropf), bes. auf juvenile Formen. Gut reagieren auch chron. Rachen- und Ohrenkatarrhe darauf. Im Alter wird es gegen Arteriosklerose eingesetzt, die Dosierung beträgt $D_{2-6}$.

*Calcium phosphoricum* ist vorwiegend wie das Carbonat ein Kindermittel, jedoch ganz anderen Typs: Es sind schlanke, dunkle, neurasthenisch-lebhafte Kinder mit Lymphatismus und rascher körperlicher und geistiger Erschöpfung, die reichlich rachitische und skrofulöse Symptome aufweisen: Späte Zahnentwicklung, Nachtschweiße, Blähungen und Durchfallneigung, schlechte Knochenentwicklung. Auffallend ist das Verlangen nach Salzigem und Geräuchertem, wie überhaupt Essen bessert, Kälte, Nässe und Anstrengung verschlimmert. Milch wird nicht gut vertragen, in der Schule tritt das „Schulkopfweh" auf.

Es wird ab $D_3$ bei Neurasthenie, Wachstumsstörungen, Rachitis, Skrofulose, chron. Magen-Darm-Katarrhen und Lymphdrüsenerkrankungen verabreicht.

*Calcium sulfuricum* besitzt Umstimmungswirkung auf eitrige Prozesse: So wird es bei Abszessen, Furunkeln und anderen Eiterungen in $D_{3-6}$ gegeben und hat gute Heilwirkung, wenn Abszesse aufgebrochen oder aufgeschnitten sind.

*Calendula,* die Ringelblume, wird äußerlich in Urtinktur und innerlich als $D_2$ bei rissigen Wunden und Verletzungen und bei Unterschenkelgeschwüren mit Erfolg angewandt.

*Camphora* wird aus dem Holz des Kampferbaumes gewonnen und ist ein gutes Kollapsmittel: Kalter Schweiß, Blässe und Cyanose, kleiner Puls, Angst, oft dabei Krampfanfälle oder Durchfälle mit großer Schwäche. Es ist ein Anfangsmittel bei Grippe und wird in der Ur-Tinktur Ø bis $D_1$ angewandt.

*Cantharis* aus der spanischen Fliege erzeugt Brennen an Haut und Schleimhäuten. Es ist das klassische Mittel bei akuter Blasenentzündung und Nierenentzündung mit Drang, Brennen und Schneiden, wird aber auch bei brennenden Durchfällen, brennend-stechenden Pleuraschmerzen, brennenden Halsentzündungen oder Hautausschlägen angewandt in $D_{3-6}$.

*Capsicum,* Paprika, brennt wiederum: Auf Haut und Schleimhäuten, besonders der Zunge und des Magen-Darm-Kanals, wo Magenbrennen und Durchfälle mit brennenden Hämorrhoiden auftreten. Es besteht Fleischverlangen, das aber nicht vertragen wird, sowie allgemeine Frostigkeit bei plethorischer, phlegmatischer Konstitution. Paprika ist ferner ein Spezificum bei Mittelohrentzündung mit Beteiligung des Warzenfortsatzes, der druckschmerzhaft ist, und hat in hohen Potenzen eine psychische Indikation: Heimweh. Es wird sonst von $D_{3-6}$ gegeben.

*Carbo vegetabilis* ist Holzkohle und wirkt vielfach: Auf das Atemzentrum, Blut und Kreislauforgane, Haut und Schleimhäute, besonders im Verdauungstrakt, Lymphdrüsen und auf Tumorwachstum.

Es handelt sich meist um kachektische, geschwächte Menschen mit Kollapsneigung, kalten Schweißen, bläulicher Haut, Atemnot, ohnmachtsartigen Zuständen mit Herzangst, Neigung zu passiven Blutungen. Der Magen zeigt starke Blähungsneigung mit Druck und Aufstoßen, die Gliedmaßen neigen zu seniler Gangrän. Trotz Kälte bessert frische Luft und Entblößen, feuchte Wärme verschlimmert, ebenso besteht Abneigung gegen Fett. Empirisch wurde eine günstige Beeinflussung septischer und carcinomatöser Zustände beobachtet.

Die Indikationen sind daher Gastritis mit Blähungen, chronische

Bronchitis und Asthma, Varicen und Unterschenkelgeschwür, Gangrän, Lymphdrüsenschwellungen, Kollapsneigung, Hautgeschwüre und Furunkel sowie zur zusätzlichen Behandlung bei Magen-, Mastdarm- und Gebärmutterkrebs. Die Dosierung beträgt $D_{3-6}$ und höher.

*Carduus marianus,* die Mariendistel, ist ein großes Lebermittel und wirkt auch auf das venöse System ein. Es sind meist Pykniker mit Übelkeit, Erbrechen und Leberschmerzen, die zu venösen Stasen, Verstopfungen und Hypochondrie neigen. Öfters ist ein leberbedingter Stirnkopfschmerz vorhanden. Es wird also bei Gelbsucht, Gallenblasen- und Leberschmerzen, Pfortaderstauung, Hämorrhoiden und Varicen in Urtinktur bis $D_2$ eingesetzt.

*Caulophyllum,* der Frauenwurz, hat seinen Namen zu Recht: Er wirkt auf die Gebärmutter und auf hormonabhängige Kleingelenke des Klimakteriums. Es besteht Krampfneigung — Dysmenorrhoe —, Verstopfungsneigung mit intermittierenden Schmerzen, Regelabnormitäten sowie Rheuma im Klimax in den Kleingelenken. Es bewirkt, drei Wochen vor der Geburt als $D_4$ zweimal täglich zu 5 Tropfen eingenommen, Geburtserleichterung. Sonst wird die Potenz $D_{2-6}$ verwendet.

*Causticum* ist ein Ätzstoff und entfaltet seine Wirkung besonders auf die Schleimhaut des Rachens und Kehlkopfes sowie auf die vegetativen Nerven des Mastdarms und der Blase. Es bessert Reizhusten und Heiserkeit und bewährt sich immer wieder bei Harninkontinenz mit unwillkürlichem Urinabspritzen bei Frauen. Es soll bei Brennschmerzen, Neigung zu Krämpfen und Lähmungen, nervöser Schwäche und nächtlicher Angst bei folgendem Typus wirken: Geschwächtes, fahlgelbes Aussehen mit Verschlimmerung aller Beschwerden morgens zwischen 3—5 Uhr und durch Kälte, ausgenommen der Reizhusten, der sich durch kaltes Trinken bessert.

Causticum gilt auch als Warzenmittel, seine Dosierung beträgt $D_3$ und höher.

*Cedron* ist eine Simarubaceae ohne deutschen Namen und gekennzeichnet durch Hilfe bei periodischen Beschwerden, vor allem Nervenschmerzen. Es wird von $D_{3-6}$ bei Trigeminusneuralgien, Ciliarneuralgien und periodischen Fieberzuständen wie Malaria eingesetzt.

*Chamomilla,* die echte Kamille, wird bei stürmischen Erscheinungen überempfindlicher Patienten, meist Kindern und Frauen, verwendet. Es besteht Ungeduld, nervöse Reizbarkeit, Überempfindlichkeit, Krampfneigung und reißende Schmerzen. Kinder wollen getragen werden, die eine Wange ist rot, die andere blaß, sie leiden an Ohrenschmerzen, Zahnungsbeschwerden oder kolikartigem Durchfall, bei Erwachsenen bestehen Krampf- und Kitzelhusten, Muskelrheumatismus mit reißenden Schmerzen, Magenblähung mit saurem Erbrechen und Koliken, kolikartige Dysmenorrhoe mit dunkler Blutung. Verschlimmerung tritt abends und nachts, durch Wärme und durch Ärger ein, Koliken werden aber durch Wärme gebessert. Die Dosierung beträgt ab $D_2$ und höher.

*Chelidonium,* das Schöllkraut, ist wiederum ein Lebermittel: Leberschmerzen, zum rechten Schulterblatt ausstrahlend, bitterer Mundgeschmack, saures Erbrechen, eher Durchfallneigung mit grauen Kittstühlen sind typisch. Daneben wirkt es noch bei rechtsseitiger Pneumonie = Lungenentzündung mit Atemstichen, Nasenflügelatmen und Subikterus.

Die Spasmen der Gallenwege treten gerne periodisch auf, Wärme bessert. Angewendet wird Chelidonium in $D_{2-4}$.

*Chimaphila umbellata,* das Winterlieb, wird bei Leiden mit trübem, stinkendem Urin, besonders, wenn die Beschwerden am Anfang des Urinierens eintreten, z. B. bei chron. Nierenbeckenentzündungen, Blasenentzündung oder Prostatahypertrophie, in der Urtinktur-$D_2$, verwendet.

*China,* gewonnen aus dem Chinarindenbaum, hat das Stichwort zu seiner Anwendung: „Anämie und Periodizität." Die Patienten sehen anämisch aus, haben große allgemeine Schwäche mit Schweißen und großem Durst, neigen zu dunklen Blutungen aus Körperorganen, zu intermittierenden Fiebern und Nervenschmerzen. Oft sind schwächende Durchfälle nach jeder Nahrungsaufnahme vorhanden, ferner Schwindel, Ohrensausen, Kongestionen zum Kopf und Herzklopfen. Kälte, Nässe, Nahrungsaufnahme und Berührung verschlimmern, auch die Nacht, Wärme und starker Druck bessern. Angewandt wird China bei periodischen Fiebern, in der Rekonvaleszenz nach schweren

Krankheiten und Blutverlusten, bei anämischen Beschwerden, Schwindelzuständen und Blutungsneigung in $D_{2-4}$.

*Chininum arsenicosum* vereinigt die Symptomatik von Arsenicum und China und bewährt sich bei neurasthenischen Beschwerden, Hyperthyreose = Überfunktion der Schilddrüse und Basedow ebenso wie bei Folgen von Säftverlusten, z. B. Blutungen, in $D_{3-4}$.

*Cimicifuga* oder das Wanzenkraut ist ein Frauenmittel, besonders in der klimakterischen Zeit. Es sind Frauen mit Kälteempfindlichkeit und depressiver, hysterischer Grundhaltung, die an genitalbedingter Migräne, nervösen Herzbeschwerden, dysmenorrhoischen Krampfbeschwerden mit Senkungsgefühl und Rheumatismus auf klimakterischer Grundlage leiden. Cimicifuga ist wie Caulophyllum ein Mittel zur Geburtserleichterung, man nimmt es einige Wochen vor dem Geburtstermin in $D_1$ dreimal täglich zu 10 Tropfen. Die sonstige Dosierung ist $D_{2-6}$.

*Cina* stammt aus den Zitwerblüten und ist vorwiegend ein Kindermittel. Eigensinnige Launenhaftigkeit, Krampf- und Zuckungsneigung zeichnen die Kleinen aus. Heißhunger wechselt mit Appetitlosigkeit ab, es besteht vorwiegend Durchfallneigung. Nächtliches Zähneknirschen ist häufig. Gebräuchlich ist $D_{2-6}$, zur Sanierung des Darms gegen Wurmbefall gibt man $D_2$ durch längere Zeit.

*Clematis,* unsere Waldrebe, ist ein Mittel gegen Harndrang, Brennen und Stechen in der Harnröhre mit erschwertem Wasserlassen. Es wirkt auch gegen Lymphdrüsenschwellungen am Hals, im Nacken und in der Leistengegend, wo ziehender Leistenschmerz auftritt. Schließlich beseitigt es auf der Haut heftig juckende Bläschenausschläge und wird von $D_{2-4}$ gegeben.

*Cocculus,* die Kockelskörner, zeigt allgemeine Krampfdiathese und Schwindelzustände bei großer reizbarer Schwäche. Die Beschwerden zeigen häufigen Seitenwechsel und haben ein typisches „Hohlheitsgefühl“. Bewegung, besonders Fahren, verschlimmert, die Schwindelzustände treten besonders morgens auf. So wird Cocculus von $D_{3-6}$ bei Krampfneigung, Schwindelzuständen wie Reisekrankheit und Durchblutungsstörungen gegeben, aber auch gegen Beschwerden von Schlafentzug, falschen sexuellen Verhaltens und gegen Folgen geistiger Überanstrengung eingesetzt.

*Coccus cacti* wird aus der Cochenille-Laus gewonnen und hat die Fähigkeit, auf zähsträhnigen, wie in Fäden herabhängenden Schleim einzuwirken. Coccus wird in $D_{2-4}$ bei zähsträhnigem Husten und bei chronischen Nierenbeckenkatarrhen mit saurem, scharfem Urin und Grießbildung eingesetzt.

*Coffea*, der Kaffee, gilt als Reizmittel und wird gegen solche Zustände verwertet: Erregung von Geist und Körper, Schlaflosigkeit infolge Gedankenandrangs, Herzklopfen, Kopfkongestionen, warmer Schweiß und Migräne mit „Nagelkopfschmerz" sind seine Symptome. Die Patienten sind überempfindlich gegen Schmerz und Sinneseindrücke, oft sind ursächlich Affektfolgen vorhanden. Coffea wird ab $D_4$ und höher verwendet.

*Colchicum* ist die Herbstzeitlose und hilft bei Magenblähungen mit Übelkeit, bei der bereits das Ansehen oder der Geruch von Speisen Erbrechen hervorruft. Der Darm zeigt schleimig-blutige Durchfälle mit Kollapsneigung. Als Rheumamittel wird es in $D_2$ besonders bei wandernden Gelenksschmerzen angewandt, ebenso bei Herzentzündungen mit Herzklopfen und Herzstichen und kleinem, weichem, schnellem Puls. Ruhe und Wärme bessert. Die Dosierung reicht von $D_{2-6}$.

*Colocynthis*, die Koloquinte, hilft Cholerikern mit einschießenden, heftigen neuralgischen Schmerzen im Kopf oder Ischiasgebiet, wobei die Teile „wie in einen Schraubstock gespannt" schmerzen, oder auch bei starken Kolikschmerzen im Unterleib, die zum Zusammenkrümmen zwingen, wobei Gegendruck bessert. Neigung zu Durchfall mit Schneiden. Stuhlgang, Ruhe und Wärme bessern. Die Anwendung erfolgt in $D_{3-6}$.

*Conium*, der Schierling, ist giftig und wirkt besonders auf das Rückenmark, aber auch auf Lymphdrüsen, Prostata, Neoplasmen = Geschwülste und Bronchien. Er ist ein Altersmittel bei Greisen mit Verdrießlichkeit und Menschenscheu, die an Schwindel, schon beim Aufsitzen im Bett, durch Gehirnanämie ausgelöst, leiden, ferner an trockenem, zähem Husten, vom Kehlkopf ausgehend, an Lymphdrüsenverhärtungen oder an Prostatahypertrophie. Bei Frauen beeinflußt es Mammatumore, ferner wird Conium als Hilfsmittel zur Krebsbekämpfung verwendet. Die Indikationen sind also Alterskachexie, Altersschwindel, Arteriosklerose, Prostatahypertrophie, Rückenmarksdegenerationen mit Lähmungen, von unten nach oben ansteigend (Sokrates!), Reizhusten alter Leute, Drüsentumoren und Mammatumoren. Dosierung: $D_{4-6}$.

*Convallaria,* das Maiglöckchen, ist seit altersher als Herzmittel bekannt und wird besonders bei dem Gefühl, als ob das Herz zu schlagen aufhörte und dann wieder einsetzt, bei stenocardischen Beschwerden mit Atemnot und bei beginnenden Herzödemen mit Dyspnoe bei Hinlegen in der Urtinktur bis $D_2$ verwendet.

*Cratagus,* der Weißdorn, wird in Ur-Tinktur als wertvolles Mittel für das müde gewordene Altersherz ohne größere Dekompensationszeichen verwendet. Es besteht Herzklopfen, Herzunruhe, nächtliches Harnlassen und Schwindelzustände als Ausdruck der Präinsuffizienz arteriosklerischer alter Leute und hat auch bei leichten Stenocardien gute Wirkung. Bei Digitalismedikation wird es gerne zur Intervallbehandlung verwendet und kann so das schwerer verträgliche Digitalis einsparen.

*Crocus,* der Safran, ist vorwiegend das Mittel für exaltierte Frauen, die von einem Extrem in das andere fallen, zu Krämpfen und dunklen Blutungen neigend. Typisch ist der häufige Wechsel der Stimmungslage. Crocus wird in $D_{3-6}$ bei Kongestionen des weiblichen Genitales mit Blutungsneigung, Hysterie mit läppischer Verhaltungsweise und Geschwätzigkeit in sexuellen Dingen und bei Krampfdiathese bei Frauen und Kindern angewandt.

*Croton tiglium* sind die Purgierkörner und wird gegen wässerige Durchfälle nach jedem Essen, den sog. Hydrantenstühlen, in $D_{4-6}$ eingesetzt. Seine Hautbeziehungen gelten brennenden, juckenden Bläschenausschlägen, besonders im Gesicht und am Hoden. Am Auge heilt es heftige Konjunktivitis = Bindehautentzündung mit Neigung zu Hornhautgeschwüren.

*Cuprum aceticum* ist Kupferacetat und ein bewährtes Krampfmittel, besonders wenn die Krämpfe mit Unruhe, Gefäßspasmen und

Cyanose einhergehen. Der Krampfhusten geht fast bis zum Ersticken, mit Cyanose und Kälte des Körpers, am Darm bestehen schneidende Leibschmerzen, im Gehirn können Reizungen mit Zuckungen, choreatischen Zuständen und Bewußtlosigkeit auftreten. Husten und Erbrechen bessern sich durch kaltes Trinken.

Die Anwendung mit $D_{3-6}$ und höher erfolgt bei Stickhusten, Asthma, Magen-Darm-Koliken, Brechdurchfällen, Gefäßspasmen und Epilepsie.

*Cyclamen*, das Alpenveilchen, wirkt auf das Nervensystem, das weibliche Genitale, Augen und Nase. Es besteht allgemeine Müdigkeit, Schwindel, Sehstörungen mit Flimmern und Migränekopfschmerz, Fließschnupfen und Augentränen, die Regel ist meist zu spät und zu stark (mit Schmerzen), in den Brüsten besteht Spannungsschmerz, in den Gelenken rheumatoide Schmerzen, am Magen Fettempfindlichkeit mit Erbrechen und Magen-Darm-Koliken. Als $D_{3-6}$ wird Cyclamen bei Migräne mit Flimmerskotom, Dysmenorrhoe, Menorrhagie und Mastopathie, Rhinitis vasomotorica und venösen Stasen eingesetzt.

*Digitalis*, der Fingerhut, wird als $D_{2-4}$ nicht nur bei Schlaflosigkeit und Depressionen als Zeichen der Frühinsuffizienz des Herzens verwendet, es wirkt auch bei spärlichem Harn und Beschwerden des Harnlassens bei Prostatahypertrophie günstig. Bei den Herzbeschwerden ist das Herz langsamschlagend, hypertrophisch, wobei Linksliegen verschlimmert.

*Dioscorea villosa*, die zottige Yamswurzel, ist ein krampflösendes Mittel bei nervöser Übererregbarkeit der Verdauungs- und Genitalorgane mit starken Krampfbeschwerden. Eingesetzt wird es in $D_{3-4}$ bei Kolikschmerzen, morgendlichen Diarrhoen und Dysmenorrhoe mit Leibkrämpfen sowie sexueller Neurasthenie, wobei sich die Krampfbeschwerden durch Rückwärtsneigen und Druck bessern.

*Drosera* ist der Sonnentau und wirkt auf die Bronchien: Es besteht krampfhafter Reizhusten, der salvenartig besonders nachts mit Erstickungsanfällen auftritt. So erfolgt sein Einsatz von $D_{2-4}$ bei Keuchhusten, Bronchitis und Asthma bronchiale.

*Dulcamara*, das Bittersüß, ist ein großes Mittel für Folgen durch

Kälte oder Nässe: Muskel- oder Gelenksrheumatismus, Blasenbeschwerden oder schneidende Leibschmerzen mit wässerigen Durchfällen, Ischias, Asthma oder Amenorrhoe = ausbleibende Periode, alles durch kalte Nässe hervorgerufen, werden durch ihn behoben. Seine Hautwirkung betrifft bläschenartige Hautausschläge oder Herpes der Lippen. Die Dosierung beträgt $D_{2-4}$.

*Echinacea,* die Kegelblume, ist das homöopathische Antibioticum, da es nachweislich die Abwehrkräfte des Körpers gegen bakterielle Infektionen in Urtinktur steigert. Es wird also gegen septische Prozesse, Lymphdrüsenentzündungen, Furunkulose, Karbunkel und Abszesse, Mastitis = Brustdrüsen-Entzündung, Kindbettfieber, Eiterungen nach Verletzungen, Rotlauf und viele andere bakterielle Krankheiten angewandt.

*Equisetum,* der Schachtelhalm, besitzt einen hohen Gehalt an Kieselsäure und festigt dadurch das interstitielle Gewebe, so daß er bei Lungentuberkulose angewandt wird. Seine Hauptanwendung jedoch liegt im Harnblasenbereich: Er beeinflußt günstig Blasenentzündung mit dumpfem Wehschmerz, wie bei voller Blase; der Harn ist dunkel. Bei Bettnässen erfolgt der Urinabgang im ersten Schlaf. Die Dosierung beträgt $D_{2-3}$.

*Eupatorium perfoliatum,* der Wasserhanf, ist ein häufiges Mittel gegen Brustgrippe mit periodischem Fieber, Zerschlagenheitsgefühl in Muskeln und Knochen, trockenem Grippehusten, der schmerzhaft ist, Harndrang mit dunklem Urin, Kopfschmerzen und Neigung zu Erbrechen, das erleichtert. Viel Durst, Trinken jedoch reizt zum Erbrechen. Morgens und durch Bewegung ist alles schlimmer. Gebräuchlich ist $D_{2-3}$.

*Euphrasia,* der Augentrost, trägt seinen Namen zu Recht: Es besteht Bindehautentzündung mit Tränenfluß und wundmachendem Ausfluß, dabei Lichtscheu und Besserung in frischer Luft. Häufig besteht dazu Fließschnupfen. Man macht äußerlich Umschläge mit der Urtinktur, 20—50 Tropfen auf eine Tasse Wasser oder nimmt innerlich $D_2$.

*Ferrum metallicum,* das Eisen, wirkt auf anämische, chlorotische Typen, die abwechselnd blaß und rot, also gefäßlabil sind. Es besteht große Schwäche und Anfälligkeit, oft bei blühendem Aussehen. Kopfkongestionen verursachen Kopfschmerzen, Klopfen und Pulsieren, wobei die Füße kalt sind. Der Magen neigt trotz Heißhunger zu Erbrechen, öfters besteht Durchfall nach jedem Essen. Fiebrige Zustände bei diesem Typ mit Frostschauern, bronchitischem Husten und Neigung zu Blutungen sprechen auf Eisen gut an. Rheumatoide Schmerzen haben gerne ihren Sitz besonders im Gebiet des Schultergürtels. Eine weitere Indikation ist Mastopathie = Brustdrüsenleiden, Menorrhagie = zu starke Blutung und Fluor bei Anämischen. Die Beschwerden treten gerne periodisch auf und bessern sich durch mäßige Bewegung. Die Dosierung beträgt $D_{3-6}$; bei Anämie müssen massivere Dosen durch längere Zeit gegeben werden.

*Ferrum phosphoricum*, das Phosphorsalz des Eisens, beeinflußt besonders Fieber, arterielle Stauung und akute lokale Entzündungen mit Blutungsneigung. So ist es indiziert bei bronchopneumonischen Entzündungen der Kinder, bei akuter Otitis media = Mittelohrentzündung und anderen beginnenden Fieber- und Entzündungszuständen. Die Rheumabeziehung erstreckt sich auf Schulterrheuma rechts und die Wirbelsäule. Verabreicht wird es von $D_{3-6}$.

*Gelsemium*, der Jasmin, ist wiederum ein Grippemittel bei Fieber ohne Durst, mit Schüttelfrost, allgemeiner Zerschlagenheit, Kopfkongestion mit Benommenheit und Kopfschmerzen, weichem, schnellem Puls, Schwindelzuständen und allgemeiner Schwäche bis Lähmungsgefühl. Jasmin wirkt auch bei spastischer Migräne, wobei Urinabgang bessert, und bei Brechdurchfall nach Aufregung oder Schreck. Auch bei Reizleitungsstörungen des Herzens oder Lähmungen peripherer Nerven ist es oft von Nutzen. Gebräuchlich ist die Dosierung von $D_{2-6}$.

*Gnaphalium*, das Ruhrkraut, hat Beziehung zu heftiger Ischias, bei der ein Taubheitsgefühl und Ameisenlaufen bis zu den Zehen besteht. Oft sind Waden- und Fußkrämpfe dabei. Abbeugen des Beines bessert. Es wird in $D_{2-3}$ angewandt.

*Graphites*, Reißblei, ist ein Konstitutionsmittel. Es handelt sich um plethorische, phlegmatische Patienten mit trockener, unreiner Haut, bei Ekzemneigung und chronischen Entzündungen, wie Gerstenkörnern, Furunkel, Lidrandentzündungen u. ä. Am After bestehen Hämorrhoiden, Fissuren und Afterekzem. Der Magen bläht sich leicht mit ranzigem Aufstoßen, der Darm ist verstopft. Die Indikationen sind Ekzeme, Seborrhoe, Psoriasis, wo Graphites im Wechsel mit Sulfur gegeben werden soll, Rhagaden, chronische Verstopfung oder schleimige Colitis.

Das Gesamtbild der Graphitespatienten ist der Hypothyreose = Unterfunktion der Schilddrüse sehr ähnlich, es seien noch zwei Indikationen genannt: Recidivierende Rotläufe können mit ihm zum Verschwinden gebracht werden und Narbengewebe läßt sich durch seine Anwendung erweichen. Verabreicht wird Graphit in $D_4$ und höher.

*Grindelia,* genannt nach dem Botaniker Grindel, wird bei feuchtem Asthma mit reichlichem, aber schwer löslichem Auswurf benützt. Der Patient kann im Liegen nicht atmen. Eine Zweitindikation besteht in Milzleiden mit Milzstechen und Milzvergrößerung. Gebräuchlich ist $D_{2-3}$.

*Guajacum,* das Guajakharz, zeigt Mandelschwellung bei trockenem Hals mit stechenden Schmerzen, durch Trinken besser. Ein quälender Hustenreiz bessert sich durch Auswurf, die Luftröhre ist wie wund. In Muskeln und Gelenken treten Schmerzen auf, als ob die Glieder zu kurz wären. Der Schweißgeruch ist übel, der Auswurf foetide. Angewandt wird das Harz von Guajacum (Resina Guajacum) in $D_2$ bei Angina, Luftröhrenkatarrh, Bronchitis, Lungen-Tbc, Pleuritis und chronischem Muskel- und Gelenksrheumatismus.

*Hamamelis,* die Zaubernuß, ist ein Mittel für vollblütige, venenreiche Menschen, die zu dunklen Blutungen neigen. Besonders in den Beinen besteht venöse Stase, daneben Hämorrhoiden mit Brennen und Jucken. Alles neigt zu Blutungen: Nase, Bronchien, Darm, Gebärmutter, Hämorrhoiden und Venen. Frauen haben Zwischenblutung und Mittelschmerz. Feuchte Wärme verschlimmert die Beschwerden. Verwendet wird die Ur-Tinktur bis $D_2$.

*Helleborus niger,* die Christrose, gehörte zum Zaubertrank der Hexen. Es wird erst die Hirnrinde erregt, später bis zur Bewußtlosigkeit gelähmt. Krämpfe, Zuckungen, Schwindelzustände und

Kreislaufkollaps begleiten diese Zustände. Nächtliches Aufschreien der Kinder fallen unter dieses Mittel, das weiterhin bei Psychosen, Hirnhautreizung, Nierenentzündung, Stauungsbronchitis mit Herzschwäche und Kollapsneigung, Ödemen und Krebskachexie angewandt wird.

Helleborus ist ein Mittel gegen adynamische, zu Kachexie neigende Zustände mit absinkender Widerstandskraft und allgemeiner Kreislaufschwäche und wird von $D_{2-6}$ verwendet.

*Helonias dioica,* die falsche Einhornwurzel, ist ein Mittel für erschöpfte, ständig überarbeitete Frauen mit Kreuzschmerzen und dauernden Unterleibsbeschwerden. Die Patientinnen sind reizbar, oft blutarm mit starker Regelblutung. Bewegung und Ablenken bessert. Es wird als Tonicum für nervöse Frauen bei Schwächezuständen und Beckenbänderschwäche, auch nach Geburten, von $D_{1-2}$ verabreicht.

*Hepar sulfuris,* die Kalkschwefelleber, ist wiederum ein Konstitutionsmittel. Es betrifft Patienten mit Schweiß- und Eiterungsneigung, bei denen feuchte Wärme bessert und die sich bei Regen wohl fühlen. Alle lokalen Prozesse neigen zur Eiterung, es bestehen häufige Drüsenentzündungen und Haut-Schleimhautentzündungen. Auftretende Schmerzen haben Splittercharakter. Die Patienten sind niedergeschlagen und überempfindlich gegen Schmerzen, Berührung und Kälte. Die Regel ist gerne zu spät und schwach.

Das Hauptindikationsgebiet sind eitrige Entzündungsprozesse mit den beschriebenen Begleiterscheinungen, wobei niedere Potenzen, etwa $D_3$, die Eiterung beschleunigen, höhere, etwa $D_{12}$, Eiterungen verhüten.

*Hydrastis,* die Blutwurzel, hat ihren Namen von der in der Volksmedizin längst bekannten Wirkung zur Blutstillung, besonders bei Gebärmutterblutungen. Auf Schleimhäuten erzeugt sie dick-gelbliche, fadenziehende Absonderungen bei Geschwürsneigung und schließlich kräftigt die Wurzel herabgekommene, kachektische Patienten. Es bestehen Magen- und Leberschmerzen mit Blähungen und hartnäckiger Verstopfung. Der Magen verlangt nach Saurem.

So wird die Blutwurz in Urtinktur bis $D_2$ bei Gebärmutterblutungen, Schleimhautentzündungen und Geschwüren, Magen- und Leberleiden mit Verstopfung und Colitis sowie bei Kachexie erfolgreich angewandt.

*Hyoscyamus,* das Bilsenkraut, wie die Christrose ein Bestandteil mittelalterlicher Hexentränke, wirkt auf Gehirn, die Luftwege und die Blase ein. Es verursacht Ruhelosigkeit, Gewalttätigkeit, Halluzinationen mit anfänglicher Erregung, später Betäubung mit schnellem Puls, unregelmäßiger Atmung und unruhigen Händen. Kinder haben epileptische Anfälle, Aufschreien in der Nacht, Stuhl- und Urinabgang. Es besteht generelle nächtliche Verschlimmerung. In den Luftwegen tritt trockener Kitzelhusten, bes. bei Hinlegen, auf. Urinabgang erfolgt durch Blasenlähmung. Angewandt wird das Bilsenkraut von $D_{3-6}$ gegen Reizhusten, maniakalische Zustände, Epilepsie und Reisekrankheit sowie bei Blasenlähmung.

*Hypericum,* das Johanniskraut, ergibt bei wochenlangem Ansetzen in Öl nicht nur eine ausgezeichnete Einreibung, sondern hat, innerlich eingenommen, Wirkungen auf das Nervensystem und steigert die Lichtempfindlichkeit der Haut. Die Nervenwirkung bezieht sich auf Neuralgien und Nervenverletzungen, z. B. nach Operationen oder Unfällen, weiters im Gehirn auf funktionelle oder arteriosklerotische Depressionen oder Beschwerden nach Gehirnerschütterung, die Hautwirkung auf lichtempfindliche Ausschläge und Hautleiden. Verwendet wird die $D_{2-4}$.

*Ignatia,* die Ignatusbohne; ist vorwiegend ein Nervenmittel und wird öfter das „Hysteriemittel" genannt — ein Mittel für Kummer und Schreck und deren Folgen. Es handelt sich meist um Kinder und Frauen, die Reizbarkeit, Erregbarkeit, Launenhaftigkeit, Selbstvorwürfe und widerspruchsvolle Psyche zeigen. Weinkrämpfe, Zuckungen, Kopfschmerzen und viele widersprüchliche Symptome, besonders Druckgefühl am Hals, kennzeichnen das Bild. Krampfzustände treten ein: Trockener Kitzelhusten, Magenkrampf, Blähsucht, Periodenkrämpfe, Stuhl- und Harndrang. Körperliche und geistige Anstrengung, äußere Eindrücke und Berührung verschlimmern, Besserung tritt oft abends ein und bei Lage- und Platzwechsel. So wird Ignatia als Mittel gegen Folgen von Kummer, Schreck und Furcht bei übertriebenen Leidensäußerungen verschiedenster Art ab $D_8$ und höher erfolgreich eingesetzt.

*Ipecacuanha* ist die Brechwurzel und zeigt viel Erbrechen bei Elendsgefühl im Magen, wobei die Zunge rein ist. Fett, Obst und Eis werden nicht vertragen. Die Bronchien zeigen Husten mit vielem grobblasigem Schleimrasseln und Erstickungszuständen. Gebärmutterblutungen sind hellrot und gußartig. Typisch ist bei allen Symptomen die Brechneigung, wobei Erbrechen nicht erleichtert. So wird die Brechwurzel von $D_{3-6}$ bei Bronchitis und Asthma mit Rasseln und Übelkeit, bei Magenleiden mit Erbrechen und Gebärmutterblutungen verabreicht.

*Iris versicolor,* die Schwertlilie, hat zwei Hauptangriffspunkte: Das Nervensystem und der Magen-Darm-Kanal mit Anhangsdrüsen. Migräne ist mit Leberaffektionen vergesellschaftet und tritt besonders in Ruhe auf, die sog. Sonntagsmigräne. Am Höhepunkt des Anfalls tritt Erbrechen ein. Weitere Nervenschmerzen befallen Gesichtsnerven — Trigeminus und Facialis —, sowie den Ischiasnerv. Der Magen zeigt heftiges Brennen mit Erbrechen sehr saurer Massen, im Oberbauch und in der Lebergegend treten kolikartige Schmerzen sowie nächtliche Durchfälle auf. Die Verschlimmerungszeit ist um und nach Mitternacht. Die Schwertlilie wird in $D_{2-3}$ bei Migräne, Gesichtsneuralgien und Ischias sowie Magenübersäuerung mit saurem Erbrechen angewandt.

*Jodum,* das Jod, zeigt vielfache Symptome der Schilddrüsenüberfunktion: Innere Unruhe mit Bewegungsdrang, Angstgefühle, Neigung zu Gewalttätigkeit, sogar Selbstmord, nervös und gereizt, Abmagerung trotz Heißhunger, Zittern, Herzklopfen und Ähnliches. Alle Drüsentätigkeiten sind anfangs gesteigert, später gehen die Drüsen in Atrophie über. Es besteht trockener Krampfhusten, durch Wärme verschlimmert; auf der Haut tritt eine pustulös-eitrige Dermatose auf. Da der Patient an ständigem Hitzegefühl leidet, verschlimmert Wärme, während Bewegung und Essen bessert.

Jod wird ab $D_6$ angewandt bei Arteriosklerose, Lues, Skrofulose, Schleimhautentzündungen mit obigen Symptomen, Überfunktion der Schilddrüse, Akne und Furunkulose, Atrophie und Induration drüsiger Organe und Kachexie.

*Kalium bichromicum*, Kaliumbichromat, wirkt besonders auf Katarrhe verschiedener Schleimhäute mit dicken Absonderungen, zu Geschwürsbildung neigend, ein: Nasen- und Nebenhöhlenentzündungen, Mandelentzündung mit Geschwürsneigung, Hornhautgeschwüre, Magenkatarrhe, oft bei Alkoholikern, Colitiden = Dickdarm-Entzündungen. Charakteristisch sind zähe, fadenziehende Sekrete und wie ausgestanzt aussehende Geschwüre an den Schleimhäuten. Wärme, besonders feuchte Wärme, bessert, Kälte verschlimmert. Die zeitliche Verschlimmerung der Beschwerden liegt morgens um 3—5 Uhr. Es wird in der Dosierung von $D_{3-6}$ verabreicht.

*Kalium carbonicum*, Kaliumkarbonat, kann man als Konstitutionsmittel bezeichnen. Es wirkt bei Patienten, die depressiv und weinerlich sind, Kälte schlecht, Wärme aber auch nicht immer vertragen, die zu Haut-Schleimentzündungen mit stechenden Schmerzen und Ödemneigung große Bereitschaft zeigen und hypotonisch-kraftlos sind. Gerne sind als Ausdruck von Ödemneigung die Oberlider angeschwollen, wie Wassersäckchen. Herzangst und Herzstiche mit intermittierendem Puls, Atemnot und Erschöpfung bei geringer Anstrengungen, harter, trockener Husten, Blähungen, Verstopfung, Verlangen nach Pikantem, oft roter Urinsatz, Regel zu stark und zu lang — das sind die Beschwerden der Kaliumkranken. Die Verschlimmerungszeit liegt zwischen 3—5 Uhr morgens. Bei Erschöpfungszuständen, Herzmuskelschwäche, Ödemneigung, Amenorrhoe, chron. Katarrhen der Luftwege und des Magen-Darm-Kanals mit Verstopfung, gynäkologischen Kreuzschmerzen und zur Gewichtsabnahme und Umstimmung bei klimakterischer Fettsucht wird Kalium carbonicum ab $D_4$ und höher verwendet.

*Kalium jodatum*, das Kali-Jodsalz, beeinflußt die Schleimhäute der Luftwege, das Herz, degenerative und infiltrative Prozesse, Akne, Auftreibungen an Sehnen, Bändern und am Periost, Lymphdrüsen, Schilddrüse und Prostata. Es wird zur Lösung trockenen Hustens, als Arteriosklerosemittel, bei tuberkulösen Drüsen, bei luetischen Affektionen, entzündlichen Prozessen an Sehnen und Bändern und bei juveniler Akne von $D_{2-6}$ gebraucht.

*Kalium phosphoricum* ist dank seiner Phosphorkomponente ein Funktionsmittel für ein geschädigtes Nervensystem. Angstzustände, Unfähigkeit zu geistiger Arbeit, Reizbarkeit und Depression, Herzneurose und sexuelle Schwäche, allgemeine Muskelschwäche und Rükkenschmerzen kennzeichnen das Mittel. Verschlimmerung tritt gegen Morgen, durch Kälte, geistige Anstrengung und Erregung ein. Es wird gegen die genannten Beschwerden, auch als Rekonvaleszentenmittel nach Infektionen, ab $D_3$ gebraucht.

*Kalium sulfuricum,* das Sulfatsalz, heilt Schleimhautaffektionen mit dickem, gelbem Sekret — z. B. Augenentzündungen, chron. Ohrenentzündung, Bronchitis mit starkem Schleimrasseln, Nephritis, Fluor albus u. ä. in $D_{3-6}$. Wärme verschlimmert, frische Luft bessert die Beschwerden.

*Kalmia,* der Berglorbeer, ist ein großes Rheumamittel, wenn dieses von einem Fokus = Herd unterhalten wird und mit Herzbeschwerden einhergeht. Die Rheumaschmerzen, oft mit Taubheitsgefühl, gehen mit stechenden Herzbeschwerden einher, der Puls ist oft langsam und schwach. Angewandt wird Kalmia von $D_{2-4}$.

*Kreosotum* aus Buchenholzteer ist ähnlich dem Guajacol, das es auch enthält, und wirkt auf Haut und Bronchien, das weibliche Genitale, die Endgefäße und bei kachektischen Zuständen wie Carcinom. Die Absonderungen verursachen Brennschmerz und haben üblen Geruch. Die Regel ist zu früh, zu lange und zu stark. An der Haut bestehen Ekzeme, Pusteln und Furunkel mit Brennen und Jukken. Angewandt wird Kreosotum von $D_{3-6}$ bei kachektischen Zuständen mit Appetitlosigkeit, unstillbarem Erbrechen mit Ekel vor Speisen, Folgezuständen von Diabetes wie Katarakt, Pruritus und Gangrän, Uterusblutungen und heftigem Erbrechen.

*Lachesis* ist das Schlangengift des Buschmeisters und stellt ein großes Konstitutionsmittel dar. Es ist vorwiegend ein Linksmittel, d. h. die linke Körperseite wird bevorzugt befallen. Charakteristisch ist allgemeine Berührungsempfindlichkeit, so daß Kleiderdruck am Hals oder in der Gürtelregion nicht vertragen wird, ferner große Aufregung und Geschwätzigkeit, Verschlimmerung durch Sonne und morgens, im geschlossenen Raum, Besserung durch Bewegung, abends und durch Eintritt von Absonderungen wie die Periode.

Alle Entzündungen, die Lachesis benötigen, sind düsterrot verfärbt und neigen zu Sepsis, Nekrose oder Gangrän, es besteht Neigung zu Thrombose und Embolie, die Erscheinungen sind gerne mit zentralen Störungen wie Delirien und Konvulsionen begleitet. Im Halse tritt Druckgefühl mit Atemnot, in den Bronchien anhaltender keuchender Husten mit zähem Schleim, am Herzen Schmerzen und Herzklopfen sowie Hypertonieneigung auf. Wallungen sind häufig vorhanden.

Die Anwendung ab $D_6$ und höher erfolgt bei lokalen septischen Prozessen, wie Karbunkel, Phlegmone, Thrombophlebitis, septischer Angina, Cholangitis und Peritonitis, weiters bei hämorrhagischen Diathesen und Kapillarschädigungen, Infektionskrankheiten mit septischen Symptomen, Endo- und Myocarditis, Klimax mit Wallungen und Schweißausbrüchen, Asthma und einer psychischen Indikation: Eifersucht.

*Laurocerasus,* der Kirschlorbeer, hat ein markantes Symptom bei Rechtsinsuffizienz des Herzens mit seinen Folgeerscheinungen: Blausucht = Cyanose. Er ist von der Urtinktur bis $D_2$ hilfreich bei Herzmuskelschwäche mit Stauungsbronchitis und Atemnot und hochgradiger Cyanose.

*Ledum,* der Sumpfporst, ist ein Rheumamittel bei Gelenks- und Muskelrheumatismus mit dem besonderen Symptom, daß Wärme verschlimmert und Kälte, besonders kalte Güsse, bessert. Die Schmerzen gehen von oben nach unten, die Fußsohlen schmerzen leicht. Empirisch hilft Ledum bei Insektenstichen und wird in $D_{2-3}$ angewandt.

*Lilium tigrinum,* die Tigerlilie, ist ein Frauenmittel für Patientinnen, die hastig und voll Bewegungsdrang sind und sich trotz Frostigkeit im Freien besser fühlen. Sie leiden an Senkungsbeschwerden mit Prolapsgefühlen, an spärlicher, schmerzhafter Periode und oft an stenocardischen Herzbeschwerden, die all dies begleiten. Lilium wird in der Hauptsache bei genitalen Senkungsbeschwerden oder Dysmenorrhoe mit Herzbeschwerden in $D_{2-4}$ eingesetzt.

*Lobelia inflata,* der indianische Tabak, hat deutliche Vaguswirkung: Bronchospasmus, an Magen-Darm-Übelkeit mit Krämpfen, besonders morgens, mit Speichelfluß und kaltem Schweiß und am Herzen das Gefühl des Stillstehens und Einschnürens. So wird Lobelia in $D_{2-4}$ bei Asthma, Hyperemesis = Erbrechen und bei Magen-Darm-Störungen der Raucher verwendet.

*Lycopodium,* der Bärlapp, ist wiederum ein wichtiges Konstitutionsmittel und paßt für Choleriker, mißmutig und lebensüberdrüssig mit Angst, besonders vor bevorstehenden Ereignissen. Sie haben gelbliche Gesichtsfarbe, scharfe Züge und sehen älter aus, als sie sind. Eine Abmagerung bezieht sich hauptsächlich auf den Oberkörper, der Leib ist aufgebläht, es besteht mangelnde Verdauungskraft und Leberfunktionsstörungen. Trotz Hunger ist der Patient gleich satt, hat Blähungen, saures Aufstoßen und Erbrechen. Es besteht spastische Obstipation mit Hämorrhoidenbeschwerden, der Urin ist trübe und zeigt Ziegelmehlsediment. Die Mandeln sind hypertrophisch und anfällig, meist rechts beginnend. Die Bronchien neigen zu Verschleimung mit Atemnot. Es besteht Süßverlangen, Fettunverträglichkeit, Verschlimmerung ab 16 Uhr und durch Kälte, jedoch besteht Bewegungsdrang an frischer Luft. Die Regel ist meist spät und spärlich mit Neigung zu Zwischenblutungen. Venöse Stasen sind häufig.

So wird der Bärlapp ab $D_4$ und höher bei Leberfunktionsstörungen und mangelnder Verdauungstätigkeit, venösen Beschwerden, harnsaurer Diathese mit chronischen rheumatischen Leiden, chronischer Cystitis = Blasenentzündung und Nephropathien, chron. Mandelerkrankungen und Bronchitis bei dem entsprechenden Typus erfolgreich eingesetzt.

*Lycopus verginicus,* der Wolfsfuß, wirkt auf den Sympathicus in kleinen Dosen beruhigend und wird bei nervösen Beschwerden ab der Urtinktur eingesetzt: Bei Nervosität, Zittern, Schweißausbrüchen, Herzjagen und Herzbeengung auf nervöser Basis. Bei Überfunktion der Schilddrüse gibt man es vorteilhaft zusammen mit Chininum arsenicosum, angewendet in $D_{1-3}$.

*Magnesium carbonicum,* das Magnesiumkarbonat, ist vorwiegend ein Mittel für ängstliche Kinder und reizbare, nervöse Frauen mit anfallsweisen Beschwerden und langen dazwischenliegenden Remissionen. Es besteht Übererregbarkeit und Krampfneigung an allen Hohlorganen und Gefäßen. Bei viel Durst ist der Mund trocken und brennend, der Magen zeigt krampfhaftes saures Erbrechen mit Widerwille gegen Fett und Milch; weiters kennzeichnen Schmerzen in der Gallenblase, saure Diarrhoe mit Koliken, trockener Krampfhusten, Blasen- und Periodenkrämpfe das Bild.

Öfter treten auch bei allgemeiner Frostigkeit diffuse rheumatische Schmerzen und Neuralgien, hartnäckige Urticaria, Herzklopfen und Herzschwäche mit Schwindelzuständen auf. Mandelpfröpfe können durch das Karbonat beeinflußt werden. Die Verschlimmerungszeit liegt nachts gegen 3 Uhr, weiters verschlimmert Bettwärme, aber auch Kälte und die Periode. Bei den Leibkoliken bessert Krümmen.

Neben der sauren Diarrhoe tritt auch spastische Verstopfung mit „Ziegenkotstuhl“ auf.

Das Mittel wird bei passendem Bild ab $D_3$ bei Krampfbeschwerden verschiedener Art, Nervenschwäche, Rheumatismus und Neuralgien angewandt.

*Magnesium phosphoricum*, das Phosphorsalz, hat stärkere Betonung der Krämpfe, die intermittierend auftreten und durch Wärme und Gegendruck gebessert werden: Leibkoliken, Zahnkrämpfe der Kinder, Dysmenorrhoe, Krampfhusten, einschießende Nervenschmerzen, die oft von Muskelkrämpfen begleitet sind u. ä. Es wird ab $D_3$ gegeben.

*Magnesium sulfuricum* hat ebenso wie *Magnesium muriaticum* stärkere Beziehung zum Leber-Gallen-System: Während Magnesium muriaticum bei Leberschmerzen mit Verstopfung und Pfortaderstauung verwendet wird, zeigt Magnesium sulfuricum gerne Durchfall, mit Verstopfung wechselnd bei intermittierenden Beschwerden, Regelverschlimmerung und oft Mittelschmerz bei Krampfdiathese. Beide Mittel werden von $D_{3-6}$ verabreicht.

*Mercurius solubilis* stellt ein Gemenge von Quecksilberverbindungen dar und ist das wichtigste Mittel dieser Reihe. Es wird ganz allgemein bei fortgeschrittenen Entzündungen mit Eiterungs- und Schweißneigung eingesetzt. Tiefpotenzen beschleunigen Eiterbildung, höhere wirken verhindernd. Der Mercurtyp ist aufgeregt und hastig, aber auch depressiv und ängstlich und neigt zu Entzündungen verschiedenster Art: Mundhöhle und Mandeln mit Eiterung und üblem Mundgeruch, geschwollene Zunge mit sichtbaren Zahneindrücken und Speichelfluß, übelriechende, klebrige Nachtschweiße ohne Erleichterung bei den Erkrankungen; alle Absonderungen sind eitrig, scharf und ätzend. Blutungen erfolgen in Form langer Zapfen, z. B. bei der zu langen und starken Regel mit Schmerzen, Unruhe und Angst. Die Nacht verschlimmert wie Kälte, aber auch Bettwärme und Rechtslage, während Ruhe und Liegen bessert. Als Darmerscheinung treten ruhrartige Durchfälle auf.

So wird Mercurius solubilis ab $D_3$ und höher bei Schleimhautentzündungen der Mundhöhle und des Magen-Darm-Kanals, bei Lymphdrüsenentzündungen und eitrigen Hautentzündungen, bei Knochenentzündungen und solchen des weiblichen Genitales, aber auch bei Organentzündungen wie solchen der Leber oder Nieren und schließlich bei der Lues und deren Folgen angewandt.

Andere Mercurverbindungen sind in ihrer Wirkung verschieden gerichtet: *Mercurius bijodatus* von $D_{3-6}$ wirkt besonders auf Drüsen, also bei Angina, Eierstockentzündung, Lymphdrüsenentzündung u. ä.

*Mercurius cyanatus* $D_{4-6}$ wird bei septischer Angina oder Diphtherie angewandt;

*Mercurius dulcis* $D_{3-6}$ bei Leberentzündungen und Gelbsucht sowie bei Kinderdurchfällen, die wie Spinat mit Ei aussehen;

*Mercurius sublimatus corrosivus* $D_{4-6}$ bei heftiger, ulceröser Mundschleimhautentzündung oder Angina, bei Ruhr und Colitis, bei Nephrosen und Blasenentzündung mit ständigen Krämpfen, und schließlich äußerlich bei Bartsykose zum Betupfen; und schließlich

*Mercurius sulfuratus ruber* $D_{4-6}$ bei chronischer Nasen- und Nebenhöhlenentzündung.

*Mezereum,* der Seidelbast, weist Hautentzündungen mit unerträglichem Jucken und Krustenbildung auf. Gerne treten in den befallenen Gebieten Kälteempfindung oder starke neuralgische Schmerzen auf. Kälte, aber auch Bettwärme verschlimmern, ebenso Bewegung und die Nacht. Er wird von $D_{3-6}$ bei juckenden, bläschenbildenden Hautentzündungen, bei Gürtelrose und Neuralgien verwendet.

*Millefolium* ist unsere bescheidene Schafgarbe und wirkt in Urtinktur bei hellroten Blutungen durch Verletzungen oder Blutstauungen blutstillend, wobei vorteilhaft im Wechsel Ipacacuanha $D_3$ verabreicht wird.

*Myristica sebifera* entstammt einem brasilianischen Baum und wird das „homöopathische Messer" genannt. In $D_{2-3}$ bringt es akute und subakute Eiterungen schnell zur Einschmelzung und Eröffnung, so bei Furunkeln, Abszessen, Phlegmonen, Pyodermien u. ä.

*Natrium carbonicum,* Natriumkarbonat, wirkt bei Verdauungsschwächlingen mit Depressionsneigung und Schlaffheit, die keine Sonne und keine Musik vertragen, witterungsempfindlich sind, Kohlehydrate und Milch nicht gut vertragen, da sie ihnen Blähungen machen, vormittags gegen 11 Uhr einen Heißhunger verspüren, nach dem Essen jedoch in der Verdauungsphase sich schlechter fühlen, zu Verstopfung neigen und deren Regel spät und spärlich ist. Ekzeme treten gerne an der Nase und am Handrücken auf. So wird bei entsprechendem Typus das Natriumkarbonat von $D_{3-6}$ und höher bei Kopfschmerzen nervöser Art, bei Wetterempfindlichkeit, bei nervöser Dyspepsie und Ekzemen angewandt.

*Natrium choleinicum* hat seine Zielrichtung auf das Magen-Darm-System mit der Leber und wird daher in $D_{3-4}$ bei Obstipation, aber auch Gastroenteritis = Magen-Darm-Entzündung mit Leberleiden, wie Gelbsucht, Leberschmerzen oder Leberzirrhose eingesetzt.

*Natrium muriaticum* ist Kochsalz und potenziert ein mächtiges Konstitutionsmittel. Es handelt sich um reduzierte, blasse Menschen mit psychischer Hoffnungslosigkeit und Angst, die an Folgen von chronischen vegetativen Störungen und Stoffwechselleiden erkrankt sind. Die Abmagerung macht sich besonders am Hals bemerkbar, es besteht skrofulöse, herpetische und arthritische Diathese. Typisch bei den Leiden ist Intermittenz sowie Durst und Salzverlangen. Es bestehen chronische Augen- und Ohrenentzündungen, chronischer Schnupfen mit Nießen und Nasenbluten, Geruchs- und Geschmacksstörungen, z. B. Bitter- oder Salzgeschmack, Zahnfleischentzündungen, Rhagaden an Haut-Schleimhaut-Grenzen, Nagelveränderungen, chronische Rachen-, Kehlkopf- und Bronchialkatarrhe, Hautentzündungen und Ekzeme, besonders an der Stirn-Haar-Grenze oder in Gelenkbeugen, Sodbrennen mit Heißhunger und raschem Völlegefühl, Verstopfung, Leberschmerzen, Hämorrhoiden, Blasenschwäche, Fluor albus bei zu schwacher und später Regel, die verschlimmert, und chronische Drüsenaffektionen. Gerne wird über Herzklopfen mit intermittierendem Puls sowie Kreuzschmerzen mit Druckbesserung geklagt. Alle diese Beschwerden werden von Depression begleitet.

Verschlimmernd wirken Kälte und Nässe, aber auch Sonnenhitze, die Regel und die Vormittagszeit gegen 11 Uhr.

Gebräuchlich ist die Dosierung ab $D_6$ und höher bei Skrofulose, chronischen Kopfschmerzen und Migräne, chronischen Katarrhen, vegetativer Dystonie mit nervösen Herzstörungen, Leberleiden, chronischer Verstopfung, Hautleiden und Periodenleiden bei Patienten des entsprechenden Typs.

*Natrium sulfuricum* ist Glaubersalz und wird „Mittel der Kellerbewohner“, wegen der Feuchtigkeitsempfindlichkeit der Patienten, genannt. Es bestehen rheumatische Beschwerden, Leberschmerzen, entweder mit knotigem Stuhl, aber auch mit gußartigen Morgendurchfällen oder Asthmaanfälle bei Feuchtigkeit. Die Regel ist zu schwach und zu spät. Gegen die genannten Beschwerden wird Glaubersalz von $D_{3-6}$ verwendet.

*Nux moschata,* die Muskatnuß, hat auch ihren Wirkungstyp: Menschen, die zu albernem Benehmen neigen, zu Lach- und Weinkrämpfen, zu Hysterie und Ohnmachten. Trockenheit aller Schleimhäute ist typisch, die Patienten neigen zu Blähungen, die den Leib auftreiben und auf das Herz drücken, zu Wechsel von Verstopfung mit Durchfall sowie zu Rheuma und Neuralgien, besonders an Kreuz und Rücken. Kälte und Nässe verschlimmert, Wärme und Bewegung bessert. Das Mittel wird in $D_{3-6}$ bei Magen-Darm-Beschwerden der beschriebenen Art, bei Neurasthenie und rheumatischen Leiden gegeben.

*Nux vomica,* die Brechnuß, ist ein Konstitutionsmittel für überempfindliche, überarbeitete Neurastheniker mit aufbrausendem Temperament, die keinen Widerspruch vertragen und Reizmittel gewöhnt sind. Das Hauptsymptom ist Verkrampfung: Morgendliche Übelkeit und Brechneigung, Heiserkeit bei rauhem Hals, Heißhunger wechselt mit Appetitlosigkeit, Magenschmerzen nach dem Essen mit Brechneigung, Blähungskoliken und Leberschmerzen, bes. nach Alkoholgenuß, vergeblicher Stuhldrang bei Verstopfung und schmerzhaften Hämorrhoiden und Reizzustand von Blase und Geschlechtsorganen. Verschlimmerung tritt frühmorgens, durch Reizmittel, nach denen der Patient verlangt, durch Essen und Kälte ein; Wärme und Ruhe bessert.

Angewandt wird die Brechnuß ab $D_3$ und höher bei Krampfdiathese des entsprechenden Typs: Vor allem im Magen-, Darm- und Lebergebiet, ferner bei Nervenschmerzen und hypertonischen Zuständen. Bei Frauen, wo das Mittel seltener indiziert ist, kommt Dysmenorrhoe hinzu.

*Oleander,* der Rosenlorbeer, ist in erster Linie ein Herzmittel bei Herzklopfen, Herzdruck und Herzstichen mit Neigung zu Wallungen und Unruhe. Als Nebenwirkung zeigt sich oft Blähungsneigung mit Verstopfung, abwechselnd mit Durchfall, sowie Lähmungsgefühl in den Beinen. Die Haut neigt zu nässenden Ekzemen, besonders am Hinterkopf und hinter den Ohren. Angewandt wird Oleander von der Urtinktur bis $D_3$ bei Herzleiden, bei nässenden Ekzemen, weniger bei Magen-Darm-Katarrh.

*Opium* vom Schlafmohn, wirkt anfangs im euphorischen, anschließend im lähmenden Sinn auf das Nervensystem ein. Es besteht Kopfkongestion mit Cyanose, das Gesicht ist heiß, rot und schweißig. Die Glieder zucken, zittern und zeigen Krampfzustände, das Gehör ist überempfindlich gegen Geräusche, das Auge gegen glänzende Gegenstände. Am Darm besteht trockene Verstopfung. Opium wird von $D_{4-6}$ und höher gegen Kongestionen des Zentralnervensystems, wie Sonnenstich, Erschütterung oder Schlaganfall, gegen alle Beschwerden des hohen Alters, wie Demenz, Arteriosklerose oder Depressionen, gegen chronische Verstopfung und schließlich gegen Folgezustände von Schreck und Aufregung angewandt.

*Paeonia officinalis,* die Pfingstrose, bekämpft Krampfzustände der Bronchien und des Magen-Darm-Kanals sowie schmerzhafte, brennende und juckende Hämorrhoiden und Risse am After. Sie wird in

$D_{2-3}$ bei Asthma, bei Krampfdiathese der Kinder, besonders im Zahnungsalter, und bei Afterrissen sowie Hämorrhoiden eingesetzt.

*Passiflora incarnata,* die Passionsblume, hat in der Urtinktur beruhigende und schlaffördernde Eigenschaften und wird bei Nervosität und Einschlafstörungen verwendet.

*Petroleum* zeigt Symptome der Seekrankheit: Schwindel und Kopfkongestion, Übelkeit und Erbrechen, eventuell mit Durchfall, alles schlimmer von Bewegung, besonders Fahren. Haut und Schleimhäute sind trocken und rissig, Einrisse bilden sich besonders an den Mundwinkeln, Ohrmuscheln, Nasenflügeln, Brustwarzen und am After. An der äußeren Haut können trockene Ekzeme bestehen. Im Winter bilden sich Frostschäden und Erfrierungen. Es besteht besondere Neigung zu Achselschweißen. Petroleum wird von $D_{3-6}$ gegen Schwindel mit Übelkeit, weiters gegen trockene Ekzeme, Einrisse und Frostschäden verabreicht.

*Petroselinum,* die Petersilie, wird von $D_{2-4}$ bei Blasenleiden mit dem Symptom, sofort durch einen überfallsartigen Krampf Wasser lassen zu müssen, verwendet.

*Phosphorus,* der gelbe Phosphor, ist als Konstitutionsmittel eine große Hilfe bei Nervenstörungen und Entzündungen. Der Typus ist hoch aufgeschossen, meist blond und blauäugig, mit nervöser Übererregbarkeit, Furcht vor Alleinsein und Gewittern, Depressionsneigung bei Erethismus, rasch gespannt, doch rasch erschöpft. Das Gefühl von Brennen bei den Beschwerden und eine Blutungsneigung sind typisch. Bei geistiger Anstrengung treten Kopfschmerzen auf, es besteht Neigung zu Heiserkeit und trockenem Husten, der beim Übergang vom warmen Zimmer in kalte Luft schlimmer wird. Es besteht Brustbeklemmung — „immer eine Last auf der Brust", Magenreizung mit Appetit auf Kaltes, das aber erbrochen wird, mit Brennen und Brechneigung. Die Leber ist empfindlich, der Darm zeigt teils Verstopfung, teils Durchfall mit „Bleistiftstühlen" und folgender Erschöpfung. Nierenentzündung mit Blutharnen, schwächende, schleichende Fieber mit Durstlosigkeit, meist von gewisser Periodizität, brennende Schmerzen zwischen den Schulterblättern — all dies zeigt das Phosphorbild. Abends und nachts wird alles schlimmer, Kälte und feuchte Luft wird schlecht vertragen, Schlaf und Ruhe bessern.

Verwendet wird Phosporus beim entsprechenden Typus ab $D_6$ und höher bei Neurasthenie und allgemeiner Erschöpfung, bei fieberhaften Entzündungen verschiedener Organe, besonders mit Blutungsneigung, bei Neuralgien und Nervenentzündungen und allgemein bei Entzündungen der Endothelien verschiedener Organe.

*Phytolacca,* die Kermesbeere, hat Beziehungen zu subakuten und chronischen Entzündungen der Mandeln und des Rachenringes mit rheumatischer Streuung auf Muskeln und Gelenke. Die Schleimhäute sind brennend, trocken und purpurrot. Außerdem bestehen Grippebeschwerden mit Kopfschmerzen, Apathie, Nasen-, Hals und Ohrenschmerzen sowie ziehende Beschwerden in der Nierengegend und Schweißausbrüche. Weitere Wirkungen betreffen den seitlichen Ast des Ischiasnerven, Drüsenentzündungen und Brusttumore. So wird die Kermesbeere von $D_{2-4}$ bei grippalem Infekt, fokaltoxischem Muskel- und Gelenksrheumatismus, bei Anginen und Nierenreizung, bei Milchstauung der Wöchnerinnen und Brusttumoren, bei Lymphdrüsenentzündungen und Seitenischias und schließlich empirisch gegen Fettsucht angewendet.

*Platinum,* das Platin, ist ein stolzes Metall — und so zeigt sich auch der Platintyp: Überhebliches Wesen wechselt mit Angstzuständen und Melancholie ab, Verstimmungen schlagen plötzlich in Ausgelassenheit mit Hochmut um. Typisch ist Gefühlskälte anderen gegenüber sowie langsames Kommen und Gehen der Beschwerden, die zum Großteil auf sexueller Überreizung oder Funktionsstörung beruhen. Es bestehen Kopfschmerzen mit Paraesthesien und Kältegefühlen, Verstopfung mit vergeblichem Drang und Bauchkoliken, lästiges Jucken der Genitalien und Fluor albus, Myome der Gebärmutter mit starken Blutungen, zu frühe, zu starke und zu lange Regelblutung und Nervenschmerzen in den Gliedern mit Taubheitsgefühl. Alle Schmerzen haben krampfartigen und zusammenschnürenden Charakter und verschlimmern sich abends und nachts, während sich die Kopfschmerzen und die Gemütssymptome im Freien bessern. Verwendet wird Platin von $D_{4-6}$ und höher bei hysteriformen Zuständen, bei Krampfdiathese bei Kindern und Frauen, bei weiblichen

Blutungen und Myomen, bei Genitaljucken und Fluor sowie Prolapsbeschwerden und schließlich bei Nervenschmerzen dieses Typus.

*Plumbum aceticum*, der Bleizucker, ist ein Nerven- und Gefäßmittel bei rasch herabgekommenen Patienten mit fahler Haut, mit Nervenstörungen verschiedenster Art bis zu Lähmungen, mit blitzartigen Schmerzen und allgemeiner Krampfdiathese bis zu epileptiformen Zuständen. Die inneren Organe weisen infolge Gefäßschädigungen schwere Beeinträchtigungen ihrer Funktionen auf, Schwangere neigen zu Frühgeburt oder Abortus. Berührung verschlimmert, fester Druck oder Reiben bessert. Es besteht allgemeine Kälteempfindlichkeit. Angewandt wird Blei ab $D_4$ und höher bei Arteriosklerose mit blassem Hochdruck, chronischen Nieren- und Leberleiden, Gefäßkrämpfen mit Endothelschädigungen, Lähmungen und Nervenentzündungen, Muskelatrophie, spastischer Verstopfung und anderen kolikartigen Magen-Darm-Leiden.

*Podophyllum*, der Entenfuß, ist vor allem ein Lebermittel, aber auch ein Darmmedikament: Der Magen ist voll nach wenigen Bissen und gegen Druck sehr empfindlich, die Leber schmerzt und bessert sich durch Reiben, frühmorgens treten bei Elendsgefühl im Bauch gußartige Durchfälle auf, doch kann auch Verstopfung vorliegen. Der Mastdarm hat häufig Hämorrhoiden und neigt zu Vorfall. Verschlimmerung tritt morgens und nach dem Essen ein sowie durch heißes Wetter, gebessert werden die Beschwerden durch Bauchlage, Reiben der Lebergegend und gegen Abend. Verwendet wird der Entenfuß von $D_{2-6}$ bei Leberleiden, akutem Brechdurchfall, Hämorrhoiden und Mastdarmvorfall sowie bei Ischialgien infolge Leberleiden.

*Pulsatilla*, die Küchenschelle, ist wiederum ein Konstitutionsmittel und betrifft zu Depression und Weinerlichkeit neigende Frauen, meist blond und blauäugig, die viel frieren, Trostzuspruch sehr zugänglich sind und an Regelstörungen und venösen Stasen leiden. Die Regel ist zu spät, schwach und aussetzend, es bestehen Fluor albus und andere Schleimhautkatarrhe mit milden, dicken Sekretionen. Es besteht deutliche Fettempfindlichkeit mit Druckgefühl im Magen, dabei Durstlosigkeit. Beckenorgane und Beine neigen zu venösen Stauungen und Krampfadern, die Füße sind oft kalt. Alle Beschwerden bessern sich im Freien und bei Bewegung und sind trotz allgemeiner Frostigkeit schlimmer in Ruhe und Wärme.

Verwendet wird die Küchenschelle von $D_{2-6}$ und höher bei Amenorrhoe und Hypomenorrhoe, Infantilismus, Sterilität und Klimakterium, Fluor albus, Wehenschwäche während der Geburt, Gastritis und Leberbeschwerden dieses Typs, Venostasen und Krampfaderbeschwerden, chronische Augen- und Ohrenentzündungen sowie Muskel- und Gelenksrheumatismus, der oft den Ort wechselt.

*Pyrogenium* ist ein Extrakt aus autolysiertem Fleisch und wird ab $D_6$ empirisch bei septisch-fieberhaften Zuständen, wobei Frieren bei ansteigendem Fieber ein wichtiges Symptom ist, gegeben: So bei schwerer Grippe und Lungenentzündung, Typhus und Paratyphus, Puerperalfieber und akuter Gastroenteritis mit Kollapsneigung. Wärme bessert.

*Ranunculus bulbosus* ist der Knollenhahnenfuß und wirkt bei Hirn- und Rückenmarksaffektionen mit krampfhaften oder lähmungsartigen Beschwerden. Es besteht Ziehen im Unterarm und in den Fingern, besonders beim Schreiben, Reißen und Zucken in den Muskeln, stechende Brustschmerzen bei schmerzhafter Atmung sowie Bläschenausschläge auf der Haut mit Brennen, Jucken und Schorfbildung. Er wird von $D_{2-6}$ bei Intercostalneuralgie, Rippenfellentzündung, Schreibkrampf und Armschmerzen sowie bei Gürtelrose und Bläschenausschlägen verabreicht.

*Rheum,* der Rhabarber, betrifft schaumige, saure Gärungsstühle mit Darmkoliken. Er wird von $D_{2-3}$ besonders bei Säuglings- und Kinderdiarrhoen, Zahnungsdurchfall, Sommerdurchfall Erwachsener und Gärungsdyspepsien gegeben.

*Rhododendron* ist die Alpenrose und bewährt als Mittel gegen Wetterfühligkeit und der Föhnbeschwerden. Es bestehen rheumatische Schmerzen, wobei die Hals-, Brust- und Extremitätenmuskeln besonders befallen sind, aber auch gern die kleinen Gelenke. Bei den Beschwerden besteht Bewegungsdrang, trockene Wärme bessert, Anstrengung und Naßkälte verschlimmert. Überdies ist die Alpenrose ein Mittel für Hodenentzündung mit Schmerzen in Hoden und Nebenhoden, wie gequetscht.

Sie wird von $D_{2-4}$ bei Rheumatismus der kleinen Gelenke und Muskeln und bei Hodenentzündung angewandt.

*Rhus toxicodendron,* der Giftsumach, ist ebenfalls ein Rheumamittel, paßt aber für Folgen von Durchnässung und Erkältung, aber auch Anstrengung. Alle Beschwerden sind mit Unruhe verbunden, da alles durch Ruhe verschlimmert und durch Bewegung gebessert wird, wobei sich die Gelenke einlaufen. An Bändern, Sehnen und Muskeln zeigen sich rheumatische Schmerzen, besonders auch am Nacken und an der Lendenwirbelsäule mit Steifheit. An den Augen erzeugt der Sumach heftig brennende Entzündungen, am Magen und Darm Entzündungen mit Koliken und blutigen Durchfällen, auf der Haut Bläschenausschläge mit Brennen und Jucken. Rhus toxicodendron wird von $D_{4-6}$ bei rheumatischen Beschwerden verschiedener Art, besonders als Folgen von Anstrengung und Durchnässung, bei Bläschenausschlägen und Ekzemen sowie Gürtelrose, bei heftiger Augenentzündung und schließlich bei Durchfällen mit Hauterscheinungen verabreicht.

*Robinia,* die Akazie, bekämpft Kopfschmerzen mit saurem Erbrechen sowie Übersäuerung des Magens mit Erbrechen saurer Flüssigkeit, die die Zähne stumpf macht. Sie wird von $D_{2-4}$ bei Migräne, Sodbrennen und Hyperacidität verwendet.

*Rubia tinctorum,* der Krapp, wird in Urtinktur empirisch bei Harngrieß und Nierensteinen, mehrmals täglich 15—20 Tropfen, gegeben. Der Harn muß während der Kur dauernd rötlich gefärbt sein und möglichst sauer reagieren.

*Rumex crispus,* der krause Ampfer, zeigt quälenden anhaltenden Reizhusten, vor allem nachts, durch kalte Luft hervorgerufen und verschlimmert. Er wird bei Reizhusten in $D_{1-3}$ verwendet.

*Ruta,* die Edelraute, wirkt ähnlich Arnica wohltuend bei Folgen von Verletzungen mit Zerschlagenheitsgefühl. Weiters besteht bei Verstopfung Neigung zu Mastdarmvorfall und Hämorrhoiden sowie Augenschmerzen bei Überanstrengung der Augen. Ruta soll auch die Sexualfunktionen anregen und wird von $D_{1-3}$ bei Quetschungen, Verrenkungen u. ä., bei Folgen von Augenüberanstrengung, bei Mastdarmprolaps und schließlich bei Pollutionsneigung = Samenerguß verwendet.

*Sabal serrulatum*, die Zwergpalme, wirkt auf die Harnorgane und gilt als „homöopathischer Katheter“ bei Prostatavergrößerung. Typisch soll ein Kältegefühl an den Geschlechtsorganen sein. Es wird von der Urtinktur bis $D_2$ bei Prostatahypertrophie mit ihren Beschwerden, bei Blasenentzündung und bei Blasenbeschwerden der Schwangeren eingesetzt.

*Sabina*, der Sadebaum, wirkt besonders auf die Gebärmutter und auf Gelenke, er gilt als Abortus- und Gichtmittel. Es besteht Kongestion der Beckenorgane, die Periode ist zu früh, zu stark und zu lange. Jede Bewegung verschlimmert und erzeugt hellrote, gußartige Blutungen mit Krampfschmerzen. Dabei besteht sexuelle Reizbarkeit und scharfer Fluor. Es besteht Abortusneigung. Blasenkrämpfe lassen den Urin nur tropfenweise abgehen. Im Handgelenk und in den Zehen treten akute Gichtanfälle auf. Bewegung in frischer Luft bessert, während Wärme verschlimmert. Sabina wird von $D_{3-6}$ bei Blutungen, beginnender Fehlgeburt, Entzündungen der Beckenorgane und bei Gicht angewandt.

*Sambucus nigra*, der schwarze Holunder, reizt die Schleimhäute der oberen Luftwege und der Bronchien, so daß Stockschnupfen, Reizhusten und Asthma, besonders bei Kindern, entsteht. Weiters treten rheumatische Schmerzen an Muskeln und Gelenken mit Fieber und Nierenreizung auf. Heftige Schweiße treten besonders bei Aufwachen ein.

Der Holunder wird von $D_{1-3}$ bei Muskel- und Gelenksrheumatismus, bei Katarrhen der oberen Luftwege und Bronchien, besonders bei Säuglingen und Kindern mit nächtlicher Verschlimmerung, eingesetzt.

*Sanguinaria*, die Blutwurzel, zeigt heftige Kopfkongestionen mit Hitzewallungen bei roter, trockener und brennender Haut, ebenso Brennen an Händen und Füßen. Migräneartige Kopfschmerzen enden über dem rechten Auge, rheumatische Schulterschmerzen befinden sich ebenfalls rechts. Typisch für die Blutwurz sind Gefäßwallungen mit fliegender Hitze und Hautrötung. Sinneseindrücke, Bewegung und

Wärme verschlimmern, Dunkelheit, Schlaf und frische Luft bessern die Beschwerden.

Sanguinaria wird in $D_{2-6}$ bei klimakterischen Wallungen, Migräne rechts und Schulterrheuma rechts, ferner bei trockenen nächtlichen Hustenanfällen verwendet.

*Scilla,* die Meerzwiebel, wird in der Urtinktur bei Herzleiden eingesetzt. Es bestehen Stauungszustände und Ödeme infolge einer Rechtsinsuffizienz des Herzens mit hartnäckiger Stauungsbronchitis, wobei Husten, besonders bei Hinlegen, auftritt. Blähungsneigung und Übelkeit infolge Stauungskatarrh des Magens begleiten die Symptome.

*Secale cornutum,* das Mutterkorn, zeigt Krampfdiathese, besonders an Fingern, Bauchmuskeln und Waden, aber auch an der glatten Gefäßmuskulatur mit Ischämie und Mangeldurchblutung bis zu Gangrän. Blutungen treten aus Nase, Mund, Lungen, Magen, Darm und Gebärmutter auf, ferner Kollapszustände mit Kälte und Schweiß. Durch Gefäßkrämpfe besteht Neigung zu hohem Blutdruck und Migräne mit viel Erbrechen.

Verwendet wird Secale von $D_{3-6}$ bei Migräne, bei Durchblutungsstörungen wie Raynaudsche oder Bürgersche Krankheit, bei Arteriosklerose und trockenen Gangränformen, bei Digitus mortuus, Hypertonie und Krampfdiathese, bei Stenocardie und Dysmenorrhoe sowie Menorrhagie. Bei Wehenschwäche und Atonie sind die in der Gynäkologie üblichen Dosen anzuwenden.

*Selenium,* Selen, gilt als Mittel der abgemagerten Sexualneurotiker mit großer Ermüdbarkeit bei geistiger Arbeit, Tagesschläfrigkeit und Erschöpfbarkeit. Häufig treten Pollutionen ohne Erektion auf, anschließend besteht Kreuz- und Rückenschwäche. Die Blase neigt zu Harnträufeln. Gerne treten plötzliche Kopfschmerzen mit Sehstörungen, besonders links, auf. Leberstörungen sind mit Verstopfung und Akne verbunden. Sänger und Redner leiden an Heiserkeit, Besserung durch Weitersingen.

Selen wird ab $D_3$ und höher bei Folgen geistiger Überanstrengung und bei Sexualneurosen, bei Sängerheiserkeit, bei Akne, Migräne und Neuralgien verabreicht.

*Senega,* die Senegawurzel, wirkt besonders auf die Schleimhäute der Augen und der Bronchien. Es besteht Bindehautkatarrh mit Sandkorngefühl und Tränenfluß, weiters trockene und schmerzhafte Bronchitis mit zähem Auswurf. Aufenthalt im Freien bessert, Ruhe verschlimmert. Gebräuchlich ist $D_{2-4}$ bei Bindehautkatarrh sowie Schleimhautenzündung der oberen Luftwege. Subakute und chronische Leiden dieser Art bei älteren Leuten sprechen besonders gut auf Senega an.

*Sepia* entstammt dem Tintenfisch und ist ein vorwiegend weibliches Konstitutionsmittel. Es handelt sich um reizbare, klimakterische Frauen vom dunklen Typus, frigide, mit Abneigung gegen Arbeit und Familie, voll Angst, besonders vor Alleinsein. Es bestehen Hitzewallungen, Blutstauungen und Frostigkeit, dabei sind bei kalten Füssen oft Hände und Kopf warm. Warme, stickige Zimmerluft und Menschenansammlungen werden nicht vertragen, Besserung tritt bei Bewegung und bei frischer Luft ein. Morgens sind die Patientinnen elend und schwach, abends jedoch frisch und munter. Achsel- und Genitalschweiße sind übelriechend, es treten gerne trockene Ekzeme, besonders am Handrücken, auf. Die Regel verschlimmert und ist schwach und spät. Häufig ist wundmachender Fluor und das Gefühl des Herabdrängens der Gebärmutter. Neigung zu harnsaurer Diathese, zu Pigmentstörungen, zu Verstopfung und venösen Stasen vervollständigen das Sepiabild.

Sepia ab $D_4$ und höher ist das Mittel während des Klimakteriums bei obigem Typus und wird angewandt bei klimakterischen Depressionen, Migräne und Neuralgien, bei Entzündungen und Senkungsbeschwerden der Beckenorgane, chron. Ekzemen sowie Magen-Darm-Leiden, Leberstörung und venösen Stasen wie Varicen und Hämorrhoiden.

*Silicea,* die Kieselsäure, ist ein Konstitutionsmittel für Binde- und Stützgewebsschwächlinge. Es wirkt besonders im Kindes- und später wiederum im Abbaualter bei drepressiven, dystrophischen, schwächlichen Kindern und Alten mit Frostigkeit und Erkältungsneigung sowie Mangel an Lebenswärme. Kinder sind greisenhaft und kümmerlich, bei dickem Bauch. Die häufigen Eiterungen sind reaktionsträge und chronisch, die Sekrete dünn und ätzend. Schweiße treten besonders am Kopf und an den Füßen auf, sie sind kalt, sauer und übelriechend und machen die Zehen wund. Gerne besteht eine Wechselwirkung zwischen Fußschweiß und Erkältungen, bzw. auch allergischen Krankheiten. Der Magen neigt zu Blähungen und verlangt Kaltes, meist ist Verstopfung vorhanden. Kälte und die Nacht verschlimmern, Wärme bessert.

Angewandt wird Silicea ab $D_4$ und höher bei dystrophischen, rachitischen und skrofulösen Kindern, bei chronischen Eiterungen aller Art, bei Fistelbildungen, bei Drüsen- und Knochenaffektionen, bei Pyodermie und nässenden Ekzemen, bei veralteten Neuralgien und Folgen von Überanstrengungen wie Überbeine u. ä.

*Solidago,* die Goldrute, ist ein ausleitendes und regulierendes Nierenmittel und wird in Urtinktur bei chronischen Nieren- und Blasenleiden, bei Prostatahypertrophie und bei Ekzemen oder Gelenksrheuma bei Nierenleiden verwendet.

*Spigelia,* das brasilianische Wurmkraut, ist ein vorwiegend linksseitig wirkendes Mittel: Die Schmerzen treten periodisch auf und haben plötzlich einschießenden, stechenden Charakter. Es besteht stürmisches Herzklopfen mit stechenden Schmerzen, in den linken Arm ausstrahlend. Neuralgische Schmerzen, besonders links, treten im Schläfengebiet und der Stirne auf. Die Schmerzen steigen und fallen mit der Sonne, die Patienten sind dabei in stürmischer Erregung. Bewegung, Geräusch, Berührung und Wetterwechsel verschlimmern, Rechtslage bessert. Gebräuchlich ist Spigelia von $D_{3-6}$ bei entzündlich rheumatischen Herzleiden, Stenocardie und Neuralgie, besonders der linken Trigeminusäste.

*Spiraea Ulmaria,* das Mädesüß, ist ein altes Rheumavolksmittel und beeinflußt akute umherziehende rheumatische Muskel- und Gelenksschmerzen mit Neigung zu Erguß und Ödem. Starke Schweißausbrüche, Herzklopfen und Atembeklemmung als Begleiterscheinungen sind typisch. Nässe und Bewegung verschlimmert, Wärme und Ruhe bessern.

Die „Salicylsäure der Homöopathie“ wird in Urtinktur bei

Rheumatismus, als harn- und schweißtreibendes Mittel besonders bei Ergüssen angewandt.

*Spongia,* der Badeschwamm, wirkt durch seinen Jodgehalt auf Atmungswege, Lymphdrüsen und Schilddrüse ein. Es besteht Schnupfen und Katarrh der oberen Luftwege, Räusperzwang und bellender, trockener Husten mit Brustbeklemmung, Angst- und Erstickungsgefühl, nachts schlimmer, so daß der Patient im Bett aufsitzen muß. Dabei kann Herzklopfen und Herzschmerz auftreten. Essen und Trinken bessert. Spongia wird von $D_{2-6}$ bei Reizerscheinungen der Luftwege, als $D_2$ bei Kropf und als $D_{12}$ bei Schilddrüsenüberfunktion, ferner bei Drüsenschwellungen und Hoden- oder Nebenhodenentzündung gegeben.

*Stannum jodatum,* Zinnjodid, wird in denselben Indikationen wie das folgende Stannum metallicum verabreicht, bevorzugt jedoch von $D_{3-6}$ bei chronischer Bronchitis, Bronchiektasien und Emphysembronchitis, wenn der Auswurf foetid ist. Es besteht fortwährender Hustenreiz, von einer trockenen Stelle im Halse ausgehend, bis zu Hustenparoxysmen.

*Stannum metallicum,* Zinn, ist ein Stärkungsmittel: Es besteht auffallende Schwäche bei geringsten geistigen oder körperlichen Leistungen, so daß der Patient immer sitzen oder liegen will. Nerven- und Kolikschmerzen steigen langsam an und fallen wieder langsam. Auf der Brust besteht ein Schwächegefühl bei grobblasigen Rasselgeräuschen mit reichlichem, widerlich-süßem Auswurf. Nachtschweiße sind erschöpfend. Der Magen neigt zu Blähsucht und Krampf, die Leber schmerzt und ist gegen Berührung empfindlich. Hartnäckige Verstopfung mit Stuhlgangverschlimmerung und bei Frauen herabdrängendes Gefühl der Beckenorgane mit Fluor albus bei starker Regel sind meist vorhanden.

Zinn wird ab $D_3$ und höher bei nervösen und muskulären Erschöpfungszuständen, bei Nervenschmerzen, bei chronischer Bronchitis und Emphysem oder Bronchiektasien sowie bei Senkung der Bauch- oder Beckeneingeweide gegeben.

*Staphisagria,* die Stephanskörner, beziehen sich auf Sexualneurotiker und gereizte, menschenscheue, blasse und hohläugige Menschen, die schon morgens bei Erwachen elend und müde sind und zu juckenden Ekzemen, besonders am Kopf, zu Gerstenkörnern und Gebißverfall neigen. Bei Verlangen nach Reizmitteln besteht Magendruck, Brechwürgen und Durchfälle. Gerne treten schlecht heilende, juk-kende Exantheme auf. Viele Beschwerden entstehen als Folge von chronischen Infektionen. Frauen sind bei starker Regel sexuell reizbar. Ärger, Kummer und sexuelle Exzesse verschlimmern, ebenso ist morgens alles schlechter.

Angewandt wird Staphisagria von $D_{3-6}$ und höher bei Neurasthenie, Konfliktneurosen, sexueller Schwäche, recidivierenden Gerstenkörnern, Hypotonie und Magenatonie, Pruritis vulvae und Dysmenorrhoe, bei Pollutionsneigung und Prostatabeschwerden mit Reizblase sowie bei harnsaurer Diathese.

*Sticta pulmonaria*, das Lungenmoos, entfaltet ab Urtinktur seine Wirkung bei quälendem Reizhusten mit wenig Auswurf. Besonders gut spricht Reizhusten alter Leute bei chronischer Bronchitis darauf an.

*Stramonium*, der Stechapfel, betrifft Erregungszustände höchsten Grades mit Kopf- und Hirnkongestionen. Es bestehen Krampfzustände und Delirien bei weiten Pupillen und auffallender Geschwätzigkeit, die nach Gesellschaft verlangt. Es treten heiße Schweiße ohne Erleichterung auf, Schluckkrämpfe bei Trinken und Zähneknirschen. Bronchospasmus verursacht Asthmazustände. Sexuelle Übererregbarkeit mit Schamlosigkeit tritt bei beiden Geschlechtern auf, die Regel ist bei dunklen Blutungen zu stark mit Dysmenorrhoe. Häufig sind Blasenkrämpfe. Dunkelheit, grelles Licht, glitzerndes Wasser und Druck verschlimmern, Gesellschaft und sanftes Licht bessert.

Angewandt wird der Stechapfel von $D_{3-6}$ bei mechanischen Erregungen, Delirien und Halluzinationen, Chorea = Veitstanz und Epilepsie sowie bei Gehirnerregung bei schweren Infektionskrankheiten. Kindern mit nächtlicher Unruhe und Stottern gibt man einige Tropfen von $D_3$.

*Sulfur*, der Schwefel, ist eines der größten Konstitutionsmittel und hilft zwei Typen: Entweder groß, mager und gebeugt mit unreiner, schmutziger Haut, groben Haaren und roten Körperöffnungen, oder pyknisch mit roter Pethora. Das Wesen ist reizbar und mürrisch mit Hang zu eigenen Ideen, die Haut unrein und übelriechend mit Abneigung gegen Waschen und trockener Ekzemneigung. Typisch sind Wechselbeziehungen zwischen Hautleiden und inneren Erkrankungen, z. B. Ekzem — Asthma, Fußschweiß — Ekzem, Ekzem — Rheuma u. ä. Die Schleimhäute der Körperöffnungen sind auffallend rot, es bestehen Hitzewallungen mit Verlangen nach frischer Luft. Nachts Brennen der Füße, die aus dem Bett gestreckt werden müssen. Morgendliche Durchfälle treiben aus dem Bett. Es besteht Süßverlangen, das aber gerne Sodbrennen erzeugt. Gegen 11 Uhr vormittags tritt Flauheit ein. Alle Absonderungen sind brennend und scharf, die Beschwerden neigen zu Chronizität und Periodizität.

Schwefel steigert in höheren Potenzen die Reaktionsfähigkeit fast jeder Zelle und wird deshalb als Reaktions- und Zwischenmittel gebraucht. Angewendet wird er ab $D_4$ und höher bei chronischen Hautleiden, Skrofulose und Katarrhen der oberen Luftwege, Magen-Darm-Leiden und Leberfunktionsstörung, Venostase, rotem Hochdruck und klimakterischen Beschwerden, Muskel- und Gelenksrheumatismus — Voraussetzung ist hiezu die Beachtung des entsprechenden Types.

*Sulfur jodatum* $D_{3-6}$ ist ein Resorptionsmittel bei chronischen Entzündungen mit Foetidität: Lymphdrüsenentzündungen, chronische Tonsillitis und Parotitis, chronische Entzündungen des weiblichen Genitales, foetide Bronchitis und Bronchiektasien, Colica mucosa, Pyodermien und Akne u. ä.

*Symphytum,* der Beinwell, wird von $D_{2-3}$ empirisch bei Knochenverletzungen mit schlechter Kallusbildung, bei Kontusionen und Distorsionen, bei Stumpfbeschwerden und Periostitis, bei der Dupuytren'schen Kontraktur, aber auch bei Thrombophlebitis angewandt.

*Tabacum,* der Tabak, zeigt anfallsweise heftige Schwindelgefühle mit Elendsgefühl und großer Übelkeit sowie kalten Schweißen, Gliederzittern und Durchfällen, alles von eisiger Kälte begleitet. Tabakrauch, Wärme und Bewegung verschlimmert, Erbrechen und kühle Luft bessert. Verwendet wird Tabak von $D_{4-6}$ bei Gefäßkrämpfen wie Raynaud'scher und Bürger'scher Erkrankung, Migräne und Meniere, Erbrechen mit Schwindel und Durchfällen.

*Taraxacum* ist unser Löwenzahn und wird vorwiegend als Lebermittel gebraucht. Bei geistiger und körperlicher Schwäche besteht Landkartenzunge, dumpfer Leberschmerz mit Widerwille gegen Fett, Blähungsneigung, erst Verstopfung, später auch Durchfall. Die Anwendung erfolgt von der Urtinktur bis $D_3$ bei Leber- und Gallenleiden, auch bei Rheuma oder Ekzemneigung bei Leberleiden, bei Pfortaderstauung und Varicen mit Leberbetonung.

*Tartarus emeticus,* der Brechweinstein, wird bei Lungenleiden besonders der Kinder oder bei alten Leuten mit fehlender Exspectorationskraft angewandt. Dabei besteht kalter Schweiß, Hinfälligkeit, Cyanose und Rechtsinsuffizienz des Herzens. Etwaiges Erbrechen erleichtert. Auf der Haut treten pustulöse Exantheme auf sowie rheumatische Beschwerden, besonders im Rücken und Ischiasgebiet.

Verabreicht wird Tartarus von $D_{3-6}$ bei fieberhafter Bronchitis mit Entzündungsneigung und Kreislaufschwäche, bei Hautleiden wie Pustulosis und Impetigo sowie bei Lumbago und Ischias.

*Thuja occidentalis,* der Lebensbaum, zeigt wiederum einen bestimmten Typus: Die Konstitution ist hydrogenoid, also nässe- und kälteempfindlich, es besteht Lymphatismus mit schwammigem Aussehen, wobei sich die Fettdepots besonders um Hüfte und Gesäß befinden. Große allgemeine Schwäche und depressive Psyche, gegen Musik empfindlich und gerne mit fixen Ideen befangen, nächtliche Angst gegen vier Uhr morgens ergänzen das Bild. Das Gesicht ist grobporig und fettglänzend, die Haut dünn, gefleckt und behaart, mit großer Neigung zu Wucherungen, Schrunden und Einrissen auch an den Schleimhäuten, die Nägel verkrüppelt und weich. Typisch ist Abmagern erkrankter Teile. Thuja zeigt eine deutliche Neigung zu proliferativen Prozessen: Warzen, Papillome und Condylome, Drüsenschwellungen und Schleimhautproliferationen sowie impetiginös-crustöse Ausschläge.

Nachts besteht gerne Husten mit viel Auswurf, der Magen neigt zu Blähungen, wobei Fett und Zwiebeln nicht vertragen werden, Verstopfung wechselt mit Durchfall, es bestehen venöse Stasen mit Hämorrhoiden, Afterbrennen mit Ekzem und Einrissen, Schlaflosigkeit und Ohrengeräusche, Schwindelgefühle und Urinierbeschwerden.

Nässe, Kälte, Berührung, oft aber auch Bettwärme und die Nacht verschlimmern, lokale Wärme, Absonderungen und Bewegung im Freien bessern. Thuja ist dort am Platze, wenn ein chronisches Leiden auf einen alten Infekt oder Fokus zurückzuführen ist. Es wird wegen seiner proliferativen Eigenschaften zusätzlich zur Krebsbehandlung angewandt.

Die Dosierung beträgt $D_{3-6}$ und höher bei chronischen Folgen tiefgreifender Infektionskrankheiten, bei lymphatischer, gichtischer und rheumatischer Diathese, Neuralgien und Neuritiden als Folgen von chronischer Durchnässung, Haut- Schleimhaut-Wucherungen, Einrissen und Ekzemen, chronischen Entzündungen verschiedener Organe wie Magen-Darm-Kanal, Leber, Adnexe, Prostata und Blase, chronischen Augen- und Ohrenentzündungen, Migräne mit Nagelkopfschmerz dieses Typs und schließlich bei Folgen von Impfschäden.

*Urtica,* die Brennessel, wird von $D_{2-4}$ bei brennenden Bläschenausschlägen bei harnsaurer Diathese, wie Gicht und Muskelrheumatismus, bei Bettnässen und Milchmangel der Wöchnerinnen eingesetzt.

*Veratrum album,* die weiße Nieswurz, ist das wichtigste homöopathische Analepticum bei Krankheiten mit Vasomotorenschwäche bis zum Kollaps. Typisch sind dabei kalte Schweiße und blaß-cyanotische kalte Haut. Die Psyche ist depressiv und ängstlich bis zur Verzweiflung. Oft mit den Kollapszuständen verbunden sind Herzklopfer und Herzschwäche, Atemnot und fadenförmiger Puls. Am Magen-Darm-Trakt bestehen Übelkeit und Erbrechen sowie reiswasserähnliche Durchfälle mit Wadenkrämpfen, dabei großer Durst bei trockenem Mund. Wärme und Liegen bessert, Kälte, auch kaltes Essen oder Trinken, Bewegung und die Nacht verschlimmern. Die Anwendungen von $D_{2-6}$ bestehen in akutem Brechdurchfall, Cholera und typhösen Darmerkrankungen, akuten Infektionskrankheiten mit Kreislaufschwäche, Kollapszuständen, Hypotonie besonders morgens, manischen und depressiven Psychosen und Schreckfolgen.

*Veratrum viride,* die grüne Nieswurz, kommt bei ähnlichen Indikationen, jedoch bei Blutfülle, Kopfkongestion und cerebraler Stauung wie die weiße Nieswurz in Betracht: Sonnenstich, stürmische, septische Fieberzustände, akute Gastroenteritis, akute Polyarthritis,

Rotlauf u. ä. Der Patient verspürt im Körper Pulsieren, die Zunge ist gelb belegt mit rotem Mittelstreifen, dabei Übelkeit und Erbrechen. Die Dosierung beträgt $D_{3-6}$.

*Viburnum opulus,* der Schneeball, ist ein Frauenmittel: Bei wechselnder Regel bestehen starke Krampf- und Kopfschmerzen, Übelkeit, Rückenschmerzen, die zum Bauch ziehen und große nervöse Unruhe sowie herabdrängende Schmerzen, die zu den Oberschenkeln ziehen. Besserung tritt bei Bewegung im Freien und bei Druck auf den Unterleib ein.

So wird der Schneeball von der Urtinktur bis $D_2$ beim Krampfschmerzen der Gebärmutter, heftiger Dysmenorrhoe und beginnendem Abortus eingesetzt.

*Viola tricolor,* das Stiefmütterchen, wird als Tee oder in Urtinktur bis $D_2$ bei Ekzemen im Gesicht und hinter den Ohren und pustulösen Ausschlägen am Körper verwendet. Gerne besteht dabei Durchfallneigung; der Harn riecht übel wie Katzenurin.

*Viscum album,* die Mistel, zeigt Kopfkongestion mit Schwindelanfällen, Kopfschmerzen und schlechten Schlaf mit unruhigen Träumen, Herzklopfen und Herzdruck, Krampfhusten mit Schleimrasseln in der Brust. In Gelenken und Beinen bestehen rheumatische Schmerzen und zuckende, unruhige Bewegungen, Schweißausbruch bessert, die Verschlimmerungszeit ist abends, nachts. Gebräuchlich ist die Mistel von der Urtinktur bis $D_2$ bei Hochdruck, Arteriosklerose, Veitstanz und Epilepsie, Asthma bronchiale, Gebärmutterblutungen mit herabdrängendem Gefühl, Myalgien und Arthrosen. Zur Krebsbekämpfung werden injizierbare Mistelpräparate verwendet.

*Zincum metallicum,* das Zink, wird bezüglich seiner Wirkung das „metallische Opium“ genannt. Es handelt sich um Patienten mit allgemeiner Schwäche und mürrischer Verschlossenheit, mit nervös-hysterischer Spasmophilie und Neigung zu klonischen Zuckungen, besonders in den Beinen, die immer bewegt werden müssen. Es bestehen Schwindelzustände und Kopfschmerzen mit Benommenheit, Schlaflosigkeit mit Zähneknirschen bei Tagesschläfrigkeit, Muskelzuckungen und Muskelkrämpfe, Rückenschmerzen sowie Herzklopfen und Herzunruhe. Arme und Beine sind wie gelähmt mit vielfachen Neuralgien und Paraesthesien. Oft sind venöse Stauungen und Stasen vorhanden mit Krampfaderbeschwerden. Die Regel ist bei Frauen stark, zu früh und krampfartig schmerzend.

Geistige Anstrengung, Essen und Alkoholgenuß sowie die Regel verschlimmern, Besserung bringt das Ingangkommen von Absonderungen sowie Aufenthalt im Freien.

Zink wird bei entsprechendem Typus ab $D_4$ und höher bei Hirnreizungen, besonders bei nervösen Störungen, Schlaflosigkeit, Neurasthenie, Neuropathie bei Kindern, Epilepsie, Neuralgien und nervösen Organstörungen, Dysmenorrhoe und Krampfaderbeschwerden sowie Ischias angewandt. Spezielle Indikationen sind noch Folgen von Schreck und Folgen von unterdrückten Exanthemen.

*Zincum valerianicum* $D_{2-6}$ wird, verstärkt durch die Baldriankomponente, besonders bei nervösen Störungen, Schlaflosigkeit, Neuralgie, Dysmenorrhoe und bei motorischer Unruhe, besonders in den Beinen, verwendet.

## Die homöopathische Krankheitsbehandlung

Ich möchte an den Beginn der Besprechung der einzelnen Krankheitsbehandlungen zwei der häufigsten und auffallendsten Symptome stellen: **Das Fieber und den Schmerz.**

Beide sind nur Symptome und keine eigenen Krankheiten, und für beide haben wir die Verpflichtung, die Ursache festzustellen, um diese behandeln zu können und damit das Symptom auszulöschen. Für die allererste Maßnahme können aber die folgenden Vorschläge verwendet werden und es wird dadurch, da zum Glück die leichten und schnellen Krankheiten überwiegen, oft die Heilung ohne weitere Folgen eintreten. Bei allgemeinen Hinweisen, wie bezüglich einer Diät, einer Wasseranwendung, eines Heilkrautes oder einer anderen in diesem Buch besprochenen Heilmethode, muß im entsprechenden Abschnitt nachgelesen werden.

Daß **Fieber** eine Abwehrreaktion des Organismus gegen eingedrungenes oder im Körper selbst erzeugtes Krankheitsgift ist, haben wir schon erfahren. Man soll daher Fieber nicht künstlich unterdrücken, sondern die Ursache ergründen und diese mit allen Maßnahmen, die sinnvoll zur Verfügung stehen, beseitigen.

Die Homöopathie kennt eine Anzahl Fiebermittel, je nach der Ursache und je nach dem Menschentyp, der von ihm befallen wurde.

Die folgenden Fiebermittel werden alle gleich genommen: Von der 4. Verdünnungsstufe, der $D_4$, wobei der Buchstabe D das lateinische Wort für Verdünnung = Dilutio bedeutet, werden 40 Tropfen in $^1/_8$ Liter Wasser, das abgekocht und wieder ausgekühlt wurde, alle 15—30 Minuten, je nach Höhegrad des Fiebers, ein Schluck genommen.

*Aconitum,* der Sturm- oder Eisenhut, erzeugt und wirkt daher gegen ein heftiges, steilansteigendes Fieber, eventuell mit Schüttelfrost, aber ohne Schweißbildung. Der Patient ist unruhig, sich umherwerfend mit einem harten, schnellen und gespannten Puls bei beschleunigtem Herzschlag. Das Gesicht ist hochrot, aber trocken-heiß.

Die häufigste Ursache ist Erkältungsfieber.

*Belladonna,* die Tollkirsche, hat heißes und feuchtes Fieber, besonders am Kopf, während Hände und Füße eher kühl und feucht sind. Schlägt man die Bettdecke zurück, dampft förmlich das Laken. Es besteht Neigung zu Benommenheit und Delirien bis zum gelegentlichen Aufschreien. Der Rachen ist gerötet, die Halsdrüsen sind geschwollen.

Dieses Fieber kommt häufig bei beginnender Angina, Scharlach oder Diphtherie vor, und man kann mit rechtzeitiger Belladonnagabe den vollen Ausbruch verhindern.

*Gelsemium,* der Jasmin, wirkt meist nicht gegen sehr hohes Fieber, dafür sind aber die Kopferscheinungen mehr ausgeprägt: Schwindel, Kopfschmerz bis zur Betäubung, Denkunvermögen und eventuell Delirien.

Diese Art kommt bei Kopfgrippe, gastritischem oder typhösem Fieber vor, gegen die der Jasmin erfolgreich eingesetzt wird.

*Veratrum album,* die weiße Nieswurz, ist das letzte unserer Fiebermittel. Es betrifft Fieber mit raschem Verfall, Schwäche bis Ohnmachten mit kleinem, schnellem Puls, wie dies bei Darminfektionen oder Vergiftungen vorkommt.

Dies sind längst nicht alle homöopathischen Fiebermittel, doch betreffen sie die häufigsten Fieberursachen, so daß mit ihnen schon ein weites Anwendungsgebiet gegeben ist.

Zusatzmaßnahmen bei Fieber sind Fasten, Schwitz- und Kräutertees, kühlende Wasseranwendungen, wie Bäder und Wickel, und geeignete Ableitungsverfahren, die im entsprechenden Abschnitt nachzusehen sind. Vergleichen wir nun die zwei häufigsten Erkältungsmittel, nämlich *Aconitum* und *Belladonna*, so läßt sich folgendes sagen:

Gemeinsam ist die Blutfülle mit Rötung des Gesichts und der befallenen Teile, das Klopfen, die große Berührungsempfindlichkeit, die Unruhe und Lichtscheu und manchmal Delirium.

Die Patienten haben heftigen Durst mit trockenem, brennendem Munde, doch verlangt der Aconitumpatient große Mengen Wasser, während der Belladonnapatient häufige und kleinere Schlucke nimmt.

In der Psyche zeigt der Aconitum Todesfurcht, der Belladonnapatient hat im Delirium Furcht vor häßlichen Gesichtern, Tieren u. ä.

Der eine hat sich durch trockene kalte Winde erkältet, der andere durch feuchte Erkältung wie Durchnässung. Das zweite große Mittel für Durchnässungsfolgen ist *Dulcamara.*

Der Belladonnapatient möchte zugedeckt sein und erleichtert seine Klopfschmerzen durch Hochhalten des erkrankten Teiles, der Aconitumfall hat eine Abneigung gegen Zudecken.

Ein interessantes Hausmittel gegen hohes Fieber wird in Italien angewandt: Eine Wasserflasche wird mit gestandenem Wasser gefüllt und der Flaschenhals mit einer mehrfach zusammengelegten Serviette umwickelt. Die Flasche mit dem bedeckten Flaschenhals wird fünf Minuten an die Schläfe des Fiebernden so gelegt, daß kein Wasser herausrinnt, sondern nur die Serviette feucht wird. Diesen Vorgang kann man nach einiger Zeit wiederholen.

Der **Schmerz** ist unser rechtzeitiger Warner bei einem Krankheitsgeschehen und eine dringende Veranlassung, wiederum die Ursache festzustellen und sie zu beseitigen. Hier wollen wir die wichtigsten

Schmerzmittel nennen — natürlich können es nicht alle sein —, wobei die ursächliche Klärung des Schmerzgeschehens natürlich dem Arzt überlassen sein muß!

*Aconitum,* der Sturmhut: der Patient hat Schmerzen mit reißendem, schneidendem und unerträglichem Charakter, so daß er nicht verträgt, berührt oder zugedeckt zu werden, oft begleitet von Kribbeln, Ameisenlaufen und Taubheitsgefühlen. Der Patient ist sehr ängstlich und unruhig und wirft sich umher. Die Schmerzen sind schlimmer abends und haben eine trockene Erkältung, z. B. Wind, zur Ursache.

Die Dosierung ist $D_4$ und man kann halbstündlich bis stündlich 10 Tropfen geben.

*Arnica:* der Patient hat Schmerzen durch Kälte und Nässe mit Zerschlagenheitsgefühl und dem Gefühl, das Bett wäre zu hart. Arnica heilt auch Muskelschmerzen nach Überanstrengung. Von $D_4$ werden stündlich 10 Tropfen verabreicht.

*Belladonna:* der Patient hat klopfende, pochende Schmerzen entlang der Glieder mit Blutandrang zum Kopf bei oft erhöhter Temperatur mit heißer, feuchter Haut. Die $D_4$ wird stündlich mit 10 Tropfen gegeben. Bei Überempfindlichkeit erscheinen die Schmerzen unerträglich. Sie setzen plötzlich ein, sind oft klopfend und krampfartig und gehen mit Hitze, Rötung, Brennen und Schwellung bei Berührungsempfindlichkeit einher. Die Schmerzen sind schlimmer bei Bewegung, Licht, Geräuschen, Kälte, Erschütterung.

*Berberis* bessert rheumatische Schmerzen in Schultern und Gliedern, der Harn ist spärlich und trübe. $D_3$ wird einige Male mit 10 Tropfen wirksam sein.

*Bryonia,* die Zaunrübe, betrifft Gelenksschmerzen mit Bewegungsverschlimmerung und Besserung durch Ruhe und Wärme. Gabe: 3—4mal täglich 10 Tropfen von $D_3$.

*Chamomilla,* die sanfte Kamille, paßt in ihrem Arzneimittelbild für gar nicht sanfte, sondern für zornige und reizbare Naturen mit Ungeduld und Launenhaftigkeit, die in ihrer Schmerzüberempfindlichkeit die Schmerzen mit ihrem reißenden und bohrenden oder kolikartigen Charakter als unterträglich empfinden. Kaffeegenuß verschlimmert, ebenso Wärme trotz Empfindlichkeit gegen Kälte und kalte Luft. Man gibt hier die $D_3$ mehrmals täglich mit 10 Tropfen.

*Coffea,* der Kaffee, hat ebenfalls unerträgliche Schmerzen, die zur Verzweiflung treiben, so daß sich der Patient in heftiger Angst und Erbitterung umherwirft. Die Empfindlichkeit ist allgemein erhöht. Der Schmerz betrifft besonders den Nagelkopfschmerz, Zahnschmerzen mit Kältebesserung und Krampfregel mit schwarzen Abgängen, Wehen u. ä. Die Dosierung ist mehrmals täglich 10 Tropfen der $D_4$.

*Dulcamara,* das Bittersüß, bessert spezifisch rheumatische Schmerzen und Beschwerden nach Erkältung durch Feuchtigkeit und Nässe. Man nimmt $D_3$ mehrmals täglich mit 10 Tropfen.

*Eupatorium,* der Wasserhanf, hat als Schmerzsymptom Knochenschmerzen „wie zerschlagen" bei Hautüberempfindlichkeit, wie dies bei Grippe vorkommt. Die $D_3$ wird mit 10 Tropfen mehrmals täglich verabreicht.

*Gelsemium,* Jasmin, heilt ausstrahlende neuralgische Schmerzen mit Gliederzittern und Muskelschwäche. Mehrmals täglich 10 Tropfen der $D_3$.

*Hypericum,* das Johanniskraut, hilft bei Nervenschmerzen mit schmerzhafter Überempfindlichkeit, Kribbelgefühlen und Brennen. $D_4$ mehrmals täglich 10 Tropfen.

*Ignatia,* die Ignatiusbohne, hat als Symptom die Überempfindlichkeit, so daß man in der Homöopathie vom „Hysteriemittel" spricht. Die geäußerten Beschwerden passen nicht zusammen und sind dem normalen Verlauf entgegengesetzt. Hier nimmt man die $D_{30}$ mit 5 Tropfen, die man wiederholen kann.

*Rhus toxicodendron,* der Giftsumach, hat ein typisches Schmerzsymptom: Beginnende Bewegung verschlimmert zunächst, fortgesetzte Bewegung bessert aber dann. Feuchtigkeit verschlimmert. Rhus wird häufig bei rheumatischen Beschwerden eingesetzt als $D_6$ mit 4mal täglich 10 Tropfen.

*Ruta,* die Raute, ist ein bewährtes Mittel bei Schmerzen nach Überanstrengung, Stoß oder Schlag. $D_3$ wird mehrmals täglich mit 10 Tropfen genommen.

## Die Infektionskrankheiten

Eine Infektionskrankheit wird durch einen Erreger hervorgerufen, der in den Organismus auf verschiedenen Wegen eindringt und gegen den der Körper mit einer Abwehrreaktion, dem Fieber, reagiert. Durch das Fieber wird der allgemeine Verbrennungsprozeß im Körper aktiviert, was den Organismus befähigt, die eingedrungenen Krankheitsgifte rascher zur Ausscheidung zu bringen. Daraus folgt, daß das Fieber nicht die Krankheit ist und daß man es — außer in wenigen seltenen Ausnahmefällen, wo die Temperatur die Grenze des Zumutbaren erreicht — nicht künstlich unterdrücken soll als Heilreaktion und weiters, daß die Behandlung zum Ziel haben muß, die natürlichen Abwehrstoffe in ihrem Kampf gegen die Erreger zu unterstützen und zu vermehren.

Eine Infektionskrankheit bedarf der ärztlichen Beobachtung, da zwar oft der Verlauf ein harmloser ist, aber manchmal doch Komplikationen verschiedenster Art eintreten können, die nur der Arzt in ihrem Anfangsstadium erkennen kann.

Das am meisten gefährdetste Organ in der Abwehr einer Infektionskrankheit ist das Herz-Kreislauf-System, das beobachtet werden muß. Die Homöopathie verfügt auch hier über ausgezeichnete Mittel, wie *Adonis, Camphora, Cactus und Crataegus,* für das Herz und das unübertroffene Kreislaufmittel *Veratrum album* für den peripheren Kreislauf, doch ist ärztliche Kontrolle durchaus angezeigt.

Bei Infektionskrankheiten muß man auch Geduld haben: So wie jede Krankheit ihren Charakter und ihre eigenen Symptome hat, hat sie auch ihre Zeit, die gewaltsam zu verkürzen nur Komplikationen und Nachkrankheiten hervorzurufen bedeutet. Die Krankheit soll sich auslaufen, denn nur so wird der Organismus restlos mit den Giften fertig.

Mit Wasseranwendungen sei man bei Infektionen, die mit Ausschlägen einhergehen — Masern, Scharlach, Röteln und Schafblattern — zurückhaltend. Hier sei an das alte Volksmittel der Einreibung mit einer Speckschwarte erinnert. Hingegen sind Wasseranwendungen wie Bäder und Wickel bei den Krankheiten mit Beteiligung der Atmungsorgane, z. B. Grippe und Bronchitis, durchaus angezeigt und entlastend. Diesbezüglich ist in den entsprechenden Abschnitten nachzusehen, ebenso bezüglich der Diätetik, die anfangs in Fasten und später in leichter Gemüse-Kartoffel-Kost mit reichlicher Gabe von Fruchtsäften, besonders Zitronensaft, besteht.

Wenn wir uns nun als Fortsetzung der Fieberbehandlung verschiedene **Grippeformen** in ihrer verschiedenen Behandlungsart ansehen, so ist diese die logische Folge als häufige, fieberhafte Erkrankung der Übergangszeiten Herbst und Frühjahr. In der strengen Winterkälte kommen wohl Erkältungskrankheiten vor, die meist fälschlich als Grippe bezeichnet werden und die, wenn die Symptome passen, ebenfalls mit den folgenden Mitteln behandelt werden. Zur echten Grippe gehört die Infektion, und wir können im Abstand von etwa 3—4 Jahren eine gehäufte Welle sehen, die jedesmal ihre Eigenarten aufweist und dadurch im Rahmen der personotropen Therapie das individuelle Mittel verlangt.

Die Medikamente werden in der Potenzhöhe $D_{3-4}$ mehrmals täglich als 10 Tropfen gegeben, wobei eventuelle Abweichungen davon eigens angeführt werden. Die hauptsächlichen *Grippemittel* sind:

*Eupatorium perfoliatum,* der Wasserhanf, spiegelt die Brustgrippe wider: Nach Beginn mit Schnupfen tritt ein trockener, schmerzhafter Husten ein, so daß sich der Patient, der die Schmerzen vorwiegend hinter dem Brustbein spürt, die Brust halten muß. In Knochen und Gliedern besteht allgemeines Zerschlagenheitsgefühl, so daß der ganze Körper schmerzt.

*Gelsemium sempervirens,* Jasmin, bietet das Bild der Kopfgrippe mit Kopfkongestion, Benommenheit wie betrunken und Schläfrigkeit, mit katarrhalischen Erscheinungen der Nase und deren Nebenhöhlen. Die Extremitäten sind schlaff, wie gelähmt. Das Fieber ist hoch mit wenig Schweiß, der Puls weich.

*Aconitum napellus,* der Sturmhut, hilft bei der Erkältungsgrippe. Das Fieber beginnt gegen Abend mit stürmischen Erscheinungen, eventuell Schüttelfrost, mit trockener Hitze und angstvoller Unruhe des Patienten. Der Puls ist rasch und hart. Nach eingetretenem

Schweißausbruch ist das Mittel abzusetzen, da es weiterhin nutzlos wäre.

*Ferrum phosphoricum,* eine Eisen-Phosphor-Verbindung, wird bei Fieber mit ungenügender Abwehrkraft gegeben, wenn der Patient trotz des Fiebers ruhig im Bett liegt und keine stürmischen Erscheinungen zeigt. Der Puls ist weich. Das Mittel wird in fester Form mit 5mal täglich je 1 Tablette gegeben.

*Bryonia,* die Zaunrübe, hat quälenden, trockenen, schmerzhaften Husten und neigt zur Ruhigstellung auf der kranken Seite, da starker Druck die Beschwerden bessert. Bei jedem Hustenstoß tritt berstender Kopfschmerz auf. Der Durst ist groß mit Verlangen nach viel Wasser. Ruhe bessert, da bei der kleinsten Bewegung Schmerzen auftreten.

*Lachesis muta,* eine Viper, zeigt septischen Verlauf ihrer Erkrankung. Es bestehen Kopfkongestionen mit geschwätzigen Delirien, drohender Kollaps und häufig Nasenbluten oder andere Blutungen. Die Empfindlichkeit gegen Berührung und Beengung ist so groß, daß oft nicht einmal der Druck der Bettdecke oder der Kleider ertragen wird. Lachesis wird ab $D_{15}$ mit 3—4mal täglich 10 Tropfen gegeben.

*Phytolacca,* die Kermesbeere, zeigt Entzündungen besonders im Rachen- und Mandelgebiet. Hals und Rachen sind trocken und schmerzhaft und stark gerötet. Allgemein besteht Stirnkopfschmerz und Kopfkongestion, Mattigkeit und Benommenheit. Auffallend ist ein Zerschlagenheitsgefühl in allen Gliedern. Diese Grippeform entspricht der „Halsgrippe“. Gegeben wird $D_{2-4}$.

*Euphrasia,* der Augentrost, zeigt bei Fieber katarrhalische Erscheinungen. Der Frost herrscht vor, die Hitze ist am Kopf ausgeprägt, während Hände und Füße kalt sind. Die Schweißbildung, vornehmlich auf der Brust, ist nachts besonders stark. Der klopfende Kopfschmerz ist von geröteten Augen mit Lichtscheu und scharfer Absonderung begleitet, der Fließschnupfen ist mild, der Brustkatarrh locker.

Daß bei der Grippebehandlung die weiteren Heilungsmaßnahmen wie Diätetik, Wasseranwendungen wie Bäder und Wickel, Ableitungsverfahren u. ä. mehr angewendet wird, ist selbstverständlich und in den einzelnen Abschnitten nachzulesen.

Erwähnenswert ist, daß bei der Wickelanwendung Milch oder Topfen wirksamer ist als reines Wasser.

Die **Angina,** die Mandelentzündung, muß restlos ausgeheilt werden, um nicht durch chronisch entzündete Mandeln, die keine besonderen Beschwerden mehr verursachen müssen, die Fokalinfektion mit ihren oft unabsehbaren Folgen für die dauernde Gesundheit zu unterhalten. Umgekehrt ist die kritiklose Entfernung der Tonsillen, die eine Schutz- und Filterwirkung als Lymphdrüsengewebe für die Mundhöhle und die anschließenden oberen Atmungs- und Verdauungswege ausüben und nach neuesten Untersuchungen selbst Antikörper gegen Infektionen bilden, zu verurteilen.

In der Homöopathie stehen uns einige sehr wirksame Mittel, die eine Angina restlos ausheilen können, zur Verfügung:

*Belladonna* $D_3$: Hohes Fieber, starke Anschwellung und Rötung, trockener Hals, klopfende Halsschlagadern.

*Mercurius vivus* $D_4$: Stinkender Atem, schlaffe, feuchte Zunge mit Zahneindrücken, heftige Schweiße ohne Linderung, eventuell speckig aussehende Geschwüre. Dosis: 3mal täglich eine kleine Messerspitze.

*Mercurius jodatus flavus* $D_4$: Dieselben Symtpome mit dicker, gelb belegter Zunge, die Erkrankung beginnt rechts.

*Mercurius bijodatus* $D_4$: Wie Mercurius jodatus flavus, nur beginnt die Erkrankung an der linken Seite.

*Lachesis* $D_{12}$: Beginn links, sich dann nach rechts ausbreitend. Große Empfindlichkeit gegen Berührung. Schlimmer nach Schlaf, durch Leerschlucken und Warmtrinken.

*Lycopodium* $D_3$: Fängt rechts an und geht dann nach links. Die geschwollene Zunge neigt dazu, aus dem Mund herauszutreten, die Nase ist verstopft. Warmtrinken bessert.

*Lac caninum* $D_{30}$: Wechselt von einem Tag zum anderen die Seite, so daß täglich eine andere Seite schlimmer ist.

*Hepar sulfuris* $D_4$: Wenn die Angina trotz Behandlung zu eitern scheint und klopfender Schmerz besteht. Typisch ist das Gefühl eines Splitters im Halse.

*Phytolacca* $D_3$: Rachen hochrot und trocken, Gefühl einer heißen Kugel im Hals, die Schmerzen strahlen zu den Ohren aus. Am ganzen Körper ist Zerschlagenheitsschmerz und allgemeines Wehtun.

*Alumen* $D_4$: Jede Erkältung schlägt sich auf die Mandeln, die sich leicht entzünden und verhärten und groß und hart sind.

*Ambra* $D_4$: Halsschmerzen nach Schlucken, schlimmer morgens, nach Essen und besonders nach warmen Getränken.

*Calcium sulfuricum* $D_4$: Entzündungen mit Pflock- und Würgegefühl. Empfindlich gegen Kälte, trotzdem besser im Freien.

*Capsicum* $D_3$: Rötung, Schwellung, Brennschmerz und Schluckschmerz. Der Typus ist plethorisch = überfüllig, aber schlaff und kälteempfindlich.

Fassen wir nun die Anginabehandlung zusammen:

Hauptmittel sind zu Beginn *Belladonna* $D_4$, mehrmals täglich 10 Tropfen, und dazu *Mercurius solub. trit.* $D_4$, 3mal täglich 1 kleine Messerspitze voll zu nehmen. Wird die Angina septisch, nimmt man von *Lachesis* $D_{12}$ 4 mal täglich 10 Tropfen und dazu das pflanzliche Antibioticum *Echinacae Ur-Tct. Ø*, einige Male täglich 15 Tropfen. Bei chronischen Prozessen bewährt sich *Phytolacca* $D_3$ 4 mal täglich 10 Tropfen.

Zusätzlich soll man folgenden Tee trinken:

Ringelblume,
Holunderblüten,
Schlüsselblumenblüten,
Salbei und
Bockshornklee

zu gleichen Teilen gemischt auf 100 Gramm, schluckweise tagsüber möglichst heiß trinken.

Sehr erfolgreich ist das stündlich zweimalige Gurgeln mit unverdünntem Apfelmostessig, den man anschließend auch trinkt.

Folgender Wickel hat sich besonders bewährt: Ein heißer Leinsamenbreiwickel um den Hals, der alle halben Stunden gewechselt wird, ein lauwarmer Wickel um die Brust, der liegen bleibt, und kalte Wickel um die Waden, die alle 10 Minuten gewechselt werden.

Die **Diphtherie** stellt eine andere Infektionskrankheit der Mandeln dar und hat ebenfalls ihren sogenannten genius epidemicus ähnlich der Grippe. Man versteht darunter das Auftreten in bestimmten Zeiträumen und das wechselnde Bild der Erkrankung. Diphtherie ist seit langen Jahren ausgesprochen selten geworden und verläuft relativ milde. Das nicht leicht zu erkennende Krankheitsbild unterscheidet sich von der Angina durch den viel dickeren und dichteren, rasch wachsenden gelb-weißlichen Belag, der über das Mandelgebiet hinausschreiten kann, und die stark vergrößerten Halslymphdrüsen.

Die Gefahr besteht im raschen Wachstum der Membranen, die in die Luftröhre hinabwachsen können und dort erstickend wirken, besonders aber in der schnell eintretenden Schädigung des Herzmuskels durch Toxine, die plötzlich auftretende Herzschwäche verursachen kann und sogar zum diphtherischen Herz-Kreislauf-Tod führt. Da das Diphtheriegift nicht nur ein Kreislauf-, sondern auch ein Nervengift ist, treten öfter Lähmungen auf, die aber eine gute Prognose haben und nie von Dauer sind, wenn man diese rechtzeitig behandeln läßt.

Aus all dem sieht man zwingend, daß bei Anginen, besonders solchen, die mit starken Belägen und Lymphdrüsenschwellungen einhergehen, unbedingt und rasch der Arzt zugezogen werden muß.

Heute wird die Diphtherie mit Recht mit Serum und Antibiotica behandelt, doch hat auch die Homöopathie ein berühmtes Mittel dagegen:

*Mercurius cyanatus* $D_6$, von dem man zweistündlich 8 Tropfen gibt. Die Diptherie ist amtsärztlich anzeigepflichtig und der daran Erkrankte muß isoliert werden. Als Zusatzmaßnahmen sorgt man für frische Luft und macht wie bei Angina heiße Wickel um den Hals, warme um die Brust und kalte um die Waden.

Nach der Erkrankung muß das Herz durch den Arzt kontrolliert und der Patient noch lange geschont werden.

Nun werden die Ausschlag-Infektionskrankheiten besprochen: Scharlach, Masern, Röteln, Windpocken und Rotlauf. Grundsätzlich ist es hier besser, von Wasseranwendungen abzusehen und die Haut mit einer Speckschwarte abzureiben. Andere Ausleitungsverfahren, wie Diätetik und Stuhlvorsorge, sind natürlich auch hier am Platze.

Der **Scharlach** beginnt mit einer Angina mit Lymphdrüsenschwellung, raschem Fieberanstieg, Kopfschmerzen und stark belegter Zunge. Nach etwa einem Tag erscheint der Scharlachausschlag, der aus unzähligen kleinen roten Flecken besteht, so daß der Kranke, aus Entfernung gesehen, fast zur Gänze rot erscheint. Der Ausschlag beginnt zuerst an Hals und Brust und breitet sich rasch über den ganzen Körper aus, doch bleibt die Mund-Kinn-Partie stets frei und erscheint dadurch blaß. Die Rötung des Ausschlags verschwindet unter Fingerdruck, um nach Aufhören desselben vom Rand zur Mitte hin wiederzukommen. Es sind ja — wie auch bei den anderen Ausschlagskrankheiten als Infektion — lokale Kapillarerweiterungen durch das Infektionstoxin, die als Ausschlag sichtbar werden. Die Zunge führt bei Scharlach den Ausdruck „Himbeerzunge", da auch sie rotgetüpfelt erscheint, wobei ihre Papillen erhaben sind.

Der Ausschlag besteht etwa 3—5 Tage, um nach einer Krise abzublassen. Anschließend schuppt die Haut ab, wobei sich an Händen und Füßen oft die alte Haut in Fetzen abziehen läßt. Erst nach völliger Abschuppung kann die Krankheit als beendet angesehen werden.

Als Komplikationen sind Herz- und Nierenleiden zu befürchten, so daß ärztliche Beobachtung und Harnkontrolle notwendig sind.

*Belladonna* $D_3$ ist ein Scharlachmittel, von dem man 80 Tropfen in ein Glas mit $^1/_8$ Liter abgekochtem Wasser gibt und stündlich einen Schluck davon trinken läßt. Belladonna in niedriger Dosierung kann man auch prophylaktisch gesunden Kindern der Umgebung geben.

Bei starker Lymphdrüsenschwellung kommt *Mercurius*, bei Nierenentzündung *Apis* und *Phosphorus* und bei Herzkomplikationen *Adonis* und *Veratrum* zum Zuge.

Die Krankheit ist amtsärztlich anzeigepflichtig und der Patient muß isoliert werden.

Die **Masern** sind viel häufiger und beginnen mit Augentränen und Lichtscheu sowie einem zunächst trockenen Husten. Die Bindehautentzündung der Augen nimmt zu, so daß diese gerötet erscheinen, der Husten wird quälender, bis nach wenigen Tagen der typische Masernausschlag beginnt. Dieser fängt im Gesicht an, läßt die Mundgegend nicht frei und breitet sich nach abwärts über den Körper aus. Er besteht aus größeren, etwa erbsgroßen einzelnen Flecken, die gelegentlich zu sonderbaren Figuren zusammenfließen, mit einem gezackten, unregelmäßigen Rand. An der Innenfläche der Lippen und Wangen bilden sich typische weiße Flecke, ähnlich Kalkspritzern, aus, die außen einen geröteten Hof haben.

Der Masernausschlag dauert etwa 2—4 Tage, in denen auch der Husten am stärksten ausgeprägt ist. Auch hier tritt eine Abschuppung ein, die rund 14 Tage in Anspruch nimmt.

Wegen möglicher Komplikationen ist den Atmungsorganen Aufmerksamkeit zu widmen, da sich die Bronchitis zu einer fleckenförmigen Lungenentzündung, der Bronchopneumonie, entwickeln kann. Der Arzt kann dies rechtzeitig feststellen.

Die Behandlung richtet sich nach Art des Fiebers: Bei trockener Hitze gibt man *Aconit* $D_3$, bei feuchter Hitze *Belladonna* $D_3$, jeweils 10 Tropfen in Wasser mehrmals tgl.

Den Masernhusten bekämpft man mit Einreibung der Brust, z. B. mit dem unter dem Kapitel Einreibungen angegebenen Mittel, sowie mit *Drosera* $D_2$, mehrmals tgl. 10 Tropfen in heißem Wasser gegeben.

Der **Mumps oder Ziegenpeter** besteht in einer infektiösen Erkrankung der Speicheldrüsen, von denen wir zwei große vor und unterhalb jedes Ohres und zwei kleinere unter dem Kinn besitzen. Man erkennt die Erkrankung, die meist nicht schwer verläuft, an der Schwellung dieser Drüsen, so daß das Ohrläppchen absteht. Mumps gehört insoferne beobachtet, als bei ihm als Komplikationsgefahr eine Entzündung der Keimdrüsen oder, wenn auch selten, eine Gehirnentzündung vorkommen kann. Die äußerliche Behandlung besteht in Umschlägen mit Heilerde oder einem warmen Lehmbrei, den man mit etwas Johanniskrautöl angerührt hat. Die Umschläge werden durch eine Wärmeflasche warm gehalten. Da Anregung der Speichelabsonderung die Erkrankung abkürzt, ist das Kauen von Brotrinde vorteilhaft.

Innerlich gibt man *Mercurius solub.* $D_6$, zweistündlich drei Tropfen. Da das Kauen erschwert ist, soll die leichte Nahrung breiigflüssig sein und, wie bei allen Infektionskrankheiten, reich an Vitamin C in Form von Fruchtsäften sein.

Die **Röteln** sind die leichteste Ausschlagkrankheit. Die Flecken sind bis linsengroß, überziehen den Körper und jucken. Komplikationen sind kaum zu befürchten, das Fieber ist meist nicht hoch und nach wenigen Tagen tritt nach Abklingen des Ausschlages wieder Gesundheit ein. Eine Behandlung ist meist nicht erforderlich, sonst bekämpfe man das Fieber bei trockener Haut mit *Aconit* $D_3$, bei Feuchtigkeit mit *Belladonna* $D_3$.

Der **Rotlauf** entsteht durch Streptokokken, die in den Körper gelangen und lokal in Haut und Unterhautzellgewebe eine heftige Entzündung verursachen. Allgemeinerscheinungen sind Fieber, das bis zu Delirien sich steigern kann, Lokalerscheinungen bestehen in der umschriebenen Rötung und Schwellung mit Spannungsgefühl des befallenen Gebietes. Gerne weist diese Rötung zungenförmige Ausläufer in das gesunde Hautgebiet auf. Der Rotlauf hat bei dazu disponierten Menschen öfters die Eigenschaft, auch ohne neue Verletzung wiederzukommen und dadurch gelegentlich durch Jahre immer wieder aufzuflammen.

Die Behandlung besteht heute in Gaben eines Antibioticums durch den Arzt, doch erreicht die Homöopathie mit *Belladonna* $D_3$, mehrmals tgl. 10 Tropfen, ebenfalls schöne Erfolge. Gerne wird mit Belladonna, das man etwa alle drei Stunden gibt, *Graphites* $D_6$ im Wechsel gegeben. Gegen die Recidivneigung bewährt sich ebenfalls *Graphites* $D_{30}$, von dem man jede Woche einmal eine Gabe gibt.

Äußerlich wirkt am besten ein öfters gewechselter Heilerdeumschlag, z. B. Bolus, während das Spannungsgefühl mit Glycerinpinselung erleichtert wird. Bewährt ist auch aus hypermangansaurem Kalium und etwas Wasser einen Brei zu machen, den man auf ein Leinenfleckchen streicht und überbindet.

Der **Keuchhusten** ist eine der schwersten Kinderkrankheiten als Infektion der Atmungsorgane, die nicht nur durch die Länge der Erkrankung über Wochen, sondern darüber hinaus das Befinden über Jahre ungünstig beeinflussen kann.

Er beginnt mit einem krampfartigen Husten von etwa zwei Wochen Dauer, dem vier Wochen Erstickungshusten folgen, um mit weiteren zwei Wochen des abklingenden Hustens zu enden.

Bei den Erstickungsanfällen, in denen das Kind blaurot wird und heftig nach Luft ringt, um endlich mit einem ziehenden, krähenden Laut diese einzuziehen, hilft folgender Kunstgriff: Man legt, hinter dem Patienten stehend, beide Daumen an die Kieferwinkel, die Zeigefinger beiderseits der Nase und die übrigen Finger um das Kinn und drückt nun das Unterkiefer kräftig vor, wodurch das Kind wieder Luft bekommt.

Frische Luft ist hier unerläßlich, wenn möglich als Luftwechsel in einer Höhenlage. Ohne Fieber soll daher der Patient nicht liegen, sondern sich viel im Freien aufhalten. Die Brust reibe man öfters mit einer Hustensalbe ein oder lege heiße Leinölflecke auf. Die Ernährung muß gut und ausreichend sein, um die Kraft zu erhalten.

Innerlich stehen uns einige gute Mittel zur Verfügung, die man je nach dem Symptomenbild gibt:

*Drosera* $D_1$ ist ein ausgezeichnetes Hustenmittel, von dem man 4mal täglich 5 Tropfen in etwas heißes Wasser gibt.

*Cuprum* hat erstickenden Krampfhusten mit Blauwerden, bis endlich wieder die Atmung einsetzt. Man gibt von *Cuprum* $D_4$ 3mal tgl. eine kleine Messerspitze voll.

Im anfänglichen katarrhalischen Stadium gibt man gerne *Belladonna* $D_3$ im zweistündlichen Wechsel mit *Cuprum* $D_4$.

Im Krampfstadium bewährt sich neben Cuprum auch *Mephitis put.* $D_4$ im zweistündlichen Wechsel mit *Magnesium phosphor.* $D_6$. Zum Abheilungsstadium bewährt sich *Kalium bichromicum* $D_4$ bei zähem, fadenziehendem Schleim — hier auch *Coccus cacti* $D_4$ —, weiters *Hepar sulfuris* $D_4$ bei kruppartigem Husten und *Antimonium sulfuratum-aurantiacum* $D_4$ bei Nachhusten. Jedes Mittel wird einige Male im Tage gegeben. *Ipecacuanha* $D_4$ wird bei starker Verschleimung mit Schleimrasseln auf der Brust und *Arnica* $D_{3-4}$ dann gegeben, wenn das Kind vor den Hustenanfällen schreit, bei Schmerzhaftigkeit des Brustkorbes und beim Schleim ev. Blutbeimengungen vorhanden sind.

Die Hauptmittel sind Drosera und Cuprum, wie es oben beschrieben wurde. Nach dem Keuchhusten lasse man noch durch längere Zeit vom Arzt die Lunge beobachten, um weitere Schädigungen hintanzuhalten.

Einige weitere Infektionskrankheiten, die ausschließlich der ärztlichen Behandlung vorbehalten sind, seien noch am Rande angeführt:

Die **Wutkrankheit**, entstanden durch den Biß wutkranker Hunde, Katzen oder Wildtiere wie Füchse, weist bei vollem Bewußtsein heftigste Krämpfe und Wahnsinnsanfälle auf, wobei oft das Schlucken von Flüssigkeiten unmöglich ist. Die Hilfe besteht in Serumbehandlung.

Der **Wundstarrkrampf** tritt bei, auch kleinster, Verletzung als Infektion durch die Tetanusbazillen gerne dort auf, wo gedüngte Erde vorhanden ist. Pferdemist gilt als besonders gefährlich. Der Körper verfällt bei vollem Bewußtsein in zunehmende Krämpfe mit Nackensteifigkeit, Schlingbeschwerden und Gesichtskrämpfen. Wieder ist die Behandlung ein Serum, doch ist hier die Vorbeugung viel zweckentsprechender: Auf jede Verletzung ein paar Tropfen Jod- oder Arnikatinktur wird im allgemeinen die Erkrankung verhindern.

Die **Kinderlähmung** ist dank der Schutzimpfung praktisch ausgestorben. Sie ist eine Sommererkrankung und zeigt nach uncharakteristischen Vorsymptomen Nackensteifigkeit mit nachfolgenden Lähmungen.

**Typhus** ist bei uns sehr selten, öfter *Paratyphus* als fieberhafte Baucherkrankung. Eine Blut- und Stuhluntersuchung bringt die Klärung dieser anzeige- und spitalspflichtigen Erkrankungen.

Daß die drei **Geschlechtskrankheiten:** Gonorrhoe = Tripper, Syphilis oder Lues und der weiche Schanker dem Spitalarzt überlassen bleiben müssen, versteht sich von selbst. Wer eitrige oder geschwürige Prozesse an seinen Geschlechtsorganen erkennt, gehe ohne Zeitverlust zum Arzt, der die Behandlung und Heilung vorzunehmen hat.

## Akute Krankheiten — Heilmittelübersicht

*Den akuten Krankheiten* möchte ich ein eigenes Kapitel in Form einer kurzen Übersicht widmen, da ja die Homöopathie nicht nach dem Namen einer Krankheit, sondern nach ihrem Symptomenbild heilt. Daß die Mehrzahl dieser Krankheiten bei den Organerkrankungen näher besprochen wird, tut dem keinen Abbruch, da die Anführung der „akuten Mittel" eine rasche Orientierung im Notfall ermöglichen soll.

Die Dilution ist im allgemeinen $D_{3-4}$, die Gabefolge beträgt mehrmals täglich eine Gabe, das sind 10 Tropfen, 1 Tablette oder eine kleine Messerspitze bei festen Arzneien oder bei kleinen Kügelchen 10 Kügelchen. Ausnahmen werden besonders angeführt.

*Zusammenfassung der wichtigsten akuten Heilmittel:*

*Aconit*, Sturmhut, $D_4$

Allg.: Körperl. und seel. Beklemmung, Todesfurcht, Unruhe. Heftiger Beginn der Krankheit mit Fieber, bes. nach Einwirkung trockener Kälte.

Lokal.: Kopfschwere, Hitzegefühl, Pochen. Schleimhautentzündungen: Roter, enger Hals, Erbrechen von Essen oder Galle, heftiger Druck auf der Brust, trockener Husten, Herzklopfen, angespannter Puls, Fieber mit trockener Haut, Unruhe und Durst.

Modal.: Verschlechterung durch Kälte, trockenen kalten Wind und im Laufe der Nacht.

Indik.: Plötzliche Erkältung und Entzündung, hohes Fieber, Grippe, Neuralgien durch Erkältung.

*Arnica*, Bergwohlverleih, $D_4$

Allg.: Zerschlagenheitsgefühl, Neigung zu Blutergüssen und Infektionen, Gefühl des zu harten Bettes.

Lokal.: Heißer Kopf mit kaltem Körper, Heiserkeit, rauhe Stimme nach Überanstrengung, krampfhafter Husten, Blutunterlaufungen.

Modal.: Verschlimmerung durch Bewegung und feuchte Kälte, Besserung bei Liegen, tiefliegendem Kopf.

Indik.: Traumen, Folgen von Muskelanstrengungen, allg. Erschlaffung, Teilnahmslosigkeit, Grippe, Blutergüsse, Keuchhusten.

*Arsenicum album*, weißer Arsenik, $D_6$

Allg.: Erschöpfung, Unruhe, Mitternachtsverschlimmerung, Brennschmerzen mit Wärmebesserung, unstillbarer Durst, beklemmende Angst und Todesfurcht mit dem Wunsche nach Lagewechsel.

Lokal.: Magenbrennen, Erbrechen von Speisen und Blut, Ekel vor Speisegerüchen, schwarzer Stuhl, Husten besonders nach Mitternacht mit Erstickungsgefühl, hohes Fieber mit Durst und Unruhe.

Modal.: Verschlimmerung nach Mitternacht, durch Kälte, kalte Speisen und Getränke.

Indik.: Lebensmittelvergiftung, Diarrhoe, septische Infektionen.

*Belladonna*, Tollkirsche, $D_4$

Allg.: Kongestion, brennende Haut, glänzende Augen, Überempfindlichkeit der Sinne, Hitze, Röteln, brennendes Gefühl, Ängstlichkeit und Furcht, Heftigkeit der Erscheinungen.

Lokal.: Delirium und Wahnvorstellungen, Kopfkongestion, hellrotes Gesicht, Pupillen weit mit Lichtscheu, Ohrenschmerzen, hellroter Hals mit Schluckbeschwerden, Krampf im Hals, großer Durst auf kaltes Wasser, flüssiger, ruhrähnlicher Stuhl, trockener Krampfhusten, besonders nachts, brennende, feuchte Haut, reichlicher Schweiß, unruhiger Schlaf.

Modal.: Verschlimmerung nachts, durch Lärm und Licht, in liegender Stellung.

Indik.: Grippe, Muskelschmerzen, Keuchhusten, Durchfall, Angina, kongestives Stadium der Krankheiten, Neuralgien.

*Berberis*, Berberitze, $D_3$

Allg.: Rascher Wechsel der Symptome, Venosität, Beckenkongestion, Nieren-Harnweg-Entzündungen, ausstrahlende Schmerzen, besonders im Beckengebiet, Blase.

Lokal.: Getrübter, ziegelroter Urin mit schmerzhaftem Harnlassen und häufigem Drang, Schmerzen in der Lendengegend, rheum. Gelenksschmerzen.

Modal.: Verschlimmerung durch Bewegung und Aufrechtstehen.

Indik.: Lendenschmerz, Hüftschmerz, Hexenschuß, Rheumatismus mit Störungen im Harnapparat, Störungen in der Harnentleerung, trüber Urin, Nieren- und Blasenentzündung.

*Bryonia,* Zaunrübe, $D_4$

Allg.: Muskelschmerzen, durch Bewegung gesteigert und durch Ruhe gebessert, Wirkung auf Membranen und Eingeweide, die sie umschließen, Trockenheit der Schleimhäute, übermäßiger Durst, Reizbarkeit.

Lokal.: Pochende Kopfschmerzen, trockener Mund mit großem Durst, Nasenbluten, Ekelgefühl bei der geringsten Bewegung. Morgendiarrhoe bei Aufstehen mit flüssigem, heftig ausgestoßenem Stuhl, trockener Reizhusten mit Schmerzen in der Brust, Gelenksrheuma mit Schmerzen bei der geringsten Bewegung.

Modal.: Verschlimmerung durch Bewegung, Hitze, am Morgen, Besserung durch Ruhe, starken Druck, Kälte.

Indik.: Nasenbluten, Durchfall, Bronchitis, Rheumatismus.

*Chamomilla,* Kamille, $D_3$

Allg.: Unruhe, Neigung zu Gemütsbewegungen, Überempfindlichkeit, Erregbarkeit, Nachtschweiße, Schmerzen im Unterleib.

Lokal.: Übermäßige Unruhe und Ungeduld, Zahnschmerzen nach warmen Getränken, eine Wange rot, die andere blaß, Erbrechen von Galle, grünlicher Stuhl mit Kolik, trockener Reizhusten, unruhiger Schlaf mit Schreckträumen.

Modal.: Verschlimmerung durch Wärme und nachts Besserung bei trockenem warmem Wetter, bei Kindern durch Getragenwerden.

Indik.: Zahnneuralgie besonders bei Kleinkindern, schwerem Zahnen, Erbrechen von Galle, Leberkolik, Durchfall, Übernervosität, Kehlkopfkatarrh.

*Chelidonium,* Schöllkraut, $D_3$:

Allg.: Lebermittel mit Schmerz unter dem rechten Schulterblatt, gelbe Hautfarbe.

Lokal.: Kopfschwere und Schwindel, Neuralgie in der rechten Schläfe, bitterer Mundgeschmack, Übelkeit und Erbrechen mit Besserung durch heiße Getränke.
Abwechslung von Verstopfung mit Durchfall.

Modal.: Verschlimmerung morgens bei Erwachen. Rechtsbeschwerden. Besserung nach Essen, durch heiße Getränke.

Indik.: Leberkoliken, Gelbsucht, Darmkatarrhe, Rechtsmigräne.

*China,* Chinarinde, $D_3$:

Allg.: Erschöpfung nach Verlust von Körpersäften, besonders Blut, krankhafte Nervenerregung.

Lokal.: Klopfen im Kopf, Empfindlichkeit der Kopfhaut — die Haare schmerzen, Ohrensausen, Blähungen und Auftreibung, besonders im Unterbauch, Leberschmerzen, schmerzloser Durchfall, besonders nach Obstgenuß im Sommer.

Modal.: Verschlimmerung bei der geringsten Berührung, bei Zugluft, nach Essen, durch Säfteverlust, Besserung durch starken Druck und Wärme.

Indik.: Nach Blutungen und Säfteverlusten, Leberkoliken, Blähungsneigung, jahreszeitlich bedingte Durchfälle.

*Colocynthis,* Koloquinte, $D_3$:

Allg.: Unterleibskoliken, zum Krümmen zwingend.

Lokal.: Bitterer Mundgeschmack, Unterleibskoliken, ruhrartiger Stuhl, Muskelsteifheit.

Modal.: Verschlimmerung nach Ärger, bei Jahreszeitenwechsel.

Indik.: Durchfall, Unterleibskoliken, jahreszeitlich bedingter Darmkatarrh.

*Drosera,* Sonnentau, $D_4$:
Allg.: Wirkt auf die Atmungsorgane.
Lokal.: Krampfartiger trockener Reizhusten in Anfällen, mit Aufstoßen und Hochkommen des Mageninhalts, Heiserkeit, nächtlicher Husten bei Kleinkindern.
Modal.: Verschlimmerung nach Mitternacht, bei Liegen, Singen, Reden, Lachen.
Indik.: Keuchhusten.

*Dulcamara,* Bittersüß, $D_3$:
Allg.: Störungen und Folgen von Feuchtigkeit und Durchnässungen, Kältegefühl, Störungen der Schleimhautsekretionen, besonders der Eingeweide.
Lokal.: Gesichtsneuralgien nach feuchter Kälte, Durst nach kalten Getränken, Sommerdiarrhoe bei Umschlag zu Nässe und Kälte, Steifheit des Halses und der Schultern, Lumbago.
Modal.: Verschlimmerung durch Regen und feuchte Kälte, Besserung durch äußere Wärme.
Indik.: Rheuma, Neuralgien, wetterbedingter Durchfall.

*Eupatorium perfoliatum,* Wasserhanf, $D_3$:
Allg.: Fieber mit Muskel-Knochen-Schmerzen.
Lokal.: Schmerzen in den Augenhöhlen, im Hinterkopf mit Schweregefühl, Heiserkeit und Kehlkopfschmerzen, Knochenschmerzen im Brustkorb, Schmerzen im Rücken, den Knochen und Gelenken.
Modal.: Periodische Verschlechterung.
Indik.: Grippe, Kehlkopfkatarrh, Rheumatismus der Knochen.

*Gelsemium,* Jasmin, $D_4$:
Allg.: Steifheit, Mattigkeit und Zittern, Muskelschwäche, Entkräftigung, Wetterfühligkeit, empfindlich gegen Kälte und Feuchtigkeit.

Lokal.: Teilnahmslosigkeit mit Ruhebedürfnis und Schweigsamkeit, Folgen von Gemütserregungen und Schocks, Angstgefühle, Kopfschmerzen mit dem Gefühl eines Ringes um die Schläfen, Neuralgien in den Augenhöhlen, Durchfall aus Erregung oder Angst, grünlicher Stuhl, Urin reichlich und klar, Pulsverlangsamung, Puls schwach, während plötzlich auftretenden Fiebers, Zittern am ganzen Körper, Schüttelfrost und Krämpfe.

Modal.: Verschlimmerung bei Kälte und Feuchtigkeit, Nebel, durch Erregung, Besserung in frischer Luft und bei Bewegung.

Indik.: Grippe, Gefühl der Zerschlagenheit, Neuralgien, Migränen, Furchtgefühle, Erregungsdurchfall.

*Hepar sulfuris*, Schwefelleber, $D_4$:

Allg.: Überempfindlichkeit gegen alle Eindrücke, Eiterungsneigung, beständiges Kältegefühl mit der Neigung, leicht Schnupfen zu bekommen.

Lokal.: Hornhautgeschwüre, Eiterbildung mit eitrigen, nach altem Käse riechenden Sekretionen, Splittergefühl im Hals und bei Wunden oder Entzündungen, Schmerzen in der Lebergegend, eitriger Auswurf, Eiterungsneigung bei den kleinsten Verletzungen.

Modal.: Verschlimmerung durch Kälte, kalten Wind, kalte Getränke, Besserung durch Wärme.

Indik.: Abszesse, Furunkel, Panaritium, Eiterungen, Kehlkopfkatarrh, Bronchitis.

*Hypericum*, Johanniskraut, $D_4$:

Allg.: Nervenverletzungen, Überempfindlichkeit der Nerven.

Lokal.: Druckschmerzen im Kopf, Gesichtsneuralgien, Zahnneuralgien, Kreuzbeinschmerzen, stechende Gliederschmerzen.

Modal.: Verschlimmerung durch Kälte, Feuchtigkeit, Nebel.

Indik.: Migräne, Neuralgie, Nervenentzündung, Nervenverletzung.

*Ignatia*, Ignatiusbohne, $D_3$:

Allg.: Überempfindlichkeit aller Sinne, beständige Gemütserregung, regelloser Charakter aller Symptome, Kummerfolgen, nervöses Temperament.

Lokal.: Seufzt und weint leicht, Schwere im Kopf, Krampf der Gesichtsmuskeln, Hals verengt, Speisen und Flüssigkeiten gehen nur schwer durch, Magenblähungen mit dem Gefühl der Leere im Magen, Darmkrämpfe und Reflexhusten — je mehr Husten, um so mehr Hustenreiz, Schlaflosigkeit durch Kummer, Sorgen, Erregungen.

Modal.: Verschlimmerung am Morgen, in der frischen Luft, durch Kaffee, Besserung durch Essen und nach Weinen.

Indik.: Nervöse Störungen, Erregungen, Schlaflosigkeit.

*Lycopodium,* Bärlapp, $D_6$:

Allg.: Wirkung auf Verdauungstrakt und Harnwege, Verdauungsträgheit nach Diätfehlern, harnsaure Diathese.

Lokal.: Melancholie, Furcht vor Alleinsein, Verdauungsschwäche mit Heißhunger, aber rasche Sättigung, Magensäure, Aufstoßen mit Brennen in der Speiseröhre, Blähungen im Unterleib, Leberempfindlichkeit, Durchfall oder Verstopfung mit Hämorrhoiden, Brennen zwischen den Schulterblättern, rechtsseitige Ischias.

Modal.: Verschlimmerung zwischen 16 und 20 Uhr, bei Hitze und im warmen Raum, Rechtsmittel, Besserung durch Wärme und frische Luft.

Indik.: Verdauungsschwäche, Leberleiden, rechtsseitige Ischias.

*Mercurius solubilis:* Quecksilber, $D_4$:

Allg.: Schwäche und Zittern bei geringster Anstrengung, Überempfindlichkeit gegen Kälte und Hitze, Schweiße ohne Erleichterung, Neigung zu Gewebsentzündungen, Geschwüren und Brandigwerden.

Lokal: Dicke weiße Zunge mit Zahneindrücken, Halsschmerzen mit weißen Flecken, Angina mit Belag, Mundgeschwüre, übler Atemgeruch, Schweißneigung ohne Erleichterung.

Indik.: Angina, eitrige Entzündungen.

*Myristica sebifera,* Wachsgagel, $D_1$:

Allg.: Beschleunigt die Eiterbildung und Abscedierung, „das homöopathische Messer".

Lokal.: Klopfende Schmerzen und Eiterbildung.

Indik.: Abszesse, Furunkel, Panaritien.

*Nux vomica,* Brechnuß, $D_6$:

Allg.: Nach Mißbrauch von Reizmitteln bei nervösen, hypochondrischen, ängstlichen, erregbaren Patienten.

Lokal.: Reizbarkeit bei Überempfindlichkeit gegen Lärm, Licht und Gerüche, Kopfschmerz und Schwindel, besonders nach Abusus, Ekelgefühl am Morgen mit Schwere im Magen, Erbrechen von Speise und Galle, Krampf, Verstopfung mit hartem Stuhlgang, Hämorrhoiden, Schulter- und Lendenschmerzen. Schlaflosigkeit ab 3 Uhr früh und Schläfrigkeit nach den Mahlzeiten.

Modal.: Verschlimmerung morgens nach Erwachen, nach geistiger Arbeit, durch Stimulantien, Besserung abends nach einer Mahlzeit.

Indik.: Verdauungsschwäche, Leberinsuffizienz, Hexenschuß, Hüftweh, steifer Hals.

*Staphisagria,* Stephanskörner, $D_4$:

Allg.: Nervöse Reizbarkeit, Neigung zu Gerstenkörnern und Augenlidentzündungen.

Lokal.: Gerstenkörner, Sexualneurasthenie, Raucherhusten, Nervenverletzungen nach Schnitten.

Modal.: Schlimmer morgens, durch Ärger, Kummer, sexuelle Exzesse.

Indik.: Sexualneurosen, Konfliktsneurosen, Gerstenkörner, Lidentzündungen, Nervenverletzungen nach Schnittwunden.

*Rhus toxicodendron,* Giftsumach, $D_6$:

Allg.: Wirkung auf Sehnen, Bänder, Bindegewebe, Rheumaschmerzen mit Steifheit und Bewegungsbesserung.

Lokal.: Schwere im Kopf und Schmerz im Hinterkopf, Kieferschmerzen, Zunge weiß belegt mit roter Spitze, schleimiger oder blutiger Durchfall, ruhrartiger Stuhl, trockener Husten, besonders nachts, Heiserkeit durch Ermüdung der Stimmbänder, Schmerz und Steifheit in der Lendengegend, in Gelenken und im Bindegewebe, große Kälteempfindlichkeit.

Modal.: Verschlimmerung nachts, durch Kälte und Feuchtigkeit, in Ruhe; Besserung durch Wärme und fortgesetzte Bewegung nach anfänglicher Bewegungsverschlimmerung.

Indik.: Hexenschuß, Lumbago, chron. Rheuma, steifer Hals, saisonbedingter Durchfall.

*Ruta*, Raute, $D_3$:

Allg.: Wirkt auf Beinhaut, Knorpel, Sehnen, alle Körperteile schmerzen, große Müdigkeit und Schwäche.

Lokal.: Schmerzen in der Wirbelsäule und den Gliedern, Gefühl von Zerschlagenheit und Steifheit in den Gelenken.

Modal.: Verschlimmerung bei Liegen und in feuchter Kälte.

Indik.: Rheumatismus, Hexenschuß, steifer Hals.

Diese gedrängte Übersicht über eine Anzahl der akuten Heilmittel erhebt keineswegs den Anspruch auf Vollständigkeit und sollte nur dazu dienen, bei einer Anzahl häufig vorkommender akuter Krankheiten eine Auswahl der bewährt befundenen Heilmittel zu bringen. Die Dosierung wurde in der Potenzhöhe angegeben, die mehrmals am Tag gegebene Einzeldosis beträgt je nach Arzneimittelform 10 Tropfen, 10 Kügelchen, eine Tablette oder eine kleine Federmesserspitze des Pulvers. Homöopathische Arzneien sollen vor den Mahlzeiten gegeben werden.

Eine wesentlich genauere Darstellung der Hilfe im Erkrankungsfall erfolgt nun bei der Besprechung der einzelnen Krankheiten.

## Organkrankheiten

Wir haben schon erfahren, daß anscheinend zwar ein einzelnes Organ erkrankt ist, daß aber infolge der untrennbaren Ganzheit des Organismus kein Organ isoliert für sich besteht, und daß man daher im Heilungsweg ebenfalls die für diesen Organismus untrennbare Ganzheit berücksichtigen muß. Wir wissen ebenfalls, daß man, um dauernden Erfolg zu haben, nicht ein Symptom beseitigen muß, sondern die Ursache der Erkrankung zu erforschen hat und diese zu beseitigen trachten muß. Schließlich müssen wir bedenken, daß jeder Mensch ein Einzelindividuum ist, das in der gesamten Natur nur einmalig vorhanden ist und daß daher jeder Mensch seine eigene Reaktionsfähigkeit hat und dies nicht nur in bezug auf seine Krankheitserscheinungen, sondern auch auf seine Reaktion bezüglich der medikamentösen oder anderweitigen Behandlung. So sind die konstitutionellen persönlichen Verhältnisse stets zu berücksichtigen und so ist stets in der Behandlung der „Weg in die Ganzheit" zu beschreiten.

## Erkrankungen der Kreislauforgane: Herz und Gefäße

Unser Kreislaufsystem besteht aus zwei verschiedenen Organen: Dem Herz als Motor zur Blutbewegung und die Blutgefäße, die die Blutverteilung besorgen. Wir wollen uns zunächst mit dem Herzen und seinen Störungen auseinandersetzen.

An wichtigen und häufigen Herzerkrankungen gibt es drei: Die Herzklappenfehler, die Herzmuskelerkrankung und Herznervenstörungen, die Herzneurose.

Das Herz ist im Inneren viergeteilt: Eine Scheidewand trennt es in zwei Längshälften, von denen wiederum jede durch zwei Querwände in je einen Vorhof und eine Kammer unterteilt werden. Zwischen Vorhof und Kammer sind die Herzklappen eingebaut, die die sinnvolle Regelung des Blutstroms im Herzen ermöglichen. Bei **Herzklappenfehlern,** die angeboren oder durch Entzündungen erworben sein können, ist die Schließung und damit die regelnde Funktion der Herzklappen eine ungenügende, was sich als Störung in der ausreichenden Blutversorgung der Körpergewebe fortsetzt.

Ein **Herzmuskelschaden** kann verschiedene Ursachen haben: Überanstrengung, Infektionen, durch Coronarsklerose verursachte Unterernährung und ähnliches mehr. Oft wird dabei der geschwächte Herzmuskel erweitert, so daß der Klappenschluß wiederum ein ungenügender sein wird, oft ist dabei die Kraftleistung des Herzens, die zur Aufrechterhaltung eines ausreichenden Kreislaufes notwendig ist, nicht mehr voll ausreichend. Die Folgen wirken sich am ganzen Körper aus, da jedes Organ zu seiner vollen Leistung die genügende Blutversorgung benötigt. Bei schlechter Herzleistung können sich in Geweben und Körperhöhlen Flüssigkeitsansammlungen bilden, die sogenannte Herzwassersucht.

Eine **Herzneurose** ist eine Schwächung und Schädigung des Herznervensystems, die der Patient als Schlagunregelmäßigkeit, Druckgefühl, als oft stechende Schmerzen und als andere Herzsensationen verspürt. Da auch hier die Leistungsfähigkeit des Herzens vermindert wird, bedarf auch die Herzneurose einer Behandlung.

Der in unserer Zeit sich häufende **Herzinfarkt** besteht in einer Verstopfung eines ernährenden Herzkranzgefäßes, so daß der von diesem Gefäß versorgte Herzanteil zur Arbeit ausfällt. Dazu kommt noch die Schockwirkung auf den peripheren Kreislauf, wobei viele Infarktpatienten dem eintretenden Ereignis plötzlich erliegen.

Die generelle Abhilfe bei jeder Herzkrankheit besteht in einer richtigen Diät und Lebensweise, die strikte und zeitlebens einzuhalten ist.

Bezüglich der Diätetik wurde schon unter dem Titel „Diät bei Herz-Kreislauf-Krankheiten“ gesprochen. Die wichtigsten Grundsätze sind: Flüssigkeits- und Salzbeschränkung, Vermeidung blähender Speisen und schwerer Kohlehydratkost, Vermeidung der Genußgifte und Vorsorge für regelmäßigen Stuhlgang.

Sehr wichtig ist leichte und unbeschwerte Bewegung, die man im

Sinne der „Terrainkuren“ zu größtmöglicher Leistungsfähigkeit ausbauen soll.

Bei Blutdruck-, Herz- und Kreislaufkrankheiten bietet die Heilatmung nach Prof. Dr. Tirala eine wertvolle Unterstützung. Sie wurde bei dem Element Luft kurz beschrieben.

Bei gewissen Formen einer Herzerkrankung — der Herzneurose und bei Schmerzzuständen im Herzgebiet — leistet die Hydrotherapie, also die Wasseranwendungen, recht viel Gutes. Sie ist im einschlägigen Kapitel nachzulesen.

Auch äußerliche Ableitungsverfahren, wie sie ebenfalls beschrieben wurden, können viel erleichtern. So steigert z. B. ein Cantharidenpflaster im Herzgebiet oder an den entsprechenden Reflexpunkten am Rücken mächtig die Durchblutung der Kranzgefäße.

Erinnert sei noch an den Tee aus den Zwischenwänden der Walnuß — er wurde dort angegeben —, der gut Schmerzzustände im Herzgebiet beeinflussen kann. Dies gilt auch für eine Herzeinreibung.

Ein bis zwei Teelöffel Honig, regelmäßig genommen, beruhigen das Herz und erweitern mild die Herzkranzgefäße.

Bei Herzbeschwerden kann man öfters am Tag getrocknete Weinbeeren, also Rosinen, oder rohe Rosmarinspitzen kauen.

Eigentliche Herzmittel sind:

*Rosmarin* wird als Rosmarinwein — man setzt 30 Gramm frische Rosmarinzweige in einem halben Liter guten Weißwein an — oder als Tinktur verwendet. Er beruhigt das Herz, kräftigt es mild und wirkt leicht wassertreibend. Vom Wein nimmt man 3mal tgl. einen Eßlöffel voll, von der Tinktur 3mal tgl. 10—15 Tropfen.

*Weißdorn,* Crataegus, erweitert die Herzkranzgefäße und kräftigt den Herzmuskel. Es ist die Medizin für das müde gewordene, alte Herz, von der man tgl. 3mal 15 Tropfen durch lange Zeit nimmt.

*Cactus grandiflorus* ist dann angezeigt, wenn am Herzen ein Stechen und Beengungsgefühl aufscheint. Man nimmt Cactus $D_2$, mehrmals 10 Tropfen täglich. Durch ihn wird auch rascher Puls beruhigt.

*Adonis* als Tinktur kräftigt den Herzmuskel und wirkt wasserausscheidend.

*Camphora,* ebenfalls als Tinktur, wird in bedrohlichen Fällen als Belebungsmittel angewandt.

Ein guter *Herztee,* der tagsüber getrunken werden kann, lautet:

| | | |
|---|---|---|
| Melisse | | |
| Baldrian | | |
| Benediktenwurzel | āā | 20,0 |
| Frauenmantel | | |
| Salbei | | |
| Lavendelblüte | | |
| Maiblume | āā | 10,0 |

DS. Mischen, auf 1/4 Liter kochendes Wasser 1 Teelöffel nehmen und ziehen lassen.

Die *Herzneurose* macht mannigfaltige Beschwerden in der Herzgegend: Herzklopfen, unregelmäßiges Pulsieren, Herzstolpern, Druck- und Schmerzgefühle in der Herzgegend und ähnliches. Eine genaue Durchuntersuchung mit EKG ist hier Grundbedingung, um nicht ein organisches Herzleiden mit ähnlichen Symptomen zu vernachlässigen. Oft besteht bei der Herzneurose eine Überfunktion der Schilddrüse, die neben allgemeiner Nervosität auch die genannten Herzsymptome verursacht.

*Baldrian* hat milde, beruhigende Wirkung und kann jederzeit genommen werden. Die übliche Dosierung von 10—20 Tropfen der Tinktur ist sicher zu gering, so daß man zur besseren Wirkung 1 Teelöffel der Tinktur in ein Glas Wasser geben sollte und davon schluckweise trinkt.

Wirksamer ist hier *Lycopus,* der Wolfsfuß, der in der Urtinktur Ø mit zehn Tropfen in etwas Flüssigkeit genommen werden kann. Richtige Lebensweise und Diätetik im wahren Sinn des Wortes vermögen hier viel zum Guten zu wenden.

Ein beruhigender Herztee lautet: Baldrianwurzel und Hopfenblüten zu gleichen Teilen gemischt. Dasselbe vermag eine Herzeinreibung oder ein lauwarmer Essigumschlag in der Herzgegend.

**Bei Herzwassersucht** treten neben der Herzbehandlung wassertreibende Heilmittel in den Vordergrund: Die Meerzwiebel, *Scilla,*

Urtinktur Ø und die Christrose, *Helleborus niger*, Urtinktur Ø. Von beiden wird die Tinktur angewendet, doch gebietet die Schwere des Krankheitsbildes auf jeden Fall ärztliche Überwachung, wie dies auch von der Verwendung der starken Herzmittel *Digitalis* und *Strophanthin* gilt.

Ausgezeichnet wassertreibend ist *Apocynum*, der kanadische Hanf, in der Urtinktur Ø mit dreimal täglich 10 Tropfen.

Folgende Teemischung hat sich bei Wassersucht bewährt:

Wacholderspitzen
Rosmarin
Zinnkraut
Attichwurzel
Petersiliensamen zu gleichen Teilen gemischt, auf 100 Gramm 1—2 Eßlöffel der Mischung mit einem halben Liter Wasser aufkochen und den Tee noch warm trinken.

Gerade bei schweren Herzerkrankungen muß auf genügende Zufuhr des Wirkstoffes *Kalium* und des *Vitamin-B*-Komplexes geachtet werden, da der Herzmuskel an diesen Stoffen verarmt ist und diese zur Leistungssteigerung dringend benötigt. Beide Stoffe sind in Naturnahrung reichlich vorhanden. Daß die Flüssigkeits- und Salzzufuhr gedrosselt werden muß, wurde schon erwähnt.

Bei zu raschem Herzschlag bewährt sich *Cactus* $D_1$, bei zu langsamem hingegen *Veratrum* $D_3$.

Bei rheumatischer Aetiologie der Herzbeschwerden wirkt *Kalmia* $D_1$, der Berglorbeer, ausgezeichnet und sollte in der Dosis von mehrmals täglich 10 Tropfen nicht vergessen werden. Cactus $D_1$ im Wechsel mit Kalmia $D_1$ hält lange Zeit Insuffizienzerscheinungen zurück und bessert subjektive Beschwerden.

*Spigelia* $D_2$, das brasilianische Wurmkraut, bewährt sich bei vom Herzen ausgehenden, in die linke Körperhälfte ausstrahlenden Sensationen mit der Dosierung von dreimal täglich 10 Tropfen.

**Die Angina pectoris,** die Herzbräune, beruht mit ihren Schmerzanfällen, die mit Schweratmigkeit, Todesfurcht und Vernichtungsgefühl einhergeht, auf einer verminderten Durchblutung eines Herzkranzgefäßes. Die häufigsten Ursachen sind Gefäßverkalkung, seelische Erregungen oder Vergiftungen, wobei hier das Nikotin an erster Stelle steht. Gerade hier ist richtige, ausgeglichene und knappe Lebensweise besonders wichtig und das Fundament jeder Therapie. Der Patient muß lernen, mit seiner Krankheit zu leben und sich mit ihr in positivem Sinne auseinanderzusetzen, wie dies auch dem Zustand nach überlebtem Herzinfarkt entspricht. Anstrengungen, Exzesse, Reizmittel und seelische Erregungen sind zu vermeiden, wobei es aber umgekehrt falsch wäre, sich gänzlich vom Leben abzuschließen und sich nur mehr als leistungsunfähiger Krüppel zu betrachten. Einfühlungsvermögen der Umgebung vermag hier sehr viel zu tun.

Bewährte homöopathische Heilmittel sind:

*Veratrum* $D_2$, zu Beginn des Anfalls gegeben, während man die Herzgegend mit der Urtinktur einreibt.

*Cactus* $D_1$ gibt man bei dem Gefühl, als würde das Herz in einer Faust zerquetscht.

*Kalmia* $D_1$ kann Herzschmerzen beseitigen, ebenso wie *Spigelia* $D_2$, wenn die Schmerzen in die linke Körperseite ausstrahlen.

*Phytolacca* $D_1$, die Kermesbeere, kommt bei Herzverfettung als Ursache in Frage.

*Naja* $D_6$, eine Schlangenart, hilft im Anfall bei Herzklopfen und Erstickungsangst, wobei Linksliegen, Anstrengung, Wärme und Schlaf verschlimmern.

Ähnlich wirkt eine Spinnenart, *Latrodectus mactans,* $D_6$.

*Tabacum* $D_4$ hat Schmerzanfälle mit Angst und kaltem Schweiß.

*Aconitum* $D_3$ wird bei Herzschmerzen, die zum linken Arm ausstrahlen und mit Unruhe und Todesfurcht verbunden sind, angewandt. Der Puls ist hart. Verschlimmerung besteht abends, nachts und in Wärme.

*Arnica* $D_3$ wirkt besonders gut bei Herzschmerzen, die auf Verkalkung beruhen.

Eine Mittelmischung hat sich im Anfall oft bewährt: Spigelia, Kalmia und Cactus, alle in $D_1$ jede viertel Stunde 10 Tropfen zu geben.

*Aurum*, Gold, entspricht besonders in der Jodverbindung des *Aurum jodatum* $D_4$ dem Typus des roten, gestauten Hypertonikers mit Angst und Depression, der an Herzdruck und Herzschmerzen leidet und auch über inneren Kopfdruck klagt. Gold ist kein direktes Anfallsmittel, wirkt aber sehr gut bei diesem gestauten, depressiven Typ zur Herabsetzung der Anfallsbereitschaft.

Zur Intervallbehandlung erinnere ich nochmals an den Tee aus den Scheidewänden von Nußschalen. Daß man bei einem geschädigten Herzen, wie es bei längerer Dauer einer Angina pectoris stets eintritt, auch ein Kräftigungsmittel zu geben hat, ist selbstverständlich. Hier bewährt sich besonders *Crataegus* Urtinktur Ø oder *Crataegutt-Tropfen* der Fa. Dr. Schwabe.

Ein äußerliches Mittel im Angina-pectoris-Anfall, das man stets anwenden sollte, besteht darin, daß man den linken Arm, mindestens bis zum Ellenbogen, in möglichst heißes Wasser taucht oder daß man beide Arme in Tücher, die in heißem Most getränkt wurden, einschlägt und auf die Herzgegend ein heißes Leinsamensäckchen auflegt.

Das **Herzasthma** tritt bei schweren Leistungsstörungen des Herzmuskels anfallsweise, besonders nachts gegen die Frühe auf und beruht auf einem Versagen der rechten Herzhälfte, so daß das Blut in die Lungen zurückgestaut wird. Der Kranke rasselt laut auf der Brust und ringt nach Luft, wobei er infolge Sauerstoffmangels oft blau anläuft. Daß hier der Arzt rasch eingreifen muß, ist klar, wobei sich heute noch hier der Aderlaß ausgezeichnet und öfter geradezu lebensrettend bewährt.

Als erste Hilfemaßnahme und auch im Intervall gibt es Naturheilmittel, die die Erstickungsnot der Patienten lindern:

*Laurocerasus*, der Kirschlorbeer, wird als Urtinktur Ø mit 10 Tropfen, die man nach kurzer Zeit wiederholen kann, vom Arzt gegeben.

*Lobelia inflata* $D_2$, der indianische Tabak, lindert ebenfalls die Atemnot.

Im Intervall gibt man *Arsenicum jodatum* $D_4$ und zur Schleimlösung *Ipecacuanha* $D_3$. Selbstverständlich gehört dazu eine Herzbehandlung.

Das wäre das wichtigste über Herzleiden und ihre Behandlung. Dieses Organ, das nie Ruhe kennt, bedarf schon in gesunden Tagen einer guten Behandlung — Fernhalten von häufigen Überanstrengungen, Erregungen und Kränkungen sowie Genußgiften, um so mehr aber bei Erkrankungen. Man begegne dem Herzen mit Herz!

## Das Gefäßsystem

Das *Gefäßsystem* dient der Blutverteilung und Zubringung der Nährstoffe und des Sauerstoffs zu den einzelnen Zellen. Die großen Gefäße sind mehr die großen Zuleiter, während das Haargefäßsystem, die mikroskopisch kleinen Kapillaren, dem Stoffwechsel dienen. Zu diesem Zweck haben sie eine ungeheure Ausdehnung — sie würden, aneinandergereiht, die Länge von 100.000 km ergeben. Mit ihnen vollzieht sich der Stoffaustausch: Abgabe von Nährstoffen und Sauerstoff zu den Zellen, Abgabe von diesen zurück an das Blut in Form von Kohlensäure und Schlackenstoffen, das diese Zellschlackenstoffe zu den Ausscheidungsorganen bringt.

Behinderung dieses Stoffwechsels durch Verschmutzung des „Bindegewebskorridors", durch Arteriosklerose oder andere Gefäßwandschädigungen zieht alle unheilvollen Folgen eines gestörten Stoffwechsels nach sich.

Die Blutgefäße, besonders die Kapillaren, können durch Gefäßnerveneinwirkung ihre Weite und damit die Blutdurchströmung verändern. Dies ist sehr sinnvoll, da ein arbeitendes Organ mehr Blut benötigt als ein ruhendes und dies durch diesen Mechanismus auch erhalten kann. Jeder weiß, daß sich bei Kälte die Gefäße zusammenziehen — dadurch die Blässe der Haut — und umgekehrt bedeutet die Hautrötung durch Hitze eine Erweiterung der Hautkapillaren. Dasselbe kann man durch einige andere Umstände erwirken, so beruht die Wirkung der Gefäßgifte, z. B. des Nikotins, auf einer toxischen Gefäßverengung, die mit der Zeit irreparabel wird. Sogar psychische Einflüsse verändern unser Gefäßsystem: Die Freude rötet wie die Scham, während Schreck die Gefäße verengt und Blässe verursacht.

Die Elastizität der Gefäße zu erhalten, Schlackenbildungen bis zur Arteriosklerose zu vermeiden, ist das Geheimnis eines hohen und rüstigen Alters.

Was gehört dazu? Knappe und mäßige Kost, sinnvolle Mäßigkeit in allen Dingen des Lebens, reichlich körperliche Betätigung und seelische Ausgeglichenheit, die man sich bis zu einem hohen Grade selbst erwerben kann und muß.

Zum Gefäßtraining selbst erweisen sich Kneippsche Anwendungen, besonders die Wechselbäder und Wechselduschen, als besonders wirkungsvoll. Regelmäßig angewendet, erhalten sie die Gefäße elastisch und zögern das an sich unvermeidliche Altern hinaus.

Von den Gefäßgiften ist Nikotin das schädlichste: Nachgewiesenermaßen verengt eine einzige Zigarette für die Dauer von einer halben Stunde das Gefäßsystem und bedingt dadurch eine Stoffwechselstörung. Sich die auf die Dauer verheerende Wirkung des Rauchens weiter auszumalen, erübrigt sich nach dem Gesagten.

Die Blutgefäße teilt man in zwei Arten ein: Die Arterien mit stärkerem Wandbau und die Venen. Arterien werden von sauerstoffgesättigtem Blut durchströmt und bringen es zu den Organzellen, während die Venen von diesen das Blut, beladen mit Abfallstoffen, zurückführen. Arterielles Blut ist, da sauerstoffreich, hellrot, venöses mit seinem Kohlensäuregehalt dunkelrot. Dies ist bei Blutungen wichtig zu wissen: Eine arterielle Blutung ist hell und spritzt rhythmisch mit dem Puls, eine venöse Blutung ist dunkel und strömt oder sickert.

Um die Weiterleitung des Blutstroms zu gewährleisten, benötigen wir einen gewissen Blutdruck, der durch die Herzarbeit, aber auch durch die Gefäßwandelastizität, die die Pulswelle vorwärtsdrückt, geleistet wird. Als Faustregel mag gelten, daß der Blutdruck höchstens soviel über 100 sein soll, als das Alter beträgt, während der untere Wert auf jeden Fall, unabhängig vom Alter, deutlich unter der Zahl hundert liegen muß. Dieser untere Wert ist ein gewisses Maß für die Gefäßelastizität und mindestens ebenso wichtig wie der obere.

Um dem venösen Rückstrom zum Herzen das Absacken der Schwerkraft nach unmöglich zu machen, sind in die größeren Venenstämme Klappen eingebaut, die dem Blut nur den Weg nach oben freigeben. Bei Krampfadern oder Venenerweiterungen werden diese Klappen insuffizient, so daß eine Stauung nach unten eintritt.

**Der niedere Blutdruck** ist fast immer konstitutionell bedingt. Seine Beschwerden sind allgemeine leichte Ermüdbarkeit und Schwindelgefühle, die gerne bei Lageveränderungen des Kopfes — Bücken und Wiederaufrichten — eintreten und durch mangelnde Gehirndurchblutung zu erklären sind. Bei stärkeren Graden kann es zur Ohnmachtsneigung kommen. Prognostisch ist niederer Blutdruck günstiger als zu hoher einzustufen, da Herz und Gefäße bei dem niederen Druck mehr geschont werden.

Die Behandlung besteht in allgemeiner Kräftigung durch naturgemäße Ernährung, reichlich Bewegung an frischer Luft und angepaßter Hydrotherapie in Form der Wasseranwendungen, wie sie im entsprechenden Kapitel beschrieben wurden. Bohnenkaffee wird oft genannt, ist aber nicht das geeignete Mittel: Wohl erhöht er vorübergehend den Blutdruck, doch schädigt er Herzkranzgefäße und Nervensystem, so daß er nicht als Heilmittel angesehen werden kann.

Ein gutes Hausmittel besteht darin, daß man schwarze Johannisbeeren in Weingeist ansetzt und täglich davon $^{1}/_{16}$ Liter trinkt.

An Heilmitteln der Kreislaufschwäche stehen uns zur Verfügung:

*Veratrum album* $D_2$ bei Mattigkeit, Schwindel, Leeregefühl und Schwarzwerden, besonders bei Lageveränderung des Körpers wie Aufrichten nach Liegen, mit Besserung durch stärkere Bewegung in der Dosierung von mehrmals tgl. 10 Tropfen. Bei Kollaps kann man die Urtinktur geben.

*Gelsemium* $D_3$ kommt in Frage, wenn Kopfschmerzen mit Klagen über Eingenommensein des Kopfes und Druckgefühl im Vordergrund stehen.

*Acidum phosphoricum* $D_3$, die Phosphorsäure, behebt Kopfschmerzen und geistige Erschöpfbarkeit, besonders nach Überarbeitung, mit dreimal tgl. 10 Tropfen.

*Atropinum sulfuricum* $D_4$, ein Tollkirschenabkömmling, wird bei allgemeiner Leistungsunfähigkeit mit herzneurotischen Erscheinungen und Krampfneigung verabreicht.

*Camphora* — Urtinktur Ø ist ein klassisches Belebungsmittel und wird bei bedrohlichen Zuständen wie Ohnmacht bis zu mehrmals 10 Tropfen gegeben.

**Der zu hohe Blutdruck** hat mehrere Ursachen, von denen wir drei große unterscheiden können: Den essentiellen Überdruck, der oft konstitutionell bedingt ist und dessen genaue Ursache man nicht kennt, dann den arteriosklerotischen Hochdruck, der in der allgemeinen Gefäßverengerung seine Ursache hat und schließlich den Hochdruck aus anderen, aber bekannten Ursachen, wie z. B. den bei chronischen Nierenleiden.

Natürlich gilt es hier, nicht nur symptomatisch den Druck zu behandeln, sondern vorwiegend die Ursache zu beseitigen.

Gerade beim Hochdruck spielt eine mäßige, naturbedingte und geordnete Lebensführung eine ausschlaggebende Rolle, bei der auch die seelische Ausgeglichenheit von größter Bedeutung ist.

Die Diätetik wurde früher behandelt, es sei nur an die Flüssigkeitsbeschränkung und an das Kochsalz- und Reizmittelverbot erinnert. Ohne ein Medikament wird hoher Blutdruck ausgezeichnet durch eine Fastenkur beeinflußt, während der der Blutdruck oft überraschend gut absinkt.

Die Kost sei reich an Naturreis, Quarkspeisen und Salaten, wobei viel Brunnenkresse mit ihrem Jodgehalt, Meerrettich und Laucharten verwendet werden sollen. Weizenkeimöl soll täglich genommen werden. Neben der Lebensumstellung soll auch hier die beschriebene Wasseranwendung eingesetzt werden.

An ausgezeichnete Erfolge durch die Heilatmung sei erinnert.

An pflanzlichen Mitteln, Gefäße und zu hohen Blutdruck günstig zu beeinflussen, stehen uns die Mistel, Bärlauch und Knoblauch, der Weißdorn zur Herzkräftigung und Arnica zur Verfügung. Sie kommen als Tee, Gemüse und Tinktur zur Anwendung. Eine gute Knoblauchessenz wird so zubereitet, daß man 100 Gramm Weingeist und 200 Gramm fein zerschnittenen Knoblauch durch einen

Monat fest verschlossen in eine Flasche gibt und dies möglichst an der Sonne ziehen läßt. Dann seiht man ab und preßt den Rückstand fest durch das Tuch und nimmt davon fünfzehn Tropfen in einem Kaffeelöffel Wasser vor dem Frühstück. Roher Kartoffelsalat, nicht auf vollen Magen genommen, oder geriebene Karotten, mit etwas Honig und einigen Tropfen Zitronensaft vermischt, werden ebenfalls gelobt.

Die Naturheilmittel gegen zu hohen Blutdruck sind:

*Arnica* $D_3$, *Helleborus* Ur-Tct. Ø und *Viscum album* Ur-Tct. Ø, die man vorteilhaft mischen kann und von denen man dreimal täglich 15 Tropfen nimmt. Stehen Gefäßkrämpfe im Vordergrund, kommt *Plumbum* $D_6$, also Blei, in Frage, das ebenso wie *Barium carbonicum* $D_6$ ein Arteriosklerosemittel ist. Von beiden Arzneien nimmt man, da sie in fester Form abgegeben werden, dreimal täglich eine Federmesserspitze oder eine Tablette vor den Mahlzeiten.

Wenn ausgesprochene Vollblütigkeit vorliegt, sei an den Aderlaß erinnert, der einen drohenden Schlaganfall verhindern kann. Nach alter Erfahrung soll er im März und Oktober bei abnehmendem Mond vollzogen werden.

Der **Schlaganfall,** also das Bersten eines Gehirngefäßes mit Blutaustritt, ist ja die Gefahr der Hochdrucks, besonders dann, wenn die Gefäße verkalkt und dadurch unelastisch geworden sind. Die Vorbeugung besteht in den oben erwähnten Maßnahmen, wobei besonders an *Plumbum* $D_6$ und *Barium carbonicum* $D_6$ als Arteriosklerosemittel erinnert sei.

Ist der Schlaganfall mit seiner Folgeerscheinung, der Lähmung, eingetreten, so reibe man an der gelähmten Seite Kopf und Nacken mit *Arnicatinktur* täglich einige Male ein. Innerlich gibt man ebenfalls *Arnica* $D_3$ und *Rosmarinwein,* dessen Zubereitung bei den Herzkrankheiten beschrieben wurde. Daneben sorge man für ausreichende Herztätigkeit mit *Adonis* Urtinktur Ø oder *Crataegus* Urtinktur Ø. Selbstverständlich ist die Behandlung in die Hände eines Arztes zu legen.

Die Folge einer Gefäßsklerose im Gehirn kann aber nicht nur der Schlaganfall, sondern, durch mangelnde Ernährung der Gehirnzellen, die **Gehirnerweichung,** die meist fleckförmig mit ihren mannigfachen Ausfallserscheinungen auftritt, sein. Auch hier gilt die oben erwähnte Lebensführung und die medikamentöse Behandlung mit den Arteriosklerosemitteln.

**Zirkulationsstörungen** können nun auch in anderen Gefäßbezirken eintreten, und zwar überall dort, wo infolge einer weiten Entfernung von der Pumpe, dem Herz, der Pulsschlag schon sehr verlangsamt und die Durchblutung daher eine schlechtere ist. Dies ist besonders an den Beingefäßen der Fall mit den Symptomen der kalten Füße, des Ziehens und Kribbelns in den Füßen bis zu Schmerzen, die beim Gehen auftreten und in Ruhe verschwinden. Die Ursache kann Verkalkung oder auch bei Nikotinabusus ein Dauerkrampf der Beinarterien sein. Daß hier Rauchen sofort einzustellen sein wird, ist selbstverständlich. Maßnahmen zur Durchblutungssteigerung sind Gefäßtraining in Form der Wechselfußbäder, die schon beschrieben wurden, Vermeidung jedes Kälteeinflusses und Durchblutungsförderung mit erwärmenden Einreibungen.

Ist es bereits durch fehlende Gewebsernährung zur schwarzen Verfärbung des *Brandes* gekommen, ist Hilfe nur mehr sehr schwer möglich und oft die hohe Amputation nicht zu vermeiden.

Das homöopathische Mittel bei dieser Art Durchblutungsstörungen ist *Secale cornutum* $D_4$, das Mutterkorn, das mehrmals täglich mit 10 Tropfen gegeben wird. Bei eingetretenem Brand wird neben Secale noch *Kreosotum* $D_3$ verabreicht, das den Gewebszerfall mildert und abgestorbenes Gewebe rascher zum Abstoßen bringt. Äußerlich kann man einen Lehmwickel, mit Arnikatinktur versetzt, anlegen.

Damit verlassen wir das arterielle Gefäßsystem und wenden uns den zurückführenden Adern, den *Venen,* zu.

Sie sind dünnwandiger als die Arterien und verlaufen zum Großteil oberflächlicher unter der Haut, wo man ihr blaues Geäst sehen kann. Da ihr Blut beladen mit Stoffwechselschlacken und Kohlensäure, aber arm an Sauerstoff ist, ist es dunkelrot. Es fließt zum rechten Herzen zurück, gibt dabei Abfallprodukte ab und wird in der Lunge wieder mit Sauerstoff beladen, von wo es als arterielles Blut vom linken Herzen in den Körper ausgeworfen wird.

## Die Venenerweiterung (Krampfadern):

Die häufigste Erkrankung der Venen liegt in ihrer dünnen Wand begründet, die bei Druck und Stauung bald nachgibt, so daß sich die wandschwachen Gefäße erweitern und als Krampfadern in verschiedenen Körperbezirken auftreten. Da bei Erweiterung die in den größeren Venenstämmen vorhandenen Klappen, die ein Absacken des Blutes verhindern sollen, nicht mehr schließen, tritt Schwellung und Stauung nach unten, der Schwerkraft nach, dazu. Diese Stauung bedeutet für die umgebenden Gewebe eine schlechtere Ernährung und Blutversorgung, so daß es zum geschwürigen Zerfall wie beim Unterschenkelgeschwür kommen kann.

In dieser Stromverlangsamung, ja manchmal Stromumkehr des Blutes in erweiterten Venen liegt eine weitere Gefahr: Die Bildung eines Blutpfropfes, die Thrombose. Ist ein Thrombus gebildet und reißt sich ein Stück von ihm los, wird er mit dem Blutstrom weitergeschwemmt und verstopft dann in anderen Organen — gerne in der Lunge, dem Herzen und dem Gehirn — einen Gefäßbezirk, der dann zur Funktion ausfällt. Hier spricht man von einem Infarkt.

Eine weitere Erkrankung betrifft gestaute und abnorm gewordene Venen: **Die Venenentzündung,** die wiederum gerne mit einer Thrombenbildung vergesellschaftet ist, so daß man von einer Thrombophlebitis spricht.

Das Problem ist also hier die Vorsorge, bzw. die rechtzeitige Behandlung, um eine Venenerweiterung hintanzuhalten und ihren Folgen zu entgehen. Zunächst muß man einigen Punkten, die Erweiterung begünstigen, sein Augenmerk schenken. Ungünstig ist alles, was beengt und mangelnde Bewegung. Die Beengung durch ungünstige Kleidungsstücke wie Strumpfbänder u. ä. kann man leicht beseitigen und verwendet besser die Art Beengung von vornherein nicht. Eine andere Beengung ist nicht zu beseitigen: Die Vergrößerung der Gebärmutter in der Schwangerschaft, die im kleinen Becken die großen abführenden Venenstämme einengt und so den Blutabfluß behindert. Hier ist die Vorsorge in Form einer Beingymnastik, milden Massagen nur in der Richtung herzwärts, einer leichten Hydrotherapie, des häufigen Hochlegens der Beine bei Tag und auch nachts im Bett und schließlich das Tragen von Stützstrümpfen erforderlich.

Die Bedeutung der Bewegung ergibt sich daraus, daß die beim Gehen bewegte Beinmuskulatur die Venen sozusagen massiert und den Blutstrom herzwärts drücken hilft. Es fällt immer wieder auf, wie unter Krampfadern und Hämorrhoiden besonders sitzende und stehende Berufe leiden, die in ihrer Freizeit nicht für den notwendigen Ausgleich durch ausgiebige Bewegung sorgen.

Ein Hausmittel bei Krampfadern besteht darin, daß man sie äußerlich früh und abends mit Apfelmostessig einreibt und zweimal am Tage ein Glas Wasser, in das man zwei Teelöffel Apfelmostessig gegeben hat, schluckweise trinkt.

Medikamentös kann man die Venen sehr gut mit vor allem drei Mitteln beeinflussen: Kastanienextrakten, Hamamelis und Calcium fluoratum. *Aesculus* hippocastanum, die Roßkastanie, wird als Ur-Tinktur Ø oder als eine der zahlreichen Kastanientropfen *(Phlebiven, Venoruton* $P_4$, *Venostasin, Veno-Wander)* mehrmals täglich eingenommen, ebenso *Hamamelis virginica* Ur-Tinktur Ø bis $D_1$, der Zauberstrauch. *Calcium fluoratum* $D_4$ tonisiert ebenfalls die schwachen Venenwände, es wird 3—4mal täglich eine Tablette vor den Mahlzeiten durch längere Zeit verabreicht.

Eine günstige Kombination zur Vorbeugung und Behandlung von Venenerweiterungen besteht in der Gabe von *Carduus marianus* $D_2$, 10 Tropfen vor dem Mittagessen und *Calcium fluoratum* $D_4$ 1 Tablette abends, dies durch drei Monate genommen.

Äußerlich unterstützt eine leichte Streichmassage — nicht Drücken oder Kneten! — herzwärts mit *Arnica-* oder *Hamamelistinktur.*

Die Behandlung einer *Venenentzündung,* die der Ruhe bedarf, gliedert sich in äußerliche und innerliche Maßnahmen.

*Äußerlich* kommen in Betracht: Sanftes Einstreichen herzwärts von Hamamelis- oder Arnicatinktur, Lehmwickel, dem man etwas Arnicatinktur zusetzt und einige Stunden beläßt, Umschläge mit Alkohol, dem man einige Tropfen Tinktur von Arnica, Schafgarbe oder Johanniskraut zusetzt, sanftes Einstreichen herzwärts mit Schwarzwurzelsalbe — man brät radelig geschnittene gewaschene Schwarzwurzeln in reinem Schweinefett aus und seiht das Fett in ein Glas durch — oder Auflegen folgender bewährter Salbe: Ein Eßlöffel Schweineschmalz wird glatt gerührt, ein rohes Eiklar und ein Eßlöffel süßer Rahm dazugemengt und solange gerührt, bis sich die Menge aus dem Geschirr löst. Hat sich etwas Wasser gebildet, wird dieses abgegossen und jetzt die Salbe aufgelegt, warm verbunden und 24 Stunden liegen gelassen.

*Innerlich* wird *Hamamelis* und *Aesculus,* wie oben beschrieben, eingenommen. *Venoplant* in Dragée- oder Tropfenform ist ein Medikament, das beide Bestandteile vereint enthält. Man nimmt dreimal täglich je zwei Dragées bzw. 20 Tropfen.

Sind stärkere Entzündungszeichen ausgeprägt, kommen *Mercurius solubilis* $D_3$ und *Echinacea* Ur-Tct. Ø, bei septischen Erscheinungen dazu *Lachesis* $D_{15}$ zum Zuge.

Glänzend bewährt sich bei Venenentzündungen die *Blutegelbehandlung,* die man als kombinierte Behandlung ansprechen kann: Der äußere Blutentzug wirkt entlastend und entstauend, das vom Blutegel abgesonderte Hirudin wirkt innerlich gerinnungshemmend. Die Behandlung ist bei den Ableitungsverfahren beschrieben und so wertvoll, daß sie eine Reihe von Krankheitstagen erspart.

Als Abschluß der Venenbehandlung sei noch ein guter Venentee genannt: *Johanniskraut, Schafgarbe* und *Arnikawurzeln* zu *gleichen Teilen* gemischt auf 100 Gramm.

**Hämorrhoiden** werden oft als „Krampfadern" am Mastdarmausgang bezeichnet, doch stimmt dies nicht. Bei Blutungen erweist sich das Blut als hellrot, als arterielles Blut und nicht venöses, also sind Hämorrhoiden, wie genaue Gefäßuntersuchungen gezeigt haben, nicht ein Schwammgewebe aus Venenerweiterungen, sondern aus Arterien. Der Zweck dieses arteriellen Schwellkörpers besteht darin, dem Schließmuskel des Afters eine Tonusverbesserung zu geben und seine Funktion elastisch zu verstärken. In früheren Zeiten hat man eine Hämorrhoidalblutung als „Blutung aus der goldenen Ader" bezeichnet und verstand darunter die Entstauung und Blutdrucksenkung dieses Gebietes bei Erkrankungen, die der Patient als Erleichterung empfand. Dieselbe Erscheinung bildet ja das Nasenbluten bei Kopfkongestionen, das ebenfalls befreiend wirkt.

Hämorrhoiden machen unter zwei Umständen Beschwerden: Mit der Blutung und mit der Entzündung. Die Vorsorge zur Bildung dieser Knoten besteht in der Stuhlregelung durch richtige Ernährung und in der ausreichenden Bewegung, da auch hier die Bewegung eine Massagewirkung hat. Haben sich bereits Knoten gebildet, kann man durch eine einfache, aber wirkungsvolle Übung die Weiterbildung verhindern, ja sogar Rückbildung erreichen: So oft man daran tagsüber denkt, und dies soll einige Male sein, kneift man den Schließmuskel zehnmal hintereinander zusammen und pumpt damit das gestaute Blut aus. Da diese Übung für die Umwelt unsichtbar bleibt, kann man sie überall anwenden.

Weitere Maßnahmen sind: Kurze, kalte Sitzbäder morgens und abends, wobei Eichenrindezusatz die Wirkung erhöht.

Die Kost sei salzarm und reizlos und man sorge für täglichen und nicht zu harten Stuhlgang.

An Salben hat sich folgende sehr bewährt: Man brät Blüten von Königskerzen in reinem Schweinefett aus, seiht ab und wendet die Salbe an. Diese Haussalbe hilft besonders bei entzündeten Knoten. Bei ausgetretenen Hämorrhoiden massiere man Ricinusöl ein, da die Knoten durch Erweichung wieder zurücktreten können.

Bei Schmerzen, also bei *Entzündung*, wendet man neben obenstehender Haussalbe auch Umschläge mit warmen Kamillen und Haferstroh an. Eine andere Methode ist, einen Teil echten Weinnessig und zwei Teile Wasser zu mischen, damit einen Leinenlappen zu tränken und als Umschlag anzuwenden. Auch Alaunbäder werden gelobt. Ein Dampfbad mit Hopfen wird folgendermaßen gemacht: Man nimmt Hopfen wie zu einer starken Portion Tee, siedet ihn und setzt sich eine halbe Stunde auf den Dampf.

Innerlich nimmt man *Hamamelis-Ur-Tct.* Ø, dreimal täglich 15 Tropfen, und Kastanienpräparate, bei Krampf- und Verstopfungsneigung *Nux vomica* $D_4$, morgens 10 Tropfen, und *Sulfur* $D_6$, abends eine Federmesserspitze voll. Das bewährte Leber- und auch Venenmittel *Carduus marianus* kann man als Urtinktur Ø mit dreimal täglich 15 Tropfen ebenfalls gut nehmen.

Ein Tee sei noch genannt: *Schafgarbe, Mariendistel, Kastanienblüten, Johanniskraut, Königskerze* und *Kamille* zu gleichen Teilen gemischt auf 100 Gramm kalt zustellen, kochen und ziehen lassen, tagsüber ohne Zucker trinken.

Die *Blutung,* die an sich eine Entlastung und Entstauung des Beckengebietes bedeutet, bedarf natürlich zur Blutstillung auch einer Behandlung: Man gibt *Hamamelis Urtinktur* Ø bis $D_1$ und *Millefolium Urtinktur* Ø bis $D_4$ zur Gerinnungsförderung und die Säuren *Acidum muriaticum* $D_4$ bei empfindlicher, *Acidum phosphoricum* $D_4$ bei schwächender und *Acidum nitricum* $D_4$ bei hartnäckiger Blutung. Ein blutstillender Tee lautet: *Hirtentäschel, Mistel, Schafgarbe* und *Wiesenknopf* zu gleichen Teilen mischen auf 100 Gramm, kalt zustellen, kochen, ziehen lassen und tagsüber trinken.

Damit wollen wir die Besprechung der Herz- und Gefäßerkrankungen abschließen und uns kurz nochmals die Vorsorge in das Gedächtnis rufen: Einfach und schlicht leben, wie es den Geboten der Natur entspricht; Mäßigkeit in allen Dingen, ausreichender Schlaf vor Mitternacht und viel Bewegung in frischer Luft sowie nicht zuletzt Streben nach innerer Ruhe und Ausgeglichenheit — all das erhält Herz und Gefäße jung und verhilft zu dem, was wir erstreben: Einem friedlichen und rüstigen Alter.

## Erkrankungen der Atmungsorgane

Zu den Atmungsorganen gehören die Nase mit ihren Nebenhöhlen, der Rachen, die Luftröhre mit dem darin eingebauten Kehlkopf, die Bronchien als Verzweigungen der Luftröhre in der Lunge, das Brustfell, das aus dem Lungenfell und Rippenfell besteht, und das Zwerchfell, das den Brust- vom Bauchraum trennt.

Nase, Rachen und Luftröhre sind die für die Atmung zu- und abführenden Organe, die die Luft mit ihrem Sauerstoff zu den Bronchien leiten. Diese verästeln sich ähnlich einem umgekehrten Baum in immer feiner werdende Bronchialästchen, die von den sehr zahlreichen — einige Hunderttausend — Lungenbläschen, durch deren zarte Wand sich der Gasaustausch, der aus der Sauerstoffaufnahme in das Blut und der Kohlensäureabgabe aus dem Blut besteht, vollzieht, bestückt sind.

Man kann aus dieser Tatsache ersehen, wie wichtig für unser Leben eine intakte Lunge einerseits und frische, sauerstoffreiche Luft andererseits ist. Der gesunde Mensch macht etwa 15—20 Atemzüge in der Minute, im Tag also etwa 20.000, mit denen er jeweils 500 ccm Luft einatmet. Dies entspricht also einer Tagesmenge von 10.000 Liter Luft. Sparen mit guter Luft vergiftet den Körper und tötet ihn langsam.

Zu den häufigsten Erkrankungen der Atmungsorgane zählen die Katarrhe, die auf Reizung und Entzündung der Schleimhäute beruhen, deren Antwort in übermäßiger Schleimproduktion besteht.

Ein gutes Universalmittel gegen Katarrhe — seien es die Augen, die Nase, die Nebenhöhlen, der Rachen und Kehlkopf oder schließlich die Bronchien — besteht darin, daß man einen Teelöffel Apfelmostessig und einen Tropfen — nicht mehr! — Lugolscher Jodlösung in einem Glas Wasser auflöst und dies zur Mahlzeit langsam trinkt.

Die **Nase** dient neben ihrer Funktion als Sinnesorgan, mit dem wir Gerüche wahrnehmen können, der groben Säuberung der Atemluft durch die Haare am Naseneingang, vor allem aber der Vorerwärmung der oft zu kalten Einatmungsluft. Dies ist der Grund, weshalb Mundatmer viel öfter an Erkältungskrankheiten leiden als Nasenatmer. Der Luftstrom zieht vom Naseneingang nach hinten und mündet hinter dem Zäpfchen am Gaumen in den Rachenraum, um in der Luftröhre weiter nach abwärts zu steigen. Die Nase hat, mit ihr durch schmale Gänge verbunden, drei Nebenhöhlen: Die Stirnhöhle über der Nasenwurzel und auf jeder Oberkieferseite die Oberkieferhöhle. Sie sind innen mit einer Schleimhaut ausgekleidet und haben vor allem den Zweck, die Schädelknochen leichter zu machen und das Kopfgewicht dadurch zu verringern.

Der **Schnupfen** ist die häufigste Erkrankung der Nasenschleimhaut, zu der eine Erkältung disponiert, der aber auch als Tröpfcheninfektion ansteckend ist. Ein Schnupfen soll zwar behandelt werden, da auch er Komplikationen wie Nebenhöhlenkatarrhe, Entzündungen und ähnliches verursachen kann, doch darf er nicht künstlich kupiert werden, da sonst Folgekrankheiten auftreten.

Zur Behandlung stehen eine Anzahl wirksamer Methoden zur Verfügung: In einen halben Liter kochendes Wasser gibt man einen Kaffeelöffel Kochsalz und 3 Tropfen Jodtinktur, hüllt den Kopf mit einem Tuch ein und atmet die Dämpfe ein, solange sie aufsteigen. Dies wird am Tag zweimal gemacht.

Bei durch Schnupfen verstopfter Nase — dies gilt auch für Heuschnupfen — sowie bei Nebenhöhlenkatarrhen bewährt sich das vier- bis sechsmalige tägliche Kauen eines größeren Stückes echter Bienenwaben, die man nach dem gründlichen Kauen wieder aus dem Mund entfernt. Die Wirkung wird durch das dreimal tägliche Nehmen zweier Teelöffel Honig verstärkt.

Heißfeuchte Kompressen am Nacken wirken auch lindernd und abkürzend. Ein weiteres Mittel: Am Beginn des Schnupfens wird ein Scheibchen Zwiebel in ein Glas heißes Wasser getaucht und dieses Wasser schluckweise getrunken. Weiters werden 5 Tropfen Jod- oder Kampfertinktur in ein Glas heißes Wasser gegeben und schluckweise getrunken. Zwiebel wird so angewendet, daß man von einer roh geschälten Zwiebel zwei etwa 3 cm lange und 0,5 cm starke Stifte mit einem Hauch Watte umwickelt und für eine halbe bis eine Stunde in jedes Nasenloch schiebt. Man kann auch Salzwasser oder Zitronensaft aufschnupfen.

Innerlich bewährt sich bei einem milden Fließschnupfen *Pulsatilla* $D_3$, 10 Tropfen zweistündlich, bei scharfem, ätzendem Schnupfen *Arsenicum album* $D_4$, dreistündlich eine Gabe, oder bei eitrigem Schnupfen *Mercurius solubilis* $D_4$, ebenfalls alle vier Stunden eine Federmesserspitze voll. *Euphrasia* Urtinktur Ø kann drei- bis viermal mit 10 Tropfen dann gegeben werden, wenn Augentränen und Entzündung im Vordergrund stehen.

Ist der Schnupfen schon älter und die Absonderungen dick und zäh geworden, wird mit *Hydrastis* $D_3$ oder bei mehr eitriger Absonderung *Kalium bichromicum* $D_3$ mit je viermal täglich einer Gabe behandelt.

Bei jedem Schnupfen ist es wichtig, die Flüssigkeitszufuhr möglichst einzuschränken und eine milde, reizlose, also salz- und gewürzarme Kosten einzuhalten.

Der **Heuschnupfen** ist eine Allergie und beruht auf allergischer Reizung der Nasenschleimhäute, meist durch Pflanzenpollen. Seine Behandlung hat frühzeitig, im März, zu beginnen und nicht erst bei Erkrankung. Die Diät besteht in salz- und flüssigkeitsarmer Kost ohne Reizmittel mit reichlicher Verwendung von Nüssen, Haselnüssen und Mandeln. Sonnenbäder, auch künstlicher Art, in den Nacken — nicht in das Gesicht — wirken günstig.

Als Inhalation verwendet man 2—3 Tropfen Eucalyptusöl und dazu zwei Tropfen Jodtinktur in einem Liter kochendem Wasser, wobei man mit einem Tuch über den Kopf die Dämpfe durch die Nase einzieht.

Ein altes Volksmittel gegen Heuschnupfen — auch Heufieber — besteht darin, daß man einen Monat vor Beginn der Erkrankung Bienenwaben kaut und zu jeder Mahlzeit zwei Teelöffel Honig einnimmt.

In milden Fällen genügt dies dreimal wöchentlich, in mittleren Fällen kaut man in der ersten Woche fünfmal, dann dreimal täglich die Waben und bei schwerer Erkrankung nimmt man drei Monate vor Beginn dreimal täglich einen Eßlöffel Honig, zwei Wochen vor Beginn zwei Teelöffel Honig und zwei Teelöffel Apfelmostessig, vermischt in einem Glas Wasser früh nüchtern und abends zum Schlafengehen und dazu einen Eßlöffel Honig mittags und abends. Schließlich kaut man dazu nach Bedarf mehrmals täglich Bienenwaben.

Innerlich nimmt man *Arsenicum album* $D_6$ morgens und abends 10 Tropfen, ferner *Sanguinaria* $D_2$ mit zweimal täglich 10 Tropfen und *Silicea* $D_6$, abends eine Federmesserspitze voll. Mit dieser Kur ist im März zu beginnen.

Bei vorhandenem Heuschnupfen nimmt man bei wässerigem Sekret *Allium Cepa* $D_3$ oder bei starker Augenbeteiligung *Euphrasia* $D_2$, beide Mittel 10 Tropfen mehrmals täglich.

Ist das Sekret dick und mehr eitrig, wird *Kalium bichromicum* $D_4$ mehrmals täglich genommen.

Eine bewährte Arzneimittelkombination besteht in: *Galeopsis, Kalium jodatum* und *Arsenicum album, alle in der 4. Potenz,* mischen und dreimal täglich 20 Tropfen in je einem Kaffeelöffel Honig nehmen.

Die **Nebenhöhlenentzündungen** sind meist von der Nase fortgeleitet. Seltener stammt eine Oberkieferhöhlenentzündung von einer beherdeten Zahnwurzel. Diese Entzündungen müssen einwandfrei ausgeheilt werden, da sie als Herde bei fokalbedingten Krankheiten fungieren können. Sie machen sich durch Schmerzen bemerkbar, wobei bei diesem Schmerz charakteristisch ist, daß er sich beim Bücken verstärkt.

Man behandelt sie lokal mit Wärme und Inhalationen wie bei Schnupfen und gibt als Heilmittel *Cinnabaris* $D_3$ mit *Hepar sulfuris* $D_4$, im zweistündlichen Wechsel je eine Gabe. *Hydrastis* $D_3$ kommt bei eitrigem Sekret in Frage, *Belladonna* $D_4$ bei heftig klopfenden Schmerzen und *Kalium jodatum* $D_4$ bei reichlicher, wundmachender Sekretion.

Bei chronischen Entzündungen denke man an *Kalium bichromicum, Kalium sulfuricum, Hepar sulfuris, Mercurius, Silicea* bei eitrigen Prozessen und *Pulsatilla* bei dickschleimigem Sekret.

**Polypen der Nase** sind drüsige Schleimhautwucherungen, die schon bei Kleinkindern auftreten und die Nasenatmung behindern. Das Gesicht erhält durch das vorgeschobene Kinn einen unintelligenten Ausdruck, die Sprache ist charakteristisch und das Kind schnarcht in der Nacht. Polypen werden im allgemeinen mit einem kleinen Eingriff chirurgisch entfernt, doch besitzt die Homöopathie Mittel, die, rechtzeitig angewandt, öfters diesen Eingriff vermeidbar machen.

*Teucrium Scorodonia* $D_3$ wird dreimal täglich gegeben, *Thuja* $D_6$ nur abends. *Sanguinaria* $D_3$ kann dreimal täglich mit Teucrium abgewechselt werden. Je nach Konstitution, die der Arzt entscheiden muß, kommen noch Mittel wie *Calcium carbonicum, Silicea, Magnesium* usw. in Frage.

Eine seltene, aber sehr unangenehme Erkrankung der Nase ist **Ozaena, die Stinknase.** Die Schleimhaut bildet dabei infolge chronischer Entzündung ein zähes Sekret, das borkig eindickt und einen unangenehmen Geruch verbreitet. Die Behandlung ist homöopathisch durchaus aussichtsreich und besteht in Gaben des vom Arzt festgelegten Konstitutionsmittels, sowie in den Mitteln der chronischen Entzündung, wie *Kalium bichromicum, Kalium sulfuricum, Pulsatilla, Hepar sulfuris, Silicea, Calcium carbonicum, Mercurius* und *Phosphorus.*

Bei Ozaena versuche man lokal Aufschnupfen von Meersalzpulver und innerlich auch die Kombination: *Kalium jodatum* $D_4$ im täglichen Wechsel mit *Mercurius solubilis* $D_4$.

Sehr schwierig zu behandeln ist die allergische **Rhinitis vasomotorica,** die auf allergische Reizung der Nasenschleimhaut beruht, wobei aber wie so oft bei Allergien der auslösende Faktor oft nicht gefunden wird. Da Heuschnupfen ebenfalls allergischer Natur ist, versuche man die dort beschriebene Behandlung oder: *Sabadilla* $D_4$ bei Niesreiz, Kitzeln und Brennen in der Nase und Augenentzündung, *Arsenum jodatum* $D_4$ gegen wässerigen Schnupfen und Nasenverstopfung oder *Jodum* $D_{12}$ bei katarrhalischem Geruchsverlust oder Geruchsstörungen.

Da ein **Rachenkatarrh** mit seinem Kratzgefühl lästig fällt und Entzündungen der tieferen Luftwege verursachen kann, soll er bald behandelt werden. Lokal gurgelt man mit verschiedenen Teemischungen, einfach und gut ist hier Salbeitee.

Innerlich wird *Belladonna* $D_4$ und *Phytolacca* $D_2$ im Wechsel mehrmals täglich gegeben. Bei starkem, akutem Rachenkatarrh hilft sehr gut *Guajacum* $D_1$, fünf Tropfen mit Zucker alle ein bis zwei Stunden verabreicht.

Ein Hausmittel besteht darin, daß man drei rohe Eidotter, drei

Eßlöffel Tafelöl und drei Eßlöffel Honig glatt verrührt und tagsüber kaffeelöffelweise nimmt.

Bei chronischem Rachenkatarrh bewährt sich *Argentum nitricum* $D_4$, dreimal täglich 10 Tropfen.

Die *Luftröhre* mit dem *Kehlkopf* erkrankt häufig in Form katarrhalischer *Entzündung*, wobei bei der Luftröhre ein Reizhusten, beim Kehlkopf daneben auch Heiserkeit auftreten kann.

Äußerlich macht man einen heißen Wickel um den Hals: Mit Salzwasser, mit Kamillen- oder Leinsamensäckchen oder mit Milch. Daß bei Heiserkeit die Stimmbänder geschont werden müssen, ist selbstverständlich.

Innerlich gibt man am Anfang *Aconit* und *Belladonna* in der 3. Potenz im zweistündlichen Wechsel. Neigt der Katarrh mehr zum Chronischwerden, wird *Phytolacca* $D_3$ und *Causticum* $D_4$ mehrmals täglich im Wechsel verabreicht.

**Heiserkeit:** Die Stimmbänder können auch durch Überanstrengung, z. B. bei Rednern und Sängern, leiden, so daß die Stimme heiser oder aphonisch wird. Hier bewähren sich *Arnica* und *Rhus toxicodendron* sowie *Arum triphyllum*, bei Lähmungserscheinungen der Stimmbänder *Gelsemium*, bei Heiserkeit morgens *Causticum* und abends *Carbo vegetabilis*. Verschlimmert Anstrengung, ist *Argentum nitricum* angezeigt.

Einfach und gut ist, bei Heiserkeit *Vogelbeeren* oder *Bibernellwurzel* zu kauen. Auch *Hederichsamen*, gemahlen, mit Honig versetzt und warm gemacht, kann man löffelweise nehmen.

Eine Kombination homöopathischer Mittel besteht aus *Phytolacca* $D_2$, *Arum triphyllum* $D_2$ und *Sanguinaria* $D_2$ *zu gleichen Teilen, gemischt auf 50 Gramm*, davon viermal tgl. 10—15 Tropfen nehmen.

Zur Inhalation eignet sich Jodsalzwasser: Auf ein Liter kochendes Wasser werden drei Tropfen Jodtinktur und eine Messerspitze Meersalz genommen.

Gegen den oft vorhandenen Reizhusten bei Luftröhren- und Kehlkopfentzündungen bewährt sich *Drosera* $D_2$, der Sonnentau, von dem man drei- bis viermal täglich je 10 Tropfen nimmt.

Die **Erkrankungen der Lunge** beruhen meist auf Entzündungen oder — wie bei Asthma — auf Verkrampfungen der Bronchialmuskulatur, wobei beide Vorgänge zusammen vorkommen können. Wenn wir uns erinnern, gleicht das Bronchialsystem einem umgekehrten Baum, wobei an den Ästen und Ästchen Millionen von Lungenbläschen hängen. Die Zweige, die Bronchien und die Bläschen besitzen eine feine Muskulatur, so daß sie verengt und erweitert werden können. Innen sind die Bläschen und die Bronchien mit einer Schleimhaut ausgekleidet, die, wenn sie entzündet ist, vermehrten und veränderten Schleim absondert, der Hustenreiz erzeugt und mit dem Hustenstoß nach außen befördert wird. Eine Bronchitis ist also eine Schleimhautentzündung des Bronchialsystems. Bei der Lungenentzündung entzündet sich neben diesem Bronchialsystem auch das Zwischengewebe der Lunge, das Bindegewebe und Stützgewebe, was einen schwereren Grad der Entzündung bedeutet. Da schleimerfüllte Bronchien und Lungenbläschen die Atmungsfläche verringern, erklärt dies auch die Atemnot bei stärkerer Erkrankung. Bei Asthma wird diese Verringerung der Atmungsfläche durch Krampfzustände hervorgerufen.

Die allgemeine Kost bei Lungenerkrankungen sei salz- und flüssigkeitsarm, um die übermäßigen Sekretionen einzuschränken. Gerade hier ist natürlich Nikotin, das die Bronchialschleimhäute reizt, abzulehnen.

Daß bei Lungenerkrankungen, besonders ihren Folgezuständen, wie Emphysem, chronische Bronchitis und Asthma, die Heilatmung, die bei dem Element Luft beschrieben wurde, ausgezeichnete Erfolge bietet, sei nochmals erwähnt.

Vielfach ist die entsprechende äußerliche Wasseranwendung sehr erfolgreich, wie sie im entsprechenden Kapitel angeführt wurde. Bewährt sind heiße Milch- oder Topfenwickel, ebenso heiße Leinölauflagen. Dampfinhalationen werden mit Latschenkieferöl oder Meerwasser Erleichterung bringen. Das Kauen der Knospen von Nadelholzarten leistet besonders bei Beginn eines Bronchialkatarrhs Gutes.

Wenn man die Tropfen des Medikaments mit einem Teelöffel Honig oder mit Honigwasser nimmt, steigert dies die Wirkung einer Schleimlösung.

Teemischungen gibt es verschiedene, z. B.: *Spitzwegerich, Huflattich, Eibischwurzel, isländisches Moos, Königskerze, Lungenkraut* und *Veilchenblätter zu gleichen Teilen,* oder *Galgenwurz, Benediktenkraut* und *Gürtelkraut zu gleichen Teilen* und davon alle vier Stunden einen Eßlöffel voll nehmen. Bewährt hat sich, in einem Liter Wasser einen Eßlöffel gemahlenen Fenchel mit einer ganzen, zweimal eingeschnittenen Zitrone auf die Hälfte einzukochen, ein halbes Kilo Kandiszucker zuzufügen und so lange weiterzukochen, bis sich der Zucker ganz gelöst hat. Dann nimmt man davon jede Stunde einen Eßlöffel.

Ein altbewährtes Hustenmittel besteht darin, daß man eine Zitrone bei kleiner Hitze durch zehn Minuten kochen läßt, sie dann halbiert und auspreßt und den Saft in ein Glas gibt, in das man noch anschließend zwei Eßlöffel Glycerin gibt und das man schließlich bis zum Rand mit Honig füllt. Diese Mischung wird nun tagsüber teelöffelweise genommen.

Man kann auch kleine Tannenzweige mit möglichst viel Knospen in einer Schüssel zwei Tage lang sehr sachte kochen, die braune Flüssigkeit dann abseihen, mit Honig vermengen und teelöffelweise einnehmen.

Eine gute äußerliche Anwendung besteht darin, daß zwei Eßlöffel Ricinusöl erwärmt werden, dem man einen Eßlöffel Terpentin beifügt; damit wird die Brust eingerieben, auf die man noch warme Tücher legt.

Ein ähnliches gutes Hausmittel bei Lungenkrankheiten besteht darin, daß man eine Handvoll isländisches Moos, 14 dkg braunen Kandiszucker und die Menge Fenchel, die man mit drei Fingern fassen kann, in einem Liter Wasser bis zur Hälfte einkocht und dann filtriert. Die erkaltete Masse bildet eine dicke, sulzige Brühe, von der man morgens, mittags und abends einen Eßlöffel voll nimmt. Aufbewahrt soll dieses Mittel, damit es nicht verdirbt, kühl werden.

Ein ausgezeichnetes schleimlösendes Mittel ist der Sonnentau, *Drosera,* das in $D_{1-3}$ mehrmals täglich mit 10—15 Tropfen genommen wird.

*Ipacacuanha* $D_3$ wird dann angewendet, wenn trockener Krampfhusten mit Brechwürgen und Übelkeit endet, wobei großblasige Rasselgeräusche über der ganzen Brust zu hören sind.

*Tartarus emeticus* $D_3$, der Brechweinstein, hat Atemnot, Schwäche und Schläfrigkeit bei kleinblasigem Rasseln auf der Lunge als Arzneimittelbild. Die Brust ist voll Schleim, den der Kranke nicht aushusten kann. Der Brechweinstein ist mehr ein Mittel für geschwächte Kranke, wie etwa blasse Kinder oder alte Patienten. Auch hier erregt der Husten Würgen und Erbrechen.

*Lobelia* $D_2$ wird bei Husten mit Schwächegefühl in der Brust und Brustbeklemmung sowie Übelkeit und Speichelfluß verabreicht.

*Bryonia* $D_4$ hat seine Indikation bei trockenem, schmerzhaftem Husten, der durch Bewegung verschlimmert wird, ebenso durch warme Luft. Starker Druck bessert.

*Hyoscyamus* $D_3$ wirkt besonders nachts hustenreizstillend und wird als das „homöopathische Codein" bezeichnet.

Eine gute Mittelmischung besteht aus: *Drosera Ur-Tct.* Ø, *Symphytum Ur-Ttc.* Ø und *Ipecacuanha* $D_1$ zu gleichen Teilen auf 50 Gramm. Man nimmt dreimal täglich 15 Tropfen davon.

Wird eine akute Bronchitis vernachlässigt, kann diese in das *chronische Stadium* treten. Die Chronische Bronchitis ist sehr langwierig und führt zu ernsten Folgekrankheiten, wie Lungenblähung mit oder ohne Asthma, Beeinträchtigung der Herz- und Kreislauftätigkeit und anderen Organstörungen, die den Patienten in seiner Tätigkeit und Lebensfreude sehr beeinträchtigen und stören.

Wie bei allen chronischen Erkrankungen ist hier auch die Lebensweise grundlegend zur Genesung: Geregelter Ablauf, Meidung von Tabak, Alkohol, scharfen Gewürzen und viel Salz, Vorsorge vor Erkältungen trotz der unbedingt nötigen Zufuhr viel frischer Luft, Atemübungen und vorsichtige Abhärtung.

Gute Kurorte für Erkrankungen der Atmungswege sind Bad Gleichenberg und Bad Reichenhall. Zum Urlaub wähle man ozonreiche Luft in ruhiger Mittelgebirgslage. Kuraufenthalte an der Adria sind ebenfalls empfehlenswert.

Als *Heilmittel* werden Drosera, Ipecacuanha, Tartarus emeticus und Bryonia, die bei der Bronchitis beschrieben wurden, gebraucht.

Dazu treten bei Schwerlöslichkeit: *Antimonium sulfuratum aurantiacum* $D_3$, wenn die Atmung erschwert ist und der Auswurf oft gelblichweiß und zähe ist, *Antimonium arsenicosum* $D_4$ bei schwerlöslichen Katarrhen mit Herz- und Kreislaufschwäche, *Kalium jodatum* $D_4$, das zähe Sekrete verflüssigt, und *Conium* $D_4$ bei alten Leuten mit starker Schleimabsonderung, die trotzdem nicht herausbefördert werden kann. *Stannum jodatum* $D_4$ bekämpft gelbgrünen und widerlich schmeckenden Auswurf.

Die **Lungenentzündung** kann in zwei Formen auftreten: die kleinfleckige Form, die als Folge des Übergreifens der bronchitischen Entzündung in das umgebende Lungengewebe auftritt, und die Lappen-Form, die rasch den ganzen Lungenlappen ergreift und eine Infektionskrankheit darstellt. Die Entzündung ist durch schnellen Fieberanstieg, Atemnot mit Nasenflügelatmen und raschem Kräfteverfall gekennzeichnet. Oft treten stechende Brustschmerzen als Ausdruck einer Beteiligung des Lungen- oder Rippenfells hinzu.

Heute wird diese Entzündung durchwegs mit Antibioticis ziemlich rasch beherrscht, doch bietet die Naturheilmethode ebenfalls durchaus gute Heilungsaussichten.

Äußerlich wendet man die altbewährten Topfenwickel an, die man zwei- bis dreimal am Tage erneuern kann.

Am stürmischen Anfang gibt man wie bei Erkältungen *Aconitum* und *Belladonna* in $D_3$, wie es bei der Grippe beschrieben wurde.

Ist Schweißausbruch eingetreten, bewähren sich *Phosphorus* $D_6$ und *Tartarus emeticus* $D_4$ in zweistündlichem Wechsel je fünf Tropfen unverdünnt.

Bei feinblasigem Rasseln und drohendem Verfall kommt *Antimonium tartaricum* oder *arsenicosum* $D_4$ in mehrmaligen täglichen Gaben zum Zuge.

Stechende Schmerzen werden mit *Bryonia* $D_3$ beherrscht.

Kinder erhalten auch *Drosera* $D_2$ und *Ipecacuanha* $D_2$.

Bei Lungenentzündung ist die Kreislaufstützung und Überwachung dringend notwendig. Man gibt *Crataegus Ur-Tct.* Ø, *Adonis Ur-Ttc.* Ø, *Rosmarinwein* und bei drohendem Kollaps *Veratrum al-*

*bum* $D_2$. Für möglichst viel frische, wenn auch zugfreie Luft ist Sorge zu tragen.

Die **Tuberkulose** ist eine Infektionskrankheit, die durch den Tuberkelbazillus übertragen wird. Eine vorhandene Disposition begünstigt den Ausbruch der Krankheit, so daß im Erwachsenenalter fast jeder Mensch Zeichen einer abgeheilten Tbc aufweist, die ihm unbekannt geblieben ist, da seine Abwehrkräfte die Erkrankung sozusagen im Keim erstickt haben. Hellhäutige, rotblonde Menschen neigen im allgemeinen eher zu dieser Krankheit. Bekannt ist das „Engelsgesicht" der belasteten oder erkrankten Kinder mit den langen Wimpern und der trügerischen Wangenröte, die charakterlich von einer auffallenden inneren Unruhe befallen sind.

Hier sind geregelte Verhältnisse zu schaffen: Viel reine, sauerstoffreiche Luft, womöglich in einer Höhenlage über 800 m, Durchführung von einfachen Atemübungen und allmählich vorsichtige Abhärtung mit frischem Wasser. Anstrengungen, besonders aber Erkältungen sollen vermieden werden. Sonnenbäder sind nur im Einvernehmen mit dem Arzt vorsichtig gestattet.

Die Kost muß kochsalzarm, aber vitamin- und mineralreich sein. Da der Organismus hier viel Kalk und Kieselsäure benötigt, ist es zweckmäßig, in der Nahrung diese Stoffe zuzuführen. Man gibt pro Kilo Sauerkraut einen halben Eßlöffel Eierschalenpulver, ebenso kalkhältig ist Brennesselsalat und Spinat. Kieselsäurehältige Pflanzen sind der Hohlzahn — Galeopsis und das Zinnkraut. Der Verkalkung der Lunge dient folgendes Hausmittel: Drei frische gereinigte Eier kommen in ein Gefäß, in das man Zitronen drückt, so daß der Saft daumenstark über den Eiern steht. Das Gefäß wird gut zugebunden und man schöpft alle zwei Tage die grüne Schichte, die sich gebildet hat, ab. Nach neun Tagen wird der Inhalt des Gefäßes durchgeseiht und man gibt ein viertel Kilo gestoßenen Kandiszucker und eine Flasche guten Weinbrand hiezu. Von dieser gebrauchsfertigen Lösung nimmt man nach dem Frühstück, dem Mittag- und Abendessen einen Eßlöffel voll. Ein weiteres Hausmittel besteht darin, daß man Vogelbeeren, als Brei gesotten, zu sich nimmt.

Als Heilmittel steht *Teucrium Scorodonia Ur-Tct. Ø*, der Gamander, an der Spitze, von der man täglich dreimal 15 Tropfen nimmt.

*Arsenicum jodatum* $D_3$ wird dreimal täglich eine kleine Federmesserspitze voll gegeben.

Der Mineralmangel wird mit *Silicea* $D_3$ *und Calcium phosphoricum* $D_3$ ausgeglichen.

*Ferrum phosphoricum* $D_4$ paßt für den schlanken, blutarmen Typ mit Blutungsneigung und Verschlimmerung durch warme Getränke.

Besser allerdings als die Heilung der Tuberkulose ist deren Verhütung durch helle, sonnige, trockene Wohnungen, entsprechende Arbeitsstätten und sinnvolle, gesunde Freizeitgestaltung in frischer Luft.

Das **Asthma** der Lunge wird durch einen Krampf der Bronchialäste der der daran befindlichen Lungenbläschen hervorgerufen und behindert so das Ein- und Ausatmen, so daß Luftmangel bis zum Erstickungsgefühl bestehen kann. Bei längerer Dauer — und Asthma ist ein chronisches Leiden — wird stets die Lunge durch chronische Lungenblähung, leider aber auch das Herz geschädigt, da der erschwerte Lungenkreislauf auch auf dieses Rückwirkung hat.

Die Ursache eines Asthmas kann sehr vielgestaltig sein, doch haben sich zwei Hauptursachen feststellen lassen: Eine Allergie, also Überempfindlichkeit, deren auslösende Ursache sehr schwer festzustellen ist, und oft ein psychisches Trauma, also eine seelische Abwehrreaktion gegen eine Belastung, mit der der Mensch nicht fertig werden kann. Daneben spielt eine familiäre Disposition eine Rolle, aber auch noch andere mögliche Ursachen. Aus diesen Gründen ist Asthma sehr schwer zu behandeln und nicht leicht heilbar, verlangt aber eine besondere individuelle Therapie durch lange Zeit.

Die Kost sei möglichst reizlos, salz- und wasserarm und mehr vegetarisch. Trockene und feuchte Abreibungen sind gestattet, eine direkte Wasseranwendung hat sich jedoch nicht bewährt. Günstig wirken Aufenthalt in trockener, sauerstoffreicher Luft mit Licht- und Luftbädern. Kuren in Bad Gleichenberg oder Bad Reichenhall sind vorteilhaft.

Auf geregelten Stoffwechsel ist unbedingt zu achten. Atemübungen in der beschriebenen einfachen Weise sind durchzuführen.

Ein Hausmittel lautet: Feingeriebener Meerrettich wird mit Honig zu einem dicken Brei gerührt und einige Male am Tage ein Stückchen in Pillengröße eingenommen.

Brustwickel mit heißer Vollmilch können sehr wirksam sein, ebenso kann man Brust und Rücken mit Eukalyptus- oder Latschenkieferöl, auch mit Malefizöl einreiben. Bädern setzt man Steinsalz und Latschenkieferextrakt zu.

Ein Asthmatee lautet: *Sonnentau, Lungenkraut, Salbei, Fenchel, Spitzwegerich, Eibischblätter, Huflattichblüten, Schlüsselblumenblüten, Johanniskraut* und *Gartenraute zu gleichen Teilen auf 100 g gemischt,* einen Löffel auf $^1/_4$ Liter Wasser aufkochen und ziehen lassen, schluckweise zu trinken.

Als Heilmittel werden angewandt: *Arsenicum album* $D_6$ und höhere Potenzen, morgens nüchtern 10 Tropfen, und *Cuprum metallicum* $D_3$, abends eine kleine Messerspitze voll genommen.

Schleimlösend und atmungserleichternd wirken *Lobelia inflata* $D_2$ und *Ipecacuanha* $D_2$, von denen man tagsüber mehrmals 10 Tropfen geben kann. Im Anfall hat sich *Cannabis indica* $D_2$, halbstündlich 10 Tropfen verabreicht, bewährt.

Eine gute Mittelmischung lautet: *Antimon. tartar.* $D_3$, *Arsenicum alb.* $D_3$ und *Nux vomica* $D_3$ *zu gleichen Teilen auf 50 Gramm* gemischt, davon vierzig Tropfen in ein viertel Liter Wasser geben und tagsüber schluckweise zu nehmen, wobei die Lösung aber täglich frisch hergestellt werden muß.

Daß neben diesen Mitteln auch Konstitutionstherapie oder Behebung eines ursächlichen Leidens — Unterleibsleiden, Herzleiden, Leberleiden oder Allergien — notwendig ist, sei noch als selbstverständlich erwähnt.

Das *Lungen-* und *Rippenfell* ist als Einheit aufzufassen, da beide nur durch einen Haarspalt voneinander getrennt sind und praktisch immer zugleich erkranken. Das Lungenfell ist der seröse Überzug der Außenfläche der Lunge, das Rippenfell kleidet innen die Brusthöhle aus. Man spricht nur den Erkrankungen des Rippenfells Bedeutung zu und vernachlässigt das anliegende Lungenfell.

Die **Rippenfellentzündung** kann trocken und feucht, also mit einem entzündlichen Erguß, auftreten. Der feuchten Form geht, wenn auch nur für kurze Zeit, erst die trockene Form voraus. Ursache sind Fortschreiten einer Entzündung der Bronchien auf das Rippenfell, eine Infektion oder ein Lungeninfarkt.

Äußerlich legt man trockene, heiße Kompressen, z. B. heiße Sandsäckchen, auf. Die Kost sei eine salzarme Trockenkost.

Bei der *trockenen Form* mit stechenden Schmerzen, trockenem Husten und Besserung bei Liegen auf der kranken Seite gibt man *Bryonia* $D_3$ bis zu stündlich 10 Tropfen mit etwas Wasser. Daneben hilft bei akuter Erkältung die Behandlung mit *Aconitum* $D_3$ *und Belladonna* $D_3$ *wie bei Grippe.*

Bei *Ergußbildung* kommen einige Mittel in Frage: Bei Fieber mit Durstlosigkeit, geringer Schweißbildung und Verlangen nach Kühle gibt man *Apis* $D_4$, mehrmals tgl. 10 Tropfen. Bestehen stark brennende Schmerzen mit Atemnot und raschem Puls, ev. Nierenbeteiligung, ist *Cantharis* $D_6$ angezeigt.

*Bryonia* $D_3$ kommt auch bei Erguß in Frage, wenn stechende Schmerzen bestehen, der Patient Besserung bei Liegen auf der kranken Seite angibt und trockener, schmerzhafter Husten besteht.

*Asclepias tuberosa* $D_3$ wird bei Entzündung in Schüben mit starken Schmerzen gegeben. Der Husten ist trocken, der Patient berührungsempfindlich.

*Ranunculus bulbosus* $D_3$ betrifft akute Schmerzen mit Ausstrahlung längs der Rippen. Die Atmung ist dabei dadurch behindert.

In der Rekonvaleszenz bewährt sich *Sulfur jodatum* $D_4$ besonders bei Restzuständen einer Rippenfellentzündung bei mageren, nervösen Tuberkulinikern.

Zur Ausschwemmung von Ergüssen ist *Scilla maritima* Ur-Tct. Ø, mehrmals täglich 15 Tropfen, angezeigt, zumal die Meerzwiebel den Herzmuskel stärkt. Zur Kreislaufstärkung verwendet man fallweise Crataegus Ur-Tct. Ø oder auch Adonis Ur-Tct. Ø, bei Kollapsneigung Veratrum album $D_2$, in bedrohlichen Situationen Camphora Urtinktur Ø.

Bei Schwartenbildung nach Rippenfellentzündungen sei auf die Wichtigkeit von Atemübungen hingewiesen.

Damit wären die hauptsächlichen Erkrankungen der Atmungsorgane besprochen. Da wir sie, vor allem die Lunge, dazu benötigen, den lebensspendenden Sauerstoff der Blutbahn zuzuführen, ergibt sich zwangsläufig die Forderung, dies durch möglichst viel Aufenthalt und Bewegung in frischer Luft zu unterstützen und alle Schädlichkeiten, die sowohl die Luft als auch die Atmungsorgane betreffen könnten, fernzuhalten.

## Erkrankungen der Schilddrüse

Die Schilddrüse gehört zu den inkretorischen Drüsen, also denjenigen, die ihr Sekret an die Blutbahn abgeben und damit jedes Organ beeinflussen. Ihre Aufgabe und Tätigkeit ist noch immer nicht voll erforscht, doch weiß man, daß ihr Fehlen oder ihre hochgradige Unterfunktion schwerwiegende Störungen des Stoffwechsels und der geistigen Funktion auslöst, die bis zum Kretinismus gehen.

Die Schilddrüse steht zwischen der übergeordneten Zwischenhirndrüse oder Hirnanhangdrüse, die für die geordnete Funktion aller Blutdrüsen verantwortlich ist, und den Keimdrüsen, die das Geschlechtsleben bestimmen. So ist dieses bei Überfunktion meist gesteigert, während es bei Unterfunktion erlahmt.

Die Schilddrüse reguliert die Verbrennungsprozesse der Körperzellen, die bei Überfunktion gesteigert, bei Unterfunktion verlangsamt sind, und hat erheblichen Einfluß auf seelischem, geistigem und nervösem Gebiet, wiederum im Sinne einer Steigerung bei Überfunktion und Lähmung bei Unterfunktion.

Daß die Schilddrüse enge Beziehungen zum Jodhaushalt des Körpers hat, ist bekannt. Jod hat auf die vergrößerte Schilddrüse einen starken Einfluß und verkleinert sie. Allerdings dürfen nur bestimmte Kröpfe mit Jod behandelt werden. Überfunktionen sind im allgemeinen so jodempfindlich, daß sogar jodiertes Speisesalz verboten werden muß. Es gibt andere Möglichkeiten, eine vergrößerte

Schilddrüse zu normalisieren, ohne sich der Gefahr einer Jodvergiftung aussetzen zu müssen.

Die wichtigsten und häufigsten Erkrankungen der Schilddrüse sind drei: Die Unterfunktion, die Überfunktion und der Kropf.

Die Symptome der **Unterfunktion** bestehen in einer verzögerten und unvollständigen körperlichen und geistigen Reifung, in Verlangsamung aller Stoffwechselvorgänge, in trockener Haut und spröden Haaren und in Gewichtszunahme als Folge des trägen Stoffwechsels.

Die Allgemeinbehandlung besteht in salz- und fleischarmer, reizloser Kost mit viel Rohkost und Gemüse und wenig Flüssigkeit. Für reichlich Bewegung und angemessene Tätigkeit ist zu sorgen.

Ein Tee besteht aus *Brunnenkresse, Braunwurz, Blasentang, Erdrauch, Storchschnabel, Rosmarin* und *Schlehdornblüten zu gleichen Teilen auf 100 Gramm gemischt* und in der üblichen Art zubereitet.

Der Hals kann vorteilhaft für die Nacht mit *Coniumsalbe* eingerieben werden.

Als Heilmittel werden verwendet: *Spongia* $D_2$, eine Schwammart mit Jodgehalt, von der man dreimal tgl. 15 Tropfen nimmt.

*Thyreoidinum* $D_3$ ist Schilddrüsenextrakt, man nimmt morgens und abends eine Federmesserspitze voll des Pulvers.

Wirksam sind die Konstitutionsmittel *Graphites* und *Calcium carbonicum,* deren Potenzgrößen vom Arzt verordnet werden müssen. Sollten als Substitutionstherapie Schilddrüsentabletten notwendig sein, ist die ärztliche Überwachung natürlich unerläßlich.

Die **Schilddrüsenüberfunktion** ist wesentlich häufiger und heute fast schon eine Zeitkrankheit dadurch geworden, daß sie durch seelische Erschütterungen und Rastlosigkeit gefördert wird. In der Geschichte findet man zu Zeiten einer durch Überzivilisation niedergehenden Epoche Erkrankungsspitzen der Überfunktion, während in ausgeglichenen, ruhigen Zeiten oder bei Naturvölkern diese Erkrankung fast unbekannt ist. Die Schilddrüsenfunktion hat eben großen Einfluß auf das Nervensystem, das seinerseits letztlich mit seinen feinsten Verzweigungen in das Seelenleben mündet.

Die Symptome einer Überfunktion sind die gesteigerte Erregbarkeit des Nervensystems mit Rastlosigkeit und Nervosität, der beschleunigte Verbrennungsprozeß mit gesteigerten Stoffwechselvorgängen und dadurch bedingter Neigung zu Abmagerung trotz Heißhungerzuständen, die erregte Herz- und Kreislauftätigkeit und die Beziehungen zu den Keimdrüsen mit ebenfalls gesteigerter Tätigkeit. Geistig-seelisch sind solche Kranke unberechenbar, sie wollen stets im Mittelpunkt stehen und verlangen infolge ihrer inneren Unrast stets Abwechslung und Außergewöhnliches.

In der Allgemeinbehandlung steht daher Sorge für ein ausgeglichenes Leben mit seelischer und körperlicher Ruhe an der Spitze. Dazu gehören auch reichlicher Schlaf und Bewegung in frischer Luft mit Atemübungen. Schwere Arbeit ist abträglich. Da Hitze verschlimmert und schlecht vertragen wird, ist vor heißen Bädern oder Sonnenbädern zu warnen. Das Element Jod verschlimmert, so daß alle jodhältigen Arzneien oder jodiertes Salz abzulehnen sind.

Kreislauf- und Herztätigkeit gehören fallweise vom Arzt überwacht. Die Diät ist reizlos, salz- und eiweißarm, also wenig Fleisch und Eier. Alkohol und Bohnenkaffee sowie scharfe Gewürze sind abträglich. Die Kost sei vitaminreich mit viel Obst und Rohkost.

Ein empfehlenswerter Tee besteht aus: *Ringelblumen, Johanniskraut, Eichenrindepulver, Lärchenschwammpulver, Ehrenpreis, isländisches Moos, Rosmarin, Schlehdornblüten, Hopfenblüten und Melisse zu gleichen Teilen gemischt* und in der üblichen Art zubereitet. Er ist schluckweise tagsüber zu nehmen.

Als Heilmittel kommen in Frage: *Cimicifuga* $D_1$, das Wanzenkraut, im Wechsel mit *Lycopus* $D_1$, wobei man von jedem zweimal tgl. 10—15 Tropfen nimmt.

Eine ergänzende Kombination besteht aus *Calcium carbon.* $D_3$, *Ferrum metall.* $D_3$ *und Arsenicum album* $D_3$ in Pulverform, von dem morgens und abends eine kleine Messerspitze zu nehmen sind.

Der **Kropf,** die Vergrößerung der Schilddrüse, kommt in drei Formen vor: In der mit normaler Schilddrüsenfunktion, in der mit Unterfunktion und schließlich in der Form mit Überfunktion. Daß der Jodhaushalt bei der Kropfentstehung eine, wenn auch noch nicht ganz geklärte Rolle spielt, haben wir schon gehört. Kropf kommt besonders gerne in gebirgigen, weit vom Meer entfernten Gegenden vor, nicht nur in den Alpen, sondern auch in den Gebirgsketten zwischen Indien und Tibet oder in den Anden. Das kalkreiche und jodarme Wasser dürfte eine Rolle spielen.

Infolge der Beziehungen der Schilddrüse zu den Geschlechtsorganen tritt eine Vergrößerung gerne in den Entwicklungsjahren oder den Wechseljahren auf, also dann, wenn die Tätigkeit der Keimdrüsen beginnt oder endet. Interessant ist, daß seelische Erschütterungen ebenfalls auf die Häufigkeit der Kropfbildung Einfluß haben: So stieg die Zahl der Kropfkranken nach beiden Weltkriegen unverhältnismäßig stark an, ohne daß dies nur der Mangelernährung allein zuzuschreiben wäre. Man sieht, Kropf ist ein komplexes Geschehen, in dem allerdings der Jodhaushalt die wichtigste Rolle spielt.

Die Funktionsfehler der Schilddrüse wirken sich auf den ganzen Organismus aus, während Kropf eine lokale Erkrankung derselben darstellt. Daß ein Kropf, der mechanisch durch Luftröhrenkompression Luftmangel hervorruft, operiert gehört, ist verständlich. Wenn man allerdings einen beginnenden Kropf rechtzeitig behandelt, kann man sich in den meisten Fällen die Operation ersparen.

Zur Behandlung, die möglichst frühzeitig einzusetzen hat, sind Umschläge mit Kohlwickeln, abwechselnd mit Lehmwickeln, oder Einreibung mit Coniumsalbe, also Schierlingsalbe, durchaus anzuraten. Auch Eichenrindentee oder Hauswurzblätter werden dazu verwendet.

Die Kost sei salzarm und, was wichtig ist, flüssigkeitsarm. Die jodhältige Brunnenkresse als Salat soll oft verwendet werden. Sehr nützlich kann längerer Aufenthalt am Meer wegen seinem Jodgehalt sein.

Ein Tee besteht aus *Brunnenkresse, Erdrauch, Braunwurz, Labkraut, Blasentang, Ringelblumenblüten und Hauswurz, zu gleichen Teilen gemischt,* wie üblich bereitet und tagsüber schluckweise zu trinken. Als Heilmittel wird *Spongia* $D_2$, ein Meerschwamm, und *Fucus* Ur-Tinktur Ø, eine Meeresalge, so genommen, daß man von beiden Mitteln vor den drei Hauptmahlzeiten je 10 Tropfen nimmt.

Bei hartem Kropf nimmt man von *Conium* $D_3$, dem Schierling, 4mal tgl. je zehn Tropfen und legt auch äußerlich die *Coniumsalbe* auf. Der Arzt ist auf jeden Fall zuzuziehen, wenn ein Kropf rasch seine Größe oder seine Konsistenz ändert, also wenn z. B. ein weicher Kropf hart wird, und ebenfalls, wenn ein Kropf ausstrahlende Schmerzen längs des Halses nach oben oder zu den Schultern verursacht.

Wenn wir nun das Kapitel über die Schilddrüse abschließen, so sehen wir sie als wichtige Blutdrüse zwischen der übergeordneten und geheimnisvollen Hirnanhangdrüse und den Keimdrüsen. Die Schilddrüse beherrscht in dieser Funktion unser Leben, sie prägt uns in unserem Nervensystem, unserem Geschlechtsleben, in der Entwicklung von Seele, Geist und Körper und hat dadurch mit eine zentrale Stellung in all dem, was aus uns wird und was wir sind. Auch zu ihrer Pflege gehört, da sie gegen Belastungen und Erschütterungen anfällig ist, das Streben nach einem geordneten und friedvollen Leben, das Streben nach dem „Ruhen in sich selbst", wie es ein harmonisches naturgemäßes Leben bringen kann.

## Erkrankungen des Verdauungstraktes

Der Verdauungstrakt erstreckt sich von der Mundhöhle bis zum Mastdarm und hat die Aufgabe, die Nahrungsmittel und die Getränke aufzunehmen und so umzuwandeln, daß sie als einfache Nahrungsbausteine dem Blut zugeführt werden können, um den Zellen die notwendige Lebensenergie zu liefern. Umgekehrt verlassen Abfallprodukte der Zellen und unverdauliche Nahrungsreste den Darm als Entschlackungsorgan. An diesem Verdauungsprozeß haben auch die Bauchspeicheldrüse und die Leber ihren entscheidenden Anteil durch ihre in den Zwölffingerdarm entsandten drüseneigenen Säfte, doch werden diese Organe der Übersichtlichkeit halber eigens besprochen.

Daß in der Mundhöhle gutes Kauen außerordentlich wichtig ist, wurde schon früher gesagt. Kauen dient nicht nur der Zerkleinerung der Nahrung, sondern auch der innigen Vermischung der Nahrung mit dem Speichel, der bereits kohlehydratverdauende Kraft besitzt.

Im Magen erfolgt eine weitere Aufschließung der Nahrung mit seinen Verdauungssäften, von denen Salzsäure, Pepsin und Trypsin zur Eiweißverdauung die wichtigsten sind. Im Magen herrscht saures Milieu vor, während im anschließenden Zwölffingerdarm, in den die Ausführungsgänge der Gallenblase und der Bauchspeicheldrüse münden, alkalische Reaktion vorhanden ist. Der Pförtnermuskel am Magenausgang öffnet sich zum Zwölffingerdarm nur dann, wenn dieser mit einer Portion sauren Mageninhalts „fertig“ geworden ist und diese alkalisch gemacht hat. So kurz der Zwölffingerdarm ist, ist er doch der für die Verdauung wichtigste Abschnitt im Magen-Darm-Trakt infolge der geschilderten Verhältnisse. Man kann vom Magen über zwei Drittel und vom Dünndarm bis zu zwei Meter Länge entfernen, ohne daß bei vernünftiger Ernährung sehr wesentliche Störungen auftreten, man kann dies aber nur in sehr kleinem Umfang mit dem Zwölffingerdarm tun.

An ihn schließt sich der etwa fünf bis sechs Meter lange Dünndarm an, der vermittels seiner Darmdrüsen auch noch eigene Fermente erzeugt und in dem der eigentliche Aufsaugungsvorgang des bereits dünnflüssigen und aufgeschlossenen Nahrungsbreis vonstatten geht.

Dem Dünndarm schließt sich im rechten Unterbauch der etwa eineinhalb Meter lange und wesentlich dickere Dickdarm an, der mittels seiner Bakterienflora die Zellulose der Nahrung verdauen kann und in dem die Eindickung der unverdaulichen Abfallstoffe zum Kot erfolgt, der durch den letzten Abschnitt, dem Mastdarm, den Körper verläßt.

Am Dickdarmbeginn im rechten Unterbauch, dem Blinddarm, hängt der bleistiftdicke und rund acht Zentimeter lange Wurmfortsatz, der längst seine ursprüngliche Darmfunktion verloren hat und mit Lymphdrüsengewebe ausgefüllt ist. Er hat, wie die Mandeln in der Mundhöhle, die Funktion, den Bauchraum mit seinem Inhalt als Filter- und Abfangstation gegenüber Infektionen zu schützen.

Dies ist in groben Umrissen etwas Anatomie und Physiologie der Verdauungsorgane, wobei noch zu erwähnen ist, daß diese eng verknüpft mit dem Nervensystem sind — hinter dem Magen befindet sich als Zentralstelle das Sonnengeflecht — und daher auch auf nervliche Belastung sehr deutlich mit Erkrankungen reagieren. So entstehen Entzündungen und Geschwüre am Magen und Darm immer wieder in Zeiten schwerer Nervenbeanspruchung und können erst durch Entlastung des Nervensystems völlig und dauernd ausgeheilt werden.

Daß natürlich unsinnige Eß- und Trinkgewohnheiten den Verdauungstrakt schwerstens belasten und Erkrankungen verursachen, ist selbstverständlich und wurde in der Diätetik schon ausgeführt.

Die **Mundhöhle** wird vorne von den Lippen und rückwärts vom Gaumenbogen begrenzt. Sie beinhaltet die Zähne, die Zunge und Ausführungsgänge der Speicheldrüsen und ist von einer Schleimhaut ausgekleidet.

Die Zunge dient neben ihrer Funktion, zusammen mit der veränderlichen Mundhöhle, der Artikulation des Sprechens als sehr feines Tastorgan und vermittelt die Geschmacksempfindungen durch eigene Geschmacksorgane. Sie unterscheidet allerdings nur vier Qualitäten: Süß, sauer, bitter und salzig. Alle weiteren Nuancen unseres Geschmacks riechen wir durch die Nase, die ja rückwärts hinter dem Gaumenbogen in den Rachen mündet. Dies ist die Erklärung dafür, daß bei Schnupfen „alles gleich“ schmeckt.

Die *Erkrankungen der Mundhöhle* bestehen in der Hauptsache in Entzündungen der Schleimhaut, sei es die der Zunge oder die Auskleidung der Mundhöhle. Diese Entzündungen können bis zur Geschwürsbildung gehen, sind sehr schmerzhaft und können die Nahrungsaufnahme erheblich beeinträchtigen.

Die Behandlung einer Zahnfleisch- oder Mundschleimhautentzündung ist im Prinzip dieselbe. Bei der Ernährung achte man auf breiigflüssige Nahrung, da feste Bissen zu schmerzhaft sind und abgelehnt werden. Ebenso ist heißes oder ganz kaltes Essen abzulehnen, so daß eine körperwarme Temperatur am Besten vertragen wird.

Die Lokalbehandlung besteht in Spülungen des Mundes mit lauwarmem Salbeitee und Pinselungen der erkrankten Stellen mit: *Tct.*

*Myrrhae und Tct. Ratanhiae zu gleichen Teilen auf 20—50 Gramm vermischt,* was man mittels eines Wattestäbchens mehrmals täglich durchführt.

Innerlich gibt man *Mercurius solubilis* $D_3$ oder bei starkem Befall *Mercurius sublimatus corrosivus* $D_4$, dreimal tgl. je 10—15 Tropfen. Für dieses Medikament sind geschwollene Zunge, speckig-eitrig belegte Geschwüre und Schwellung der Halslymphdrüsen typisch.

Sind die Geschwüre mehr als ausgestanzt, sehr empfindlich und verursachen sie das Gefühl eines Splitters, also einen stechenden Schmerz, gibt man *Acidum nitricum* $D_3$ oder *Argentum nitricum* $D_3$ mit mehrmals tgl. je zehn Tropfen.

Sind auf der Schleimhaut Aphthen, das sind Bläschen, die bald platzen und von einem weißen Saum umgeben sind und die die Nahrungsaufnahme sehr schmerzhaft machen, ist *Borax* $D_3$, mehrmals tgl. zu je 10 Tropfen verabreicht, das richtige Mittel.

Eine Erkrankung der Zunge und der Mundschleimhaut, die mit Vorliebe Säuglinge oder herabgekommene, besonders auch alte Leute befällt, ist der *Soor,* eine Pilzerkrankung. Innenseite der Lippen, die Zunge und die Wangenschleimhaut sind mit zusammenfließenden, weißen Flecken bedeckt, die die befallenen Stellen wie ein Rasen bedecken. Die beste Behandlung besteht in mehrmals am Tage wiederholten *Pinselungen mit 10% Boraxglycerin.*

Die Mundhöhle schließt mit dem Gaumenbogen und dem Gaumensegel nach rückwärts ab, und es folgt der Rachenraum, der nach unten die Luftröhre und die Speiseröhre beinhaltet. Die Luftröhre wird beim Schluckakt durch eine häutige Klappe verschlossen, damit keine Speisen oder Getränke in die Luftröhre gelangen können, was einen erstickenden Hustenanfall als Schutzreflex zur Folge hat.

**Erkrankungen der Speiseröhre** sind sehr selten und gehören in das Gebiet des Spezialisten, so daß wir sie hier ohneweiters übergehen können.

Anders ist es mit den *Magenerkrankungen.* Gerade in unserer Zeit nehmen sie stark überhand, was seine Ursache einerseits in unrichtigen Eß- und Ernährungsgewohnheiten, andererseits in der nervösen Belastung dieser Zeit seine Ursache hat.

Daß bei der Behandlung der Magen- wie auch der Darmerkrankungen die entsprechende Diätetik einen hervorragenden und ausschlaggebenden Platz einnimmt, ist vollkommen verständlich. Jedes erkrankte Organ gehört zu seiner Heilung entlastet und nach Möglichkeit ruhiggestellt, was man beim Magen-Darm-Trakt nur durch Nahrungsentzug, also Fasten, oder durch sinnvolle Diät erreichen kann. Diese Diätetik ist früher in den entsprechenden Abschnitten dargelegt worden.

Die **akute Magenentzündung** läuft fast immer unter dem Bild eines akuten *Magen-Darm-Katarrhs* ab, da sich der Magen in seinem Selbstheilungsprinzip baldmöglichst der schädlichen Stoffe entledigen will. Fast immer besteht also ein Brechdurchfall. Die Ursache sind übermäßige oder ungeeignete Zufuhr von Nahrungsmitteln oder Getränken, seltener eine Infektion, die dann mit Fieber verbunden ist.

Hier ist das Schonprinzip der Nahrungskarenz unbedingt durchzuführen: Fasten, so lange Erbrechen besteht. Feuchtheiße Kompressen über den Leib werden als schmerzstillend empfunden.

Erst wenn Erbrechen und Durchfall gestillt sind, beginnt man mit einer vorsichtigen Schondiät, die aus frischer Buttermilch als Heiltrank, kleintäßchenweise genommen, aus Schleimsuppen, Zwieback und dann gedünstetem Gemüse leichter Art besteht.

Als Heilnahrung gegen Durchfall kann man geriebene rohe Äpfel, die man solange an der Luft stehen läßt, bis die geriebenen Äpfel eine bräunliche Farbe angenommen haben, geben. Dies aber erst, wenn kein Erbrechen mehr besteht.

Nach Aufhören des Erbrechens verabreicht man zur Magenkräftigung langsam und schluckweise folgenden *Magentee: Kamillenblüten, Pfefferminzblätter* und *Tausendguldenkrautblätter zu gleichen Teilen gemischt auf 100 Gramm* und wie üblich zubereitet.

Heilmittel sind: Bei Kindern *Pulsatilla* $D_3$ und bei Erwachsenen *Nux vomica* $D_3$, jeweils mehrmals tgl. fünf bis zehn Tropfen mit einem kleinen Löffel Kamillentee genommen. Später wird zur Reinigung des Magen-Darm-Traktes *Carbo vegetabilie* $D_3$ einige Male am Tage eine kleine Messerspitze verabreicht.

Bei schweren Magenvergiftungen mit Brechdurchfall, kaltem

Schweiß und Kollapsneigung muß *Veratrum album* $D_2$ mit jeweils 10 Tropfen gegeben werden.

Sollte der akute Magenkatarrh in ein chronisches Stadium überzugehen drohen, kann man dies mit *Hydrastis* $D_3$ meistens verhindern.

Der **chronische Magenkatarrh, die chronische Gastritis,** hat meist komplexe Ursachen und bedarf daher einer umfassenden Behandlung. Neben schädlichen Eß- und Ernährungsgewohnheiten spielt hier bereits oft das Nervensystem als unterhaltende Ursache hinein, und man muß, getreu dem Prinzip, causale Therapie zu betreiben, all dies abzustellen trachten. Es heißt also sorgfältig kauen, die entsprechende Schonkost kompromißlos einhalten und nervöse Belastungen ausschalten. Daß dies leichter gesagt als getan ist, bin ich mir bewußt, und doch liegt hier der Heilungsweg, der mehr leistet als die medikamentöse Behandlung, wenn diese auch unterstützend notwendig ist.

Die Beschwerden einer chronischen Gastritis sind vielfältig und individuell verschieden: Magendruck, Völlegefühl auch nach geringem Essen, Luftaufstoßen, Sodbrennen vom Magen längs der Speiseröhre aufwärts, Magenschmerzen verschiedener Art und ähnliches.

Die Gastritis kann mit zuviel, aber auch mit zuwenig Magensäure verbunden sein, wobei Sodbrennen nicht unbedingt der zuverlässige Wertmesser zu sein braucht, da es auch manchmal bei zu geringen Magensäurewerten vorkommt. Der Heiltrank für beide Fälle ist wieder die frische Buttermilch.

Bei Übersäuerung hilft sehr gut eine Kartoffelsaftkur: Ein bis zwei rohe Kartoffel werden gerieben und ausgepreßt und dann der Saft mit zweimal soviel Wasser verdünnt nüchtern in der Frühe, vor dem Mittag- und vor dem Abendessen getrunken. Wichtig ist die jeweilige frische Zubereitung des Kartoffelsaftes. Nach dem Essen trinke man einen Teelöffel Holzasche oder Heilerde mit warmem Wasser oder man ißt langsam rohe Haferflocken. Statt der Wasserverdünnung des Kartoffelsaftes kann man auch Karottensaft nehmen, der oft die Wirkung noch steigert.

Das Fehlen oder zu geringe Werte der Magensäure wird gut durch feingewiegtes rohes Sauerkraut, das aus sich selbst gesäuert sein muß, durch die Brühe davon, also Sauerkrautsaft oder auch durch roh geriebene Rettiche, die man teelöffelweise nimmt, beeinflußt.

Heilwirkung hat auch ein Teelöffel Johanniskrautöl, morgens und abends genommen.

Heilmittel der chronischen Gastritis sind *Nux vomica* $D_3$, die Brechnuß, und *Bismutum subnitricum* $D_2$. Von Nux vomica nimmt man vor dem Essen 10 Tropfen und von Bismutum nach dem Essen eine kleine Messerspitze voll.

Ein gutes Magenmittel, falls die Ursache der Erkrankung Magenerkältungen, bzw. Eßschäden durch Durcheinanderessen ist, Wechsel von Durchfällen mit Verstopfung besteht und charakteristischerweise die Zunge besonders morgens dick-milchweiß belegt ist, ist *Antimonium crudum* $D_4$, von dem man viermal tgl. vor den Mahlzeiten eine kleine Messerspitze voll nimmt.

*Acidum nitricum* $D_4$ paßt, wenn Schleimhautschädigungen mit Blutungs- und Durchfallneigung und erhöhte seelische Reizbarkeit besteht, während *Graphites* $D_6$ die chronische Gastritis dicker, träger und verstopfter Patienten beheben kann.

Liegt ausgesprochene Übelkeit mit Brechneigung vor, bewährt sich, *Ipecacuanha* $D_3$ im Wechsel mit *Kreosotum* $D_4$ zu geben, indem von beiden Mitteln zweimal tgl. je 15 Tropfen genommen werden.

Ein homöopathisches Mittel gegen Sodbrennen ist *Robinia pseudacacia* $D_4$, von dem man vor den Mahlzeiten jeweils zehn Tropfen nimmt. Eine Mittelmischung besteht in: *Bismutum subnitricum* $D_1$, *Magnesium phosphoricum* $D_1$, *und Carbo vegetabilis* $D_1$ *zu gleichen Teilen gemischt auf 50,0 Gramm,* von der man nach jedem Essen eine kleine Messerspitze voll nimmt.

Ein guter *Magentee* wurde bereits angegeben, ein weiterer besteht aus: *Tausendguldenkraut, Schafgarbe, Johanniskraut, Minze, Kamille, Wermut, Enzianwurzel, Wacholderbeeren, Salbei und Kalmus zu gleichen Teilen gemischt auf 100 Gramm,* wie üblich zubereitet und tagsüber schluckweise getrunken.

Die **Magenneurose,** also ein nervöses und kein organisches Magenleiden, nimmt in unserer ruhelosen Zeit zusehends zu und quält den

Patienten und seine Umgebung. Typisch ist das Auftreten der Beschwerden nach Aufregungen, die sich bis zu Magenkrämpfen steigern können. Hier ist einfühlendes Vorgehen seitens der Umgebung und möglichste Beseitigung der nervlich krank machenden Ursache als Voraussetzung einer erfolgversprechenden Behandlung notwendig.

Man gibt vor dem Essen wieder *Nux vomica* $D_3$ mit 10 Tropfen und nach dem Essen eine kleine Federmesserspitze *Bismutum subnitricum* $D_2$.

Weitere Mittel sind *Acidum nitricum* $D_4$ bei jähzornigen, heftigen Patienten mit Neigung zu Süßigkeiten, die aber nicht vertragen werden, und *Bismutum subnitricum* $D_2$ im halbstündlichen Wechsel mit *Dioscorea villosa* $D_1$ bei Magenkrämpfen in der Dosierung einer Federmesserspitze, bzw. 10 Tropfen.

Eine weitere Kombination bei Krampfneigung besteht in *Nux vomica* $D_6$ und *Magnesium phosphoricum* $D_6$, von der man stündlich 15 Tropfen verabreicht.

Ein *Rezept* für gute *Magentropfen* lautet: *50 Gramm Wermutkraut, 50 Gramm Cardui benedicti, 50 Gramm Weinstein, 50 Gramm Aloe, 150 Gramm Rhabarber, 50 Gramm Kalmuswurzel, 50 Gramm Orangenschalen, 50 Gramm Lorbeerblätter, 50 Gramm Bittersalz, 20 Gramm Safran, 20 Gramm Bärenzucker und 20 Gramm gestoßener Anis* werden zusammengemischt, in 1 Liter 70%igen Weingeist angesetzt und bei Bedarf ein Eßlöffel davon genommen.

Bei verdorbenem Magen hilft rasch 20 Tropfen Carmol-Karmelitergeist auf ein Drittel Glas Wasser schluckweise getrunken.

Eine besondere Form einer Magenerkrankung ist das **Schwangerschaftserbrechen,** das nicht nur auf nervöser Grundlage beruht, sondern auch Ausdruck einer durch die Schwangerschaft erfolgten Leberbelastung darstellt. Es ist bekannt, daß bei Schwangerschaft instinktmäßig allerlei seltsame Eßgelüste auftreten, denen man ruhig folgen kann und die meistens gut vertragen werden.

Bei Erbrechen ist Zufuhr des Vitamin B-Komplexes ratsam, den der Arzt verabreichen muß. Als Medikamente empfiehlt sich die *Mittelkombination Nux vomica* $D_4$ und *Ipecacuanha* $D_3$ *oder Kreosotum* $D_4$ *und Phosphorus* $D_8$, indem man von je beiden Mitteln mehrmals tgl. 10 Tropfen nimmt. Ein kleiner Trost besteht darin, daß erfahrungsgemäß das Erbrechen in der zweiten Schwangerschaftshälfte von selbst aufhört.

Zur Magenstärkung trinke man tagsüber schluckweise von einem der oben angeführten Magentees.

Oft bewährt hat sich, morgens nüchtern einen Teelöffel Apfelmostessig in ein Glas Wasser gegeben, langsam zu trinken und tagsüber ein Glas Apfel-, Trauben- oder Preiselbeersaft zu sich zu nehmen.

Die **Magensenkung** ist durch häufige Überfüllung des Magens durch Zuvielessen einerseits, durch Erschlaffung der Aufhängebänder andererseits ebenfalls eine Zeitkrankheit geworden, meist verbunden mit anderweitigen Eingeweidesenkungen. Sie belästigt den Patienten durch das lange anhaltende Druckgefühl und Völlegefühl nach dem Essen, durch langes Aufstoßen und eventuell dumpfe Magenschmerzen.

Ist die Senkung hochgradig, empfiehlt sich das Tragen eines angepaßten Stützmieders, das die Baucheingeweide von unten stützend heben muß. Blähende und schwer verdauliche Speisen müssen vermieden werden. Ratsam ist es hier, nach dem Essen mindestens 30 Minuten zu liegen, um dem Senkmagen seine Verdauungsarbeit zu erleichtern.

Als medikamentöse Behandlung empfehlen sich hier die Tonica und Bittermittel besonders: Nach dem Essen ein *bitterer Magentee („Species amaricantes") oder Magentropfen,* beides aus der Apotheke oder *Condurango Ur-Tct.* Ø mit je 15 Tropfen *vor* dem Essen.

**Das Magen- und Zwölffingerdarmgeschwür** kann zusammen besprochen werden, da sowohl in der Pathologie als auch in der Behandlung keine wesentlichen Unterschiede vorhanden sind. Frühschmerz nach Essen spricht mehr für ein Magengeschwür, Spätschmerz eher für ein Zwölffingerdarmgeschwür, doch ist dies für die Therapie nicht bedeutungsvoll.

Die Geschwüre stellen einen höhergradigen Schleimhautschaden dar, bei dem die zunächst vorhandene Entzündung, die auch immer bei Geschwüren eine Begleiterscheinung ist, zum geschwürigen Zerfall geführt hat. Da hier die psychische Verfassung eine besonders ausschlaggebende Rolle spielt, muß das Geschwürsleiden als allgemeines Leiden mit lokalen Krankheitserscheinungen aufgefaßt werden.

Voraussetzung einer erfolgversprechenden Behandlung sind auch hier die Schaffung eines seelischen Wohlbefindens bei ruhigem und ausgeglichenem Leben und die Einhaltung der entsprechenden Schonkost bei strengem Verbot der Genußgiftmittel.

Interessant ist, daß Geschwürsleiden jahreszeitlich bedingte Spitzen aufweisen: Sie treten besonders gerne im Frühjahr und Herbst auf. Da bei vielen Menschen in diesen Übergangszeiten das Nervensystem labiler ist, dürfte hier die Erklärung zu suchen sein. Auch dies weist auf den engen Zusammenhang zwischen dem Nervensystem und der Magen-Darmschleimhaut hin.

Im Vordergrund der Beschwerden stehen hier Schmerzen, die oft krampfartiger Natur, oft auch andersartig sind. Sie treten zeitlich verschieden, aber häufig im Zusammenhang mit der Nahrungsaufnahme ein: manchmal bei leerem Magen vor dem Essen, oft aber bald oder später nach einer Nahrungsaufnahme. Dies hängt wiederum vom Zustand des Nervensystems, aber auch vom Sitz des Geschwürs ab.

Die Gefahr eines Geschwürs besteht einerseits im Durchbruch durch die Magen- oder Darmwand nach außen, was neben heftigen Schmerzen auch anderweitige stürmische Symptome infolge Bauchfellentzündung verursacht, andererseits im Arrodieren, dem „Anfressen" einer Gefäßwand, was eine Magen- oder Darmblutung bedeutet. In beiden Fällen muß rasch durch den Arzt eingegriffen werden.

Wenn wir uns nun der Therapie zuwenden, sei nochmals an die Notwendigkeit einer nervlichen Umstellung und Schonung sowie an die notwendige Diätetik erinnert.

Als Heildiät ist roher Kartoffelsaft oder roher Kohlsaft in Suppe vor dem Essen und etwas Holzasche nach dem Essen empfehlenswert. Als Saftdiät kommt in Frage: Roher Kartoffelsaft, Kohlsaft, Karottensaft, Heidelbeersaft oder Süßholzsaft.

Ein altes Hausmittel lautet, daß man eine Zeitlang täglich schluckweise Milch, in die zu Pulver geriebene Eierschalen hineingegeben wurden, trinken soll. Dadurch soll sich über dem Geschwür eine schützende Kruste bilden, so daß es weniger schmerzt oder sogar verschwindet.

Äußerlich legt man bei Magenschmerzen — nicht bei Blutung! — heißfeuchte Wickel, am besten mit Kamillensäckchen, auf.

Ein heilender *Magentee* besteht aus: *Leinsamen, Kamille, Salbei, Tormentillwurzel und Ringelblume, zu gleichen Teilen gemischt auf 100 Gramm,* wie üblich zubereitet und tagsüber schluckweise ohne Zucker getrunken.

Heilmittel selbst sind: *Hydrastis* $D_2$, 15 Tropfen vor dem Essen, und *Bismutum subnitricum* $D_2$, eine kleine Messerspitze voll nach dem Essen genommen. Bei Brechneigung und ständiger Übelkeit bewährt sich *Ipecacuanha* $D_2$, von der man dreimal tgl. vor dem Essen je 10 Tropfen zu nehmen hat. Oft hilft *Helleborus* $D_2$ mit 3mal tgl. 10 Tropfen.

Eine gute *Mittelmischung* vor dem Essen ist: *Hydrastis* $D_2$, *Ipecacuanha* $D_2$, *Helleborus* $D_2$ und *Symphytum Ur-Tct. Ø* zu gleichen Teilen gemischt auf 50 Gramm, je 10 Tropfen vor dem Essen und: *Bismutum subnitricum* $D_2$, *Magnesium carbonicum* $D_2$ *und Carbo vegetabilis* $D_2$, *zu gleichen Teilen gemischt auf 50 Gramm,* nach dem Essen eine kleine Messerspitze voll genommen.

Für die Geschwüre, die besonders auf nervöse Einflüsse bei leicht erregbaren Patienten mit Schmerzen ansprechen, eignet sich *Nux vomica* $D_4$ und für Geschwüre mit Nüchternschmerz, die sofort durch Essen gebessert werden und bei denen eine ähnliche nervöse Beschaffenheit vorliegt, *Anacardium* $D_6$. Von beiden Mitteln benötigt man je 10 Tropfen vor den drei Mahlzeiten. Besserung durch Essen bringt auch noch *Argentum nitricum* $D_4$, wobei der Schmerz brennend oder splitterähnlich sein kann.

*Phosporus* $D_8$ wird bei Brech- und Blutungsneigung, wobei Nahrungsaufnahme oder kalte Getränke bessern, hilfreich sein.

Selbstverständlich gehört ein Magengeschwür unter ärztliche Kontrolle, da nur der Arzt die notwendige Überwachung durchführen und Komplikationen vorbeugen kann.

Sofort ist ein Arzt zu rufen, wenn sich starke Schmerzen einstellen, die Magengegend sehr berührungsempfindlich wird und die Bauchdeckenspannung zunimmt, da dies Zeichen einer beginnenden Perforation oder Penetration, also eines *Durchbruchs* des Geschwürs, sind.

Dasselbe gilt für die *Magenblutung,* die man am Bluterbrechen oder Blutstuhl bei zunehmender Schwäche und Blässe erkennen kann. Man muß wissen, daß erbrochenes Blut kaffeesatzähnlich ist und Blut im Stuhl diesen pechschwarz färbt.

Bis der Arzt eintrifft, muß völlige Nahrungskarenz bei Bettruhe eingehalten werden. Kaltfeuchte Umschläge sind erlaubt. Als Heilmittel kann man *Hamamelis Ur-Tct.* Ø, alle 15 Minuten 10 Tropfen auf einen Eßlöffel Eiswasser, oder ebenso *Geranium* $D_1$ geben.

Damit hätten wir die wichtigsten und häufigsten Magenkrankheiten besprochen und erinnern uns, daß das Fundament der Heilung auf einer Lebensordnung ruht: Ordnung mit körperlicher und seelischer Diätetik in sich und um sich zu schaffen.

An den Magen schließt sich der **Dünndarm** mit einer Länge von etwa 5—6 Meter an, der mit dem Zwölffingerdarm beginnt. In ihn münden die Ausführungsgänge der Bauchspeicheldrüse und der Gallengang, womit er der bei weitem wichtigste Dünndarmabschnitt ist. Die Galle ist für die Fettverdauung, die Bauchspeicheldrüse für die Eiweiß- und Kohlehydratverdauung wichtig.

Der **Zwölffingerdarm** — sein Name stammt von seiner Länge, die zwölf Querfinger beträgt — erkrankt wie der Magen an Entzündungen und Geschwüren, deren Behandlung sich jedoch mit der derselben Magenerkrankung deckt, so daß keine neue Besprechung notwendig ist.

Der **Dünndarm,** von dem man infolge seiner Länge bei Notwendigkeit bis zu zwei Meter opfern kann, ist das Organ der Aufsaugung des zubereiteten Nahrungssaftes, der durch Haargefäße in den Milliarden Darmzotten, die die Dünndarmschleimhaut bekleiden, in den Blut- und Lymphweg kommt und weiter den bedürftigen Organzellen zugeführt wird.

Seine häufige Erkrankung ist die Entzündung, die sich in Darmblähungen und Durchfällen äußert.

Der **akute Darmkatarrh** ist meist die Antwort auf unzuträgliche Nahrungsmittel oder Getränke und ist als Selbsthilfe des Körpers, der sich auf schnellstem Wege mittels des Durchfalls der schädlichen Stoffe entledigen will, aufzufassen. Es ist daher nicht immer richtig, durch Stopfmittel den Durchfall zu unterdrücken, da man sich dieser Selbsthilfe des Körpers beraubt, sondern man unterstützt so manches Mal dieses Reinigungsbestreben des Körpers durch Gaben eines naturgemäßen Abführmittels, da dadurch die Gesundung schneller eintritt. Wann dies der Fall sein soll, muß der Arzt entscheiden.

Auf jeden Fall ist zuerst am besten zu fasten, um dann auf frisch geriebene Äpfel und frische Buttermilch als Heilnahrung überzugehen. Später folgen zuckerfreier Zwieback und Schleimsuppen von Haferflocken oder Reis. Weiterhin ist vorsichtig eine Schonkost ähnlich der Magenschonkost aufzubauen, bis wieder vollwertige Nahrung vertragen wird. Äußerlich bewähren sich feuchtheiße Wickel mit Kamillentee.

Zwei gute **Durchfalltees** lauten: *Silbermantel, Heidelbeerblüten, Salbei, isländisches Moos und Blutwurz zu gleichen Teilen gemischt auf 100 Gramm* oder *Kamille, Kalmus, Blutwurz, Eichenrinde, Heidelbeerfrüchte und Johanniskraut zu gleichen Teilen gemischt* auf 100 Gramm und wie üblich zubereitet, schluckweise genommen. Innerlich kann man sehr gut Holzasche oder Heilerde oder folgende Tropfen einnehmen lassen: *Blutwurz- und Hafertinktur* zu gleichen Teilen gemischt, davon stündlich 5 Tropfen mit etwas Wasser verdünnt. Getrocknete Heidelbeeren sind ein bekanntes Hausmittel.

Homöopathische Durchfallmittel sind zahlreich und richten sich nach den persönlichen Symptomen. Die bewährtesten wollen wir anführen:

Bei *Sommerdurchfall Bryonia* $D_3$ 4mal tgl. 15 Tropfen.

Bei *Kindern: Chamomilla* $D_3$, mehrmals tgl. 5—10 Tropfen je nach Alter.

Nach *Erkältung: Dulcamara* $D_2$, 3—4mal tgl. 10 Tropfen.

Nach *Überessen: Nux vomica* $D_3$, mehrmals tgl. 10 Tropfen.

Bei *allen Formen* kann *Carbo vegetabilis* $D_3$ mit 4mal tgl. eine kleine Messerspitze voll oder *Hydrastis* $D_2$ mit 3mal tgl. 10 Tropfen verabreicht werden.

Besteht Übelkeit mit großer Schwäche und kaltem Schweiß, ist *Veratrum album* $D_2$ *oder Camphora* $D_2$ mehrmals tgl. zu geben, bei Schwäche und starker Blähungsneigung *China* $D_2$. Unwillkürlichen Stuhlabgang heilt *Acidum phosphoricum*, gußartige Stühle mit Übelkeit und Erbrechen *Podophyllum*.

Bei blutig-schleimigen Durchfällen wird *Acidum nitricum* $D_3$ mehrmals tgl. mit je 10 Tropfen verabreicht. Bei *Cuprum* stehen schmerzhafte, heftige Darmkrämpfe im Vordergrund.

Es gibt auch Durchfälle, die auf *Gemütsbewegungen* basieren und die als Folge einer Angst oder eines Schrecks auftreten. Hier bewährt sich *Argentum nitricum* $D_4$, *Gelsemium* $D_3$ *oder Kalium phosphoricum* $D_3$.

Beim **chronischen Darmkatarrh** liegt eine längerdauernde Schädigung der Darmschleimhaut vor, so daß schließlich der Stoffwechsel leidet und Ernährungsstörungen die Folge sind. Da der Darm neben den Verdauungssäften auch zur Verarbeitung des Nahrungsbreis auf eine normale Bakterienflora angewiesen ist, diese beim chronischen Darmkatarrh aber ebenfalls geschädigt ist, stellt die Regeneration zu einer gesunden Darmschleimhaut ein Hauptanliegen dar.

Unerläßlich ist die Diätetik, die im entsprechenden Diätkapitel beschrieben wurde. Als Heilnahrung kann man Buttermilch, fein geriebene rohe Äpfel und gewiegtes rohes Sauerkraut ansprechen.

Ein *Heiltee*, der infolge seines Gehalts an Bitterstoffen die Verdauungskraft stärkt, besteht aus: *Kardobenediktenkraut, Wermut, Tausendguldenkraut, Bitterklee, Enzianwurzel, Salbei und Kalmus, zu gleichen Teilen gemischt auf 100 Gramm*, wie üblich zubereitet und tagsüber schluckweise trinken.

Als Heilmittel kommt hier *Carbo vegetabilis* $D_3$ bei jeder Art Durchfall in Frage. Man nimmt nach jedem Essen eine kleine Messerspitze voll.

*Nux vomica* $D_4$ wird so gegeben, daß man 40 Tropfen in einem halben Liter Wasser löst und tagsüber schluckweise davon trinkt.

*China* $D_3$ bekämpft Stuhlabgang nach jedem Essen mit schneller Erschöpfung und Abmagerung, wobei starke Blähungsneigung besteht.

*Acidum phosphoricum* $D_4$ bewährt sich bei schmerzlosen Durchfällen ohne Schwächung, *Podophyllum* $D_3$ stinkende Durchfälle nach dem Essen mit Leeregefühl im Bauch, wobei häufig Leberbeschwerden bestehen.

Bei *Gratiola* $D_2$ ist der Stuhl grünlich und der Patient sehr geschwächt.

*Argentum nitricum* $D_4$ heilt chronische Durchfälle bei Neurotikern mit Hast und Zittrigkeit.

*Ferrum phosphoricum* $D_3$ kommt bei wässerigen, ev. blutigen Durchfällen ohne Schmerzen, bei denen der Puls voll und weich ist, in Frage. *Phosphorus* $D_6$ hat das Gefühl des offenen Afters als Symptom. *Arsenicum album* $D_4$ heilt Stühle mit stinkenden Abgängen und großer Schwäche mit Schweißneigung und Angst.

Da **Bauchkoliken und Blähungen** keine seltenen Beschwerden darstellen, sei ihnen ein kurzes Wort gewidmet. Sie sind auf übermäßige oder fehlerhafte Ernährung zurückzuführen und Zeichen einer Überlastung der Verdauungskraft.

Daß man in der Kost selbstverständlich die Speisen vermeidet, die individuell Blähungen verursachen, versteht sich von selbst. Häufig sind dies Hülsenfrüchte, Kraut und Kohlgemüse, Germteigspeisen, Steinobst, frisches Brot und öfters auch Kartoffeln.

Äußerlich bewähren sich feuchtheiße Bauchwickel, bei Blähungsneigung auch die Kuhne'schen kurzen Reibesitzbäder, die im entsprechenden Absatz nachzulesen sind. Reichlich Bewegung in frischer Luft, besonders nach dem Essen, und Stuhlgangregelung sind notwendig.

Ein *blähungswidriger Tee* besteht aus *Kamille, Pfefferminze, Kalmus, Kümmel, Tausendguldenkraut, Fenchel und Enzianwurzel zu gleichen Teilen gemischt* und nach der üblichen Zubereitung mit je einer kleinen Tasse nach den Hauptmahlzeiten genommen.

Innerliche Mittel sind: Nach Eßfehlern *Nux vomica* $D_4$ morgens und abends je 10 Tropfen mit etwas Wasser verabreicht. Bei chronischer Blähungsneigung nimmt man *Carbo vegetabilis* $D_3$ mit einer kleinen Messerspitze nach jedem Essen.

Bei Kindern bewährt sich *Chamomilla* $D_4$ mit mehrmals tgl. 5—10

Tropfen. Kolikschmerzen mit Besserung durch Druck hat *Colocynthis,* mit Wärmebesserung *Magnesium phosphoricum* und mit Besserung nach Stuhlgang *Cuprum.* Bei *China* treten Blähungskoliken periodisch nach Essen und nachts auf, wobei Krümmen bessert. *Veratrum album* heilt Krümmkoliken mit kaltem Schweiß. Koliken mit Verstopfung und Baucheinziehung verlangen *Plumbum.*

Der Dickdarm ist tatsächlich unser dickstes Darmstück, seine Funktion ist aber auch die der Eindickung des dünnflüssigen Kotes. Er ist der einzige Darmabschnitt, der Zellulose, also die Gerüststoffe, wie Stengel, Stiele, Blattrippen, Hülsen der Getreidefrüchte und ähnliches anzugreifen vermag, dies aber nur mittels einer gesunden Bakterienflora. Seine Länge beträgt etwa eineinhalb Meter und er beginnt im rechten Unterbauch, wo ihm der als Darm verkümmerte Wurmfortsatz anhängt, um als aufsteigender Dickdarm zur Lebergegend zu ziehen, dann als Querdarm in die Milzgegend nach links zu führen und schließlich als absteigender Dickdarm mit dem Mastdarm zu enden.

Seine häufigste, heute durch unzweckmäßige Ernährung so zahlreich gewordene Erkrankung ist **die Verstopfung, die Darmträgheit.**

Es wurde schon bei der Diätetik gesagt, daß bei der Darmträgheit zwei Formen unterschieden werden müssen: Die träge, atonische Form und die verkrampfte, entzündliche Form. Wie schon in der Diätetik ausgeführt, verlangen beide Formen eine verschiedene Diätform und wir müssen sie auch in der Behandlung trennen.

Die unzweckmäßige Ernährung ist zwar die häufigste, nicht aber die einzige Ursache einer Verstopfung. Neben anderem spielt hier auch die überlastete Psyche eine große Rolle, besonders bei der spastischen Form. Daß Verstopfung nie gleichmütig hingenommen werden darf, ergibt sich daraus, daß neben chronischen Darmentzündungen mit Funktionsstörungen auch Aufsaugung toxischer Produkte mit ihren Vergiftungserscheinungen die Folge sind, die früher oder später Stoffwechselstörungen im Organismus nach sich ziehen.

Daß Abführmittel allein nie die richtige Behandlungsweise darstellen können, ergibt sich daraus, daß diese eine doppelte Reizung der Darmschleimhaut bedeutet: Sie wird an sich durch die zu lange liegenbleibenden Schlacken chronisch entzündet, wozu noch die Reizung durch die Abführmittel, die ja auf diesem Weg einen Stuhlgang erzwingen, kommt. Chronische Darmschäden sind unweigerlich die Folge.

Auch hier gilt, wie bei allen chronischen Leiden, auf die Behebung der Ursachen hinzuwirken, was meist nur mit Mithilfe des Patienten im Sinne einer Ernährungs- und Lebensordnung möglich ist.

Auch hier bildet die Diätetik, die im entsprechenden Abschnitt angeführt wurde, einen Grundpfeiler zur Behebung dieser Krankheit.

Zu den äußerlichen Anwendungen bei Verstopfung gehören: Reichliche Bewegung in frischer Luft mit öfteren Atemübungen, da dadurch venöse Stauungen, die fast immer bei Verstopfung vorhanden sind, vermieden oder gebessert werden. Aus demselben Grund sind zur Kreislaufanregung feuchtwarme Wickel am Abend mit Salzwasser oder Kamillentee, kurze kalte Sitzreibebäder oder Kneipp'sche Güsse auf Arme und Schenkel, die im entsprechenden Kapitel nachzulesen sind, anzuraten. Günstig wirkt auch eine sachgemäße Massage des Bauches.

Nie soll bei Verstopfung einem Stuhldrang nicht nachgegeben werden. Man kann den Darm erziehen, indem man morgens — auch ohne Drang — um dieselbe Zeit die Toilette aufsucht und einige Minuten dort verbleibt. Mit der Zeit wird sich oft tatsächlich der Stuhlgang einstellen.

Zur Behandlung der *trägen Form* der Darmverstopfung nenne ich zunächst einige Hausmittel:

*Brennesselblätter* werden morgens in Milch gekocht und nüchtern getrunken.

Einige *gedörrte Pflaumen oder Feigen* werden abends in etwas Wasser eingeweicht und morgens nüchtern genommen, wobei man das Wasser dazutrinkt. Eine *Feigenpaste* besteht aus: *100 Gramm Feigen, 100 Gramm Rosinen, 20 Gramm Sennesblätterpulver, 50 Gramm gemahlene Leinsamen* werden durch den Fleischwolf gedreht und dann zur Paste geformt, von der man nach Bedarf Scheibchen abschneidet.

Das Rezept für ein Suppe lautet: Reiner Weizenschrot wird zur

Suppe gekocht, mit etwas geschnittener Zwiebel und einer zerhackten Knoblauchzehe versehen und schließlich wird etwas Petersilie und ein Eßlöffel Olivenöl dazugegeben. Zur Suppe wird Knäcke-Schrotbrot gegessen. Eine Kräutersuppe lautet: In Tee aus Sennesblättern wird eine kleine Kartoffel roh in Würfel geschnitten und ein Teelöffel Kleie und Leinsamen dazugegeben. Dies wird in 15 Minuten gekocht und morgens und abends als Suppe genommen.

Ein ausgezeichnetes Rezept ist folgend zusammengesetzt: Abends werden zwei Eßlöffel ausgesuchten und in einem Teesieb überspülten Leinsamen und vier Kaffeelöffel Weizenkleie in einem halben Literglas mit etwas Wasser übergossen und morgens bis etwa drei Achtel bis halben Liter mit sehr warmen Wasser aufgefüllt und rasch schluckweise getrunken. Das Dazugeben von zwei Kaffeelöffeln Honig verstärkt die Wirkung. In leichteren Fällen bewährt sich, morgens einen Eßlöffel Honig in Wasser zu verrühren und nüchtern zu trinken.

Ein *Abführtee* besteht aus: *15 g Faulbaumrinde, 15 g Johanniskraut, 20 g Schlehdornblüte, 10 g Hauhechel, 15 g Zinnkraut, 10 g Sonnentau und 10 g Foenum graecum.* Einfach ist der *Tee aus Senneblättern, Süßholzwurzel und Kümmel (gestoßen) zu gleichen Teilen.*

Die homöopathischen Heilmittel werden nach dem Erscheinungsbild gegeben: *Lycopodium* $D_6$ bei Gasbauch, Verstopfung mit vergeblichem Drang und mit Leberbeschwerden, *Bryonia* $D_4$ bei hartem, trockenem Stuhl mit Appetitlosigkeit, *Opium* $D_6$ bei hartnäckiger Verstopfung und fehlender Arbeit der Gedärme, so daß „Grabesstille im Bauch“ herrscht, *Plumbum* $D_6$ bei Verstopfung mit Kolikschmerzen und grauem, gelblichem oder weißlichem Stuhl, *Natrium muriactium* $D_6$ bei hartem, trockenem Stuhl mit viel vergeblichem Drang, *Graphites* $D_6$ bei trägen Personen, wenn der Stuhl oft mit Schleim bedeckt ist, und schließlich *Sulfur jodatum* $D_4$ bei atonischer Obstipation.

Eine *Mittelmischung* besteht aus: *Bismutum subnitricum* $D_1$, *Magnesium phosphoricum* $D_1$ *und Carbo vegetabilis* $D_1$ zu gleichen Teilen gemischt *auf 50 Gramm.* Man nimmt nach jedem Essen eine kleine Messerspitze.

Bei der *entzündlichen, verkrampften Form* ist am besten in der

Diätetik mit einer Fastenkur zu beginnen, nach der man — wie in der Diätetik angegeben — vorsichtig die Ernährung aufzubauen hat.

Äußerlich wird ebenfalls vorsichtig in der Art vorgegangen, wie dies bei der trägen Art beschrieben wurde.

*Nux vomica* $D_4$ ist das homöopathische Hauptmittel, von dem man je 10 Tropfen vor den Mahlzeiten zu nehmen hat, öfters bei ungenügendem Erfolg im Wechsel mit *Hydrastis* $D_4$. Auch die zuletzt genannte Mittelmischung der trägen Form ist ratsam. *Sepia* $D_6$ kommt bei Frauen in Frage, die Senkungsgefühle ohne Entleerungsdrang haben.

Schwere Verstopfungsformen reagieren gut auf die *Mischung von Nux vomica* $D_6$, *Opium* $D_6$ *und Bryonia* $D_6$ zu gleichen Teilen auf 50 Gramm, von der man vor den drei Mahlzeiten früh, mittags und abends je 10 Tropfen nimmt.

Gerade bei der verkrampften Form ist eine Umstellung der Lebensverhältnisse im Sinne einer Hinwendung zur Erfüllung und Ausgeglichenheit besonders notwendig.

In allen Fällen lasse man eine Verstopfung, gleich welcher Art, nicht gleichgültig anstehen, da ihre Folgen in mehrfacher Beziehung, besonders in der Gefahr der Aufsaugung toxischer Stoffe aus dem Darm, keineswegs gleichgültig sind. Man denke an das alte Wort von Paracelsus: „Der Tod sitzt im Darm."

Dem Beginn des Dickdarms, dem Blinddarm, hängt der *Wurmfortsatz* als zwar nicht funktionstüchtiger Darmteil, aber doch nicht umsonst an. Er ist mit Lymphdrüsengewebe ausgefüllt und hat — ähnlich den Rachenmandeln — die Filter- und Schutzfunktion für den Bauchraum zu erfüllen. Das ist mit der Grund für seine häufigen Entzündungen, die stets sehr sorgfältig beobachtet werden müssen, um nicht die rechte Zeit zur Operation zu versäumen.

Sind die Symptome einer zunehmenden Wurmfortsatzentzündung: Zunehmender Schmerz im rechten Unterbauch, Übelkeit und steigendes Fieber, vorhanden, muß die Operation durchgeführt werden. Der Arzt ist bei jedem Verdacht auf Wurmfortsatzentzündung sofort zu rufen. Bis dahin kann man heiße Milch- oder Kamillenumschläge versuchen und innerlich *Bryonia* $D_3$, stündlich 5—10 Tropfen, geben.

Entzündungshemmend ist auch, *Belladonna* $D_3$ 10 Tropfen im halbstündlichen Wechsel mit *Mercurius vivus* $D_4$ eine kleine Messerspitze voll zu verabreichen.

Zu den Darmleiden gehört auch der häufige **Wurmbefall.** Wir unterscheiden bei uns besonders drei Arten: die kleinen Madenwürmer, die abends im Bett in der Aftergegend Eier ablegen und dadurch Juckreiz verursachen, die hellen Regenwürmern ähnlichen Spulwürmer und den langen Bandwurm, der seine Endglieder abstößt, die man fleckenähnlich am Stuhl bemerken kann.

Als Diät gebe man die der chronischen Stuhlverstopfung, da hier eine Darmpflege notwendig ist.

Sehr bewährte Heilmittel sind *Cuprum sulfuricum* $D_3$ und *Cina* $D_3$, von denen man im täglichen Wechsel morgens und abends je 15 Tropfen zu nehmen hat. Diese Kur ist den allopathischen Wurmmitteln deshalb bei weitem vorzuziehen, da sie den Darm allmählich gegen Wurmbefall immunisieren, so daß die Wirkung lange anhaltend ist. Die Tropfen müssen daher durch einige Wochen gegeben werden, nachdem oft ganze Wurmnester abgegangen sind. Diese Kur gilt allerdings nur für die Maden- und Spulwürmer, nicht aber für den Bandwurm, der am besten im Krankenhaus abgetrieben wird. Sowohl die Kürbiskernkur als auch die Farnkrautkur ist nicht ungefährlich und in der Wirkung nicht ganz sicher.

Als **Mastdarmleiden** kommen die Hämorrhoiden, die bereits bei der Venenbehandlung besprochen wurden, und die **Mastdarmfissur,** also der schmerzhafte Schleimhauteinriß, in Frage.

Bei der Fissur ist selbstverständlich für leichten und regelmäßigen Stuhlgang Sorge zu tragen, nach dem der After nicht mit Papier, sondern mit einem in Öl getränkten Läppchen zu reinigen ist. Man vermeide scharfe und stark gewürzte Speisen.

Äußerlich wird eine gute Heilsalbe, z. B. Lebertransalbe, verwendet. Auch hier bewirken homöopathische Mittel eine schnellere Abheilung:

*Acidum nitricum* $D_4$ wird mit dreimal 10 Tropfen dann gegeben, wenn ein splitterähnlicher Schmerz noch stundenlang nach dem Stuhlgang anhält.

*Graphites* $D_4$ bei trägen, verstopften Patienten, wobei der Stuhl öfters mit Schleim bedeckt ist.

*Petroleum* $D_4$ hat deutliche Kälteverschlimmerung, die ganze Haut ist trocken und unheilsam. *Ratanhia* $D_3$ hat Wärmebesserung, die Fissur zeigt wiederum Splitterschmerz neben schmerzhaften, brennenden Hämorrhoiden. *Thuja* $D_6$ bekämpft neben Fissur und Hämorrhoiden auch warzige Gebilde am After. Der Schmerz im Mastdarm veranlaßt zum Zurückhalten desselben.

Damit sind die wichtigsten Magen-Darm-Erkrankungen beschrieben. Wiederholt wurde als Grundpfeiler der Behandlung auf die Rolle der „Diät", also einer geordneten Lebensführung, hingewiesen, ohne die es eine wirkliche Gesundung nicht geben kann.

Die **Leber** ist nicht nur die größte, sondern auch die wichtigste Verdauungs- und Stoffwechseldrüse, die wir besitzen. Ihre Funktionen sind so zahlreich und kompliziert, daß sie heute noch längst nicht alle erforscht werden konnten, so daß uns nur ein Ausschnitt davon bekannt ist. Allein dieser Ausschnitt genügt vollkommen, uns ihre überragende Stoffwechselleistung vor Augen zu führen und uns klar zu machen, daß ohne funktionstüchtiges Lebergewebe ein gesundes Leben nicht möglich ist. Die Leber ist der Arbeitsplatz der meisten Fermente, die ununterbrochen Verwandlungen in Form von Synthesen, Neutralisationen oder Abbauprozessen vornehmen. Man muß sich nur vor Augen halten, daß alles Blut im Bauchraum, in dem die gesamten beim Verdauungsprozeß gewonnenen Nahrungsstoffe kreisen, durch den Pfortaderweg die Leber passieren müssen, wo sie diese fermentativen Prozesse vornimmt. Da die Leber also eine zentrale Stoffwechselstellung einnimmt, weist sie in ihrer Leistung bei vielen chronischen Krankheiten Mängel auf, um aber auch umgekehrt bei ihrer Erkrankung andere Stoffwechselerkrankungen zu erzeugen.

Das Sekret der Leber für den Verdauungsprozeß ist die Galle, die für die Fettverdauung wichtig ist. Die Gallenblase ist dabei das Reservoir, das auf reflektorischen Abruf durch Kontraktion die benötigte Gallenmenge zur Verfügung stellt. Sind die Wandungen der feinen Gallengänge in der Leber durch Entzündungen undicht geworden oder besteht ein Abflußhindernis für die Galle, tritt Gallenfarbstoff in das Blut über, der die Haut und auch Schleimhäute gelb färbt, was man als Gelbsucht bezeichnet. Man muß also herausfinden, ob eine Leberentzündung oder ein Abflußhindernis Ursache der Gelbsucht sind, da sich die verschiedene Behandlung danach richtet.

Es gibt zwei Ursachen der entzündlichen Gelbsucht: Eine infektiöse durch einen Virus und eine nicht ansteckende, durch Nahrungsmittelschäden hervorgerufene Form. Die Grundbehandlung ist dieselbe.

Unumgängliche Maßnahme bei einer Lebererkrankung ist wiederum die Diät, die im entsprechenden Kapitel beschrieben wurde. Insbesonders ist darauf zu achten, daß keine erhitzten Fette oder Öle verwendet werden, so daß Backprozesse entfallen. Daneben ist auf regelmäßigen Stuhlgang zu achten, was man am besten mit Karlsbader Salz erreicht, das eine heilende Leberwirkung besitzt. Man gibt morgens nüchtern einen gestrichenen Teelöffel Salz auf ein Glas lauwarmes Wasser aufgelöst zu trinken, bei zu starker Wirkung etwas weniger, bei zu schwacher aber mehr.

Täglich eine feuchtwarme Kompresse oder Heublumenwickel auf die Lebergegend, mit einer Wärmeflasche warmgehalten, bewährt sich stets. Noch wirksamer ist, Lehm- und Kohlblätterauflagen im täglichen Wechsel auf die Lebergegend zu geben.

Ein guter *Lebertee* setzt sich aus *Johanniskraut, Mariendistelsamen, Pfefferminze, Löwenzahnwurzel, Bitterklee, Salbei, Wermut und Schafgarbe zu gleichen Teilen gemischt auf 100 Gramm,* zusammen, ein anderer aus *Wermut, Zinnkraut und Wacholderbeeren* (gestoßen) *zu gleichen Teilen gemischt,* wie üblich zubereitet und tagsüber schluckweise getrunken. Günstig ist, Salat aus jungen Löwenzahnblättern zu essen. Dasselbe gilt von Chicoreesalat. Tagsüber soll einige Male ein Teelöffel Rettichsaft und Karottensaft genommen werden. Sesamsamen kann man auf die Speisen streuen.

Bei beginnender Gelbsucht kann man Lehmwasser oder in Wasser gelöste Heilerde trinken.

Heilbäder für Leberkranke sind Vichy, Mergentheim, Karlsbad und Montecatini Therme sowie Bad Aussee.

Nun zu den homöopathischen Lebermitteln, die wie stets personotrop ausgewählt und angewendet werden müssen:

*Carduus marianus,* Urtinktur Ø, die Mariendistel, wird als leberanregendes Mittel überall mit Vorteil in der Dosierung von dreimal täglich 15 Tropfen angewandt. Bevorzugt ist der pyknische, also beleibte Typ mit Verstopfungsneigung.

*Chelidonium* $D_2$, das Schöllkraut, wird besonders dann angewendet, wenn mehr krampfhafte Leber-Gallen-Schmerzen bestehen, wobei ein Schmerz unter dem rechten Schulterblattwinkel typisch ist.

*Taraxacum* $D_2$, der Löwenzahn, hat als typisches Merkmal seiner Verwendungsmöglichkeit eine sogenannte rissige Landkartenzunge, Leberstechen und Fettunverträglichkeit.

*Mercurius dulcis* $D_4$, Kalomel, wird bei Leberentzündungen angewendet, soll aber nur dann verabreicht werden, wenn die Haut nicht ganz trocken ist.

*Lycopodium* $D_4$, der Bärlapp, hat Heißhunger mit raschem Völlegefühl, oft roten Harnsatz und Verschlimmerung nachmittags bis abends. Das Temperament ist cholerisch.

*Podophyllum* $D_3$ wendet man bei morgendlichen, gußartigen Durchfällen an. Die Lebergegend ist empfindlich, wobei Reiben bessert. Hier kann auch der Durchfall mit Verstopfung abwechseln.

*Bei Gelbsucht* infolge von *Diätfehlern* nehme man *Nux vomica* $D_3$, viermal tgl. 10 Tropfen, bei *Gelbsucht* durch *Erkältung Bryonia* $D_3$ in derselben Dosierung.

Eine gute *Mittelmischung* besteht aus: *Chelidonium* $D_2$, *Podophyllum* $D_2$ und *Bryonia* $D_2$, zu gleichen Teilen auf 50 Gramm, von der man viermal täglich 15 Tropfen nimmt.

Speziell bei Gelbsucht nimmt man vor dem Essen fünfmal tägl. je 10 Tropfen von der *Mischung: Carduus marianus* $D_1$ Berberis vgl. $D_1$, *Chelidonium* $D_1$ und *Hypericum* $D_1$ zu gleichen Teilen gemischt auf 50 Gramm, während man nach dem Essen von *Natrium sulfuricum* $D_3$ eine kleine Messerspitze nimmt.

Tritt bei längerdauerndem Leberleiden Bauchwassersucht auf, bewährt sich *Apocynum Ur-Tct.* Ø mit viermal täglich 15 Tropfen, und daneben *Aqua Quassiae* (S.-V. Dr. Schwabe), mit dreimal täglich 10 Tropfen zu nehmen.

Schwere Lebererkrankungen sind die Cirrhose, die Leberschrumpfung, bei deren Entstehung oft Alkoholabusus eine Rolle spielt, die akute gelbe Leberatrophie und der Leberkrebs, wobei auch leider heute noch diesen Erkrankungen keine günstigen Prognosen gestellt werden können.

Da sich aus dem Gesagten die eminent wichtige Stellung einer gesunden Leber im Stoffwechselgeschehen ergibt, ist hier die Vorbeugung besser als die Heilung. Diese Vorbeugung besteht in einer gesunden und mäßigen Ernährung, wobei gerade beim Leberstoffwechsel auf leichtverdauliche und sparsame Fettanteile in der Nahrung und besondere Mäßigkeit im Alkoholgenuß geachtet werden muß.

Die **Gallenblase** ist, wie gesagt, das Reservoir der Gallenflüssigkeit, die in den Leberzellen erzeugt wird. Bei Fettanfall in der Nahrung zieht sie sich reflektorisch zusammen und ergießt durch ihren Ausführungsgang in den Zwölffingerdarm die erforderliche Menge Galle. Sie ist nicht unbedingt notwendig, doch soll man auch sie nicht leichtfertig entfernen, da man sich dieses Reservoirs beraubt.

Auch bei Gallenblasenerkrankungen ist die entsprechende Diät, die beschrieben wurde, streng einzuhalten.

Bei *Gallensteinkolik* legt man feuchtheiße *Kompressen,* am besten mit *Zinnkrautabsud,* auf und erneuert sie bei Kaltwerden. Innerlich gibt man das krampfstillende Mittel *Dioscorea Ur-Tct.* Ø mit je 15 Tropfen in halbstündlichen Intervallen oder in derselben Art *Colocynthis* $D_2$. Auch *Belladonna* $D_2$ oder *Magnesium phosphoricum* $D_2$, ebenso verabreicht, sind gute Kolikmittel.

Zur Behandlung der *Gallensteine* selbst wurde schon gesagt, daß es leider kein steinauflösendes Mittel gibt. Ein Versuch mit Krapp, *Rubia* $D_2$, lohnt sich insoferne, als dieses Naturmittel gewisse Steine zu verkleinern vermag und Erleichterung verschaffen kann.

Um weitere Leberschädigung und Fehlmischung der Galle zu vermeiden, gibt man bei gutem Stuhl *Chelidonium* $D_2$ mit dreimal täglich je zehn Tropfen, bei Verstopfung *Carduus marianus* $D_2$, ergänzt mit *Calcium carbonicum* $D_6$ im Wechsel oder *Hydrastis* $D_3$, bei

Frühdiarrhoen *Natrium sulfuricum* $D_3$, bei Ausstrahlung des Schmerzes in die Nabelgegend *Berberis* $D_3$ und bei hartnäckigen, aber in größeren Abständen erfolgenden Koliken *Cholesterinum* $D_4$ mit dreimal täglich einer Tablette. Eine *Mittelmischung* besteht aus: *Berberis* Ur-Tct. Ø, *Carduus marianus* Ur-Tct. Ø und *Hypericum* Ur-Tct. Ø, zu gleichen Teilen gemischt auf 50 Gramm und man gibt davon viermal täglich zehn Tropfen. Dasselbe gilt von *Chelidonium* $D_1$, *Podophyllum* $D_1$ und *Hydrastis* $D_1$ zu gleichen Teilen gemischt auf 50 Gramm. Ein *Gallentee* lautet: *Johanniskraut, Mariendistelsamen, Pfefferminze, Löwenzahnwurzel, Schafgarbe, Bitterklee* und *Kurkumawurzel zu gleichen Teilen gemischt auf 100 Gramm,* wie üblich zubereitet und tagsüber ohne Zucker schluckweise getrunken.

Die Zusammensetzung eines anderen bewährten *Gallentees* lautet: *Kardobenediktenkraut, Tausendguldenkraut, Stiefmütterchen, Sennesblätter ohne Harz, Pfefferminze, Mariendistelsamen* und *Kurkumawurzel zu gleichen Teilen gemischt auf 100 Gramm.*

Ein altes Hausmittel gegen Gallensteine besteht darin, daß man jungen Efeu in Wein kocht und täglich davon drei Eßlöffel nimmt.

Die bekannte Ölkur ist mit Vorsicht zu bewerten, da häufig Kotsteine als abgegangene Gallensteine diagnostiziert werden. Sie geht folgendermaßen vor sich: Drei Stunden nach dem Mittagessen wird ein viertel Liter feines Olivenöl schluckweise oder rasch getrunken. Nach jedem Schluck oder dann, wenn das Öl aufstößt, wird etwas Zitronensaft genommen. Anschließend bleibt man dreiviertel Stunden ruhig sitzen, um sich dann für dieselbe Zeit auf die rechte Seite, die etwas im Mittelkörper erhöht wird, niederzulegen. Dann geht man eine Stunde spazieren. Nach der Kur ist tagsüber nichts mehr zu essen oder zu trinken.

Abends läßt man etwa 20 Mutterblätter über Nacht in kaltem Wasser ziehen. Diesen Tee trinkt man in den nächsten Morgen nach der Kur abgeseiht lauwarm. Der Stuhl wird zwei Tage hindurch in einen halb mit Wasser gefüllten Kübel entleert und auf Steine kontrolliert, die man durch Umrühren an die Oberfläche bringt. Am Boden des Gefäßes finden sich häufig Sand und Steinchen. Nach jedem Stuhl ist das Wasser zu erneuern.

Die Kur darf nie während eines Kolikanfalles gemacht werden, sondern erst zwei bis drei Tage nachher. Auch die Wiederholung zwischen mehreren Kuren bedarf einiger Tage Pause. Es ist ratsam, zweimal im Monat einige Monate hindurch früh nüchtern ein achtel Liter reines Olivenöl zu nehmen, um neuer Steinbildung vorzubeugen.

Die **Gallenblasenentzündung** ist fast immer infektiös aufzufassen, indem Keime vom Zwölffingerdarm über den Gallengang in die Gallenblase einwandern. Sie verursacht Schmerzen und Fieber, nicht aber die Kolikanfälle wie die Gallensteine.

Äußerlich sind hier kalte Milchwickel, die bei Warmwerden erneuert werden, vorteilhaft. Bei — allerdings seltener — Unverträglichkeit kalter Wickel wird dieser heiß verabreicht und alle 15 Minuten erneuert.

Bis zum Abklingen stürmischer Erscheinungen ist Nahrungskarenz geboten, doch kann schluckweise ein *Tee aus Zinnkraut, Brennessel, Löwenzahn und Johanniskraut oder aus Schafgarbe und Pfefferminz auf 100 Gramm gemischt*, schluckweise genommen werden. Anschließend ist Gallendiät einzuhalten.

Innerlich gibt man alle zwei Stunden *Mercurius dulcis* $D_3$, bei stärkeren Schmerzen mit *Belladonna* $D_3$ im Wechsel mit je zehn Tropfen. *Echinacea Ur-Tct.* Ø hebt mit dreimal täglich 15 Tropfen die Widerstandskraft. Später kommt wie beim Steinleiden *Chelidonium* $D_3$, *Carduus marianus* $D_2$, *Berberis* $D_2$ oder *Hydrastis* $D_2$ mit mehrmals täglich zehn Tropfen in Betracht. Auch die oben genannten Mittelmischungen leisten Gutes.

Da die Gallenleiden immer als chronische Leiden zu betrachten sind, ist die Diätetik und die Behandlung mit Naturmitteln durch lange Zeit fortzusetzen. Bei unbeeinflußbaren, sich wiederholenden Koliken oder schweren Entzündungen wird der Arzt entscheiden, ob die Operation angezeigt ist. In vielen Fällen ist sie vermeidbar, wenn früh genug mit einer diätetischen und naturgemäßen Behandlung, zu der auch die Darmpflege gehört, begonnen und diese lange genug fortgesetzt wird. Kriegserfahrungen haben gezeigt, daß Gallenblasenleiden vielfach Wohlstandserkrankungen durch unzweckmäßige und zu üppige Ernährung und durch knappe Vollwertkost durchaus vermeidbar sind.

**Die Funktionen der Milz** sind ebenfalls noch nicht ganz geklärt. Sie wird als das Grab der roten Blutkörperchen bezeichnet und ist tatsächlich ein eisenreiches Organ, wobei dieses Element von den roten Blutkörperchen stammt. Die Absonderung hormonartiger Stoffe wird der Milz zugeschrieben, ohne daß man sich darüber vollkommen klar ist. Lebenswichtig ist die Milz nicht, sie kann zur Gänze entfernt werden, ohne daß ernste Dauerstörungen eintreten.

Milzerkrankungen sind selten, eine Milzvergrößerung tritt meistens im Rahmen einer anderen Grundkrankheit auf, so bei Blutkrankheiten und verschiedenen Infektionskrankheiten.

Die Homöopathie kennt für Milzschwellungen und -erkrankungen einige Mittel, vor allem *Ceanothus americanus* Ur-Tct. Ø bis $D_2$, das dreimal täglich 15 Tropfen durch längere Zeit genommen werden muß. Dazu bewährt sich, teelöffelweise *Aqua glandium Quercus* (S.-V., Dr. Schwabe) zu verabreichen.

Ist die Milz geschwollen und empfindlich mit Schmerzen, die sich bis zur Hüfte herab erstrecken, kommt *Grindelia robusta* $D_2$ mehrmals täglich in Frage. *China* $D_2$ kann ähnlich einer Leberschwellung mit diesen Symptomen bei Völlegefühl und Inappetenz (Appetitlosigkeit) gegeben werden.

Das sind immerhin einige spezifische Milzmittel, über die die Homöopathie verfügt, während der Schulmedizin kein spezifisches Medikament für die Milz bekannt ist.

Da, wie gesagt, bei Milzerkrankungen meist ein anderes Grundleiden die Ursache ist, muß man dieses erforschen und die Behandlung in erster Linie danach richten.

## Erkrankungen der Harnorgane

Zu den Harnorganen gehören beide Nieren, die Harnleiter, die die Nieren mit der Harnblase verbinden, die Harnblase und die Harnröhre. Von diesen Organen sind die Nieren die Erzeugungsorgane des Harns, während die anderen Teile dem Abfluß nach außen dienen.

Die überaus wichtige Funktion der Nieren besteht darin, daß sie aus dem Blut die harnpflichtigen Schlackenstoffe, besonders Harnsäure und Stickstoff herausfiltern und über die ableitenden Harnwege wegschaffen. Daneben regulieren sie die Wasserausscheidung aus dem Körper, zusammen mit der Haut, die etwa ebensoviel Wasser verdunstet wie der täglichen Harnmenge entspricht.

Gerade bei Infektionskrankheiten zeigt sich, wie wichtig die Nieren zur Ausscheidung von Krankheitsstoffen sind, da oft bei ihnen während der Erkrankung Abweichungen vom normalen Harnbefund vorkommen, und die Krise erst nach der wiedereinsetzenden Tätigkeit der Nieren überwunden wird.

Die Untersuchung des Harns gibt oft wertvolle Aufschlüsse über Vorgänge des Stoffwechsels. So lassen sich unter anderem bei der Zuckerkrankheit, bei Leber- und anderen Stoffwechselerkrankungen, durch die Harnuntersuchung Schlüsse auf die Funktion dieser Organe ziehen.

Aus diesen genannten Nierenfunktionen ergibt sich die entgiftende Arbeit der Nieren, so daß seit alters her, früher noch mehr wie heute, bei vielen Krankheiten die Ableitung auf die Nieren eine große Rolle gespielt hat und spielen sollte. In den Ableitungsverfahren wurde dies besprochen. Umgekehrt benützt man die Wechselbeziehung zwischen Nieren und Haut — beide dienen der Regulierung des Wasserstoffwechsels — bei Erkrankungen der Nieren, um die Haut als Ersatzorgan anzuregen, so daß die Möglichkeit der Ableitung von Krankheitsstoffen der Nieren auf die Haut besteht und benützt werden sollte. Diese Ableitung kann durch Bäder, Wickel, Massagen und ähnlichem, wie es in den Ableitungsverfahren besprochen wurde, geschehen.

Die **Nierenentzündung** geht oft auf Erkältungen, andererseits aber auch als eine Begleit- oder Folgeerscheinung einer Infektionskrankheit zurück. Bekannt sind hier besonders Angina, Diphtherie und Scharlach, auch septische Prozesse, Typhus und Rotlauf. Auch ausgedehnte Verbrennungen können durch Eiweißtoxine Nierenentzündung verursachen, ebenso Vergiftungen, besonders mit Karbolsäure, Quecksilber, Canthariden und Terpentin. Da auch Wacholderbeeren die Nieren reizen, sind sie bei Nierenkranken verboten.

Abgesehen von lokalen Beschwerden, wie Schmerzen in der Nierengegend, ist das Hauptkennzeichen einer Nierenentzündung der krankhafte Harnbefund mit Eiweiß, roten und weißen Blutkörperchen, Bakterien und Schleim sowie den sogenannten Harnzylindern.

Die Nierenentzündung in der Schwangerschaft entsteht durch Selbstvergiftung des Körpers durch Eiweißtoxine, die in dieser Zeit entstehen können. Da hier die Früherkennung besonders wichtig ist, sei jeder Schwangeren geraten, einige Male den Harn vom Arzt untersuchen zu lassen.

Als Begleiterscheinung einer Nierenentzündung treten öfters Wasseransammlungen im Körper auf, da die Wasserregulation der Nieren gestört ist. Da sich die Blutgefäße des Körpers infolge einer Selbstvergiftung des Organismus durch die mangelnde Schlackenausscheidung der kranken Nieren verkrampfen, wird der Blutdruck erhöht und dieser ist mit ein Maßstab der Krankheitsschwere.

Bei schwerer Erkrankung kann die Harnmenge bis zum Stillstand vermindert werden, so daß durch die genannte Selbstvergiftung als sehr ernste Folge eine Urämie, eine Harnvergiftung, eintreten kann.

Bei der Behandlung einer *Nierenentzündung* stehen drei Grundsätze zu oberst: Gleichmäßige Wärme, Bettruhe und strengste Diät, die zu Beginn einer akuten Entzündung in mehrtägigem strengen Durstfasten durchgeführt werden muß, später oder bei chronischer Entzündung in der in der Diätetik beschriebenen Art gehalten wird.

Die gleichmäßige Wärme erreicht man im Bett durch unter die Kreuz- und Lendengegend gelegte Wärmeflaschen oder Heizkissen.

Ist der akute Beginn abgeklungen, kann man zu heißfeuchten *Kompressen*, besonders mit *Zinnkrautabsud*, oder zu temperaturansteigenden *Halbbädern mit Haferstrohabsud* übergehen. Wird der Patient wieder in das Bett gebracht, muß dieses vorgewärmt sein.

Eine gut funktionierende Darmentleerung ist zur Schlackenausscheidung eine Grundbedingung und wird durch gegebenenfalls kleine Einläufe erreicht, nicht durch Gaben von Abführmitteln, die alle mehr oder weniger nierenreizend sind.

Der oft sehr heftige Durst kann mit kleinen Mengen Buttermilch, Fruchtsäften oder am besten mit Hagebuttentee erleichtert werden.

Bei eintretender Wassersucht kann in leichten Fällen drei- bis viermal täglich ein Schnapsgläschen Rosmarinwein, der unter dieser Heilpflanze beschrieben wurde, verabreicht werden. Weiters kommen dreimal täglich eine Messerspitze gepulverte Attich- oder Holunderwurzel oder Bohnenschalentee in Frage: 3—4 Hände voll Bohnenschalen werden in einem Liter Wasser einige Stunden gekocht, bis etwa ein viertel Liter Absud zurückbleibt, der dann auf einmal getrunken wird. Weitere *harntreibende Tees* sind: *Birkenblätter, Brennesselwurzel, Hopfenblüten, Petersilienwurzel, Rhabarber, Schlehenblätter und Selleriewurzel zu gleichen Teilen auf 100 Gramm gemischt.*

Ein *Nierentee* besteht aus: *Goldrute, Petersiliensamen, Hagebutten, Birkenblätter, Ehrenpreis* und *Rosmarin zu gleichen Teilen,* wie üblich zubereitet und tagsüber schluckweise getrunken.

Schwitzprozeduren können bei normalen Kreislaufverhältnissen gute Dienste leisten und bestehen aus Dampfbädern, Heißluftbädern und heißen Wickeln.

Eine bewährte äußerliche Anwendung bei Nierenentzündungen besteht darin, daß man reines Leinöl in einer kleinen Pfanne gut erwärmt, ein mehrfach zusammengelegtes Tuch damit gut durchtränkt dieses mehrere Stunden lang auf die Nierengegend auflegt und außen mit einem wollenen Tuch gut umwickelt.

**Bei akuter Entzündung** stehen zwei Naturheilmittel im Vordergrund: *Helleborus* $D_1$ und *Solidago* Urtinktur Ø, von denen man stündlich fünf Tropfen nimmt.

Am akuten, stürmischen Beginn, besonders bei Erkältungsursache, kommt *Aconitum* $D_3$ in zweistündlichen Gaben von je zehn Tropfen in Betracht. Ein gutes Mittel für Erkältungsfolgen ist auch *Dulcamara* $D_2$, in derselben Art gegeben.

Geht der Harn nur mit schmerzhaftem Brennen ab und ist die Nierengegend berührungsempfindlich, wird *Chantaris* $D_3$, zweistündlich zehn Tropfen, in Frage kommen. Häufig ist dies bei der Entzündung nach Scharlach der Fall. Ein Mittel für spärlichen, tropfenweisen Urinabgang, der stark eiweißhaltig und blutig ist, ist *Terebinthina* $D_4$ mit viermal täglich zehn Tropfen.

Nierenentzündung nach Angina erfordert *Kalium carbonicum* $D_3$ und, wie bei allen infektiösen Entzündungen, *Mercurius sublimatus* $D_4$ in mehrmaligen täglichen Gaben.

Tuberkulöse Nierenentzündung und die nach schweren Verbrennungen reagiert günstig auf *Arsenicum* $D_4$ mit viermal täglich zehn Tropfen. Der Patient zeigt Durst, Wärmebesserung und Ruhelosigkeit mit Angstgefühlen.

Bei der **Nierenentzündung in der Schwangerschaft** bewährt sich *Apis* $D_3$, für das Durstlosigkeit und Schwellungsneigung charakteristisch ist, und *Helonias* $D_2$, mit wiederum einigen Gaben täglich.

Ein wichtiges Nierenfunktionsmittel, das schon erwähnt wurde, besteht in der *Kombination von Solidago* Ur-Tct. Ø und *Berberis* Ur-Tct. Ø, die *wechselweise* mit dreimal täglich zehn Tropfen bei jeder Nierenerkrankung zeitweise gegeben werden sollten.

Bei eingetretener **Wassersucht** ist als Heilmittel die *Mischung von Apocynum Ur-Tct. Ø, Helleborus Ur-Tct. Ø und Scilla maritima Ur-Tct. Ø*, **zu gleichen Teilen gemischt auf 50 Gramm,** zu nehmen, und zwar in der Dosierung von viermal täglich 15 Tropfen. Auch hier wird *Solidago* Urtinktur Ø mit viermal täglich 10 Tropfen dazwischengeschaltet.

Die **Harnvergiftung** in Form der Urämie, die mit Krampfanfällen und Bewußtlosigkeit verbunden ist, verlangt sofortigen Aderlaß, stark harntreibende Mittel und intensive Ableitung auf die Haut in Form starker Schwitzbäder, die man zur Hervorbringung einer starken Reaktion mit ganz kurzen kalten Ganzbädern abwechseln kann.

I

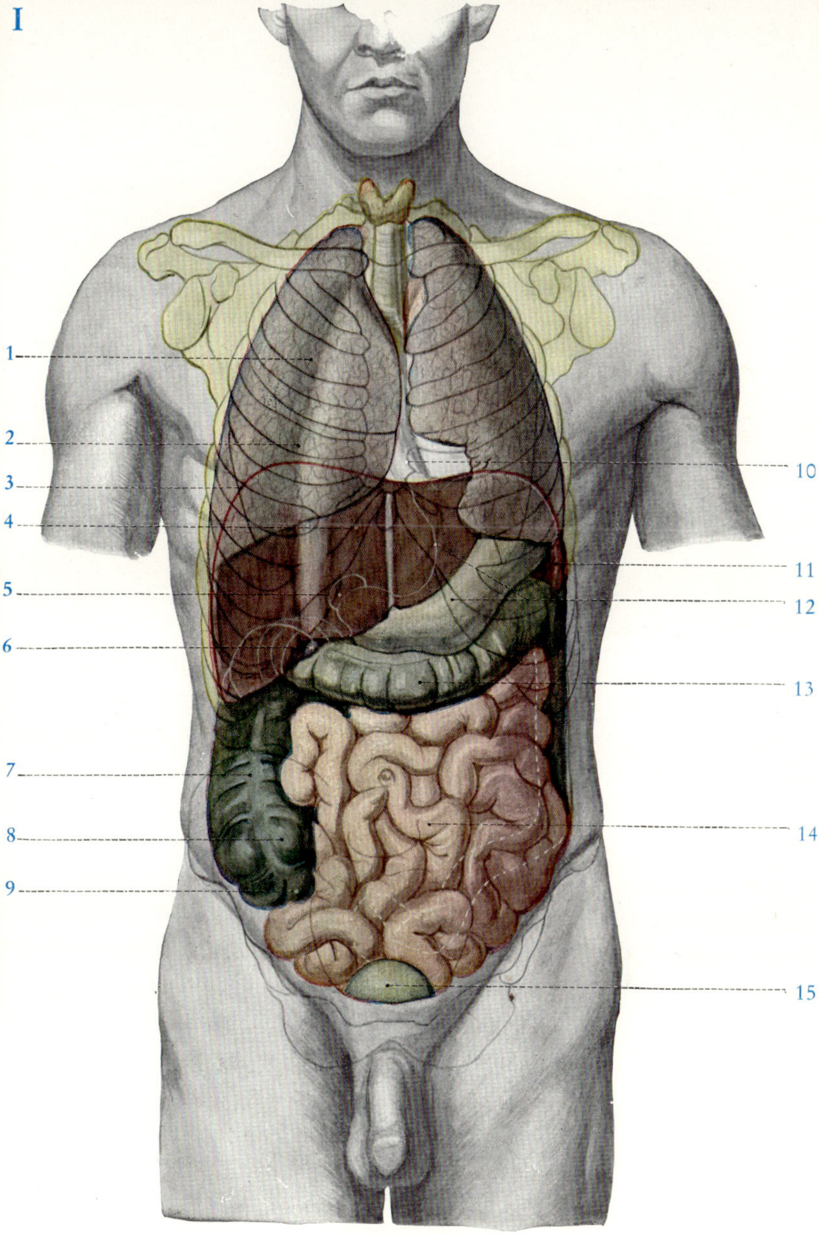


**Übersicht über die Anordnung und Lage der Eingeweide:** 1 oberer Lungenlappen, 2 mittlerer Lungenlappen, 3 Zwerchfell, 4 Leber, 5 Zwölffingerdarm, 6 Gallenblase, 7 aufsteigender Dickdarm, 8 Blinddarm, 9 Wurmfortsatz, 10 Herzbeutel, 11 Milz, 12 Magen, 13 Querdarm, 14 Dünndarmknäuel, 15 Harnblase.

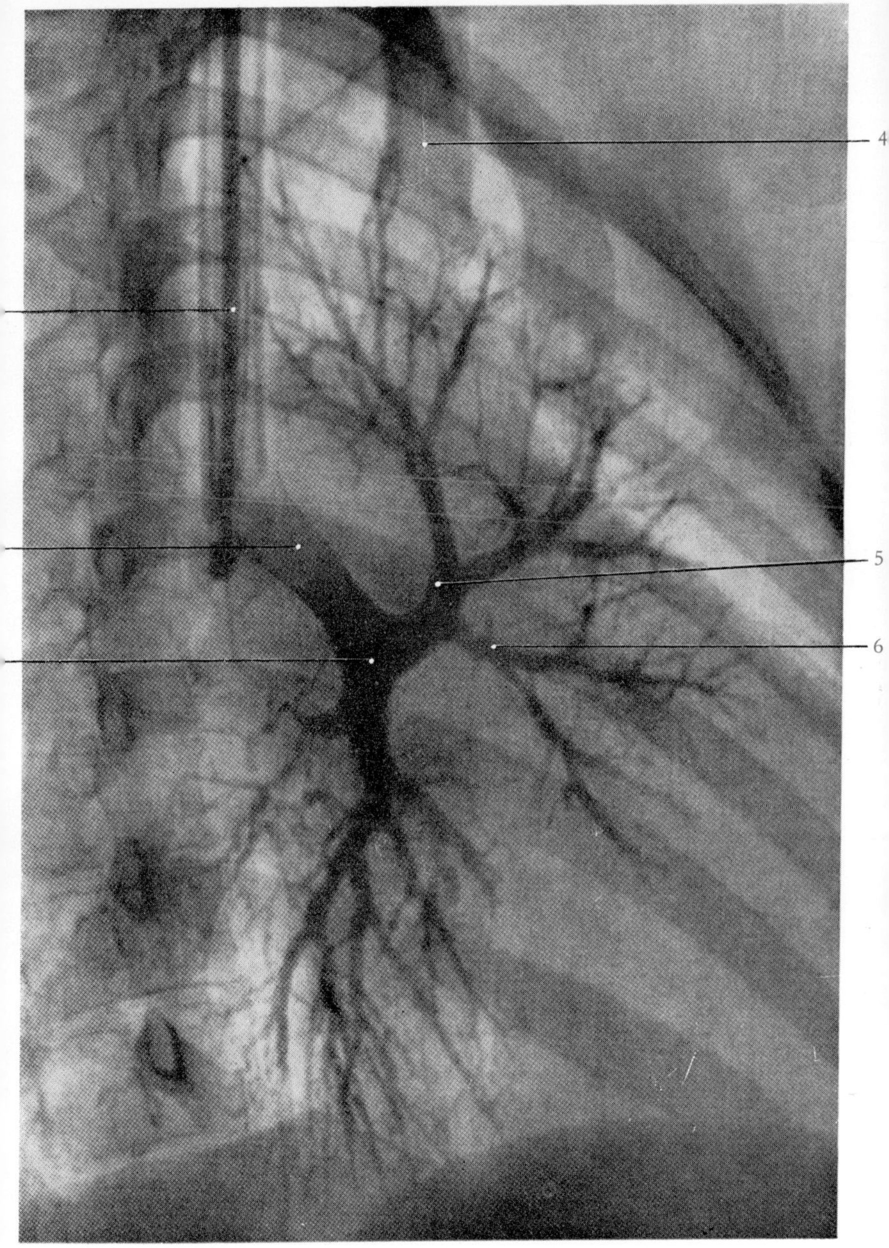


**Röntgenaufnahme des Bronchialbaumes:** 1 Sonde in der Luftröhre, 2 linker Hauptbronchus, 3 unterer Lappenbronchus, 4 Erste Rippe, 5 oberer Lappenbronchus, 6 unterer Lappenbronchus.

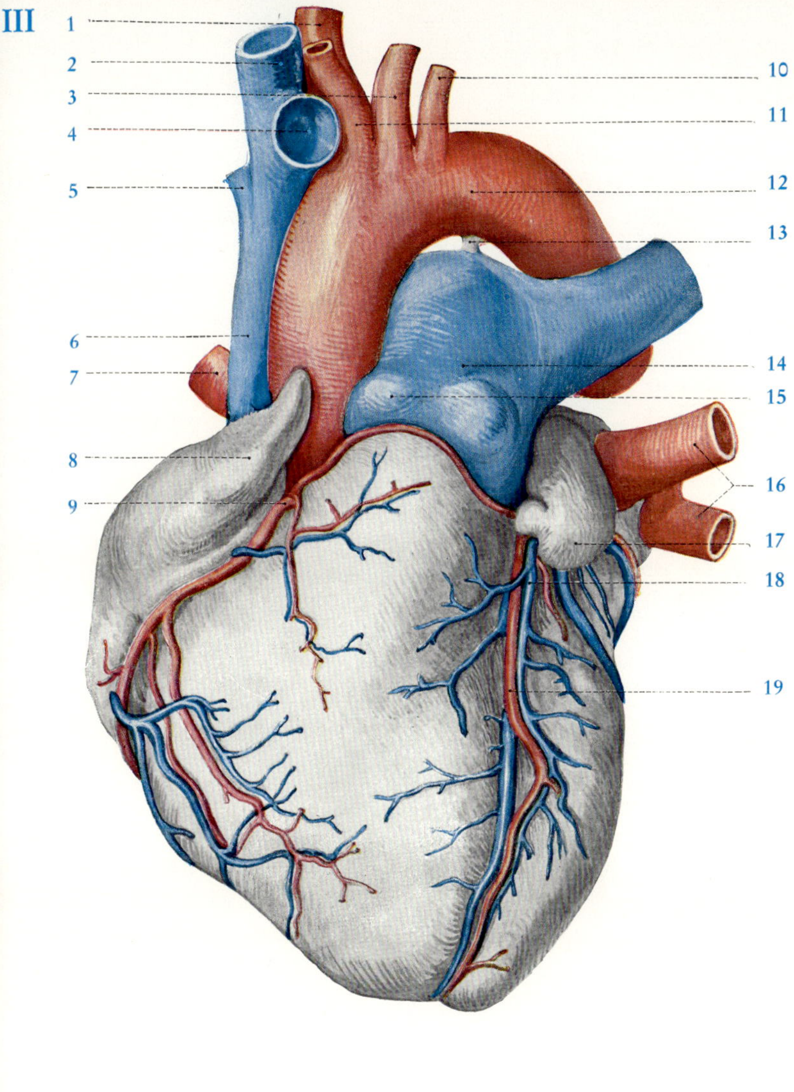


**Das Herz in der Vorderansicht:** 1 rechte Halsschlagader, 2 rechte Halsvene, 3 linke Halsschlagader, 4 linke Halsvene, 5 Vene zur Wirbelsäule, 6 obere Hohlvene, 7 rechte Lungenvene, 8 rechtes Herzohr, 9 rechtes Herzkranzgefäß, 10 linke Armarterie, 11 gemeinsamer Gefäßstamm, 12 Bogen der Körperschlagader, 13 Gefäßband, 14 Gefäßstamm der Lungengefäße, 15 Ausbuchtung des Gefäßstammes, 16 linke Lungenvenen, 17 linkes Herzohr, 18 große Herzvene, 19 vordere Herzfurche.

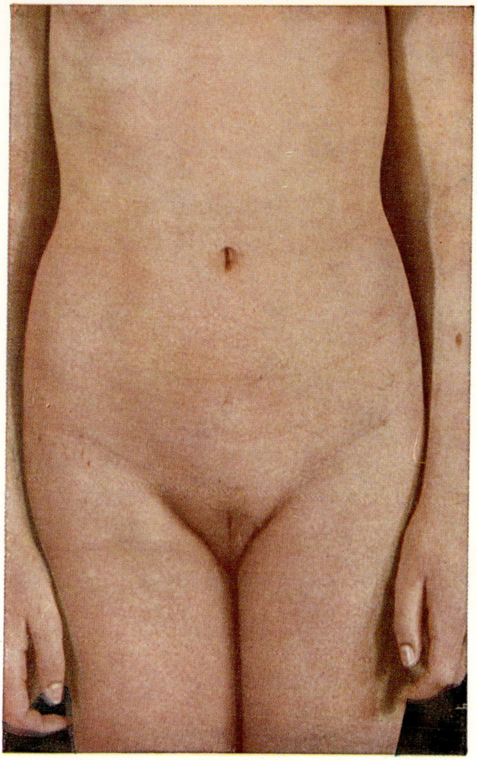

Typischer Scharlachausschlag

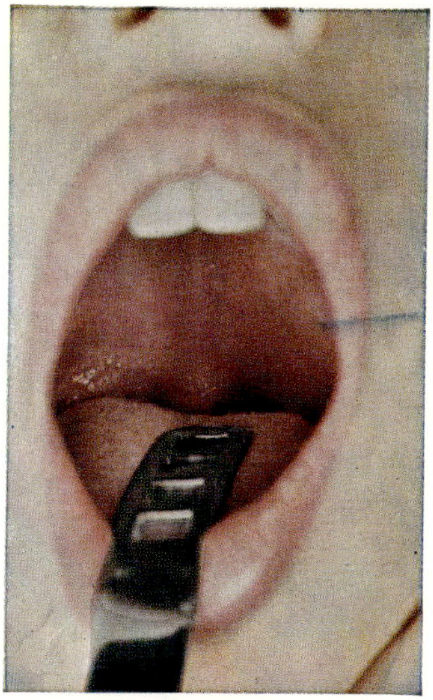

Flammende Rachenrötung bei Scharlach ▶

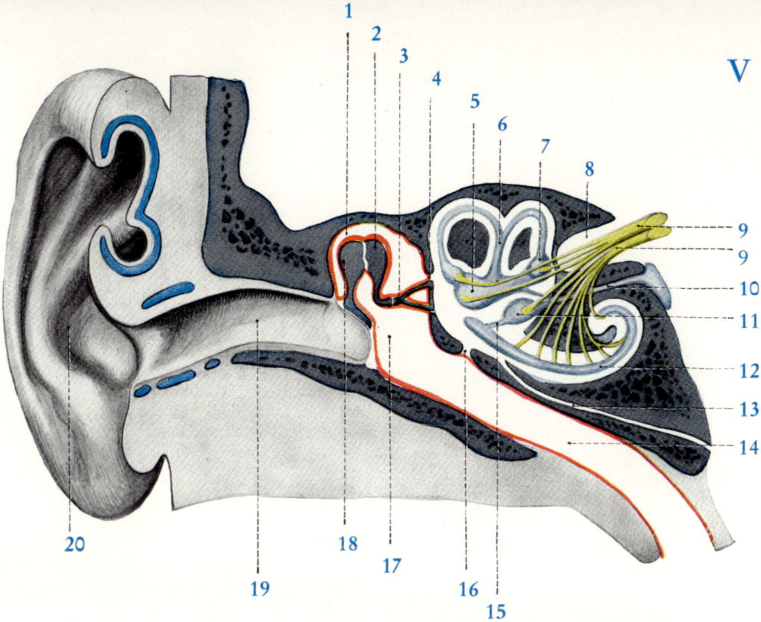


**Gehörorgan:** 1 Mittelohrraum, 2 Amboß, 3 Kopf des Steigbügels, 4 Vorhoffenster, 5 Labyrinthsack, 6 gemeinsamer Bogengang, 7 Erweiterung des Bogenganges, 8 innerer Gehörgang, 9 Teile der Gehörnerven, 10 Lymphgang, 11 Erweiterung desselben, 12 Schneckengang, 13 Schneckenkanal, 14 Verbindungsgang zwischen Ohr und Nase, 15 Schneckengang, 16 Schneckenfenster, 17 Paukenhöhle, 18 Hammer, 19 äußerer Gehörgang, 20 Ohrmuschel.

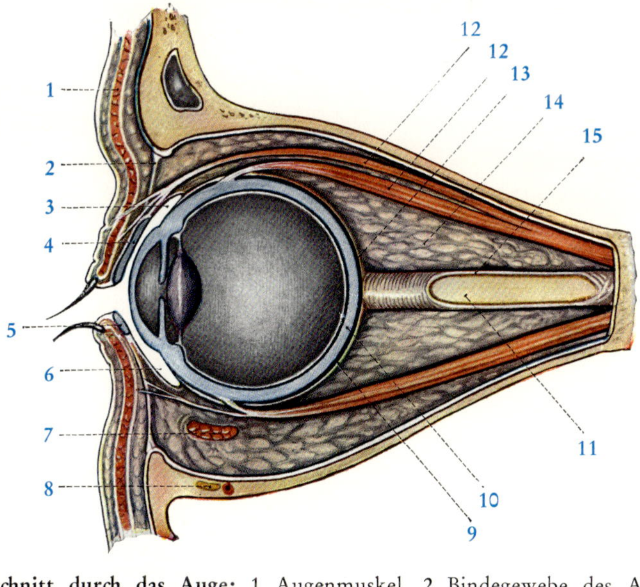


**Längsschnitt durch das Auge:** 1 Augenmuskel, 2 Bindegewebe des Augapfels, 3 oberes Lidende, 4 Oberlid, 5 Unterlid, 6 unteres Lidende, 7 unterer Augenmuskel, 8 Arterie und Nerv unter dem Auge, 9 Auskleidung des Augapfels, 10 Augenbindehaut, 11 Sehnerv, 12 Augenmuskel, 13 Zwischenraum der Augenhöhlenauskleidung, 14 Fettgewebe in der Augenhöhle, 15 Nervenscheide des Sehnerven.

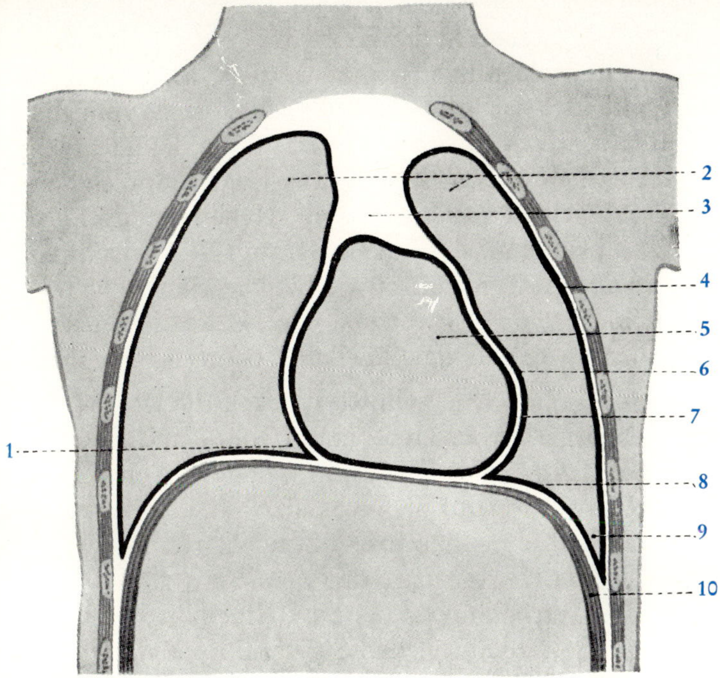


**Längsschnitt durch den Brustkorb:** 1 Zwerchfellkuppel, 2 Lungenspitzen, 3 Raum zwischen beiden Lungen, 4 Rippenfell, 5 Herzbeutelraum, 6 Lungenfell im Bereich des Herzbeutels, 7 Herzbeutel, 8 Lungenfell im Bereich des Zwerchfells, 9 untere Lungengrenze, 10 Zwerchfell.

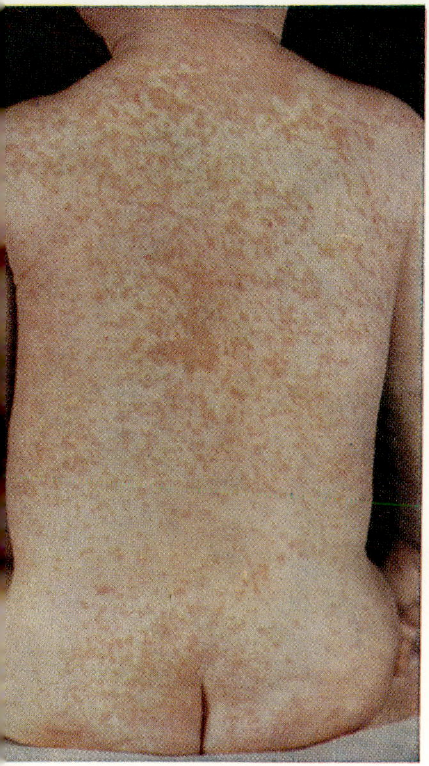

Masernausschlag am Rücken

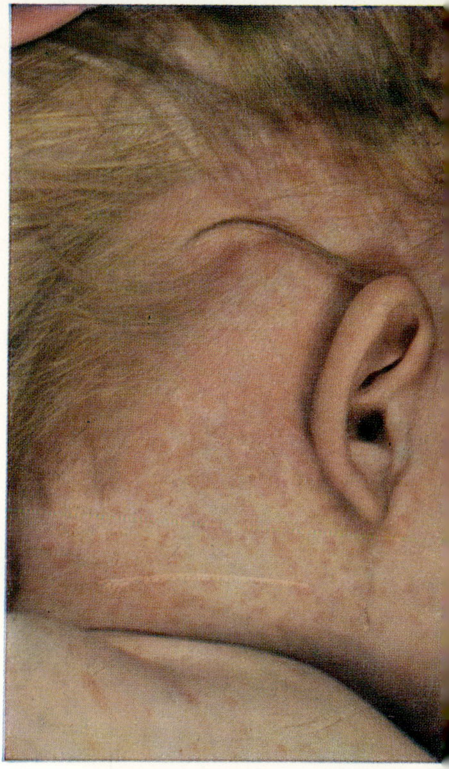

Beginnender Masernausschlag

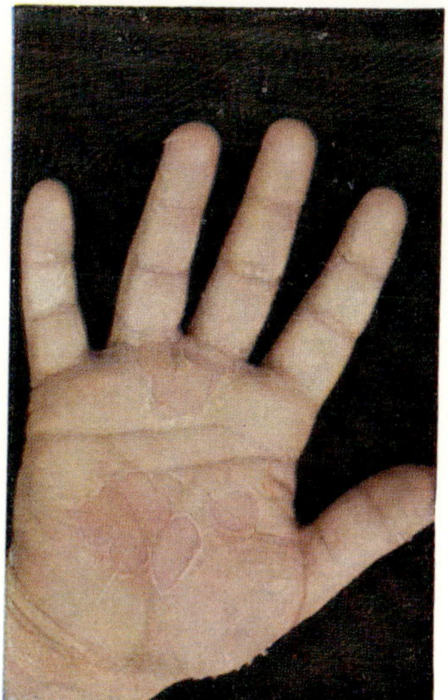

VII

Hautschuppung der Hand nach Scharlach ▶

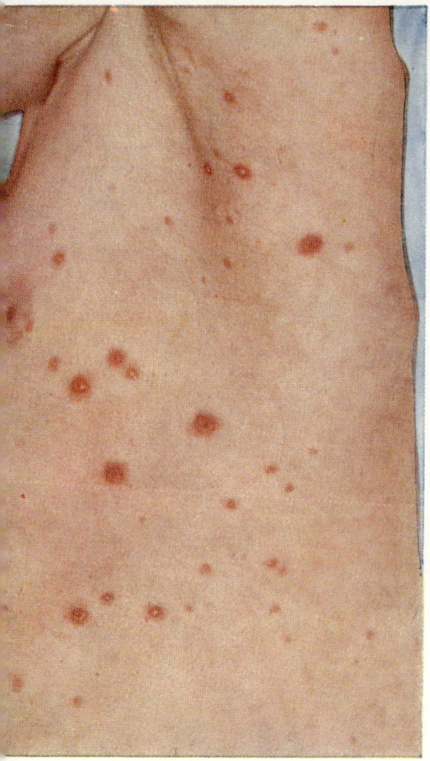
Frischer Windpockenausschlag

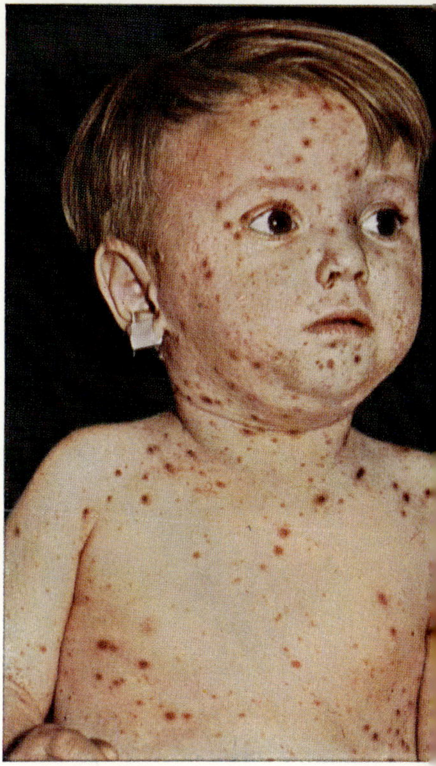
Windpocken nach Eintrocknung

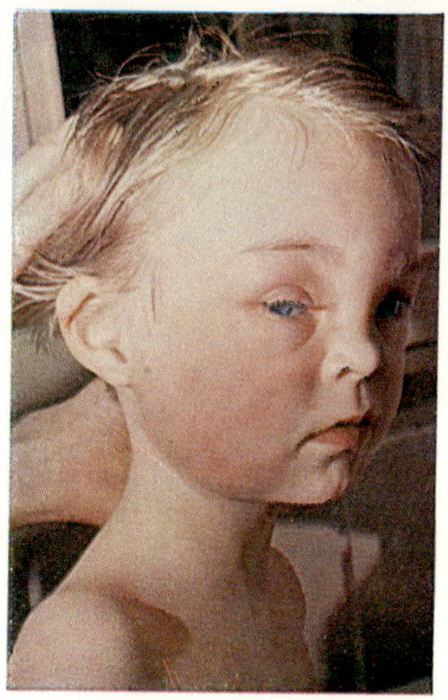
Gesichtsrotlauf

VIII

Als Heilmittel versuche man *Cuprum arsenicosum* $D_3$ in stündlichen Gaben von 15 Tropfen. Die Prognose ist immer ernst.

Bei der **chronischen Nierenentzündung** spielt die lange durchgeführte Nierendiät eine grundlegende Rolle. Sie wurde in der Diätetik beschrieben, und es sei nochmals auf die Kochsalzfreiheit hingewiesen. Weißer Zucker und Weißmehl in seinen Verarbeitungen sollen nicht verwendet werden. Rohe Petersilie, die die Nierentätigkeit anregt, kann häufig als Zutat Anwendung finden.

Zwiebelwickel, die aus feingehackter Zwiebel zwischen zwei dünnen Tüchern bestehen, werden auf die Nierengegend aufgelegt und zwei Stunden belassen.

Als *Nierentee* bewährt sich hier *Goldrute, Zinnkraut, Bärentraubenblätter und Hagebuttenkerne zu gleichen Teilen gemischt auf 100 Gramm.* Auch Hagebuttentee allein ist empfehlenswert, weiters folgender Nierentee: Man nimmt einen gestrichenen Eßlöffel Leinsamen und gibt Süßholz in der Menge, die man mit drei Fingern fassen kann, dazu. Dies wird in einem halben Liter Wasser eine Stunde gekocht und schließlich so getrunken, daß man vor dem Frühstück, dem Mittag- und Abendessen eine Schale voll nimmt.

Als Heilmittel stehen *Solidago Ur-Tct. Ø* und *Berberis Ur-Tct. Ø* mit je dreimal täglich zehn Tropfen im Wechsel im Vordergrund.

Daneben kommen Apis bei wassersüchtigen Schwellungen und Durstlosigkeit, *Cuprum arsenicosum* und *Plumbum* bei Krampferscheinungen, *Arsenicum* bei Brennen mit Durst und Erschöpfung und *Phosphorus* bei allgemeinem Schwächegefühl in Frage. Dies muß jedoch der Arzt entscheiden.

Bei **Nierenbeckenentzündungen,** bei denen Nierenschmerzen stärker hervortreten, gelten dieselben diätetischen und äußerlichen Maßnahmen wie bei der Nierenentzündung, um ein Übergreifen der Entzündung auf das Nierengewebe zu verhindern. Besonders sei auf das Auflegen heißer Sandsäckchen und ansteigende warme Sitzbäder von Haferstroh, Kamille und Zinnkraut hingewiesen.

Um den Harn sauer zu machen — Bakterien gedeihen in saurem Milieu wesentlich schlechter — empfiehlt es sich, mehrmals täglich zwei Teelöffel Apfelmostessig, gelöst in einem Glas Wasser, zu trinken.

Auch hier wird die bewährte Mittelmischung von *Solidago Ur-Tct. Ø* und *Berberis vlg. Ur-Tct.* Ø abwechselnd mit 4mal täglich 15 Tropfen angewandt. Bei starken Schmerzen gibt man *Dioscorea* $D_2$ bis halbstündlich 15 Tropfen.

In der anfallfreien Zeit nimmt man noch lange abwechselnd: *Acidum nitricum* $D_3$ mit dreimal täglich 10 Tropfen und dazu *Lithium carbonicum* $D_2$ mit morgens und abends eine kleine Messerspitze voll, dann wiederum *Sarsaparilla* $D_2$ mit dreimal täglich 15 Tropfen und *Helleborus* $D_3$ ebenso.

Als *Tee* wird *Goldrute, Krappwurzel, Hagebutten, Birkenblätter, Wacholderbeeren (zerquetscht), Sarsaparillawurzel, Petersiliensamen und Ehrenpreis zu gleichen Teilen gemischt* und tagsüber getrunken.

Auch für *Nierensteine* gibt es leider kein zuverlässiges steinauflösendes Mittel. Man versuche es aber doch mit *Rubia Tinktorum Ur-Tct.* Ø, dem Krapp, mit dreimal täglich 15 Tropfen und der in der Diätetik angegebenen Kostform. Ein Volksmittel für Nieren- und Blasensteine besteht darin, daß man Kürbiskerne zerschneidet und kocht und von diesem Tee täglich drei Tassen trinkt.

Im *Kolikanfall* verwende man die Kolikmittel des Gallensteinanfalls: *Belladonna* $D_3$, *Dioscorea* $D_2$ *oder Magnesium phosphoricum* $D_3$. Man kann von einem dieser Kolikmittel 40 Tropfen in einem halben Glas heißem Wasser auflösen und nimmt alle zehn Minuten einen Schluck.

Äußerlich wird eine heiße Auflage als schmerzlindernd empfunden.

**Harnblasenerkrankungen:**

Der *Harnleiter* erkrankt als solcher allein sehr selten, sondern seine häufigsten Erkrankungen — die Entzündung oder die Steinkolik — sind stets von Niere oder Blase fortgeleitet. Die Behandlung ist dieselbe wie die der Ausgangsorgane und kann dort entnommen werden.

Die *Harnblase* fängt den ununterbrochen von den Nieren über die Harnleiter ausgeschiedenen und fortgeleiteten Harn als Sammelbecken auf und meldet ihre Entleerungsnotwendigkeit durch den Harndrang, einem leichten Druckgefühl. Ein Schließmuskel am unteren Ende der Blase, der dem Willen unterworfen ist, so daß man die Entleerung zurückhalten kann, verhindert das Harnträufeln. Der Abflußweg geht dann durch die Harnröhre nach außen.

Die häufigste Erkrankung der Harnblase ist der **Blasenkatarrh,** der auf einer Entzündung der Blasenschleimhaut beruht und meist Folge einer Erkältung ist. Man muß ihn rasch restlos ausheilen, da eine chronische Blasenentzündung außerordentlich unangenehm und sehr langwierig sein kann.

Da die entzündete Blase sehr kälteempfindlich ist, ist stets auf Wärme zu achten, was zunächst auch Bettruhe bedeutet. Auf die Blasengegend selbst legt man trockenheiße Kompressen oder heiße Aufschläge mit Leinsamenmehl. Selbst zum Urinieren soll man das Bett nicht verlassen und die Bettflasche nehmen.

Die Kost sei vollkommen salzlos und reizlos, so daß kein Fleisch, kein Alkohol und kein Bohnenkaffee oder Gewürze genommen werden sollen. Obst und Milch sind reichlich erlaubt. Auch die Flüssigkeitszufuhr muß eingeschränkt sein, um die Blase nicht zu reizen, so daß das literweise Trinken eines Blasentees sogar schädlich ist.

Schluckweise können tagsüber folgende *Blasentees* getrunken werden:

*Bärentraubenblätter und Bruchkraut zu gleichen Teilen gemischt,* weiters *Leinsamen, Hanf, Zinnkraut und Bärentraube zu gleichen Teilen,* oder schließlich *Goldrute, Ehrenpreis, Salbei, Petersiliensamen, Schachtelhalm, Bärentraubenblätter und Stiefmütterchen immer zu gleichen Teilen auf 100 Gramm gemischt.*

Als Heilmittel nimmt man am akuten Beginn *Aconitum* $D_3$, viermal täglich je zehn Tropfen und bei Erkältungsursache *Dulcamara* $D_2$ in derselben Art. Bei unausgesetztem Blasenzwang hilft *Belladonna* $D_3$ zweistündlich zehn Tropfen.

Bei heftigen, brennenden Schmerzen hilft sehr gut *Cantharis* $D_4$ oder *Cannabis* $D_3$, die man ebenfalls zweistündlich mit je zehn Tropfen verabreicht.

Besteht eine infektiöse Ursache, ist *Mercurius solubilis* $D_3$ und *Helleborus* $D_2$ vorzuziehen. Beide Mittel werden mit dreimal je zehn Tropfen gegeben.

Ist das akuteste schmerzhafte Stadium vorüber, bewähren sich sehr Dampfsitzbäder mit Kamille, Zinnkraut oder Haferstroh.

Ein *chronischer Blasenkatarrh* kann durch ungenügende Ausheilung eines akuten Katarrhs, durch Fremdkörper wie Polypen oder Steine in der Blase oder durch Infektion durch Bakterien entstehen.

Daß ein Blasenkatarrh die Folge einer anderen Krankheit — Nieren- und Nierenbeckenentzündungen, Tuberkulose, Geschlechtskrankheiten, Unterleibsleiden oder Prostatavergrößerung — sein kann, ist verständlich. Hier muß nach der Ursache geforscht und diese beseitigt werden.

Wenn der Schließmuskel infolge der langen Entzündung nicht mehr funktioniert, kommt es zum lästigen Harnabgang, besonders bei Frauen mit ihrer kurzen Harnröhre. Daneben bestehen Harndrang und -zwang und Blasenschmerzen.

Auch hier ist eine reizlose Kost notwendig und auf Wärme zu achten. Halbbäder von Haferstroh, Kamille und Zinnkraut bei ansteigender Temperatur und trockenwarme Auflagen über Nacht bewähren sich immer wieder.

Als Heilmittel werden *Helleborus* $D_1$ und *Sabal serrulata* $D_1$ im Wechsel mit 3mal tgl. je 10 Tropfen genommen.

*Terebinthina* bekämpft Eiweiß und Blut im Urin, der mit Drang nur tropfenweise abgeht. Der Harn hat veilchenartigen Geruch. Bei *Acidum benzoicum* riecht der Harn pferdeurinähnlich. Bei *Chimaphila* treten besonders am Anfang des Urinierens Beschwerden auf, während bei *Equisetum* das Gefühl der ständig vollen Blase vorherrscht. Bei *Mercurius solubilis* herrschen bei trübem, ev. eitrigem Urin Krämpfe vor. Bei *Petroselinum* muß dem plötzlichen Harndrang sofort nachgegeben werden. Ist der Urin schleimig, wird *Hydrastis* verwendet. Alle *diese Mittel* werden *in der 2.—3. Potenz* mehrmals täglich gegeben.

Daneben wird Gebrauch von den beim akuten Blasenkatarrh angeführten Blasentee gemacht.

Als Hausmittel sei das Trinken eines Leinsamenabsuds angegeben: Leinsamen wird in Wasser gekocht, bis eine etwas schleimige Masse entsteht, die in der Menge eines Glases und geschmacklich mit Himbeersaft verbessert tagsüber langsam getrunken wird.

Ein spezieller *Blasentee bei chronischem Leiden* lautet: *Bärentraubenblätter, Petersilienwurzel, Bohnenschalen, Lindenblüten, Leinsamen* und *Zinnkraut* werden *zu gleichen Teilen auf 100 Gramm gemischt* und als Tee zubereitet.

Sollte, was bei Blasenentzündung vorkommen kann, eine *Wasserverhaltung* eintreten, hilft meistens ein Kräuterdampfbad mit Kamille.

Das **Bettnässen der Kinder** ist nicht selten und kann auf mehrere Ursachen zurückgehen. Es kann sich um eine Schließmuskelschwäche, um eine Vorhautverengung bei Knaben, um chronische Verstopfung oder um Madenwurmbefall handeln. Hier ist jeweils die Grundursache zu beheben. In den meisten Fällen ist Bettnässen aber ein nervöses Symptom, sei es auf Grund einer konstitutionellen Nervenschwäche oder als Protestreaktion psychischer Art auf eine Unstimmigkeit in der Umgebung des Kindes. Dies ist von den Eltern zu erforschen und nach Möglichkeit abzustellen. Es handelt sich also in jedem Fall um eine Krankheit, sei sie nun organischen oder psychischen Ursprungs und es liegt auf der Hand, daß man Krankheiten nicht mit Schlägen kurieren kann. Aufrichtiges Einfühlungsvermögen und liebevolle Behandlung vermögen hier viel mehr.

Dem Kind soll nach vier Uhr nachmittags keine Flüssigkeit, auch kein Obst und Gemüse, das harntreibend wie Sellerie, Spargel oder Petersilie ist, gegeben werden. Vor dem Schlafengehen muß uriniert werden und das Kind muß ein- bis zweimal nachts abgehoben werden.

Da Honig wasseranziehend ist und beruhigend wirkt, soll abends durch längere Zeit ein Teelöffel Honig verabreicht werden.

Daß sich die Behandlung nach der Ursache richten muß, wurde schon gesagt. Typenmäßig setzt man hier Konstitutionsmittel, z. B. *Calcium carbonicum* $D_3$ bei skrofulöser und rachitischer Konstitution, ein, doch muß dies ein Arzt bestimmen.

Für nervöse Kinder paßt oft *Phosphorus* $D_8$, von dem man morgens fünf Tropfen gibt. *Causticum* $D_6$ ist mehr ein Knabenmittel. Der

Harn geht im ersten Schlaf ab, das Kind ist sehr gegen kalte Luft empfindlich. *Sepia* $D_6$ ist ein Mittel für magere, gelbliche Mädchen, *Pulsatilla* $D_6$ paßt für rundliche, friedliche, weinerliche Mädchen. Alle diese Mittel werden früh und abends je 5 Tropfen verabreicht.

Bei Wurmbefall muß Cuprum *sulfuricum* $D_3$ durch längere Zeit gegeben werden, was bei den Darmkrankheiten gesagt wurde.

Bei größeren Kindern oder Jugendlichen gebe man *Helleborus* $D_2$, 3mal tgl. 10 Tropfen, was oft zum Erfolg führt.

Ein *Tee gegen Bettnässen* lautet: *Goldrute, Johanniskraut und Tormentillwurzel, zu gleichen Teilen auf 100 Gramm gemischt* und um vier Uhr nachmittags zu trinken.

Der **ungewollte Harnabgang** kommt bei älteren Menschen vor. Im Alter handelt es sich bei beiden Geschlechtern oft um Arteriosklerose des Gehirns, das den Blasendrang nicht mehr zum Bewußtsein bringt, wobei man eine Arteriosklerosebehandlung versucht, die bei den Alterserkrankungen beschrieben wird.

Bei Frauen handelt es sich meist um eine Gebärmutter- und Blasensenkung, die den Schließmuskel insuffizient macht, so daß bei Pressen, Husten, Lachen und ähnlichem unwillkürlich Harn abgeht. Hier versuche man *Causticum* $D_4$ mit 3mal tgl. 10 Tropfen oder *Ferrum phosphoricum* $D_3$ mit 3mal tgl. einer Tablette. Die Mittel sind längere Zeit zu nehmen.

Bei Männern mit denselben Beschwerden des unwillkürlichen Harnabgangs liegt oft eine Prostatavergrößerung vor. Hier hilft oft *Sabal serulata* $D_1$ mit 3mal tgl. 10 Tropfen durch längere Zeit.

Bezüglich der **Blasensteine** ist dasselbe wie bei allen Steinkrankheiten zu sagen: Ein zuverlässiges Auflösungsmittel gibt es nicht. Versuchenswert ist der Kürbiskerntee, der bei der Nierensteinkrankheit beschrieben wurde. Die oft begleitende chronische Blasenentzündung ist nach den dort angeführten Maßnahmen zu bekämpfen.

Am Schluß sei noch die **Harnröhrenentzündung** besprochen. Sie macht sich durch brennende Schmerzen bei Wasserlassen und dadurch, daß die Harnröhre einen schleimigen, ev. eitrigen oder blutigen Ausfluß zeigt, bemerkbar. Der Arzt muß hier unbedingt eine Geschlechtskrankheit, z. B. den Tripper, ausschließen, da er zunächst dieselben Symptome machen kann und nicht übersehen werden darf.

Die Kost sei möglichst reizlos, damit kein scharfer Urin, der mehr Schmerzen verursacht, entsteht. Ein Nieren- oder Blasentee kann getrunken werden, da diese desinfizierend und heilend wirken. Zu warnen ist speziell vor Alkoholgenuß in jeder Form.

Als Heilmittel seien angegeben: *Cannabis* $D_3$ bei starkem Brennen und empfindlicher Harnröhre, so daß der Patient breitspurig gehen muß, *Acidum nitricum* $D_3$ bei brennendem, blutig-eitrigem Ausfluß und *Mercurius solubilis* $D_3$ bei eitrigem Ausfluß mit Lymphdrüsenschwellung in der Leistengegend. Alle diese Mittel werden mit je 10 Tropfen bzw. 1 Tablette 4mal tgl. verabreicht.

Damit sind die häufigsten und wichtigsten Erkrankungen der Harnorgane besprochen. Von den Nierenerkrankungen, die besonders im akuten Stadium eine absolut salzfreie Kost verlangen, bis zu denen der Harnblase und Harnröhre, zieht sich wie ein roter Faden die Forderung nach der entsprechenden reizlosen Diätetik, ohne die die Heilung verzögert oder unmöglich gemacht wird. Wer die zentrale Stellung der Nieren als Ausscheidungsorgane für Schlackenstoffe kennt, wird darauf achten, daß durch eine vernünftige und naturgemäße Lebensweise diese Organe geschont werden, so daß sie lebenslang klaglos ihre Funktion ausüben können.

Die **Krankheiten der Geschlechtsorgane** umfassen bei den Männern Erkrankungen der Vorsteherdrüse — Prostata —, die Hoden- und Nebenhodenentzündungen, die gleicherweise ablaufen und daher nicht getrennt zu werden brauchen, und schließlich Entzündungen der Samenstränge bzw. der Samenblasen. Harnröhrenerkrankungen wurden bereits bei den Harnorganen besprochen.

Die *Prostata* umfaßt den Blasenausgang mit dem Harnröhrenbeginn in der Gegend des Blasenschließmuskels, ist etwa kastaniengroß und bildet ein Sekret, das dem männlichen Samen beigemischt wird.

Die **Entzündung der Prostata** hat meist eine infektiöse Ursache und macht sich durch Schmerz- und Druckgefühl in der Dammgegend bemerkbar. Öfter kommen auch noch Kreuzschmerzen, Schmerzen in einer oder beiden Leistengegenden und klebrig-glasiger Ausfluß aus der Harnröhre vor. Da sie langwierig zu sein pflegt, gehört die Behandlung in die Hand eines Arztes, der neben reizloser Kost und lokaler Wärmeanwendung, ev. in Form von Haferstrohsitzbändern, vom Mastdarm aus in Form von geeigneten Zäpfchen die Entzündung zu beeinflussen sucht. Kurzwellendurchflutungen werden erfolgreich angewendet.

Homöopathisch werden *Mercurius solubilis* $D_3$ mit 3mal täglich 1 Tablette, *Cinnabaris* $D_3$ und *Sulfur jodatum* $D_3$ mit derselben Gabengröße im täglichen Wechsel angewandt.

Die **Prostatavergrößerung** ist ein häufiges Leiden alter Männer und entsteht dadurch, daß das Drüsengewebe durch Bindegewebe ersetzt wird, was eine Vergrößerung bewirkt. Da durch die vergrößerte Drüse ein Druck auf den Blasenhals ausgeübt wird, wird das Fassungsvermögen der Harnblase kleiner, was zu häufigerem Urindrang, besonders nachts, führt. Da gleichzeitig der Blasenhals komprimiert wird, bedarf es zur Harnentleerung größerer Anstrengung, bis in vorgeschrittenen Fällen die Harnblase überhaupt nicht mehr ganz entleert werden kann und ein Restharn zurückbleibt. Diese Stauung begünstigt chronische Blasenentzündungen mit ihren Begleitbeschwerden.

In extremen Fällen, besonders nach Alkoholgenuß, kann es zur Harnsperre, also zur Unmöglichkeit, die Blase zu entleeren, kommen. Hilft hier kein Kamillendampfbad — man setzt sich über ein Gefäß mit kochendem Kamillentee — muß die Harnblase mit dem Katheter durch den Arzt entleert werden.

Die Behandlung besteht zunächst wie bei den Erkrankungen der Harnorgane in reizloser und salzarmer Kost, wobei besonders vor Alkoholgenuß gewarnt sei, der eine akute Wasserverhaltung hervorrufen kann. Ebenso muß man sich vor Erkältungen hüten.

Als Heilmittel stehen uns einige sehr bewährte zur Verfügung, an der Spitze *Sabal serrulata* $D_1$ mit dreimal täglich 15 Tropfen. Man kann Sabal mit *Populus tremuloides* $D_2$ in derselben Gabengröße im täglichen Wechsel nehmen oder auch die *Mittelmischung:* Sabal *serrulata* $D_1$, *Staphisagria* $D_3$ und *Populus tremuloides* $D_2$ mit dreimal täglich je 15 Tropfen. Unterstützend wirken hiezu Kamillenkräuterdampfbäder, die unbedingt bei akuter Harnverhaltung angezeigt sind.

Als Tee sei Kürbiskerntee — eine Handvoll zerstoßener Kürbiskerne werden mit einem halben Liter Wasser angesetzt und in drei Portionen tagsüber getrunken — genannt.

Wird die Prostatavergrößerung von einem chronischen Blasenkatarrh begleitet, nehme man dazu die bei der Blasenentzündung angegebenen Mittel und Anwendungen.

Die Erkrankungen von **Hoden, Nebenhoden, Samensträngen und Samenblasen** verlaufen gleichartig und können zugleich besprochen werden. Es sind in der Hauptsache Entzündungen, seltener durch Erkältung, öfter durch Infektionen, die schmerzhafte Schwellung und Verhärtung dieser Organe verursachen.

Auch hier sei auf reizlose, da entzündungshemmende Kost mit Alkoholverbot verwiesen. Auch Geschlechtsverkehr ist zur Schonung dieser Organe untersagt.

Die schmerzempfindlichen und vergrößerten Hoden und Nebenhoden werden durch Tragen einer kleinen Stützvorrichtung, eines Suspensoriums, entlastet. Lokal werden neben Wärmezufuhr entzündungshemmende Umschläge mit essigsaurer Tonerde oder Heilerdeauflagen verabreicht.

Als Heilmittel stehen zur Verfügung: *Pulsatilla* $D_2$ bei akuter Entzündung mit Rötung und Empfindlichkeit, *Clematis* $D_3$ bei verhärteten und sehr schmerzhaften Hoden und Samenstrangneuralgie, *Spongia* $D_3$ bei Anschwellung und Härte mit Bewegungsverschlimmerung, und *Rhododendron* $D_3$ bei chronischer, zur Verkleinerung neigender Entzündung. Alle Mittel werden drei- bis viermal täglich mit je zehn Tropfen genommen.

Die inneren Geschlechtsorgane der Frau bestehen aus den **Eierstöcken,** die Hormonträger und Eiträger sind, die sie teilweise umfassenden Eileiter, die den Eitransport besorgen und in die Gebärmutter eingepflanzt sind, der Gebärmutter als Organ der Fruchtentwicklung, und der Scheide. Da jeder Frau, besonders im vorgeschrittenen Alter, bei Störungen in diesem System zur Verhütung einer ernsten Erkrankung geraten sei, den Arzt aufzusuchen, seien hier die wichtigsten und häufigsten Störungen und deren Behandlung mehr als Beratung aufzufassen, die nicht zur Selbstbehandlung verleiten soll.

Die Eierstöcke regeln hormonell den Geschlechtsablauf der Frau, in deren Leben es dadurch zwei kritische Phasen gibt: Das Erwachen und das Erlöschen der Eierstocktätigkeit. Hier ist ein weites Feld mannigfacher Störungen geboten, die neben einer naturgemäßen Lebensordnung durch homöopathische Heilmittel weit besser und gefahrloser beherrscht werden als durch die heute so beliebten Hormonkuren, deren Spätfolgen heute noch nicht abgesehen werden können.

Die **Unterfunktion der Eierstöcke** als Hormondrüsen, die allerdings von der Zwischenhirndrüse gesteuert werden und bei denen der Einfluß der Schilddrüse eine Rolle spielt, verursacht Periodenstörungen im Sinne einer zu seltenen, spärlichen oder ausbleibenden Regelblutung. Oft ist hier die Lebensweise in der Art umzustellen, daß neben einer vollwertigen Ernährung auf reichliche Bewegung in frischer Luft und Regelung der Darmtätigkeit zu achten ist.

Bei der Besprechung der Ableitungsverfahren wurde das emmenagoge (menstruationsfördernde) Heilverfahren erwähnt, dessen Regeln hier Anwendung finden. Dasselbe gilt vom systematisch durchgeführten Kuhneschen Reibesitzbad für Frauen, das bei den Wasseranwendungen geschildert wurde.

Sind Heilmittel notwendig, stehen zwei homöopathische Mittel mit ausgezeichneter Wirkung zur Verfügung: *Pulsatilla* $D_3$ oder *Aristolochia* $D_2$, von denen man durch längere Zeit früh und abends je 10 Tropfen zu nehmen hat.

Daneben kommt häufig eine zu schmerzhafte, mit Krämpfen verbundene Regelblutung in diesem Alter vor. Auch hier ist eine möglichst natürliche Lebensweise anzustreben — diese Schmerzen sind bei Naturvölkern fast unbekannt — und folgende Heilmittel anzuwenden:

*Viburnum opulus* $D_2$ bei reizbaren, nervösen, schlanken Mädchen, von dem man einige Tage vor der Regel dreimal täglich 10 Tropfen gibt. Bei Kolikschmerzen nimmt man von *Viburnum opulus Urtinktur* Ø alle 15 Minuten 20 Tropfen in etwas heißes Wasser.

Von *Belladonna* $D_3$ sind bei schmerzhafter Regel mit Kopfkongestionen und hellrotem Blut einige Tage vor Eintritt 3mal tgl. je 10 Tropfen, bei der Kolik selbst alle Stunden 5 Tropfen zu nehmen.

*Chamomilla* $D_4$ paßt für launische, reizbare Frauen, die die Beschwerden übertreiben. Man gibt alle 30 Minuten 5 Tropfen.

*Magnesium phosphoricum* $D_3$ kommt bei plötzlichen Schmerzanfällen, die rasch wieder vergehen können, mit 1 Messerspitze des Pulvers in etwas heißem Wasser aufgelöst, von dem man alle 15 Minuten einen Teelöffel nimmt, in Frage.

*Gelsemium* gibt man bei begleitendem betäubendem Kopfschmerz und *Pulsatilla* bei in Dauer, Stärke und Schmerzhaftigkeit schwankender Periode, *beide Mittel in der 3. Potenz* in wiederholten Gaben *von je* 10 Tropfen. Ist die Regelstörung psychisch bedingt bei unberechenbarem, wechselhaftem Wesen, bewährt sich *Ignatia* $D_6$ mit mehrmals 10 Tropfen.

Die **Eierstockentzündung** hat als Ursache sowohl Erkältungen als auch Infektionen. Sie muß sehr sorgfältig behandelt werden, da sie als chronisches Leiden zu Unfruchtbarkeit und anderen Folgekrankheiten führen kann. Neben Schmerzen ist im akuten Beginn auch Fieber vorhanden, das hoch sein kann.

Die Behandlung besteht in Bettruhe und Wärmesorge sowie reizloser Kost. Als *Schmerzmittel* kommen die Kolikmittel *Colocynthis* $D_3$ bei Zusammenkrümmen vor Schmerzen, bei intermittierenden Schmerzen *Magnesium phosphoricum* $D_3$, bei Dauerschmerz *Dioscorea* $D_1$ *und Viburnum opulus* $D_1$ bei dumpfen Beckenschmerzen in Betracht. Alle Mittel können mit je 10 Tropfen bzw. 1 Tablette halbstündlich verabreicht werden.

Als *Heilmittel* verwendet man zu Beginn *Belladonna* $D_3$ 4mal tgl. 10 Tropfen, das man mit *Mercurius bijodatus* $D_3$ in derselben Gabenfolge abwechselt. Bei Reizerscheinungen von seiten des Bauchfells wird mit Erfolg *Lachesis* $D_{12}$ dazugegeben.

Die **chronische Eierstockentzündung** gehört wegen den oben erwähnten Komplikationsmöglichkeiten ebenfalls restlos ausgeheilt, wobei sich Kurzwellendurchflutungen bewähren.

Heilmittel sind: *Mercurius bijodatus* $D_3$ im Wechsel mit *Sepia* $D_3$ und auch *Sulfur jodatum* $D_3$ im Wechsel mit *Hepar sulfuris* $D_4$. Man verabreicht im täglichen Wechsel die Mittelkombination mit 3mal tgl. je 10 Tropfen bzw. 1 Tablette.

Auch hier ist auf Wärme zu achten, ebenso auf reizlose Kost und Enthaltsamkeit.

Da **Eileiterentzündungen** fast immer mit Eierstockentzündungen zusammen ablaufen, erübrigt sich eine gesonderte Besprechung, da die Therapie dieselbe ist. Bei chronischen Entzündungen können die Lichtungen der Eileiter vernarben, so daß der Eitransport und damit eine Schwangerschaft unmöglich gemacht wird. *Graphites* $D_4$ ist ein homöopathisches Mittel, das, 3mal tgl. genommen, bisweilen imstande ist, Narben aufzuweichen und zu lösen.

Die **Gebärmutter** ist ein muskulöses Hohlorgan, deren Schleimhaut in der Zeit der Geschlechtstätigkeit allmonatlich bei fehlender Eibefruchtung in Form der Regelblutung abgestoßen wird. Diese Schleimhautblutung bietet bereits eine Fülle von Abnormitäten: Sie kann zu früh oder zu spät, sie kann völlig unregelmäßig sein, weiters zu lange oder zu kurz oder zu stark oder zu schwach und schließlich zu schmerzhaft ablaufen. Es ist unmöglich, all diese Störungen im einzelnen hier zu schildern — es würde allein ein ganzes Buch füllen. Außerdem sei geraten, bei diesen Störungen einen Arzt zu Rate zu ziehen, da dies die beste Vorsorge gegen das Übersehen ernsterer Erkrankungen des Genitaltraktes bietet.

Einige Hinweise seien gegeben: Über die Unterfunktion der Eierstöcke mit ihrer zu spärlichen oder zu seltenen Regel wurde bereits im einschlägigen Abschnitt gesprochen, ebenso über die zu schmerzhafte Menstruation. *Hier nun die* **Regelstörungen:**

Eine *zu starke* oder *zu lange Regel* beruht meist auf einer zu stark entwickelten oder ungenügend abgestoßenen Gebärmutterschleimhaut. Ist dies ständig der Fall, kann man diese Erkrankung durch die für diese Frau erforderlichen Konstitutionsmittel — Calcium carbonicum, Kalium carbonicum, Ferrum usw. —, die der Arzt bestimmen muß, besser und dauernder heilen als durch Hormontherapie.

Eine gelegentliche, nicht durch Fehlgeburt hervorgerufene, zu starke Gebärmutterblutung, erfordert folgende Mittel:

*Bursa pastoris* $D_1$ kann alle halbe Stunden mit je 10 Tropfen, *Hydropiper* $D_2$ ebenso gegeben werden. *Erigeron canadensis* $D_1$ kommt ebenso bei hellroten, gußartigen Blutungen mit Bewegungsverschlimmerung, dagegen *Hamamelis Ur-Tct.* Ø bei dunklen, venösen Blutungen in Betracht. *Hydrastis U-Tct.* Ø wird bei sehr schwächenden Blutungen gute Dienste tun.

Manchmal bewährt sich äußerlich ein kalter Blitzguß auf die Innenseite der Oberschenkel oder das Kreuzbein.

Eine **Schleimhautentzündung** der Gebärmutter, die zu Schmerzen und gerne zu Blutungen führt, erfordert *Mercurius vivus* $D_3$, von dem man 3mal tgl. eine kleine Messerspitze nimmt.

Es gibt auch Blutungen, die auf **Schwäche der Gebärmutter** beruhen. Hier hat sich die Mischung: Aletris $D_1$, Cimicifuga $D_1$ und Caulophyllum $D_1$, zu gleichen Teilen gemischt auf 50 Gramm, mit 3mal tgl. je 10 Tropfen bewährt. Es werden dadurch nicht nur die Blutunden normalisiert, sondern das Schwäche- und Senkungsgefühl wird ebenfalls behoben.

*Aletris farinosa Ur-Tct.* Ø nennt man das „bittere Tonicum" der Gebärmutter und bewährt sich bei allen Schwächezuständen dieses Organs, während *Cimicifuga* $D_1$ mehr bei Störungen der inneren Sekretion der Eierstöcke angewandt wird, besonders dann, wenn auch die Schilddrüse Funktionsabnormalien zeigt.

*Lilium tigrinum* $D_2$ wird bei Gebärmutterentzündungen chronischer Art oder bei Lageveränderungen dieses Organs mit Erfolg verwendet. Man nimmt von allen drei genannten Mittel *3mal tgl. 10 Tropfen.*

**Myome** sind Muskelgeschwülste der Gebärmuttermuskulatur, die als gutartig anzusehen sind. Sie verursachen häufig längere Blutungen, da sich die Gebärmuttermuskulatur in ihrem Bereich nur ungenügend zusammenziehen kann, was die Blutungsdauer erklärt. Öfters haben auch Myome Rückwirkungen auf das Herz, dessen Tätigkeit sie dann beeinflussen, so daß man vom „Myomherzen" spricht. Erwähnt sei, daß erfahrungsgemäß auch Myome mit dem Eintritt des Wechsels zurückgehen und sogar ganz verschwinden können.

Bei entsprechender Größe oder bei Komplikationen ist die Operation nicht zu umgehen. Ist dies aber nicht der Fall, seien zwei Mittel der Homöopathie angegeben: *Aurum muriaticum natronatum* $D_4$ und *Platinum* $D_6$, von denen gleicherweise *3mal tgl. durch längere Zeit 10 Tropfen bzw. 1 Tablette* zu nehmen sind. Immer wieder wird eine Myomverkleinerung bestätigt.

**Scheidenerkrankungen** bestehen in Entzündungen, die sich als Ausfluß verschiedener Art bemerkbar machen. Auch hier sei zur Sicherung der Diagnose der Arzt aufzusuchen, besonders, wenn der Ausfluß fleischwasserähnlich ist.

Die vielen Spülungen sind ebenso wie übertriebene Bäder und Waschungen nicht gesund, da auch die normale Scheide eine Bakterienflora besitzt, die dadurch zerstört wird. Bewährt hat sich als Volksheilmittel bei Ausfluß eine Spülung mit *Absud von weißen Taubnesselblüten,* aber auch dies sei ohne Übertreibung angewendet.

Bewährte Heilmittel sind je nach Art des Ausflusses:

*Hydrastis* $D_3$, *Kalium sulfuricum* $D_3$ oder *Kalium bichromicum* und *Pulsatilla* $D_3$ bei mildem, dickem, nicht ätzendem Fluß. Die Mittel sind mit 3- bis 4mal täglich je 10 Tropfen zu nehmen.

Bei scharfem, ätzendem, wundmachendem Fluß kommen in Frage: *Kreosotum* $D_3$, *Acidum nitricum* $D_3$ *oder Argentum nitricum* $D_3$, *Lilium tigrinum* $D_3$ *oder Mercurius solubilis* $D_3$, wie oben 3- bis 4mal tgl. 10 Tropfen bzw. eine kleine Messerspitze voll.

*Alumina* $D_3$ hat sehr reichlichen Ausfluß bei sonst trockenen Schleimhäuten und Verstopfungsneigung. Die Gaben sind ebenfalls gleich.

Abschließend ist zu den lokalen Erkrankungen der weiblichen Geschlechtsorgane zu sagen, daß unbedingt bei folgenden Erscheinungen der Arzt aufzusuchen ist: Bei Schmerzen in diesem Bereich, bei atypischen, aus dem normalen Rahmen fallenden Blutungen und bei jedem länger dauernden Ausfluß, vor allem dann, wenn dieser Blutbeimengungen aufweist.

Für **Sterilität,** also dem Unvermögen, einem Kind das Leben zu schenken, besitzt die Homöopathie zwei Heilmittel, die oftmals diesen sehnlichen Wunsch erfüllen konnten: *Aristolochia* $D_2$ und *Cimicifuga* $D_2$, die man im täglichen Wechsel mit je 3mal tgl. 10 Tropfen zu nehmen hat. Voraussetzung ist natürlich, daß kein anatomisches Hindernis eine Empfängnis unmöglich macht, was ein Facharzt feststellen kann. Es darf also nur eine hormonelle Störung vorliegen, die öfters durch diese zwei genannten Mittel behoben werden kann.

Die Reinigungskraft und Umstimmung durch eine Fastenkur hat ebenfalls schon öfters die Wende gebracht, die zu einem Kinde verholfen hat. Dasselbe kann man von *Blütenpollenextrakten* und dem Vitamin-E-reichen *Weizenkeimen* sagen.

Bei Sterilität ist auf kaliumreiche Kost zu achten, die man durch Trinken von zwei Teelöffel Apfelmostessig, gelöst in einem Glas Wasser, zu jeder Mahlzeit erreicht.

Drei Umstände sind es, die tief in das hormonelle Geschehen der Frau eingreifen: Die Pubertät mit dem Erwachen der Geschlechtsreife, die Schwangerschaft und das Erlöschen der hormonellen Periode, die Wechseljahre.

Über die **Pubertät** mit Regelschwierigkeiten wurde bereits früher bei der Unterfunktion der Eierstöcke — erinnert sei an *Pulsatilla* $D_3$ und *Aristolochia* $D_2$ — gesprochen, ebenso über die in dem Alter oft zu beobachtende zu schmerzhafte Regelblutung.

Bezüglich der **Schwangerschaft** ist zu sagen, daß diese gelegentlich durch den Arzt kontrolliert werden soll, und daß mindestens zweimal, in der Mitte und im letzten Monat, der Harn wegen einer etwaigen Nierenschädigung untersucht werden soll.

Da der Kalkverbrauch und der Vitaminbedarf größer sind, soll viel Gemüse, besonders Wurzelgemüse, und Obst neben Vollkornprodukten und Milchprodukten genommen werden, während Salz sparsam verwendet werden soll. Selbstverständlich ist Salz bei Nierenkomplikationen ganz zu streichen.

Gesund ist viel Bewegung in frischer Luft, schweres Heben und Tragen ist zu vermeiden. Schwimmen ist, als leichter Sport aufgefaßt, besonders zuträglich.

Ein Mittel, Entbindungen zu erleichtern, ist *Cimicifuga Ur-Tct. Ø*, von der man morgens nüchtern vom neunten Monat an 10 Tropfen nimmt und dies bis zum Wehenbeginn fortsetzt.

Mittel gegen *Schwangerschaftserbrechen* wurden bereits bei den Magenerkrankungen angeführt, zugefügt sei noch *Aletris farinosa Ur-Tct. Ø*, von der man *vor den Mahlzeiten 3mal tgl. je 10 Tropfen* nimmt.

Mit dem Rückbildungsprozeß der **Wechseljahre** treten Umstellungen der hormonellen Sekretion ein, die eine Fülle nervöser und seelischer Symptome entwickeln können. Medikamentöse Therapie vermag oft hier nur in der zweiten Rolle Erleichterung zu verschaffen, wichtiger ist die Güte und seelisches Einfühlungsvermögen, die für die gequälte Frau mehr Hilfe bedeuten können.

Bekannt sind die als Gefäßneurosen aufzufassenden Wallungen mit fliegender Hitze, oft mit Schweißausbrüchen verbunden, schwerer wiegen jedoch die psychischen Störungen im Sinne von unerklärlichen und triebhaften Gefühlsausbrüchen und Wünschen oder Depressionsneigungen. Hier ist die Homöopathie erfolgreicher als die nicht ganz gefahrlose Hormontherapie, und wir wollen die wichtigsten Heilmittel nennen:

Bei Gefäßstörungen und Wallungen bewährt sich die *Arzneikombination:*

*Morgens nüchtern eine kleine Messerspitze Sepia* $D_6$, *tagsüber 3mal je 10 Tropfen Sanguinaria* $D_3$ *und abends vor dem Schlafengehen eine kleine Messerspitze Sulfur* $D_6$.

*Lachesis* $D_{12}$ kommt bei Depression mit Wahnideen, Angst und Eifersucht oder Erregungszuständen mit Geschwätzigkeit mit *morgens und abends je 10 Tropfen*, in Betracht. Ingangkommen von Absonderungen — Regel — bessert auffällig die Zustände.

*Pulsatilla* $D_3$ hilft bei Wechselbeschwerden ängstlicher, kindlicher, weinerlicher und trostsuchender Frauen, die trotz Frieren in frischer Luft Besserung finden. Man gibt *3mal tgl. 10 Tropfen.*

*Graphites* $D_6$ ist das Mittel trauriger, träger, übergewichtiger und verstopfter Patientinnen mit geistiger Schwerfälligkeit, ebenso wie Pulsatilla gegeben.

*Sepia* $D_6$ paßt für magere, gelbliche, ängstliche, aber reizbare und ungeduldige Frauen, die zu venösen Stauungen und Senkungsgefühl der Gebärmutter neigen. Es wird *3mal tgl. mit je 1 Tablette* verabreicht.

Handelt es sich um Störungen der inneren Sekretion, verbunden mit nervösen und rheumatischen Beschwerden, bringt *Cimicifuga* $D_2$, *3mal tgl. mit je 10 Tropfen* verabreicht, Erleichterung.

Unterleibserschlaffungen beseitigt *Aletris Ur-Tct.* Ø, unerwünschte erotische Zustände *Lilium tigrinum* $D_1$ *oder Platinum* $D_6$; die ersten beiden mit 3mal tägl. 10 Tropfen, das letzte mit 3mal tägl. 1 Tablette.

Jeder Frau in den Wechseljahren sei geraten, sich in regelmäßigen Zeitabständen wiederholt vom Arzt untersuchen zu lassen, da nur so rechtzeitig gegen ein Leiden etwas unternommen werden kann.

Da die **Brustdrüse** der Frau ebenfalls dem hormonellen Geschehen unterworfen ist, wollen wir hier die wichtigsten Erkrankungen besprechen. Grundsätzlich sei wiederum gesagt, daß bei jeder Änderung in Form oder Konsistenz der Brust jede Frau zum Arzt zu gehen hat, da nur er die Diagnose stellen kann und eine Schädigung verhindern kann.

Die vordringlichen Erkrankungen sind Entzündungen, wie sie besonders zur Stillzeit vorkommen können, und Geschwülste, die gut- oder bösartig sein können.

Bei *Entzündungen* wendet man äußerlich entzündungshemmende Umschläge wie *Heilerde* oder *essigsaure Tonerde* an, innerlich gibt man:

*Phytolacca* $D_2$ bei harten, schmerzhaften Schwellungen, *Lac caninum* $D_6$ bei großer Empfindlichkeit und Schmerzhaftigkeit, wobei die geringste Erschütterung verschlimmert und *Bryonia* $D_3$ bei steinharter Schwellung mit Berührungsverschlimmerung. Alle Mittel werden gleich mit *je 3—4mal zehn Tropfen* täglich verabreicht.

Es entlastet die Brust und lindert die Schmerzhaftigkeit, wenn man durch geeignete Unterstützung die Brust mittels Hochbinden ruhiggestellt.

**Gerade Geschwülste** der Brust verlangen dringendst die ärztliche Diagnose und Behandlung. Die jetzt angeführten Maßnahmen können nur mit Wissen und unter Kontrolle des Arztes durchgeführt werden.

Äußerlich kommen Auflagen in Frage: Am ersten Tag ein *Kartoffelwickel,* indem roher Kartoffelbrei mit Milch vermengt und aufgelegt wird. Am zweiten Tag macht man eine Auflage aus gequetschten *Kohlblättern* und am dritten Tag einen *Lehmwickel,* den man mit *Zinnkrauttee* und etwas *Johanniskraut* zubereitet. Diese Auflagen werden durch längere Zeit bis zum Erfolg durchgeführt.

Innerlich kommen bei Bindegewebsverhärtungen *Calcium fluoratum* $D_4$ oder *Silicea* $D_4$ *3mal tgl.* gegeben, in Frage.

*Conium* $D_4$ wird bei steinharten Geschwülsten, deren Ursache oft ein Trauma ist und die sehr berührungsempfindlich sind, genommen. Taubheitsgefühle sind hier häufig, ebenso Lymphdrüsenschwellungen.

*Kalium jodatum* $D_3$ wird bei gutartigen Geschwülsten versucht, *Ferrum jodatum* $D_4$ bei solchen mit Anämie und Gefäßunruhe.

*Graphites* $D_4$ vermag Brustknoten bei trägen, apathischen, verstopften Frauen zum Verschwinden zu bringen und hilft auch bei Narbenbeschwerden, besonders nach Brustabszessen.

Bei **Schwinden der Brüste,** was bei Schilddrüsenerkrankungen vorkommen kann, verwendt man *Jodum* $D_8$ mit 3mal tgl. 10 Tropfen. Weitere Zeichen sind Wärmeunverträglichkeit, ständiger Hunger bei Gewichtsabnahme und Erregungszustände mit großer innerer Unruhe.

Damit haben wir die wichtigsten Erkrankungen der weiblichen Geschlechtsorgane besprochen. Wenn wir uns einerseits in Erinnerung rufen, welch ungeheure Bedeutung für das Bestehen der Menschheit ein gesundes Funktionieren dieser Organe besitzt, wieviel Möglichkeiten andererseits gerade hier durch unmäßige und unvernünftige Lebensweise zur Schädigung führen können, werden wir auf die Rein- und Gesunderhaltung der weiblichen Organe achten. Es sei nochmals betont, daß bei Störungen zunächst der Arzt aufgesucht und befragt werden muß, um bleibende oder schwerwiegende Erkrankungen zu vermeiden, die sich nicht nur auf die betreffende Frau, sondern auch auf ihre Nachkommenschaft auswirken könnten.

Bezüglich der **Geschlechtskrankheiten** ist zu sagen, daß es gesetzliche Vorschrift ist, daß diese durch einen Arzt behandelt werden müssen. Dieser muß auf jeden Fall zur Verhütung einer Weiterverbreitung eine Anzeige an das Gesundheitsamt erstatten.

Die **Gonorrhoe oder der Tripper** beginnt nach einer Inkubationszeit von zwei bis fünf Tagen mit Entzündungen und Anschwellung der Harnröhre, die einen eitrig-gelblichen Ausfluß zeigt. Sofort muß jetzt zum Arzt gegangen werden, da ein weiteres Aufsteigen der Entzündungen beim Manne zu Entzündungen der hinteren Harnröhre, der Prostata, des Hodens, der Blase und auch des Nierenbeckens, bei der Frau Entzündungen der inneren Geschlechtsorgane mit ihrer zerstörenden Wirkung führt. Später können noch schwere rheumatische Erkrankungen dazutreten.

Die **Syphilis oder Lues** hat eine Inkubationszeit von drei bis sechs Wochen. Es bildet sich an den äußeren Geschlechtsteilen oder in der Scheide ein hartes, hartnäckiges Geschwür, das sofort Anlaß geben muß, zum Arzt zu gehen. Dringt das Syphilisgift der Spirochaeten weiter in die Blutbahn ein, entsteht nach Wochen ein syphilitischer Ausschlag und schließlich kann im Zuge von Jahren Organ um Organ angegriffen werden. Bekannt ist die furchtbare Auswirkung auf Nerven, Gehirn und Rückenmark.

Der **weiche Schanker** erscheint als Geschwür an den Geschlechtsteilen bereits wenige Tage nach der Infektion. Bezeichnend ist das Anschwellen und die Schmerzhaftigkeit der Leistendrüsen, die zu Vereiterung neigen.

Einen wirklichen Schutz vor Ansteckung bietet nur die außereheliche, damit auch voreheliche Enthaltsamkeit. Auf jeden Fall muß äußerste Reinlichkeit und Sauberkeit, sicheres Wissen um die Gesundheit des Partners, Enthaltsamkeit im alkoholisierten Zustand, meiden öffentlicher Mädchen und Verwendung eines Schutzmittels eingehalten werden.

## Hautkrankheiten

Die Behandlungen der **Hautkrankheiten** werden, da nur lokalistisch gesehen, von der Schulmedizin vielfach in falscher Richtung geführt. Betrachten wir doch einmal die Haut als eigenes Organ des Körpers, dem eine vielfältige Aufgabe zufällt: Als Umhüllung des Körpers zum Schutz gegen äußere Schädigungen, als Organ zur Regelung des Wärmehaushaltes vermittels der Schweißabgabe, als Atmungsorgan zur notwendigen Unterstützung der Lungenatmung und vor allem als Ausscheidungsorgan, so daß der Haut dadurch bei allen Infektions- und Stoffwechselkrankheiten eine große Aufgabe zukommt.

Der Großteil der Hauterkrankungen ist kein lokales Leiden der Haut, sondern das äußere Spiegelbild der im Körper ablaufenden Konstitutionskrankheiten, Stoffwechsel- und Infektionserkrankungen. Daraus folgt, daß man Krankheitserscheinungen auf der Haut nicht mit stark wirkenden Mitteln gewaltsam unterdrücken soll, da sonst das Ausscheidungsventil der inneren Krankheit verstopft wird und anderweitige Schädigungen auftreten. Die Ableitung auf die Haut spielt bei einer großen Zahl chronischer Leiden eine große, zu Unrecht fast vergessene Rolle, und oft genug macht dies der Körper selbst in Form auftretender Hautkrankheiten als Ausscheidungsstätte.

Darum sei der Besprechung der Behandlung vorangestellt, daß zur Heilung einer Hautkrankheit die anderen Ausscheidungsorgane des Körpers — besonders der Nieren- und Darmstoffwechsel — einwandfrei funktionieren müssen. Auf jeden Fall muß man bei der Behandlung der Hautkrankheiten die oft verborgene stoffwechselbedingte eigentliche Ursache ergründen und behandeln, also wiederum causale Therapie betreiben, um die sekundäre Hautkrankheit heilen zu können.

Es ist nun nicht möglich, alle Hautleiden mit deren Ursachen hier besprechen zu können — fast immer ist es ein hartnäckiger Prozeß, der oftmals auch einen Therapiewechsel je nach der Krankheitssituation erfordert, doch sollen hier einige bewährte Behandlungsangaben gebracht werden, an die man sich im allgemeinen halten kann.

Eine alte Faustregel besagt, daß man auf nässende, feuchte Ausschläge auch feuchte Anwendungen, z. B. *Borwasser, Käsepappel- oder Kamillenumschläge* machen soll, daß aber hingegen trockene Ekzeme auch trocken, also mit Salben, behandelt werden sollen. Als Salbe soll eine möglichst indifferente gewählt werden: *Bor- oder Kamillenkühlsalbe, Ringelblumensalbe oder Hamamelissalbe, ev. Lebertransalbe,* als Hautöl *Lebertran oder Johanniskrautöl.*

Bei der Diätetik der Hautkrankheiten, die bereits besprochen wurde, sei nochmals auf die Salz- und Flüssigkeitsarmut und auf das oftmalig notwendige Verbot tierischen Eiweißes und Fettes, von Gewürzen und allen Genußmitteln hingewiesen. Fastenkuren wirken oft hervorragend.

Bei **chronischen Ekzemen** empfiehlt sich morgens und abends eine *Kamillenganzwaschung* und einmal wöchentlich ein *Schwefelbad.*

Die **Skrofulose** hat als sichtbaren äußerlichen Ausdruck der Erkrankung unter anderem das Kinderekzem. Hier wäre eine medikamentenhältige Salbe trotz ihres scheinbar schnellen Erfolges fehl am Platze, da durch die Unterdrückung des Ekzems anderweitige Störungen auftreten würden.

Äußerlich wird reines *Olivenöl* angewendet. Die Diätetik ist vegetarisch eingestellt mit wenig Milch und Salz, bei der Eier und Fleisch wie auch Fisch verboten sind. Bei Vollmilchunverträglichkeit versuche man Magermilch. Die *Heilmittelkombination* ist: *Morgens eine kleine Messerspitze von Calcium carbonicum* $D_6$ und *abends dieselbe Gabe von Sulfur* $D_6$. Dazu wird ein- bis zweimal täglich *Stiefmütterchentee* getrunken.

Das **akute Ekzem** tritt mit Rötung, Hitze, Blasenbildung und Nässen mit Borkenbildung in Erscheinung. Äußerlich wird bei Nässen ein *Borwasserumschlag, Kamillen- oder Käsepappeltee* Linderung bringen.

Bei schweren nässenden Ekzemen bringt diätetisch eine Saftfastenkur die schönsten Erfolge, ansonsten ist auf die Diät bei Hautkrankheiten zu verweisen.

Am akuten Beginn nimmt man *Aconitum* $D_4$ *oder Belladonna* $D_4$ zweistündlich mit je zehn Tropfen. Treten wassersüchtige Schwellungen, die sich durch Kälte bessern, auf, ist *Apis* $D_4$ das Mittel.

Bei Blasenbildung und starkem Nässen kommt *Rhus toxicodendron* $D_6$, bei brennender, scharfer Sekretion mit nächtlicher Verschlimmerung kommt *Arsenicum album* $D_6$ in Frage.

Bei eitrigen Hauterscheinungen wird *Mercurius solubilis* $D_4$, bei eitriger Krustenbildung *Hepar sulfuris* $D_6$ angewandt.

Das **subakute und chronische Ekzem** verlangt besonders gründlich die Erforschung und Behandlung der Grundursache und der entsprechenden Diätetik.

Äußerlich werden indifferente Salben oder Öle wie die genannten *Bor- oder Kamillenkühlsalben, Ringelblumen-, Hamamelis-, Lebertransalbe oder Wollfettcreme, bzw. Olivenöl, Johanniskrautöl, Lebertran oder Molkenumschläge* angewandt. Nicht vergessen sei das wöchentliche *Schwefelbad.* Günstig wirkt auch *Weizenkleie* als Bad.

Als Tee wird der von *Goldrute und Stiefmütterchen* genommen. Eine *Teemischung* besteht aus *Labkraut, Ringelblume, Ehrenpreis, Klette, Stiefmütterchen und Berberitzenwurzelrinde zu gleichen Teilen gemischt auf 100 Gramm.*

Bei trockenen, schuppenden Ausschlägen bewährt es sich, äußerlich und innerlich *Maisöl* anzuwenden, indem es äußerlich aufgetragen und innerlich in Form je eines Eßlöffels früh und abends eingenommen wird.

Die zwei wichtigsten *Heilmittel* sind *Sulfur* $D_6$, *von dem man früh und abends je eine kleine Messerspitze nimmt* und das Ameisensäuremittel *Acidum formicicum* $D_6$ als *Injektionen,* die vom Arzt injiziert werden und eine allgemeine Stoffwechselumstimmung hervorrufen.

Bei Eiterungen wird wiederum *Hepar sulfuris* $D_6$, bei Bläschenbildung mit Brennen *Rhus toxicodendron* $D_6$, bei nächtlichem Brennen und Jucken *Arsenicum album* $D_6$ und bei rheumatisch-gichtischer Konstitution *Calcium carbonicum* $D_6$ in Frage kommen. *Graphites* $D_6$ ist das Heilmittel bei klebrigen, honigartigen Sekretionen mit Schrunden- und Krustenbildung, wobei Wärme verschlimmert. *Antimonium crudum* $D_6$ wirkt günstig bei chronischem Ekzem mit starker Verhornung und Nagelwachstumsstörungen. Es gibt noch eine Anzahl bewährter Ekzemmittel, die aber der homöopathische Arzt auf Grund der Hauterscheinungen und der Konstitution bestimmen muß. Daß ebenfalls der Arzt bei einem dem Hautleiden zugrunde liegenden

Organleiden das entsprechende Organmittel verordnen muß, wurde schon dargelegt.

Geduld gehört bei der Ekzembehandlung von seiten des Arztes und des Patienten, der auch durch genaue Beachtung der Stoffwechselumstellung durch Ernährungsumstellung Disziplin aufwenden muß, in jedem Falle unbedingt dazu. Der Lohn ist nicht nur eine reine Haut, sondern auch ein ungestörter und gesunder Stoffwechsel.

Unter **Impetigo** versteht man eitrige Pustelausschläge der Haut infolge einer Infektion, die sich selbst und anderen gegenüber ansteckend ist und hauptsächlich Kinder betrifft.

Es bewährt sich hier sehr, von morgens bis abends insgesamt sechsmal die betroffenen Stellen mit Apfelmostessig zu betupfen. Die Säure wirkt bakterizid.

Dieselbe Methode ist bei der **Kopfflechte** der Kinder, die auf Pilzbefall beruht, erfolgreich.

Die **Akne** ist ein Schulbeispiel dafür, wie die Haut den Spiegel für innere, in diesem Fall hormonelle Störungen darstellt. Es handelt sich um die kleinen eitrig-pustulösen Hautentzündungen der Pubertät, die einer rein äußerlichen Behandlung meist trotzen. Auch hier ist die Diät grundlegend, bei der keine tierischen Fette, keine erhitzten Fette, keine Süßigkeiten und Eier, als Käse nur Topfen mit seinen Zubereitungen und keine scharfen Gewürze und Reizmittel verwendet werden dürfen. Reichlich soll Rohgemüse, Naturreis, Pellkartoffel, Quark und Meerrettich verwendet werden.

*Äußerlich* werden *Molkenauflagen* angewandt, innerlich wird als Tee *Stiefmütterchentee* getrunken. Sonne, bzw. Höhensonne, wirkt ausgezeichnet.

Als *Heilmittel* gelten: *Cimicifuga* $D_2$, 3mal tgl, je 10 Tropfen, wobei das Wanzenkraut sowohl die Keimdrüsen als die Schilddrüse günstig beeinflußt, weiters *Kalium jodatum* $D_4$, *Kalium bromatum* $D_4$ *oder Sulfur jodatum* $D_4$, *mit 3mal tgl. 10 Tropfen bzw. 1 kleine Messerspitze des Pulvers.* Zwischengaben von *Sulfur* $D_{30}$ etwa *zweimal in der Woche* sind günstig.

Die **Psoriasis oder Schuppenflechte** ist häufig eine ererbte Hautkrankheit, deren Aetiologie man noch nicht genau kennt. Besonders an den Beugeseiten von Gelenken, aber auch an jeder anderen beliebigen Körperstelle finden sich schuppende, entzündliche, oft kreisförmige Hautplaques, während meist die gesamte Körperhaut zu trocken und leicht schuppend ist. Daß neben der ererbten Veranlagung eine Stoffwechselstörung vorliegt, gilt als sicher.

Die Diätetik hat vorwiegend vegetarisch mit reichlich Rohkost und Naturreis zu sein.

Äußerlich wirken *Sonnen- bzw. Höhensonnenbestrahlungen* sowie *Meerbäder* ausgezeichnet. Zur Lokaltherapie wird *Graphitpulver* aufgestreut.

Als Heilmittel wird *Berberis aquifolia Ur-Tct. Ø 3mal tgl. mit je 10 Tropfen* genommen, dazu spritzt der Arzt Ameisensäure — *Formidium* $D_{30}$ — *einmal wöchentlich.*

Ständige Hautpflege wegen ihrer Trockenheit mit *reinem Olivenöl* ist notwendig.

Der **Rotlauf** ist eine Infektionskrankheit der Haut, die ihren früheren Schrecken verloren hat. Man macht aus *hypermangansaurem Kalium* und etwas Wasser einen Brei, den man auf ein Leinenfleckchen streicht und damit die entzündete Stelle verbindet.

Innerlich wendet man die *Wechselgabe von Belladonna* $D_3$ und *Graphites* $D_6$ *alle drei Stunden je ein Mittel mit 10 Tropfen* an.

**Unterschenkelgeschwüre** entstehen durch sowohl arterielle als auch venöse Durchblutungsstörungen im Gefolge von Krampfadern und deren Gewebsstauungen. In der Diätetik soll wenig Fleisch, Salz und Eiweiß verwendet werden. Hülsenfrüchte, Essig und Alkohol sind zu streichen. Das Bein muß gut mit elastischen Binden Tag und Nacht bandagiert sein, das Bett ist am Fußende etwas hochzustellen. Schwere Arbeiten sollen nicht verrichtet werden.

*Beinbäder* können mit der *Kräutermischung aus Zinnkraut, Käsepappel, Eichenrinde und Kamille zu gleichen Teilen* gemacht werden.

Auflagen von *Schwarzwurzelsalbe, Hamamelissalbe, Ringelblumensalbe, Echinaceasalbe,* ein Brei aus *roh geriebenen Kartoffeln,* die *mit Milch* vermengt wurden *oder von Honig,* der mit *Meerrettichsaft* vermengt wurde, kann je nach Verträglichkeit versucht werden. Ein altes Hausmittel besteht darin, daß man aus *Kornmehl und Leinöl* einen Teig zum Auflegen macht.

Innerlich ist die Mischung *Hamamelis Ur-Tct. Ø Echinacea Ur-Tct. Ø und Cardus marianus Ur-Tct. Ø, zu gleichen Teilen auf 50* Gramm, und durch lange Zeit tgl. 4mal je 10 Tropfen angezeigt.

**Warzen** sind abnorme Hautverhornungen. Interessant ist, daß eine Art, die bei Kindern gerne vorkommt, durch psychische Beeinflussung zum Verschwinden zu bringen ist — darauf beruht der Erfolg des „Besprechens" der Warzen.

*Äußerlich* betupft man Warzen mit *Thuja-Tinktur,* die man darauf eintrocknen läßt, oder mit *10% Salicylkollodium* durch etwa 4 Tage früh und abends, dann badet man die Stelle in warmem Wasser und kann die Warzen abziehen.

Ein weiteres äußerliches Mittel besteht darin, daß man die Warzen morgens und abends mit *Ricinusöl* einreibt.

*Innerlich* verwendet man *Thuja* $D_6$ *3mal tgl. 5 Tropfen,* worauf nach einigen Wochen die Warzen meist abgeheilt sind. Ein weiteres Warzenmittel ist *Causticum* $D_6$ in derselben Art genommen.

**Hühneraugen** sind ebenfalls abnorme Verhornungen, fast immer durch unpassendes Schuhwerk als Druckfolge hervorgerufen. Ein Hausmittel besteht darin, daß man die milde venezianische Seife dünn schneidet, in Olivenöl im Wasserbad ganz glatt rührt und diese Salbe einmassiert. Fügt man einige Tropfen Kölnischwasser hinzu, ergibt sie eine gute Hand- und Gesichtscreme.

Hühneraugen und Fußschwielen kann man dadurch erweichen, daß man sie mit *Ricinusöl* einreibt und Socken darüber zieht, die man nachts anbehält.

Bei **Schwielenbildungen** wendet man erfolgreich äußerlich folgende Creme an: Man mischt eine kleine Dose *Niveacreme* mit ebensoviel *10% Salicylsalbe* und verrührt dazu soviel *Höfer's Kinderöl,* als die zwei ersten Bestandteile aufnehmen und trägt diese Creme auf die schmerzhaften Schwielen auf.

*Innerlich* bewährt sich sehr *Antimonium crudum* $D_4$ mit *3mal tgl. je eine kleine Messerspitze* voll.

**Überschießende Narbenbildungen** nach Verletzungen können durch das obengenannte *Antimonium crudum* $D_4$ oder durch *Graphites* $D_4$, ebenso genommen, oftmals zurückgebracht werden.

**Frostballen** kann man so behandeln: Im Beginn nimmt man ein Fußbad und reibt mit verdünntem *Eukalyptusöl* ein. Haben sich bereits Frostballen gebildet, legt man über Tag *Zwiebelscheiben* in lauwarmen Essig, gibt sie abends auf die entzündete Stelle und verbindet den Fuß.

Weitere äußerliche Mittel sind: *Petroleumumschläge, Johanniskrautöl, Ringelblumensalbe* oder *Abrotanumsalbe.*

Auch bei *Talggeschwülsten* gibt es Hausmittel: Morgens und abends Einmassieren mit einer *Speckschwarte* oder mit *Ricinusöl.*

**Leberflecke** können langsam abblassen, indem man sie morgens und abends mit *Ricinusöl* einreibt.

**Übermäßige Schweißproduktion** kann durch Trinken von *Salbeitee* durch längere Zeit vermindert werden.

Nachtschweiß kann reduziert werden, wenn man vor dem Schlafengehen den ganzen Körper mit Apfelmostessig einreibt.

**Bei Fußschweiß** nimmt man ansteigend heiße Fußbäder mit *Haferstroh, Heublumen oder Latschenöl. Ringelblumensalbe* hilft bei Wundsein zwischen den Zehen. Empfehlenswert sind Einlagen von *Farnkrautblättern* in die Schuhe, die man alle drei Tage wechselt.

*Innerlich* gibt man *Silicea* $D_6$ *3mal tgl. eine kleine Messerspitze voll.*

**Die Haare** gehören zu den Anhangsgebilden der Haut. Haarkrankheiten sind schwierig zu behandeln, da oft die Grundursache, auf die es ja ankommt, nicht gefunden werden kann.

Ein Mittel gegen Haarausfall besteht darin, daß man lokal *Eidotter,* dem *30% Weingeist* zugesetzt wurde, anwendet oder die Kopfhaut mit *Arnika, in 30% Weingeist* angesetzt, einmassiert wird. Gleichzeitig sollen *täglich 150 mg Vitamin* $B_6$ in Form von Tabletten verabreicht werden.

Um **Läuse** und deren Nisse gründlich wegzubringen, bewährt sich dieses Verfahren: Abends wird der Kopf gründlich mit *Petroleum* gewaschen, dann werden alle Haare so gründlich glatt gestrichen und mit einem Tuch verbunden, daß nicht ein Haar hervorschaut. Morgens werden dann die Haare mit warmem *Essigwasser* wiederum gewaschen.

Damit wollen wir die Besprechung der Hautkrankheiten beschließen. Nochmals sei daran erinnert, daß man die Haut nur als Spiegelbild innerer Organe ansehen soll und bei ihrer Erkrankung nach der zugrunde liegenden Störung suchen muß, um dauernden Erfolg zu haben. Grundsätzlich ist die Diätetik zu beachten und Sorge für das einwandfreie Funktionieren anderer Ausscheidungsorgane, besonders des Darms und der Nieren, Sorge zu tragen. Oftmals ist die Leberfunktion zu überprüfen und wiederherzustellen.

## Erkrankungen des Nervensystems

Erkrankungen des Nervensystems umfassen ein sehr großes Gebiet: Man versteht darunter sowohl psychische Leiden wie Neurosen bis zu den Geisteskrankheiten und organische Erkrankungen des Gehirns, des Rückenmarks und des peripheren Nervensystems.

Da die Behandlung der Geisteskrankheiten ausschließlich in die Hände des Arztes gehören, seien sie hier nicht erwähnt.

Die tiefe Ursache einer **Neurose,** also einer psychisch geleiteten Fehlleistung des Nervensystems, ist fast stets im seelischen Gebiet zu suchen. So ist auch die beste Medizin dafür die richtige Begegnung mit dem verständnisvollen und einfühlenden Menschen, der hier nicht unbedingt ein Arzt sein muß, der aber den Leidkomplex des Neurotikers aufzulösen und die Krankheitssymptome dadurch zum Schwinden zu bringen vermag. Jeder Mensch trägt den „inneren Arzt“ in sich und vermag sich auch bei einer neurotischen Erkrankung durch die Art, wie er sich zu einem Ereignis einstellt, zu helfen. Gelingt ihm dies allein nicht, muß die Hilfe von außen durch die erwähnte richtige Begegnung erfolgen.

Von seiten des Patienten gehört dazu eine vernünftige Kost und Lebensweise. Die Ernährung soll vitamin- und nährsalzreich sein, also viel Rohkost enthalten. Tierisches Fett und Eiweiß, besonders aber Genußmittel, sollen nur sparsam verwendet werden. Viel Aufenthalt in frischer Luft und schöner Natur tragen wesentlich zur geistigen Durchdringung der erkrankten Nerven bei.

Bei **chronischer Müdigkeit** und auch **Schlaflosigkeit** soll man kurmäßig drei Teelöffel Apfelmostessig in eine Tasse Honig mischen und abends vor dem Schlafengehen zwei Teelöffel nehmen. Ist man nach einer Stunde noch nicht eingeschlafen, wird diese Dosis wiederholt. Dasselbe kann man bei Aufwachen in der Nacht machen.

Als äußerliche Einreibung bei Müdigkeit bewährt sich, einen Teelöffel Apfelmostessig in ein halbes Glas Wasser zu geben und damit den Körper von oben, mit den Armen beginnend, einzureiben. Man kann auch mit sehr gutem Erfolg dem Badewasser ein viertel Liter Apfelmostessig beifügen, soll allerdings zum Baden nur alkalifreie Seife verwenden. Die Kost sei reich an Meeresprodukten, wie Fischen und Algen bzw. Algenpräparaten.

Wir wollen nun einige bewährte pflanzliche *Heilmittel* für fehlgesteuerte Nervenfunktionen betrachten, die alle gleich mit *mehrmals tgl. 10—15 Tropfen* genommen werden:

Allgemein nervenberuhigend wirken: *Passiflora Urtinktur Ø*, *Avena sativa Urtinktur Ø*, *Lupulus Urtinktur Ø und Hypericum Urtinktur Ø*.

*Valeriana Urtinktur Ø* bewährt sich speziell bei Herzneurosen, bei Beengungsgefühl am Herzen, ev. mit Stechen *Cactus grandiflorus* $D_2$ und bei Schilddrüsenstörungen, die Herzneurosen verursachen, *Lycopus* $D_2$.

Bei Magen-Darm-Neurosen bei Männern wird *Nux vomica* $D_3$ und bei Frauen *Pulsatilla* $D_3$ angewandt.

Sexualneurosen der Frauen, die bei diesen durch die größere Abhängigkeit von den Geschlechtsorganen viel häufiger als bei Männern vorkommen, kommen Mittel wie *Cimicifuga* $D_2$, *Caulophyllum* $D_1$, *Helonias dioica* $D_1$ *oder Aletris farinosa Urtinktur Ø* in Frage. Die Auswahl dieser Heilmittel, besonders aber der machtvollen Konstitutionsmittel wie *Sepia, Platin, Natrium muriaticum* und ähnliches, muß der Arzt vornehmen.

Genannt sei noch das große *„Hysteriemittel"* der Homöopathie *Ignatia,* dessen Verordnung dem Arzt vorbehalten ist und am besten in Hochpotenz wirkt.

**Gehirnerkrankungen** gehören fast durchwegs einer Spitalsbehandlung vorbehalten, wenn es sich um Tumore, Hirn- oder Hirnhautentzündung oder schwere degenerative Gehirnerkrankungen handelt. Die allgemeinen Symptome sind starker, durch kein Mittel zu lindernder Kopfschmerz, Schwindel, Brechneigung und Erbrechen, Benommenheit und epilepsieähnliche Anfälle. Selbstverständlich ist bei Auftreten dieser Symptome sofort der Arzt zu rufen.

Die **Epilepsie** hat oft als Ursache eine Vererbung oder eine Kopfverletzung, manchmal ist die Entstehung nicht zu ergründen. Im „großen Anfall" stürzt der Patient bewußtlos zu Boden und wird von Krämpfen geschüttelt, wobei Pupillenstarre besteht und meist Schaum vor den Mund tritt. Kleine Anfälle äußern sich in leichten Krämpfen oder auch nur in geistiger Abwesenheit.

Auf jeden Fall muß versucht werden, die Krankheitsursache festzustellen und diese womöglich zu beseitigen.

Als Heilmittel sind zu erwähnen: *Cuprum sulfuricum* $D_3$ bei plötzlichem Beginn mit Harnabgang. Man gibt es *2—3mal tgl. mit je 10 Tropfen.*

*Oenanthe crocata* $D_4$ wird ebenso bei plötzlichem Beginn verabreicht.

*Cicuta virosa* $D_4$ kommt bei Zwerchfellkrämpfen in Frage; die Anfälle verschlimmern sich durch Geräusch, Berührung oder Erschütterung.

*Bufo* $D_6$ wird verabreicht, wenn die Epilepsie deutliche Zusammenhänge mit den Sexualorganen zeigt.

*Calcium carbonicum* $D_6$ bekämpft Verschlimmerung der Anfälle bei Vollmond, bei *Argentum nitricum* $D_4$ steht Schwindelgefühl im Vordergrund.

*Belladonna* $D_4$ ist das Epilepsiemittel bei reizbaren Kindern.

Bei Gebärmutterstörungen wird *Cimicifuga* $D_2$ versucht.

*Hypericum Urtinktur* Ø empfiehlt Paracelsus, *Viscum album Urtinktur* Ø ist ein altes Volksheilmittel.

Zur Nervenberuhigung kann *Passiflora Urtinktur Ø* gegeben werden.

Die Diät sei vegetarisch und die Lebensweise möglichst frei von Aufregungen und Nervenreizungen.

**Kinderfraisen** sind Krampfanfälle im Kindesalter, die in leichterer Art gar nicht so selten sind, in schwerer Art aber doch der Behandlung bedürfen. Dabei werden die Kinder infolge Atemstillstandes blau, so daß sie zu ersticken drohen, was aber nicht der Fall ist.

Sehr bewährt hat sich bei diesen Kindern das Trinken durch längere Zeit von *Tee aus Hühnerdarm = Vogelmiere.* Daneben gibt man bei rotem Gesicht infolge Blutandrangs zum Kopf *Belladonna* $D_4$, hingegen bei blassem Gesicht *Acidum phosphoricum* $D_3$ mit *je 4 mal tgl. 5 Tropfen* solange, bis die Anfälle aufgehört haben.

**Veitstanz,** Chorea minor, besteht in Zuckungen einzelner Muskelgruppen, besonders im Gesicht und ist oft psychisch bedingt. Mit der Geschlechtsreife hört fast immer diese Erkrankung auf.

*Cuprum sulfuricum* $D_4$ und *Agaricus* $D_4$ sind hier die Heilmittel, die *3mal tgl. mit je 10 Tropfen* zu geben sind.

Bei lästigen Muskelkrämpfen ist allgemein zu sagen, daß man sie durch Gaben von zwei Teelöffel Honig zu jeder Mahlzeit sehr günstig beeinflussen kann.

**Delirien** sind Bewußtseinsstörungen mit Halluzinationen und Folgen einer Gehirnreizung. Selbstverständlich besteht hier die Notwendigkeit ärztlicher Hilfe, doch seien die drei hauptsächlichen Heilmittel angeführt:

*Belladonna* $D_4$ hat Delirien mit Kopfkongestionen, der Patient fürchtet eingebildete Dinge und führt Gewaltakte aus. Mit der Abnahme der Kopfkongestion läßt auch das Delirium nach.

*Hyoscyamus* $D_4$ betrifft hochgradiges Delirium mit blassem Gesicht. Eine Benommenheit wird von gelegentlichen heftigen Ausbrüchen unterbrochen. Es besteht zunehmende Schwäche bis Betäubung. Konvulsionen, Zuckungen, Sehnenhüpfen u. ä. kommen vor.

*Stramonium* $D_{4-6}$ bekämpft hochgradiges Delirium mit Raserei und Geschwätzigkeit bei rotem Gesicht durch Kopfkongestion. Der Patient fürchtet das Dunkel, verträgt aber andererseits kein grelles Licht. Öfters besteht religiöser Wahn.

Da **die Nervosität** ganz allgemein zu den heutigen Zeitkrankheiten gehört — ebenfalls ein Tribut der gehetzten und verängstigten Menschheit an unsere unnatürlich gewordene Zeit —, möchte ich einige unschädliche Naturheilmittel zur Nervenberuhigung und auch Nervenstärkung anführen:

Der *Nervenstärkung* dient der *Hafertrank:* Einige blühende Haferstauden werden zerkleinert, Rosinen dazugegeben und mit warmem Wasser übergossen. Zwei Minuten ziehen lassen, dann abseihen.

*Avena sativa Ur-Tct.* Ø (Hafer) ist ein unschädliches Beruhigungs- und Schlafmittel. Man nimmt *abends im Bett 20—25 Tropfen* und kann dies während der Nacht wiederholen. Dasselbe gilt von der *Passiflora Ur-Tct.* Ø (Passionsblume), die man gleicherweise zu nehmen hat.

Nervenstärkend sind weiters *Kalium phosphoricum* $D_4$ und, besonders nach Überarbeitung, *Acidum phosphoricum* $D_3$. Von beiden Mitteln sind *dreimal täglich je eine Gabe* zu verabreichen.

Eine bewährte *Mischung* besteht aus: *Passiflora Ur-Tct. Ø, Avena sativa Ur-Tct. Ø und Hypericum Ur-Tct. Ø, zu gleichen Teilen gemischt auf 50 Gramm* und mit *dreimal täglich je zehn Tropfen* zu nehmen.

Explosiven Managertypen, die bei sitzender Lebensweise an Magenbeschwerden leiden, sei *Nux vomica* $D_6$ mit *dreimal täglich zehn Tropfen* empfohlen.

Frauen sollen bei Keimdrüsenleiden *Cimicifuga* $D_2$ und bei Schilddrüsenleiden *Lycopus* $D_2$, *dreimal täglich 15 Tropfen,* nehmen.

Ein *Nervenberuhigungstee* besteht aus: *Engelwurz, Hopfen, Melisse, Orangenblüte und Baldrian zu gleichen Teilen gemischt auf 100 Gramm.*

Ganz allgemein sei an die Diätetik erinnert: Die Kost sei mild, salz- und eiweißarm mit Bevorzugung von Rohkost und vollwertigen Naturprodukten, wobei bei Genußgiften besondere Vorsicht zu üben ist. Gerade hier ist auch eine seelische Diätetik notwendig, da Nervenschwäche sehr häufig auf einer falschen Lebensauffassung und -einstellung beruht, die mit einer verständnisvollen Umgebung korrigiert werden muß.

Daß viel Aufenthalt in frischer Luft mit Atemübungen und Frischwasseranwendungen sowie Tautreten und ähnliche Maßnahmen die Nervenkraft wesentlich stärken können, wurde in den einschlägigen Kapiteln dargelegt und ist dort nachzusehen.

**Die multiple Sklerose** ist leider auch heute noch eine unheilbare Erkrankung des Rückenmarks, die auf einer herdförmigen Entzündung infolge einer wahrscheinlichen Virusinfektion beruht. Die Folge sind Lähmungen in den peripheren Nervenabschnitten, der Verlauf ist langwierig mit spontanen Besserungen und fortschreitenden Verschlimmerungen.

Grundlage der Behandlung ist die *Evers-Diät,* die in den Grundzügen geschildert wurde. Systematische *Überwärmungsbäder, Massagen und Einreibungen mit Johanniskrautöl* können Linderung bringen.

Als Reflexzonentherapie soll *Baunscheidismus des Rückens* durchgeführt werden: Erst der obere Rücken, zehn Tage später der untere Teil und dies in demselben Rhythmus insgesamt dreimal.

Besserung wurde auch von einer Stierhodenmassage des Rückens gesehen: Vom Hoden wird die Haut abgezogen, er wird zerkleinert und einmal morgens und abends wird damit die ganze Wirbelsäule einmassiert. Dies wird einmal wöchentlich durch längere Zeit gemacht, wobei das Material kühl gelagert sein muß.

Gelähmte Glieder können mit folgender *Einreibung früh und abends* behandelt werden: Eine Handvoll *Wermut, Ehrenpreis* und *Lavendel* wird mit drei *Knoblauchzehen in einem viertel Liter Wein* gesotten und dies als Einreibung verwendet.

Als homöopathische Heilmittel können *Belladonna* $D_3$ *und Mercurius solubilis* $D_3$ *im täglichen Wechsel* mit *je dreimal täglich zehn Tropfen bzw. 1 Tablette* verabreicht werden.

**Neuralgien oder Nervenentzündungen** mit ihren Schmerzen erfassen das periphere Nervensystem und haben als Ursache Erkältungen, die harnsaure Diathese, Streuinfektionen — besonders von Zähnen oder Mandeln — und mechanische Kompression, wie sie z. B. bei Bandscheibenschäden vorkommt. Selbstverständlich ist stets die Ursache zu behandeln, da der nur symptomatische Erfolg vorübergehend ist und keine wirkliche Heilung bedeutet.

Je nach dem Sitz der Erkrankung haben die Neuralgien verschiedene Namen: So bei Gesichtsschmerz *die Trigeminusneuralgie*, an den Armen die *Brachialneuralgie*, an den Beinen die *Ischias* usw.

Neuralgien sind schwierig zu heilen und um so besser, je kürzer der Krankheitsbeginn zurückliegt. Folgen von Neuralgien können Empfindungsstörungen im Nervenverlauf, sogenannte Paraesthesien und sogar Lähmungen sein.

Zur Behandlung der Neuralgien ist ganz allgemein zu sagen, daß im akuten, schmerzhaftesten Beginn jede starkwirkende Anwendung — z. B. statt milder Wärme eine Hitze oder eine stark erhitzende Einreibung — eine Verschlimmerung hervorruft, da dies der akut entzündete Nerv nicht verträgt. Ist das akute Stadium abgeklungen oder die Entzündung von vornherein nicht akut und sehr schmerzhaft, kann die Intensität der äußerlichen Anwendungen gesteigert werden.

*Äußerlich* werden also die Formen einer Wärmeeinwirkung angewandt: *Bestrahlungen, Kompressen, Einreibungen* und ähnliches. Hat der Patient das Gefühl, es sei genug, oder verschlimmert sich der Schmerz, muß die Wärmetherapie abgebrochen werden.

Gute *Einreibungen* wurden bei der Hautreiztherapie bereits angegeben, erinnert sei an die *Arnika-Ruta-Hypericum-Ledum-Tinktur* mit *Bilsenkrautöl*, die mehrmals am Tag angewandt wird.

Man kann auch nur mit *Johanniskrautöl* einreiben, dann ein Tuch darübergeben und das Öl mit dem warmen Bügeleisen einbügeln.

Ein Volksmittel besteht im Einwickeln der schmerzhaften Glieder in *Farnkrautblätter*, die radioaktiv sein sollen.

Am Anfang einer Neuralgie helfen oft *Überwärmungsbäder*, die bei den Wasseranwendungen beschrieben wurden, wobei als *Badezusatz Heublumen, Latschen und Schafgarbe* in Betracht kommen. Allerdings setzen Überwärmungsbäder einen guten Kreislauf voraus.

Bei sehr schmerzhaften, akuten Neuralgien bewähren sich *Ultraschallbestrahlungen* durch den Arzt, die auf einer Massagewirkung beruhen.

In der Diätetik sei auf reizlose, eiweißarme und salzarme Kost hingewiesen. Vitaminreichtum in der Kost — Hefe! — wirkt „günstig", ebenso der durch den Arzt verabreichte hochdosierte Vitamin-B-Komplex in Injektionsform.

Homöopathische *Heilmittel* sind je nach Ursache und Schmerzcharakter personotrop zu geben, doch wollen wir die wichtigsten anführen:

*Colocynthis Ur-Tct.* Ø, die Koloquinte, wird zu Beginn der Erkrankung so gegeben, daß man *10 Tropfen auf ein Achtelliter Wasser* gibt und *davon alle Stunden einen Kaffeelöffel* nimmt.

Schmerzstillend wirken *Passiflora Urtinktur* Ø oder *Dioscorea* $D_2$ mit *jeweils 15 Tropfen* bei Bedarf.

*Dulcamara* $D_2$ kommt mit *mehrmals täglich zehn Tropfen* bei Neuralgien infolge Durchnässung oder Erkältung in Frage. *Mercurius solubilis* $D_4$ *mit dreimal einer kleinen Messerspitze täglich* dann, wenn eine Herdinfektion vorliegt.

*Belladonna* $D_3$ vermag rechtsseitige Neuralgien mit klopfenden Schmerzen, *Spigelia* $D_2$ linksseitige Neuralgien zu bessern.

*Aconitum* $D_3$ ist das Mittel für Neuralgien, die durch Einwirkung trockener Kälte entstanden sind.

Kommt eine Neuralgie trotz aller Bemühungen in das *chronische Stadium,* muß die Behandlung durch längere Zeit in oben angeführter Art fortgesetzt werden. Daneben gilt es vordringlich, die Ursache zu finden — Streuinfektion, mechanische Kompression — und aetiologisch zu behandeln.

Als physikalische Therapie hat häufig die *Hochfrequenzbestrahlung nach Zeileis, Kurzwellenbehandlungen und Ultraschall* Gutes geleistet.

Als *Heilbäder* kommen *Badgastein, Bad Schallerbach, Bad Kleinkirchheim, Bad Mitterndorf im Salzkammergut, Bad Wiessee* und auch Grado mit den heißen Sandbädern in Frage.

**Die Gürtelrose** ist eine Sonderform einer Neuralgie. Sie wird nach heutiger Auffassung durch ein Virus hervorgerufen, das ein Rückenmarksegment befällt und dadurch eine diesem Segment zugehörige

Nervenentzündung hervorruft, die auf der Haut längs dem Nervenverlauf einen Bläschenausschlag hervorruft. Die oft starken, brennenden Schmerzen können schon vor dem Ausschlag auftreten, überdauern ihn aber ebenfalls häufig. Der halbseitige Nervenverlauf erklärt das halbseitige Auftreten.

Zur Behandlung empfiehlt es sich, durch den Arzt sich den hochdosierten *Vitamin-B-Komplex* und lokal *Ultraschallbestrahlungen* geben zu lassen. Auf den Ausschlag selbst gibt man besser als Salben zum Eintrocknen und Abheilen der Bläschen eine in der Apotheke erhältliche Trockenpinselung oder *desinfizierendes Puder.* Ein Hausmittel besteht darin, daß man reinen *Apfelmostessig* auf den Bläschenausschlag aufträgt, *tagsüber viermal, nachts* bei Schlaflosigkeit dreimal.

Homöopathische *Heilmittel* sind *Mezereum* $D_3$ oder *Rhus toxicodendron* $D_6$, indem man von beiden Mitteln, die gleich zu nehmen sind, *viermal täglich je zehn Tropfen* einnimmt.

Unter **Ischias** versteht man eine Entzündung des entsprechenden Nervs, der in der Kreuzbeingegend beginnt, über Gesäß und die Rückseite des Oberschenkels in die Kniekehle zieht und sich dort in zwei Hauptäste teilt, die in der Wade und der Außenseite des Unterschenkels bis in den Fuß verlaufen. Dementsprechend sind auch die Schmerzempfindungen.

Bei der Behandlung, die schwierig und oft langwierig ist, muß man die Ursache wie stets ergründen: Herdinfektion, Erkältung oder harnsaure Diathese oder schließlich Bandscheibenkompression. Sie ist primär auszuschalten, da sonst oft der Erfolg versagt bleibt.

Die Behandlung gliedert sich wie bei so vielen, besonders hartnäckigen Erkrankungen in die *Diätetik,* in *äußerliche Anwendungen* und in einzunehmende *Heilmittel.*

Die *Kost* sei reizlos, salz- und eiweißarm, also basisch eingestellt, mit reichlich Rohkost und Gemüse sowie Vollkornprodukten. Genußgifte sind zu meiden. Ein Hausmittel bei Ischias besteht darin, daß man tagsüber durch längere Zeit *ein bis zwei Tassen Salbeitee* trinkt.

Bei den *äußerlichen Anwendungen* gilt das Liegen auf frischen *Farnkrautblättern,* die täglich erneuert werden, als erfolgreich. Im

Winter verwendet man Säckchen mit getrockneten und zerkleinerten *Farnkrautwurzeln,* deren Wirkung wochenlang andauert.

Selbstverständlich kommen alle Arten der Hautreiz- und Ableitungstherapie in Frage: *Einreibungen* — erinnert sei an die *Arnika-Ruta-Hypericum-Ledum-Tinktur mit Bilsenkrautöl* —, *Malefizöl, Cantharidenpflaster*behandlung, die mitunter sehr erfolgreich ist, Wärme, soweit sie gut vertragen wird, in jeder Form, schließlich als *Bestrahlungen Höhensonne* bis zur Hautreizung, *Ultraschall, Kurzwelle und Hochfrequenzbestrahlung nach Zeileis.*

Als *Heilbäder* kommen Moorbäder, Solebäder und Schwefelbäder in Betracht. Auch heiße Meersandbäder an der *Adria, z. B. Grado,* leisten bei chronischer Ischias Gutes.

Massagen müssen individuell erprobt werden, sind aber besser im akuten Beginn zu unterlassen. *Die Akupunktur und Chiropraktik* erreicht öfters verblüffende Erfolge.

Von den *Heilmitteln,* deren große Zahl vom homöopathischen Arzt individuell angepaßt werden muß, seien einige wichtige und bewährte genannt:

*Belladonna* $D_3$ wird zusammen mit *Colocynthis* $D_3$ *im Wechsel* im akuten Beginn mit *je dreistündlich zehn Tropfen* genommen. Zur Schmerzlinderung kommt *Dioscorea Urtinktur Ø* und *Passiflora Urtinktur Ø mehrmals täglich mit zehn bis fünfzehn Tropfen* in Betracht.

Nach Erkältung trockener Art nimmt man *Aconitum* $D_4$, nach Durchnässung *Ledum* $D_2$ oder *Dulcamara* $D_2$ mehrmals täglich. *Mercurius solubilis* $D_3$ kommt bei Streuinfektion zum Zuge, *Rhus toxicodendron* $D_6$ dann, wenn Bewegungsanfang verschlimmert, fortgesetzte Bewegung aber bessert. *Gnaphalium* $D_3$ bekämpft heftige Schmerzen mit Taubheitsgefühlen, *Phytolacca* $D_3$ reißende Schmerzen, durch Bewegung verschlimmert. *Magnesium phosphoricum* $D_3$ lindert krampfhafte, einschießende Schmerzen. *Arsenicum album* $D_4$ betrifft Brenngefühl mit nächtlicher Verschlimmerung und *Hypericum* $D_4$ wird bei Ischias nach Stoß oder Schlag genommen.

*Ammonium muriaticum* $D_{3-6}$ kommt in Betracht, wenn Sitzen unverträglich ist; Gehen bessert und Niederlegen Schmerzfreiheit bringt.

*Causticum* $D_4$ bekämpft neben Brennschmerz ein Verkürzungsgefühl in den Muskeln und Sehnen. *Cimicifuga* $D_3$ kommt schließlich in Betracht, wenn ursächlich Frauenleiden vorliegen.

Damit sei eine Auswahl von Ischiasheilmitteln abgeschlossen und nochmals betont, daß bei diesem oft schweren, schmerzhaften und langwierigen Leiden die Ursache erforscht und bekämpft werden muß und alle Therapiemöglichkeiten zusammengefaßt werden sollen. Man vergleiche das Kapitel über Neuralgien, über Hautreiztherapie und Ableitungsverfahren.

Der **Hexenschuß oder Lumbago** beruht auf einer Zerrung der betreffenden Muskulatur oder eines Nerven oder einer Bandscheibenverschiebung, die Nerveneinklemmungserscheinungen hervorruft, durch eine nicht angepaßte Bewegung, wie Verdrehen, Bücken und ähnliches. Auch eine akute Kälteeinwirkung kann den plötzlichen Bewegungsschmerz hervorrufen.

Die Behandlung richtet sich nach der Grundursache, so bei einem akuten Bandscheibenschaden durch *chiropraktische Einrichtung.* Da fast stets eine harte Muskelverspannung zu fühlen ist, die neben dem Schmerz die Durchblutung des Gebietes behindert, was neuerliche Schmerzverstärkung hervorruft, ist diese anzuregen, wozu alle schon besprochenen *Hautreiztherapien mit Massagen, Einreibungen und Wärmeanwendungen* geeignet sind. Auch hier bewährt sich die *Ultraschallbehandlung.*

Als *Heilmittel* gelten: *Bryonia* $D_3$, *mehrmals täglich zehn Tropfen,* wenn der Patient vor Schmerz unbeweglich ist. Reicht dies nicht aus, wird *Antimonium tartaricum* $D_3$ verabreicht. *Rhus toxicodendron* $D_6$ kommt in Frage, wenn der Bewegungsanfang verschlimmert, die fortgesetzte Bewegung aber bessert. *Nux vomica* $D_3$ bekämpft das Symptom, daß sich der Patient nicht im Bett umdrehen kann, ohne sich aufzurichten.

Empfehlenswert ist die Mischung von *Berberis vlg.* $D_1$, *Ledum* $D_1$ *und Dulcamara* $D_1$, zu gleichen Teilen gemischt auf 50 Gramm. Man nimmt davon *einige Male täglich 10—15 Tropfen.*

**Kopfschmerzen** haben mit Ausnahme der seltenen, im Gehirn gelegenen Erkrankungen viele und verschiedene Ursachen, die außerhalb des Gehirnes gelegen sind. So unterscheiden wir z. B. den Nerven-, den Gefäßkopfschmerz, weiters Kopfschmerzen durch Stoffwechsel- und Verdauungserkrankungen usw.

Daraus folgt, daß ein Kopfschmerz sehr individuell verursacht ist und daher die Grundursache behandelt werden muß, um wirkliche Heilung zu erreichen. Dies gilt vor allem bei Kopfschmerzpatienten, also dann, wenn häufig diese Schmerzen auftreten oder schon länger bestehen. Auch hier ist die *Kost reizlos* als Vollwertnahrung zu gestalten, wobei Genußgifte auszuschalten sind.

Als Allgemeinanwendungen sind *Aufenthalt in frischer Luft mit Atemübungen, Kneippsche Güsse, Wechselbäder* und ähnliches anzuraten, wie dies in den entsprechenden Abschnitten beschrieben wurde. Die Ausscheidungen — Harn, Stuhl, Regel — müssen klaglos funktionieren, wofür gegebenenfalls Sorge zu tragen ist.

*Ein Hausmittel* als äußere Maßnahme besteht darin, daß man auf Nacken, Waden oder Fußsohlen *Zwiebel- oder Krenwickel* auflegt.

Von der großen Anzahl homöopathischer *Kopfschmerzmittel,* die der Arzt individuell auszuwählen hat, können hier wiederum nur die wichtigsten und bewährtesten angeführt werden:

**Kopfschmerz mit Gehirnanämie,** also bei blassem Gesicht: *Natrium muriaticum* $D_6$, blasser Klopfkopfschmerz, *China* $D_3$: periodischer Schmerz mit Berührungsempfindlichkeit und Zersprengungsgefühl, *Ferrum metallicum* $D_3$ mit Gefäßwallungen und Pulsieren, *Pulsatilla* $D_3$ bei Mädchen mit Regelstörungen.

**Kopfschmerz bei Blutfülle:** Belladonna $D_3$ bei rotem Klopfkopfschmerz, *Aconitum* $D_3$ bei zersprengendem Kopfschmerz, besonders bei Fieber, *Gelsemium* $D_3$ bei benommenem Kopf oder Föhnkopfschmerz, *Sangiunaria* $D_3$ bei rechtsseitigem Schmerz tagsüber, *Spigelia* $D_3$ bei Linksseitigkeit und Herzbeteiligung und *Veratrum* $D_3$ bei gleichzeitiger Übelkeit und Erbrechen.

*Silicea* $D_3$ hat Schmerzen von hinten nach vorne, *Bryonia* $D_3$ stechende Schmerzen von der Stirn zum Hinterkopf. *Carbo vegetabilis* $D_3$ beseitigt drückende Hinterkopfschmerzen.

**Bei Schilddrüsenstörungen** nimmt man *Cimicifuga* $D_3$ *und Lyco-*

*pus* $D_2$, bei *hysterischen Erscheinungen Ignatia* $D_6$ und bei nervlicher *Erschöpfung mit Überempfindlichkeit Phosphorus* $D_6$.

**Kopfschmerz infolge Magenerkrankungen** erfordert *bei Männern* oft *Nux vomica* $D_4$ *bei Frauen Pulsatilla* $D_3$, infolge *Leberstörungen Nux vomica* $D_3$, *Bryonia* $D_3$ *oder Chelidonium* $D_3$, infolge *Nierenleiden Solidago Ur-Ttc. Ø und Berberis vulgaris* $D_2$, infolge Störungen der weiblichen Geschlechtsorgane *Cimicifuga* $D_2$, *Caulophyllum* $D_1$ *oder Aletris farinosa* $D_1$.

**Nach geistiger Überanstrengung** hilft *Acidum phosphoricum* $D_2$, das auch wie *Ignatia* nach Gemütserregungen bewährt ist.

**Kopfschmerz alter Leute** erfordert *Arnica* $D_3$ und *Viscum album* $D_2$.

Die **Migräne** faßt man als Kopfschmerzen auf, die durch Gefäßkrämpfe im Gehirn verursacht werden. Sie tritt anfallsweise auf, ist einseitig und oft mit Übelkeit und Erbrechen sowie Sehstörungen begleitet. Manchmal beendet eine Harnflut den Anfall.

Im Migräneanfall versuche man, einen *Eßlöffel Honig* zu nehmen, was nach einer halben Stunde zu wiederholen ist. Öfters ist es erfolgreich, *Essigdämpfe* zu inhalieren, indem man *Apfelmostessig* zu gleichen Teilen mit Wasser mischt, zum Kochen bringt und etwa 75mal die Dämpfe einatmet.

Als Dauertherapie gegen Migräne ist das Nehmen von *zwei Teelöffel Apfelmostessig und zwei Teelöffel Honig*, in einem Glas Wasser gelöst und zweimal täglich zu den Mahlzeiten langsam getrunken, zweckmäßig.

*Rechtsseitige Migräne* erfordert *Sanguinaria* $D_3$, *linksseitige* hingegen *Spigelia* $D_3$. *Iris versicolor* $D_3$ wird bei der sogenannten Sonntagsmigräne verabreicht, die typischerweise an arbeitsfreien Tagen auftritt. *Gelsemium* $D_3$ tritt bei betäubendem Kopfschmerz, *Cocculus* $D_3$ bei Schwindelgefühl in Verwendung.

*Nagelkopfschmerz* ist das Gefühl, als würde in den Kopf ein Nagel eingetrieben und ist nicht Migräne.

*Coffea* $D_6$ wird bei Überempfindlichkeit und Erregtheit, *Ignatia* $D_6$ bei Brechneigung und hysterischen Zügen, *Thuja* $D_6$ bei linksseitigem Schmerz und Empfindlichkeit gegen Feuchtigkeit und *Hepar sulfu-*

*ris* $D_4$ bei rechtsseitigem Kopfschmerz und großer Empfindlichkeit gegeben.

*Alle Kopfschmerzmittel* werden im *Anfall* etwa so verabreicht, daß man *alle 30 Minuten eine Gabe, also 10 Tropfen oder eine kleine Messerspitze voll,* nimmt, während *im Intervall* das Heilmittel durch längere Zeit *dreimal täglich mit einer Gabe* zu nehmen ist.

Nicht zu übersehen ist, daß die ursächliche Behandlung des jeweils erkrankten Organs oder des Stoffwechsels erforderlich ist und daß eine naturgemäße Lebensweise sehr viel dazu beitragen kann, dieser Erkrankung vorzubeugen oder die Heilung zu ermöglichen.

## Augenerkrankungen

Augenerkrankungen sind, besonders in Form von Entzündungen, nicht selten, so daß sich eine Besprechung der wichtigsten Leiden lohnt. Das Auge ist zwar der Apparat, der uns das optische Außenbild vermittelt, doch kommt uns das bewußte Bild erst im Gehirn im Sehzentrum zu Bewußtsein. Wird durch eine Gehirnerkrankung oder Verletzung dieses Zentrums oder eine der zuleitenden Nervenbahnen zerstört, ist zwar das Auge in Ordnung, wir empfinden aber trotzdem „blind".

Das Außenbild gelangt durch die Pupille in das Auge, wo es zwei brechende Systeme — die Linse und das Kammerwasser — an den Sehfleck der Netzhaut projizieren, von dem es weiter über den Sehnerv zum Sehzentrum geleitet und dort zum Bewußtsein gebracht wird.

Die Netzhaut ist mit den sogenannten Stäbchen und Zäpfchen besetzt, die sowohl die Licht- als auch die Farbempfindung vermitteln.

Da der fast kugelige Innenraum des Auges vom Kindesalter bis zum Greise seine Form im Sinne einer Verlängerung ändert, tritt oft die sogenannte Alterssichtigkeit, eine Weitsichtigkeit auf, da der Brennpunkt der Bildbrechung vor dem Sehfleck zu liegen kommt und dadurch ein unscharfes Bild entsteht. Die Korrektur muß durch Brillen erfolgen. Umgekehrt bessert sich aus demselben Grund die angeborene Kurzsichtigkeit, bei der der Augapfel zu kurz angelegt wurde, mit zunehmendem Alter.

Gegen *Ermüdung* des Auges, z. B. durch anstrengende Näharbeit, hat die Homöopathie als *Heilmittel Ruta* $D_3$, das man *3mal tgl. mit je 10 Tropfen* gibt. Auswaschen der Augen mit *Augentrosttee* vermag auch schwache Augen zu stärken.

Hausmittel gegen Augenschwäche sind das Auswaschen der Augen mit abgestandenem Wasser unmittelbar vor dem Schlafengehen oder Umschläge mit einer Lösung, die folgendermaßen gemacht wird: Man setzt die Blüten von fünf Lilien in einem viertel Liter Franzbranntwein an, den man nach 14 Tagen abseiht.

Die *Nachtblindheit* beruht auf einer verlangsamten Anpassung des Auges von Hell auf Dunkel und wird durch *Vitamin A*, das reichlich in Karotten enthalten ist, gebessert. Tägliche Gabe von Karotten, auch deren Saft, ist anzuraten.

Die *Bindehautentzündung* ist wohl die häufigste Augenerkrankung. Die weiße Bindehaut ist gerötet, lichtempfindlich und schmerzhaft bei gesteigertem Tränenfluß.

Das Auge ist hier vor grellem Licht und Zugluft zu schützen. *Äußerlich* werden *laue Umschläge* von *Milchwasser, Borwasser oder Augentrosttee* sowie *Eiklarumschläge oder Quarkauflagen* angewandt. Schließlich kann man mehrmals tgl. *einen Tropfen Ricinusöl* eintropfen.

Innerliche *Heilmittel* sind: Im akuten Anfang mit heftigen Schmerzen bei geröteten Augen nimmt man *Aconitum* $D_4$ *mit je 10 Tropfen zweistündlich.*

*Apis* $D_3$ kommt bei stechenden Schmerzen mit Wärmeverschlimmerung und Ödemneigung, *Euphrasia* $D_1$ bei wundmachendem Tränenfluß mit *mehrmals 10 Tropfen tgl.* in Betracht.

Bei heftiger, eitriger Entzündung denke man an *Hepar sulfuris* $D_3$, *Rhus toxicodendron* $D_4$ und *Mercurius solubilis* $D_3$ *mit einigen Gaben mehrmals täglich.*

Hat eine Entzündung zu *Geschwüren der Hornhaut* über der Pupille geführt, gibt man *Conium* $D_4$ bei oberflächlichen Geschwüren mit starker Lichtscheu, *Kalium bichromicum* $D_3$ bei indolenten Geschwüren mit Neigung zum Tieferwerden und *Aurum bijodatum* $D_3$ bei empfindlichen Augen mit starker Lichtscheu und brennendem Tränenfluß. Zu all diesen Mitteln kann das Entzündungsmittel *Mercurius solubilis* $D_3$ dazugenommen werden.

*Der graue Star* beruht im allgemeinen auf einer durch Altern bedingten Linsentrübung. Durch Entschlackung vermögen öfters Fastenkuren Besserung zu bringen, während die homöopathischen Altersmittel *Barium carbonicum* $D_6$ *und Silicea* $D_6$ *3mal tgl. mit je einer Gabe* genommen, den Ablauf verzögern, manchmal auch bessern können.

## Ohrenerkrankungen

Ohrenerkrankungen sind häufig, besonders in der Form der Mittelohrentzündung. Das Ohr beinhaltet nicht nur den Hörapparat, sondern auch das Gleichgewichtsorgan mittels der Schnecke im Innenohr.

Die Schallwellen, die die Membran des Trommelfelles treffen, werden durch die kleinen Gehörknöchelchen des Steigbügels, des Hammers und des Ambosses im Mittelohr in das Innenohr übertragen, von wo sie uns über den Gehörnerv zum Hörzentrum im Gehirn zu Bewußtsein gebracht werden. Die Schnecke im Innenohr ist in ihren Windungen mit feinsten Härchen besetzt, auf denen durch Lageveränderungen winzige Steinchen in Bewegung geraten, die uns wiederum auf nervlichem Wege die Körperlage anzeigen.

Die *Mittelohrentzündung*, zunächst mit einer Trommelfellentzündung beginnend, entsteht am häufigsten fortgeleitet von einer Nasenschleimhautentzündung, einem Schnupfen. Von der Nase führen je ein Gang — links und rechts — als Luftdruckausgleich zum Mittelohr, die sogenannte Tube. Durch diese Tube steigt die Naseninfektion auf und gelangt in das Mittelohr, um auch dort Entzündung hervorzurufen.

Daraus folgt, daß jeder Schnupfen zur Vorbeugung einer Mittelohrentzündung sorgfältig behandelt gehört und daß nicht aufgeschnupft werden soll, da dies diese aufsteigende Infektion begünstigt. Umgekehrt gehört bei bestehender Mittelohrentzündung der meist vorhandene Schnupfen mitbehandelt, um eine rasche Heilung zu erzielen, da sonst die Ohrentzündung vom Schnupfen immer wieder angefacht wird.

Ist eine Mittelohrentzündung bereits entstanden, wird wiederum äußerlich und innerlich behandelt. *Äußerlich* wird *Wärme* in jeder Form auf das Ohr angewandt. Hinter dem Ohr bewährt sich sehr eine *Malefizöleinreibung* oder noch besser die Auflage eines kleinen *Cantharidenpflasters.* Beides wurde im Abschnitt über Hautreiztherapie bzw. den Ableitungsverfahren geschildert.

In den Gehörgang träufelt man lauwarm einen Tropfen *Johanniskrautöl.*

Als Abschluß zur Ausheilung kommt *Silicea* $D_6$ *2mal tgl.* zum Zuge. *Ferrum phosphoricum* $D_4$, *zwei Tabletten im stündlichen Wechsel. Früh und abends* kann man *je eine kleine Messerspitze* des Entzündungsmittels *Mercurius solubilis* $D_3$ dazugeben. Bei Kindern verwendet man als Schmerzmittel *Chamomilla* $D_6$ fallweise dazu.

Ist das Trommelfell durchgebrochen und die Eiterung im Gang, wird *Hepar sulfuris* $D_4$ zu *Ferrum phosphoricum* $D_4$ verabreicht. Als Abschluß zur Ausheilung kommt *Silicea* $D_6$ *2mal tgl.* zum Zuge.

Droht die Entzündung auf das Felsenbein überzugreifen — dort besteht dann Druckschmerz und spontane Schmerzhaftigkeit — wird neben *Mercurius solubilis* $D_3$ oder *Hepar sulfuris* $D_4$ das Spezialmittel *Capsicum* $D_3$ *mehrmals täglich* angewandt.

*Die Schwerhörigkeit* kann verschiedene Ursachen haben: Vorübergehende Schwerhörigkeit verursacht ein Tubenkatarrh nach Schnupfen. Weitere Ursachen sind Elastizitätsverlust des Trommelfells durch chronische Entzündungen, Narben, Verletzungen oder Sklerose im Alter. Es können auch die fortleitenden Gehörknöchelchen durch Entzündung oder Verletzung in ihrer Funktion geschädigt sein und schließlich kann die Nervenleitung zum Hörzentrum im Gehirn beschädigt oder unterbrochen sein. Es gilt also, die Ursache festzustellen und danach zu handeln. Die Homöopathie verfügt über einige Mittel gegen Schwerhörigkeit, falls die Ursache behebbar ist:

*Aurum* $D_6$ bei Kopfkongestion mit Depressionsneigung, *Barium carbonicum* $D_6$ bei alten, geistig zurückbleibenden Leuten, *Calcium carbonicum* $D_6$ und *Graphites* $D_6$ bei trägen, frostigen, zur Verstopfung neigenden Patienten, *Phosphorus* $D_6$ bei Widerhallen der eigenen Stimme im Ohr, *Viscum* $D_3$ bei alten Leuten mit Schwindelneigung und *Argentum nitricum* $D_4$ bei hastigen, nervösen Neurotikern.

*Graphites* $D_6$ kommt übrigens zur Erweichung bei Trommelfellnarben in Betracht.

*Alle diese Mittel* werden mit *3mal tgl. einer Gabe* durch längere Zeit verabreicht.

Unter *Menier'scher Erkrankung* versteht man plötzliche Schwindelanfälle, die auf einer Erkrankung des Gleichgewichtsorgans beruhen. Sie ist schwer zu beseitigen, doch lohnt sich ein Versuch mit dem homöopathischen Schwindelmittel *Cocculus* $D_3$, *3mal tgl. je 10 Tropfen* durch längere Zeit, doch immer wieder.

## Die Blutkrankheiten

Die Blutkrankheiten umfassen solche der roten und weißen Blutkörperchen. Natürlich gibt es auch noch andere Blutbestandteile, z. B. die Thrombozyten, die für die Blutgerinnung verantwortlich sind, doch gehört zur Diagnose ein Laboratorium und zur Behandlung auf jeden Fall ein Arzt. Die Besprechung von Heilmitteln sollen auch hier nicht zur Selbstbehandlung verleiten, sondern Anhaltspunkte sein, über deren Zweckmäßigkeit der Arzt zu entscheiden hat.

Die roten Blutkörperchen werden im Knochenmark der langen Röhrenknochen, in geringerem Umfang wahrscheinlich auch in der Leber gebildet und sind im Kubikmillimeter Blut in einer Zahl von 4—4,5 Millionen enthalten. Sie enthalten Eisen, an das der Atmungssauerstoff zum Transport zu den Zellen gebunden wird. Die Lebensdauer eines roten Blutkörperchens wird mit etwa vier Wochen angenommen. Die größte Zahl der Blutkörperchen dürfte in der Milz zugrunde gehen.

Es gibt verschiedene Arten der *Blutarmut*, der Anämie: So kann das Eisen bei genügender Zahl Blutkörperchen vermindert sein, worauf man von einer Eisenmangelanämie spricht. Natürlich kann die Zahl der Körperchen ungenügend sein infolge Mangels einer Neubildung oder durch ständigen Blutverlust irgendeiner Art, was man als Anämie schlechthin bezeichnet. Schließlich kennt man die perniziöse Anämie, die auf Fehlen eines im Magen gebildeten „Intrinsic-Faktors“ beruht und die heute am Leben erhalten werden kann.

Die Ursachen einer Blutarmut sind verschiedenartig: Sie kann als skrofulöse Anlage angeboren sein und ist dann von anderen Zeichen der Skrofulose begleitet, wie z. B. Neigung zu Drüsenschwellungen, Ekzemen und Krankheitsanfälligkeit, sie kann durch Blutungen hervorgerufen werden, auf Vitaminmangel beruhen oder auf Fehlen des eben erwähnten „Intrinsic-Faktors“, und ist schließlich oft die Begleiterin vieler chronischer, besonders der Stoffwechselkrankheiten.

Nach der Ursache richtet sich auch die Behandlung: So wird man bei massiven Blutverlusten diese durch Blutübertragung zu ersetzen suchen oder bei durch Krankheiten verursachten Anämien die Krankheit zu beheben trachten. Immerhin gelten doch allgemein einige Maßnahmen als hilfreich, die wir uns ansehen wollen.

Zur *Ernährung bei Blutarmut* ist grundsätzlich zu sagen, daß hier die in der Diätetik angeführten Grundregeln besonders zu beachten sind. Die Kost muß besonders vitamin- und nährsalzreich sein mit viel Rohkost, frischen Gemüsen, Obst und Obstsäften, Vollkornprodukten und Milch mit ihren Produkten, während Fleisch, Eier, Weißmehlprodukte und Zucker gänzlich unwichtig sind.

*Honig* soll hingegen täglich als Aufstrich oder zum Süßen verwendet werden. Bekannt ist auch die *Heilwirkung von Kalbsleber*, die verschieden angeboten werden kann, und erinnert sei an den *Lebertrunk*, der in der Krebsdiät beschrieben wurde.

Da bei *skrofulösen Kindern* neben der Anämie oft ein *Kalkmangel* vorhanden ist, seien auch dafür zwei Rezepte wiederholt: *Junge Brennesselblätter* werden luftgetrocknet, zerstoßen und mit ebenfalls zerstoßenen *Eierschalen* vermischt, so daß ein grünliches Pulver entsteht. Davon sind *täglich ein bis zwei Messerspitzen* voll zu nehmen. Dasselbe erreicht man, indem man *pro Kilo Sauerkraut* einen *halben Eßlöffel Eierschalenpulver* dazumischt und täglich davon ißt. Allgemein ist für Anämie und Skrofulose *Brennesselsalat oder -spinat* gesund.

An die Haut soll Tag und Nacht möglichst viel frische Luft gelangen, wobei man die Lungen durch Atemübungen damit anreichert. Vorsichtige Abhärtung durch kurze Kaltwasseranwendungen im Sinne von Abwaschungen beleben den Stoffwechsel und die Ausscheidungen. Viel Gutes leisten oft Luftveränderung in das Mittelgebirge oder an die Adria und vorsichtig gesteigerte Sonnenbäder. Auch *Ganzbäder mit Latschenkieferextrakt und Steinsalz* regen die Neubildung von Blutkörperchen an. Ausreichender Schlaf ist dringend notwendig.

Ein *Tee gegen Blutarmut* lautet: *Arnikablüten, Ringelblumenblüten, Johanniskrautblüten, Eisenkraut, Schachtelhalm, Brunnenkresse und Eichenrinde zu gleichen Teilen gemischt auf 100 Gramm* und wie üblich zubereitet und *mit Honig versetzt* tagsüber schluckweise trinken.

*Heilmittel* sind: Bei blassen, pastösen und trägen Kindern *Calcium carbonicum* $D_4$, *morgens und abends eine kleine Messerspitze* voll. *Ferrum phosphoricum* $D_4$ wendet man bei mageren, hektischen Patienten mit rasch wechselnder Hautfarbe mit *dreimal einer Gabe täglich* an. *Anämien junger Mädchen* mit Regelstörungen benötigen *Pulsatilla* $D_3$, *nervöse* und *geschwächte Anämiker Acidum phosphoricum* $D_3$ *mehrmals täglich.* Bei *Anämien nach Blutverlusten* bewährt sich *Chininum arsenicosum* $D_3$ *mit dreimal täglich zehn Tropfen,* bzw. Kügelchen, weiters *Abrotanum Ur-Tct. Ø, China* $D_2$ *und Hydrastis* $D_2$ mit *dreimal täglich 10—15 Tropfen.* Empfehlenswert ist die *Mischung Abrotanum Urtinktur Ø, Avena sativa Urtinktur Ø und Hydrastis* $D_1$ *zu gleichen Teilen gemischt auf 50 Gramm,* von der man *dreimal täglich zehn Tropfen* verabreicht.

*Natrium muriaticum* in höherer Potenz ist ein bei passender Konstitution, die der Arzt bestimmen muß, gutes Anämiemittel.

Daß so manche Anämie durch wiederholte, kleine Aderlässe von etwa 50 ccm Blutentnahme gebessert werden kann, ist dadurch erklärbar, daß der kleine Blutentzug einen Reiz auf die Bildungsstätten der roten Blutkörperchen ausübt, der sie zur vermehrten Neubildung veranlaßt.

Das Gegenteil einer Anämie, nämlich *zuviele rote Blutkörperchen, die Polyglobulie,* ist eine seltene Erkrankung. Der Patient macht einen roten, gestauten Eindruck, der durch die Blutkörperchen erweckt wird. Oft ist dabei der Blutdruck erhöht und die Dünnflüssigkeit des Blutes herabgesetzt. Da der Abbau der vermehrten Blutkörperchen ebenfalls erhöht ist, ist meist eine Milzvergrößerung nachweisbar.

Als Behandlung macht man wiederholte große Aderlässe und gibt als *Heilmittel Aurum jodatum* $D_4$ *dreimal täglich mit je einer Gabe,* wozu bei Milzvergrößerung *Ceanothus* $D_2$ *mit dreimal täglich 15 Tropfen* kommt.

*Die weißen Blutkörperchen* haben die Funktion, als „Polizisten" im Körper in der Art zu fungieren, daß sie eingedrungene Keime einschließen und zu vernichten trachten. Sie dienen also der Infektabwehr. So besteht z. B. Eiter in der Hauptsache aus im Kampfe unterlegenen und abgestorbenen Bakterien und weißen Blutkörperchen. Gebildet werden sie in den sehr häufig und meist gruppenweise angeordneten Lymphdrüsen, zu denen wir auch die Mandeln und den Wurmfortsatz zählen können. Da diese „Kasernen der Polizisten" bei einer Infektion zu vermehrter Tätigkeit angeregt werden, schwellen sie oft an und werden auch schmerzhaft. Lymphdrüsenschwellungen sind daher oft die Begleiterscheinung einer Infektion.

Die normale Zahl beträgt pro Kubikmillimeter Blut 6000—8000. Es gibt verschiedene Arten mit verschiedenen Aufgaben, doch ist das Grundprinzip die Infektabwehr und Resistenzsteigerung.

Wenn die Zahl der weißen Blutkörperchen vermindert ist, ist auch die Infektabwehr ungenügend, so daß solche Patienten häufig erkranken und in ihrer ganzen Konstitution geschwächt sind.

Ist — was häufiger der Fall ist — ihre Zahl vermehrt, treten meist scheinbar ohne Ursache Lymphdrüsenschwellungen an verschiedenen Körperstellen auf, die Anlaß zu einer Blutuntersuchung geben müssen. Es ist also wie stets so, daß man bei **Lymphdrüsenerkrankungen** die Ursache feststellen muß, wozu oft eine Blutuntersuchung notwendig sein wird, und danach zu handeln hat.

*Äußerlich* kann man wie bei Schwellungen und Geschwülsten allgemein *warme Umschläge,* z. B. mit *Heilerde, Kamillensäckchen* und ähnlichem, oder folgende *Wickelfolge* anwenden: Am ersten Tag wird ein *Kartoffelwickel,* indem man rohen Kartoffelbrei mit Milch vermengt, am zweiten Tag eine *Kohlblätterauflage,* die aus gequetschten Kohlblättern besteht, und am dritten Tag ein *Lehmwickel,* der *mit Zinnkraut* und etwas *Johanniskraut* zubereitet wird, aufgelegt.

*Heilmittel* bei Lymphdrüsenschwellungen sind:

*Abrotanum Urtinktur* Ø bei Neigung zu Schwäche und Anämie mit Appetitlosigkeit, z. B. bei skrofulösen Kindern. Es werden *mehrmals täglich je zehn Tropfen* verabreicht.

*Arsenum jodatum* $D_4$ bei Schwäche, Abmagerung und Nachtschweißen, wie dies gerne bei tuberkulöser Ursache vorkommt.

*Barium carbonicum* $D_4$ bei zurückgebliebenen, mürrischen, skrofulösen Kindern. *Bromum* $D_4$ bei harten Drüsen mit tuberkulöser Ursache.

*Calcium carbonicum* $D_4$ bei lymphatischer Diathese schlaffer, pastöser und frostiger Personen, *Calcium fluoricum* $D_4$ bei Neigung zu Verhärtungen, *Calcium jodatum* $D_4$ bei chronischen Drüsenschwellungen, *Calcium phosphoricum* $D_4$ bei der erethischen Form der Skrofulose mit Magerkeit und Unruhe.

*Clematis* $D_3$ wird bei schmerzhaft geschwollenen Drüsen besonders im Hals-Nacken-Gebiet angewandt, *Conium* $D_4$ bei Drüsenverhärtungen besonders nach einer Verletzung, *Ferrum jodatum* $D_4$ bei Skrofulose mit Schwäche und Anämie bei Kongestionsneigung.

*Fucus Urtinktur* Ø dann, wenn Jodmangel besteht, *Jodum* $D_6$ bei harten Drüsen mit Abmagerung trotz Heißhunger und Wärmeunverträglichkeit.

*Phytolacca* $D_2$ wird bei Anginen mit Lymphdrüsenschwellungen gegeben, *Silicea* $D_4$ bei chronischen Drüsenschwellungen und Eiterungsneigung.

Eiternde Drüsen erfordern folgende Mittel:

*Hepar sulfuris* $D_4$ bei Eiterungsneigung mit Überempfindlichkeit gegen Berührung und Kälte, *Mercuris solubilis* $D_3$ bei Geschwürsneigung, *Sulfur jodatum* $D_4$ bei Foetidität und *Rhus toxicodendron* $D_6$ bei Unruhe und Wärmebesserung.

Drüsenschwellungen bei septischen Erkrankungen werden durch *Crotalus* $D_8$ *oder Lachesis* $D_8$ günstig beeinflußt.

*Alle* diese Mittel werden *drei- bis viermal täglich mit je einer Gabe* verabreicht, die *Mittel bei septischen Erkrankungen etwa zweistündlich.*

*Lachesis* soll *als Injektion* beim sogenannten *Lymphogranulom,* einer bösartigen Lymphdrüsenerkrankung, versucht werden.

## Stützgewebe des Körpers

Unter dem Stützgewebe des Körpers versteht man Knochen, Sehnen und Bänder und schließlich das Bindegewebe, das alle Zellzwischenräume ausfüllt.

Die Funktion der **Knochen** besteht darin, daß diese die Gerüstsubstanz für den Bau des Körpers abgeben und gleichzeitig, wie bei den Schädel- oder Brustkorbknochen, den Schutz für die darunter liegenden empfindlichen Organe bilden. Die Bestandteile eines Knochens bilden in der Hauptsache Kalk, Kieselsäure und Phosphor, die beim Kalk durch eigene Zellen aufgebaut werden, wozu allerdings diese Baustoffe mit der Nahrung zugeführt werden müssen.

**Sehnen und Bänder** dienen der Festigung und Aufhängung vieler Organe und ermöglichen die Gelenksbildung, indem zwei Knochen durch sie zum funktionierenden Gelenk zusammengehalten werden.

Das **Bindegewebe** schließlich füllt überall Zellspalten aus, festigt dadurch Organe und hat seine überragende Funktion im schon besprochenen Bindegewebskorridor zwischen Kapillaren und Zellen mit seiner Stoffwechselwirkung. Daneben spielt das Bindegewebe mit eigenen Zellen eine große Rolle neben den weißen Blutkörperchen in der Infektabwehr durch Bildung von Abwehrstoffen.

Bei **Erkrankungen der Knochen** ist daran zu denken, daß homöopathisch gesehen dieses System je nach Altersstufen verschiedenen Heilmitteln untersteht: Beim *Kleinkind* dem *Calcium carbonicum,* beim Jugendlichen dem *Calcium phosphoricum,* im Erwachsenenalter dem *Calcium fluoratum* und schließlich im Greisenalter dem *Silicium.*

Bei Beinhautverletzungen der Knochen gibt es ein speziell wirkendes homöopathische Heilmittel: *Ruta* in niederer Potenz, *mehrmals täglich mit je einer Gabe* angewendet.

Knochenverletzungen selbst unterstehen der Wall- oder Beinwurz, *Symphytum Ur-Tct. Ø, von der man mehrmals täglich mit 10 Tropfen* einnimmt und äußerlich als Salbe anwendet.

Bei Knocheneiterungen ist *Mercurius solubilis* $D_3$, *Silicea* $D_4$ und *Echinacea Urtinktur* Ø angezeigt.

Bei *Kalkmangel* haben sich neben der Zufuhr homöopathischer Kalkmittel, wie dies für die einzelnen Lebensalter oben angeführt wurde, einige Hausmittel bewährt: Junge *Brennesselblätter* werden luftgetrocknet und zerstoßen, mit zerstoßenen *Eierschalen* vermischt und täglich in einer Menge von *2—3 Messerspitzen* voll genommen. Man kann auch *pro Kilo Sauerkraut* einen *halben Eßlöffel voll Eierschalenpulver* dazumischen und täglich neben *Brennesselsalat oder -spinat* davon essen. Besonders kieselsäurehältige Pflanzen sind *Hohlzahn und Zinnkraut,* die man als Tee verwenden kann.

Ein gutes Hausmittel zum Verkalken der Lunge besteht darin, daß man drei frische gereinigte Eier in ein Gefäß gibt und Zitronensaft darüber so hoch gibt, daß der Saft daumenstark über die Eier steht. Nach Verschließen des Gefäßes schöpft man alle zwei Tage die grüne Schicht, die sich gebildet hat, ab und seiht nach neun Tagen den Inhalt durch. Anschließend gibt man ein viertel Kilo gestoßenen Kandiszucker und eine Flasche Weinbrand dazu. Jetzt ist die Flüssigkeit gebrauchsfähig, und man verabreicht morgens, mittags und abends nach den Mahlzeiten einen Eßlöffel voll.

**Die Rachitis oder die englische Krankheit** der Kleinkinder ist heute dank ausreichender, wenn auch nicht immer zweckmäßiger Nahrung seltener geworden. Wenn sich auch die *Vitamin-D-Behandlung* als segensreich erwiesen hat, kommt auch heute noch der homöopathischen Therapie Bedeutung zu.

Die *Kost* muß vitamin- und nährsalzreich sein, mit viel Rohkost, Nüssen und Südfrüchten sowie Milch und deren Produkten. Weißmehlkost, Eier und Fleisch sind unwichtig.

Vorsichtig und ansteigend *dosierte Sonnenbäder*, zwei bis dreimal wöchentlich ansteigende *Vollbäder mit Latschenextrakt und Steinsalz* sind vorteilhaft.

Als *Heilmittel* gibt man *Calcium carbonicum* $D_4$, *dreimal täglich eine kleine Messerspitze und morgens 10 Tropfen Phosphorus* $D_{15}$.

Über Hausmittel bei Kalkarmut — Brennessel oder Sauerkraut mit Eierschalen — wurde bereits anfangs geschrieben.

**Knochentuberkulose** wird fast überall in Heilstätten behandelt. Einige Hinweise seien trotzdem gegeben: Klimatisch günstig wirken das Höhenklima oder Meeraufenthalt. Äußerlich können *Wickel* mit Absud *von Zinnkraut, Eisenkraut, Wallwurz* und *jungen Latschenspitzen* gemacht werden.

*Homöopathische Mittel* sind: *Calcium carbonicum* $D_3$ *im täglichen Wechsel* mit *Silicea* $D_4$, *jedesmal morgens und abends eine kleine Messerspitze* voll genommen. Das Tuberkulosemittel *Teucrium scorodina Urtinktur Ø* wird *dreimal täglich mit je 15 Tropfen* verabreicht.

**Arthrosen** sind Abnützungserkrankungen der Gelenkenden oder Folgen entzündlicher Erscheinungen an Gelenksflächen. Zuerst wird die schützende Knorpelschicht abgerieben oder abgebaut, worauf der bloßgelegte Knochen zu reaktiven Wucherungen im Sinn von Wulst- oder Zackenbildungen neigt. Die Gelenksbewegungen werden dadurch eingeschränkt und schmerzhaft.

Die Behandlung der Arthrosen ist langwierig und schwierig, man muß alle erfolgversprechenden Möglichkeiten zusammenfassen und sie individuell anpassen.

Die Diätetik ist die des chronischen Rheumatismus und wurde im entsprechenden Abschnitt geschildert. In schweren Fällen soll die *Kost* eiweißfrei als Basenkost gestaltet werden, so daß Fleisch, Wurst, Bier und eventuell auch Käsespeisen zu streichen sind. Auf jeden Fall ist Naturnahrung einzuhalten.

Kartoffelsaft von einer rohen Kartoffel, morgens nüchtern genommen, verstärkt die basische Kost, ebenso Karotten- oder Weißkrautsaft.

Aus stoffwechselbedingten Gründen ist der Stuhlgang zu regeln, aus statischen Gründen bei Übergewichtigen eine Normalisierung des Gewichts anzustreben.

Bewegungstherapie unter Vermeidung harter Böden wirkt sich meist günstig aus.

In der *äußerlichen Therapie* kommen alle *Wärmeanwendungen* und alle *Hautreizmittel* bis zum *Cantharidenpflaster*, wie sie in diesen Abschnitten genannt wurden, zum Zuge. Bei *warmen Bädern* sei an Zusatz von *Moor, Sole, Ichthyol und Schwefel* sowie in chronischen Fällen an das *Überwärmungsbad* erinnert. Alle wärmespendenden Bestrahlungsarten, besonders *die Kurzwellen*durchflutung, können angewendet werden.

Äußerlich bewähren sich *Schwarzwurz- oder Pestwurzauflagen* aus den gequetschten Blättern. Dasselbe gilt von *Farnkrautblättern*, die täglich frisch aufgelegt werden müssen, oder von in Säckchen genähten geschnittenen *Farnkrautwurzeln*, deren Wirkung, nachts aufgelegt, wochenlang anhält.

Ein guter Umschlag bei Arthrosis besteht darin, daß man *vier Eßlöffel Honig mit einem Teelöffel Schwarzwurztinktur* vermengt und im Wasserbad erhitzt. Dann wird ein Tuch damit getränkt, das, auf die schmerzhafte Stelle gelegt, über Nacht belassen wird.

Aus der großen Zahl der *Heilmittel* seien einige genannt:

*Rhus toxicodendron* $D_6$ wird verwendet, wenn der Bewegungsanfang verschlimmert, die fortgesetzte Bewegung bessert. *Rhododendron* $D_4$ kommt bei Wetterfühligkeit, *Causticum* $D_4$ bei brennenden und reißenden Schmerzen mit Verkürzungsgefühl, *Arnica* $D_4$ bei Zerschlagenheitsgefühl in Betracht. *Caulophyllum* $D_3$ vermag Schmerzen in Kleingelenken, besonders bei klimakterischen Frauen, zu bessern.

*Hedera helix* $D_2$ hat bei Schmerzen und Steifheit Verschlimmerung nachts und morgens. *Ledum* $D_2$ bessert dann, wenn kühle Anwendungen bessern und Bettwärme schlecht vertragen wird.

*Symphytum Urtinktur* Ø wirkt auf die „inneren Verletzungen" der Knorpelknochengrenzen, ebenso Pestwurztinktur.

*Alle* diese Heilmittel werden mit *drei- bis viermal täglich einer Gabe* genommen.

Daneben spielen noch *Wacholder, Berberitze, Brennessel und Herbstzeitlose* als pflanzliche Mittel eine Rolle.

Oftmals wirken sich *Plenosol,* als Mistelextrakt gespritzt, und vor allem die Ameisensäuretherapie mit *Formidiuminjektionen* sehr günstig aus.

Sollte ein sogenannter „Schwefeldiabetes" einen Schwefelmangel verursachen, ist Schwefelzufuhr nötig: Ein halbes Gramm *reiner Schwefel* wird nach dem Frühstück als Pulver eingenommen, äußerlich kann eine Schwefeleinreibung von:

| | | |
|---|---|---|
| *Rp.* | Sulfur. sublim. | 12,5 |
| | Ol. Lini ad | 50,0 |
| | MDs. Einreibung | |

angewendet werden.

Eine gute *Teemischung* lautet: *Birkenblätter, Meisterwurz, Hauhechel, Anis* (gestoßen), *Goldrute, Löwenzahn und Spireae zu gleichen Teilen gemischt auf 100 Gramm,* wie üblich zubereitet und tagsüber getrunken.

Wie gesagt, ist die Arthrosebehandlung schwierig und langwierig und erfordert sowohl vom Patienten als vom Arzt viel Geduld. Auch hier wird man sich bemühen, ursächlich zu behandeln und Übergewicht oder Stoffwechselstörungen zu beseitigen versuchen. Was als Exostosen, also als Wulst- oder Spornbildungen bereits verknöchert ist, kann nicht mehr beseitigt werden, doch können die Auswirkungen in Form von Schmerzen oder Bewegungseinschränkung oftmals doch gemildert und in günstigen Fällen beseitigt werden.

*Sehnen und Bänder* haben in Zerrungen und Verstauchungen ihre häufigste Erkrankung.

Neben der Entlastung durch elastische Verbände haben sich äußerlich bewährt: *Eiklar* von *vier Eiern* wird zu Schnee geschlagen, *mit 20 g Kampferpulver* vermengt und *als Umschlag* für zwei Tage verwendet, den man dann wiederholen kann. Ebenso kann man *Blätter von Erdholunder* etwa 1 cm dick für einige Stunden auflegen und dann erneuern oder *Schwarzwurzeln* gut waschen, zu Brei zerkleinern und für einige Stunden auflegen, was man ebenfalls wiederholt.

Als *Heilmittel* werden *Arnica* $D_3$ als Verletzungsmittel schlechthin, *Ruta* $D_2$ bei Verrenkungen und Überanstrengungsfolgen und *Rhus toxicodendron* $D_6$ bei Bänderverletzungen, das auch die zurückbleibende Bänderschwäche behebt, *mit mehrmals täglich je einer Gabe* genommen.

Das *Bindegewebe,* das als Zwischenzellgewebe überall verbreitet ist und im Stoffwechsel als Schlackenfänger eine große Rolle spielt, bedarf zu seiner einwandfreien Funktion besonders dringend der Vollwertnahrung. Die bei Stoffwechselleiden so notwendige Säuberung des Gewebes erreicht man, falls es der Zustand erlaubt, am besten und sichersten durch eine Fastenkur. Da Säureschlacken eine große Gefahrenquelle darstellen, kann man diese durch basenüberschüssige Kost, wie sie in der Naturnahrung vorliegt, entfernen und ihre Neuablagerung verhindern.

Als *Bindegewebsschwäche* bezeichnet man einen Zustand, in dem nicht nur die Funktionen, sondern auch die Elastizität des Bindegewebes herabgesetzt sind, also Neigung zu Bänderschwäche, Senkungen, Venenerweiterungen und ähnlichem besteht.

Da Kieselsäure bei der Festigung des Bindegewebes eine Rolle spielt, empfiehlt es sich, *Tee von Hohlzahn und Zinnkraut,* die beide kieselsäurehältige Pflanzen sind, zu trinken.

Homöopathische *Heilmittel* für diese Schwäche sind:

*Acidum fluoricum* $D_4$ und *Calcium fluoricum* $D_4$ straffen das Bindegewebe, besonders in Verbindung mit Venenerweiterungen und Kältebesserung. *Graphites* $D_4$ hilft bei entzündeten alten Narben, Narbenwucherungen und Neigung zu fibrösen Geschwülsten. *Kalium jodatum* $D_4$ ist ein Mittel gegen Auftreibungen an Sehnen, Knochenhaut und Gelenken.

*Lapis albus* $D_6$ vermag Bindegewebsverhärtungen, z. B. Bindegewebskröpfe, Myome u. ä. zu erweichen und zu verkleinern.

*Natrium carbonicum* $D_6$ *und Natrium muriaticum* $D_6$ bessert schwache Fußknöchel, die leicht einknicken. *Ruta* $D_3$ wird bei Überanstrengungen von Sehnen oder Bändern genommen.

*Silicea* $D_4$ kommt bei mangelhafter Vernarbung, schmerzhaften Schwielen, Bänderschwäche und Bindegewebsgeschwülsten in Betracht.

*Alle diese Mittel* werden *dreimal täglich mit je einer Gabe* genommen.

## Stoffwechselerkrankungen

Unter Stoffwechselerkrankungen versteht man solche, deren eigentliche Ursache konstitutionsbedingt ist und deren Ergebnis eine Stoffwechselentgleisung darstellt.

Den Begriff der Konstitution haben wir bereits am Anfang des Buches und die wichtigsten Stoffwechselvorgänge im Kapitel über Ernährung kennengelernt. Da zur Aufrechterhaltung eines normalen Stoffwechsels ein Ineinandergreifen vieler Fermentsysteme und das Funktionieren der Zellen verschiedener Organe notwendig ist, ist es verständlich, daß sich in diesem komplizierten Geschehen leicht ein Krankheitsgeschehen manifestieren kann, das dann zu Fehlleistungen des Stoffwechsels führt.

Von den Stoffwechselerkrankungen wollen wir die häufigsten und wichtigsten: den Krebs, den Rheumatismus und die Gicht, die Fettsucht und schließlich die Zuckerkrankheit besprechen.

Die **Krebskrankheit** beruht neben einer vorhandenen Disposition, die vererbbar ist, darauf, daß an einem Punkt des geringsten Widerstandes eine Schädigung so lange einwirkt, daß Zellen in ihrem Sauerstoffwechsel derart gestört werden, bis sie krebsig entarten.

Die nötige vorhandene Disposition besagt, daß Krebs keineswegs direkt vererbbar ist, daß aber Menschen aus Krebsfamilien anfälliger gegen diese Erkrankung sein und eher an Krebs leiden können als andere, deren Vorgeschichte bezüglich ihrer Vorfahren keine Krebserkrankungen aufweisen.

Der Punkt des geringsten Widerstandes ist bei jedem Menschen vorhanden: Man stelle sich nur vor, daß der menschliche Körper aus etwa 300 Billionen Zellen besteht und man kann nicht annehmen, daß alle Zellen dieser unvorstellbar großen Zahl völlig wohlgebildet und stets funktionstüchtig sein werden. Einmal hier und einmal da werden Zellverbände nicht voll ausgebildet, mißgebildet und damit auch funktionsuntüchtig vorhanden sein, die gegen Störungen und Schädigungen leichter verletzlich sein werden als ausgereifte und volltüchtige Zellen.

Nach einer Schädigung brauchen wir in unserer Zeit mit ihren manchmal irrsinnig anmutenden Lebensformen nicht lange suchen: Man denke an die Ernährungssünden, besonders in Form der chemischen Veränderungen, die mit der Kunstdüngung, mit Spritzmitteln und Insektiziden schon im Boden beginnt und mit Nahrungsmittelzusätzen, Färbungen und Kochen in Metallgefäßen, die der Nahrung ihre schädlichen Metallspuren beifügen, endet. Man denke an die Schädlichkeit teerhaltiger Arzneimittel und an die Luftverseuchung durch Auto- und Industrieabgase — so könnte man die Liste schädlicher Einwirkungen förmlich nach Belieben fortsetzen.

Auch thermische Reize — z. B. lange Zeit hindurch zu kalt oder zu heiß essen ist wegen Magenkrebs gefährlich — sind neben den chemischen Reizen krebsfördernd und schließlich können auch Toxine, wie sie von Bakterien oder Viren abgesondert werden, bei genügend langer Einwirkung diese Wirkung erzielen. Das erklärt vielleicht, warum in den letzten Jahren Bakterien oder Viren, die bei Krebskranken gefunden wurden, als Krebserreger angesprochen wurden.

Man kann sagen, daß Krebs eine konstitutionsbedingte Stoffwechselerkrankung ist, dessen letzter Ausdruck erst die Geschwulst ist, und daß Krebs kein lokales Leiden, sondern eine Allgemeinerkrankung darstellt. Leider können wir heute noch nicht die Krebsanlage als Bedingung und erstes Krankheitssymptom erkennen, wir wissen aber doch schon viel, was krebsfördernd ist und was wir also vermeiden müssen, wobei, wie stets, diese Ratschläge zur Krebsvermeidung auf Führung eines ausgeglichenen, mäßigen und natürlichen Lebens hinweisen.

Wurde irgendwo Krebs festgestellt, müssen wir auch heute noch sagen, daß er, falls er ohne akute Gefahr für das Leben des Patienten operiert werden kann, dieser Operation zugeführt werden muß. Dies bedeutet keine Heilung, sondern eine notwendige Verstümmelung, da Heilung die Wiederherstellung der gesunden Harmonie bei vollständiger Erhaltung des gesamten Organismus bedeutet. Andererseits besitzen wir heute leider noch immer kein sicher wirksames Heilmittel gegen das Krebsleiden. Die interne Behandlung bedeutet fast immer keine Heilung, sondern eine Lebensverlängerung. Oft genug ist dies auch bei der *Strahlenbehandlung* der Fall. Die Strahlenempfindlichkeit eines Menschen ist eine unbekannte Größe und Strahlen können nicht nur auf die Krebsgeschwulst, sondern auch auf Organzellen zerstörend wirken.

*Homöopathische Heilmittel* wirken ebenfalls nicht krebszerstörend, sondern sie regen die Abwehrkräfte des Körpers gegen das Leiden an und üben eine reinigende Wirkung auf den gesamten Stoffwechsel aus. Ihre daneben auftretende schmerzstillende Wirkung erspart dem Patienten oftmals Betäubungsmittel, die ja im Gehirn nicht nur das Schmerzzentrum, sondern auch andere lebenswichtige Zentren lähmen können. So kommt es wiederholt bei homöopathischer Krebsbehandlung zu einer Lebensverlängerung in relativem Wohlbefinden.

Der *Diätetik bei Krebs* wurde ein eigenes Kapitel gewidmet. Erinnert sei an den Lebertrunk und an die Kraftnahrung, die aus gekeimten Weizenkörnern, Rosinen, Honig, geriebenen Mandeln und Beerenfrüchten besteht.

Bei *äußeren Geschwülsten* bewährt sich die auflösende Wirkung folgender Auflagen:

Am ersten Tag macht man einen *Kartoffelwickel,* indem roher Kartoffelbrei mit Milch vermengt und aufgelegt wird. Am zweiten Tag folgt eine Auflage aus gequetschten *Kohlblättern* und am dritten Tag ein *Lehmwickel,* mit *Zinnkrauttee* und etwas *Johanniskrautöl* zubereitet.

Daß das Einsetzen der Heilmittel der ärztlichen Auswahl und Überwachung bedarf, ist wohl selbstverständlich.

*Conium maculatum,* der gefleckte Schierling, ist seit altersher als Krebsheilmittel in Verwendung und kommt bei Drüsen-, auch Brustdrüsenkrebs, Magen-, Darm- und Leberkrebs zur Anwendung. Seine Merkmale sind: zunehmende Schwäche, verhärtete Drüsen, Magen-, Darm- und Leberschmerzen, blutige oder schleimige Abgänge.

*Arsenicum album* wird bei Magenkrebs mit Abmagerung und brennenden Magenschmerzen, besser durch warme Getränke, ferner bei Hautkrebs mit Trockenheit und Brennschmerz und auch bei Mastdarmkrebs mit Brennen, Krämpfen und ätzendem Durchfall angewendet.

*Carbo animalis,* Tierkohle, kommt ebenfalls bei Magenkrebs mit Brennen und langem Aufstoßen der Speisen bei träger Verdauung und Venosität in Betracht.

*Hydrastis canadensis,* die Gelbwurz, ist gleichzeitig ein gutes Mittel zur Appetitanregung und Stärkung und wird bei Brust-, Magen-Darmkrebs und solchem der Gebärmutter mit stechenden Schmerzen und Blutungen angewandt. Oft sind Leberschmerzen vorhanden.

*Chelidonium,* das Schöllkraut, kann bei Leberkrebs hilfreich sein. Es reinigt die Leber und fördert ihre Funktion.

*Phytolacca,* die Kermesbeere, steht in Beziehung zum Rachen, Hals und Kehlkopf sowie zum Lymphdrüsensystem. Sie wird daher bei Erkrankungen dieser Organe gebraucht, daneben bei Brustkrebs.

*Symphytum,* die Beinwurz, wird in Verbindung mit Milchsäure bei Magen-Darm-Krebs angewandt.

*Causticum* ist ein Mittel gegen sich ausbreitenden Krebs, die sog. Carcinose.

*Die Pestwurz, Petasites officinalis,* wurde von alten Ärzten häufig bei Krebserkrankung versucht und ist sicher einer Nachprüfung wert. Dasselbe gilt für *Viscum album, die Mistel,* die einen guten Ruf als Krebsmittel seit alters her genießt.

Zur Schmerzstillung bewähren sich homöopathische Schlangengiftmittel wie *Lachesis* oder Spinnegifte wie *Tarantula.*

Neben diesen Mitteln muß auf Hebung der Abwehrkräfte und

möglichst gute Stoffwechselleistung, vor allem von Seiten der Leber, geachtet und hingearbeitet werden.

Sehen wir uns nun zum Abschluß einige Regeln zur Verhinderung einer Krebserkrankung an:

Man nehme nur reine Naturprodukte zu sich und meide alles, was durch chemische Mittel, Kunststoffe, Farben ergänzt, gefärbt oder konserviert wurde. Dies gilt auch für viele chemische Arzneistoffe, besonders solchen, die aus Teer gewonnen wurden, die Arsen enthalten oder Metallen entstammen.

In Blechdosen konservierte Nahrungsmittel sind ungesund.

Zuviel Fleisch und Fleischsuppen, besonders Selchwaren und Selchsuppen, sind schädlich. Dasselbe gilt für schwere Kohlehydratkost, z. B. Germteigspeisen. Das beste Fett sind kaltgepresste Öle, mit Schweinefett sei man zurückhaltend, Kunstfette sind zu vermeiden. Mit Kochsalz und scharfen Gewürzen sowie mit allen Genußmitteln sei man sparsam.

Körper und Geist gönne man die notwendigen Erholungszeiten, in denen man nach Entspannung und Auffrischung trachten soll.

Körperpflege und Reinlichkeit müssen selbstverständlich sein.

Reine und frische Luft ist eine Notwendigkeit, wozu man jede Gelegenheit benützen soll, sie zu erhalten und durch Atemübungen zu verstärken.

Man strebe nach seelischer Ausgeglichenheit und suche nach innen und außen Frieden und Harmonie zu halten. Eine gesunde Seele birgt die besten Heilkräfte in sich.

Wurde irgendwo vom Arzt eine Geschwulst festgestellt, bedeutet dies noch keineswegs einen Krebs. Die gutartigen Geschwülste sind wesentlich häufiger als bösartige, was man durch geeignete Untersuchungsverfahren einwandfrei feststellen kann. Also nicht sofort den Kopf verlieren und sich als Todeskandidaten betrachten!

Bemerkt man aber an sich an irgendeiner Körperstelle eine Neubildung, zögere man in keinem Falle und suche baldmöglichst den Arzt zur Beratung und Untersuchung auf. *Krebs ist, wenn überhaupt, nur im frühen Anfangsstadium heilbar!*

Zuletzt: Man lebe möglichst einfach in jeder Beziehung — der Lohn ist nicht nur ein natürliches und gesundes, sondern oft auch ein erfülltes Leben.

**Rheumatismus und Gicht** waren und sind eine der häufigsten konstitutionellen Stoffwechselleiden, die wahrscheinlich die Menschheit schon von ihrem Urbeginn an gequält haben. Eine konstitutionelle Disposition dazu ist notwendig, wenn auch hier ein weiterer Schädigungsgrund dazugehört: Einmal ist es eine Erkältung oder Durchnässung, ein anderesmal eine Allergie, eine Infektion oder — besonders bei den chronischen Formen — eine Harnsäurevergiftung durch unmäßige tierische Eiweißzufuhr.

Es sind also verschiedene Ursachen, die man erkennen muß und die eine verschiedene Behandlung verlangen.

Die früher viel mehr verbreitete echte Gicht beruht auf harnsaurer Diathese, sie befällt hauptsächlich kleine Gelenke — Finger und Zehen —, die anfallsweise entzündlich anschwellen und dabei sehr starke Schmerzen verursachen. Die Gelenkverdickung, die nach solchen Anfällen zurückbleibt, besteht aus Harnsäurekristallen, die sich dort abgelagert haben.

Rheumatismus kann praktisch fast alle Körpergewebe befallen: Gelenke, Sehnen und Bänder, Muskulatur und Nerven, Bindegewebe und Unterhautzellgewebe sowie seröse Häute, wie sie als Auskleidungen von Körperhöhlen oder Hohlorganen vorhanden sind.

Sein Auftreten ist wiederum verschieden: Akut mit Fieber und entzündlicher Anschwellung, subakut mit geringeren Krankheitserscheinungen oder chronisch mit schleichendem, langwierigem Verlauf.

Aus diesen vielfältigen Formen — je nach Ursache und Verlauf, bzw. dem verschiedenen Organbefall — ergibt sich das vielfältige rheumatische Krankheitsbild, das individuell zu erforschen und zu behandeln ist.

Zur **Behandlung des Rheumatismus** muß man diätetische Maßnahmen, äußerliche Anwendungen und Heilmittel gebrauchen.

*Die Kost:*

Eiweißkost muß unbedingt in Basenkost umgestellt werden, wozu in schwereren Fällen Fleisch und Fleischwaren, Eier und andere tierische Eiweißprodukte gestrichen werden müssen. Der Naturnahrung, wie sie in der Diät bei Rheumatismus beschrieben wurde, ist der Vorzug zu geben. Basenüberschuß erzielt man leichter, wenn man früh morgens nüchtern den Preßsaft einer rohen Kartoffel trinkt und dies tagsüber mit Möhren- und Weißkrautsaft ergänzt.

Eine Stunde vor dem Mittagessen soll man 2—3 Wacholderbeeren, nach dem Mittagmahl 3—4 Senfkörner kauen. Für den Durst kann gekochtes Kartoffelwasser genommen werden.

In der *äußerlichen Anwendung* gelangen alle Wärmeanwendungen und Hautreizmöglichkeiten sowie alle ausleitenden Verfahren, wie sie in dem entsprechenden Kapitel beschrieben wurden, zum Zuge. Allerdings gilt auch hier die Regel, daß man im akuten Geschehen vorsichtig sein muß und nur milde Verfahren gebrauchen soll, während ein kräftiger Reiz zur subakuten, bzw. noch mehr zur chronischen Erkrankung gehört.

*Hausmittel* sind: Die schmerzenden Stellen werden am 1. Tag durch *Auflagen von gequetschten Kohlblättern*, am 2. mit einem *Lehmwickel* und am 3. Tag mit einem *Quarkwickel* behandelt. Auch Auflagen von warmen *Hirse- oder Maisbrei* werden gelobt. Dasselbe gilt von *Pestwurz- oder Schwarzwurzauflagen.*

Man kann auch *vier Eßlöffel Honig mit einem Teelöffel Beinwelltinktur* vermengen, dies im Wasserbad erhitzen und damit ein Tuch tränken, das man über Nacht auf die schmerzhafte Stelle bindet, wobei man mit einer Wärmeflasche für Wärmezufuhr sorgt.

Beliebt sind auch *Farnkrautauflagen:* Man legt frische Farnkräuter auf die betreffende Stelle, gibt erst Zeitungspapier oder Billrothbatist und dann erst ein Tuch darüber und verbindet. Bei einzelnen Gelenken legt man in Scheiben geschnittene getrocknete Farnkrautwurzeln auf ein Tuch und verbindet. Schmerzt der ganze Körper, schläft man auf Farnkräutern, die man zwischen zwei Leintücher legt.

*Wasseranwendungen,* z. B. Bäder, wurden ebenfalls im entsprechenden Abschnitt beschrieben. Erinnert sei bei chronischem oder Herdrheumatismus an das Überwärmungsbad.

Als *Badeorte* kommen Radiumbäder wie *Badgastein*, Schwefelbäder, wie *Bad Schallerbach, Baden, Altenburg* usw. und Solbäder in *Bad Ischl* oder *Bad Reichenhall* in Betracht.

Neben *Wärmebestrahlungen* seien noch *Hochfrequenzbestrahlungen nach Dr. Zeileis* genannt, die öfters bei chronischem Rheumatismus Schmerzlinderung und bessere Beweglichkeit gebracht haben.

Daß bei Rheumatismus an die nicht seltene Möglichkeit eines Herdgeschehens gedacht werden muß, bestätigt immer wieder die Erfahrung, und es ist selbstverständlich, bei Verdacht oder Gewißheit dieses Krankheitsablaufes den Infektionsherd zu sanieren und zu beseitigen. Dabei sei erinnert, daß auch alte Narben, Verletzungen u. ä. als unterhaltender Faktor fungieren können, was jeder Neuraltherapeut gelegentlich im „Sekundenphänomen" erleben kann.

**Der akute Erkältungsrheumatismus** tritt gerne als Muskelrheumatismus, z. B. als Hexenschuß oder als Hartspann in der Lenden- oder Halsmuskulatur auf. Bewegung macht hier große Schmerzen, so daß der Patient die befallene Stelle ängstlich ruhig hält.

Als *Heilmittel* nimmt man *Aconitum* $D_3$, *stündlich 10 Tropfen,* bei Durchnässung besser *Dulcamara* $D_2$ ebenso *oder Belladonna* $D_3$ *viermal tgl. je 10 Tropfen* bei wandernden Schmerzen oder bei Halslokalisation.

*Rhus toxicodendron* $D_4$ *mit 3—4mal tgl. je 10 Tropfen* wird dann vorgezogen, wenn der Bewegungsanfang schmerzhaft ist, fortgesetze Bewegung aber bessert. Bei *Bryonia* $D_3$, ebenso genommen, verschlechtert die Bewegung, so daß Ruhe und auch Wärme bessert. *Rhus toxicodendron* hat mehr Beziehungen zu Bändern und Sehnen, *Bryonia* zu Gelenken.

Bei Hexenschuß bewährt sich die *Mittelmischung: Berberis vlg.* $D_1$, *Ledum* $D_1$ *und Dulcamara* $D_1$ zu gleichen Teilen gemischt, auf 50 Gramm, *und davon stündlich zehn Tropfen* verabreicht.

Lokal wird Wärme und Massage angewandt, die Kost sei eiweiß- und salzarm sowie reizlos.

Die **harnsaure Diathese** ist eine Stoffwechselerkrankung. Harnsäure wird aus Eiweiß als Abbauprodukt gebildet und ist in bestimmter Konzentration im Blut und in den Körpersäften vorhanden. Sie wird mit dem Harn ausgeschieden.

Ist der Harnsäurespiegel durch fehlerhafte Ernährung oder durch Funktionsstörungen von Leber oder Nieren erhöht, lagert sich der Überschuß in Geweben — z. B. in Gelenken oder Unterhautzellgewebe — ab, was rheumatische Entzündungen hervorrufen kann. Da diese Ablagerung allmählich erfolgt, ist auch der Verlauf dieser Rheumatismusform ein chronischer und langwieriger.

Ohne Basenüberschuß im Blut kann diese Harnsäure nicht gelöst werden, so daß hier eine basenüberschüssige Kost — siehe früher! — unbedingt notwendig ist.

Auch die äußerliche Therapie wurde eingangs bereits beschrieben.

Als *Heilmittel* gelten: Bei trübem, dunklen, nach Ammoniak riechenden Harn *Acidum benzoicum* $D_2$ *mit drei- bis viermal tgl. je 10 Tropfen.* Zeigt der Bodensatz des Harns rötlichen Harngrieß, ähnlich Ziegenmehl, wird *Berberis vulgaris* $D_2$ ebenso angewandt.

Bei alten Leuten, die bereits an Arteriosklerose leiden, wird der Altersrheumatismus durch *Ledum palustre* $D_2$ *mit viermal tgl. je 15 Tropfen* gebessert.

Von dem Reaktionsmittel *Sulfur* $D_3$ wird *morgens eine kleine Messerspitze* bei diesen Rheumaformen genommen.

*Rhododendron* $D_3$ gilt als Barometermittel: Typisch ist die Verschlimmerung der Beschwerden besonders vor Unwettern. *Causticum* $D_4$ kommt bei Schmerzen durch trockene Kälte in Betracht, es besteht neben reißenden Schmerzen Steifheit, die durch feuchtes Wetter besser wird.

Besteht bei Rheumatismus Kältebesserung, was auch vorkommt, aber Bewegungsverschlimmerung, wird *Ledum palustre* $D_2$ Besserung bringen. Rheumatismus in Verbindung mit Frauenleiden erfordert *Caulophyllum* $D_3$ *oder Cimicifuga* $D_2$. Bei *Pulsatilla* $D_3$ wandern die Schmerzen bei Wärmeverschlimmerung und Bewegungsbesserung.

*Colchicum* $D_3$ wirkt auf fibröses Gewebe besonders der Kleingelenke.

**Der infektiöse Gelenksrheumatismus** wird durch einen Erreger hervorgerufen und ist eine hochfieberhafte, mit heftigen Krankheitserscheinungen verbundene Erkrankung. Rasch werden mit Schwellung, Rötung und Schmerzhaftigkeit verschiedene Gelenke befallen, wobei das Herz schweren Belastungen ausgesetzt ist und in seiner Muskulatur oder seinen serösen Häuten oftmals selbst entzündlich miterkrankt.

Daß hier ärztliche Hilfe und Überwachung dringend notwendig ist, versteht sich von selbst. Bettruhe ist solange einzuhalten, als es der Arzt vorschreibt. Die Kost muß auch hier salz-, fleisch- und reizlos sein. Mit äußeren Anwendungen sei man vorsichtig und unternehme nichts ohne ärztliches Wissen.

*Homöopathische Heilmittel* sind die bereits genannte Benzoesäure = *Acidum benzoicum* $D_2$ *mit fünfmal täglich je zehn Tropfen,* für die der dunkle und übelriechende Harn typisch ist, weiters *Bryonia alba* $D_3$ bei Ruhe- und Wärmebesserung, *Apis* $D_3$ bei Gelenkserguß und Wärmeverschlimmerung und *Phytolacca* $D_1$ dann, wenn eine Racheninfektion vorliegt. *Alle* Medikamente werden *einige Male täglich mit je zehn Tropfen* verabreicht.

Spezielle Herzbeteiligung verlangt *Kalmia* $D_1$ bei Brennschmerzen in der Herzgegend, *Cactus* $D_2$ bei Schnürgefühl am Herzen, *Spigelia* $D_3$ bei Herzunruhe und Unregelmäßigkeiten, *Abrotanum Ur-Tct.* Ø bei Herzsymptomen nach unterdrücktem Rheuma bei Durchfallneigung oder *Colchicum* $D_3$, wenn schon bei Speisengeruch Ekel besteht. Auch diese Mittel *werden täglich mehrmals mit je 10 Tropfen* genommen.

*Adonis Urtinktur* Ø stärkt den Herzmuskel ohne spezielle Anzeige.

*Der Herdrheumatismus* beruht auf einer Streuinfektion, die von chronisch vereiterten Mandeln, Zähnen oder anderen, dem Arzt bekannten Herden ausgeht. Daß hier Sanierung und gegebenenfalls Entfernung des Herdes Voraussetzung zur Heilung sind, darf als bekannt vorausgesetzt werden.

Um die im Blut kreisenden Erreger, bzw. deren Toxine, beseitigen zu können, wenden wir *Mercurius solubilis* $D_4$ *an, dreimal täglich eine kleine Messerspitze* und *Phytolacca* $D_2$ *mit dreimal täglich 10 Tropfen.* Beide Mittel mobilisieren die Abwehrstoffe des Körpers.

Bei dem chronischen Verlauf des Herdrheumatismus soll auch hier auf regelmäßige Zwischengaben von Schwefel in Form von *Sulfur* $D_3$ *morgens nüchtern eine kleine Messerspitze* voll, nicht vergessen werden. Als pflanzliches Mittel, das die Nierenausscheidung anregt, wird empfohlen, täglich das grüne Kraut einer *Petersilienwurzel* gründlich durchzukauen, den Saft zu schlucken und das übriggebliebene Kraut wieder auszuspucken.

Bienen- und Ameisengift — *Formidium-Inj.* — sowie das Mistelpräparat *Plenosol-Inj.* bewirken eine Umstimmung der Reaktionslage des Körpers, die der chronisch Rheumakranke oftmals benötigt und die kurmäßig durch den Arzt injiziert werden. Eine ähnliche Umstimmung kann durch das schon erwähnte Überwärmungsbad oder durch andere Maßnahmen zur Erzeugung künstlichen Fiebers erzielt werden.

Genannt sei noch ein *Rheumatee: Arnikablüten, Sumpfporst, Goldrute, Schafgarbe, Wiesengeißbart, Weidenrindepulver, Birkenblätter, Guajakholzpulver, Wacholderbeeren und Gartenraute werden zu gleichen Teilen auf 100 Gramm gemischt*, wie üblich zubereitet und tagsüber schluckweise ohne Zucker getrunken.

Zum Abschluß sei aber nochmals gesagt, daß alle Anwendungen und Heilmittel unwirksam bleiben werden, wenn sich der Patient nicht zu einer seinem Leiden entsprechenden Umstellung seiner Lebensweise und Diätetik entschließen kann.

Wenn auch **Kreuzschmerzen** verschiedenste Ursachen, die durchaus nicht nur rheumatisch zu sein brauchen — z. B. Bandscheibenschäden oder Erkrankungen der Beckenorgane usw. —, haben, die wie stets zuerst ursächlich zu behandeln sind, sei in Kürze doch wegen ihrer Häufigkeit eine Anzahl *Heilmittel* angeführt:

Nach Überanstrengung *Arnica* $D_2$, bei Rheuma *Ledum* $D_1$, *Bryonia* $D_3$ *oder Berberis vulgaris* $D_2$. Bei Nierenerkrankung *Solidago Ur-Tct.* Ø und *Berberis vulgaris* $D_2$, bei Frauenleiden *Cimicifuga* $D_2$, *Caulophyllum* $D_1$ oder *Helonias* $D_1$. Bei Hämorrhoiden *Hamamelis* $D_1$ oder *Aesculus* $D_1$, bei Verstopfung *Sulfur* $D_4$ *oder Nux vomica* $D_4$ und bei Hexenschuß *Belladonna* $D_3$.

*Alle* diese Mittel werden *drei- bis viermal täglich mit je einer Gabe* verabreicht.

Daneben wird *die Diät* des Grundleidens einzuhalten sein, ebenso die *äußerlichen Anwendungen mit Einreibungen, Wärmebehandlun-*

*gen, heißen, ansteigenden Sitzbädern mit Haferstroh- oder Latschenabsudzusatz und ähnlichem.*

Die **Fettsucht** kann man als Stoffwechselerkrankung auffassen, da bei ihr stets Entgleisungen in diesem Sinne nachzuweisen sind. Ihre Ursachen sind verschiedenartig: Wir kennen die Mastfettsucht, die auf zuviel und auch unzweckmäßiger Nahrung beruht, wobei gar nicht so selten die Vielesserei eine psychische Ersatztriebhandlung in Form des „Kummerspeckes" darstellt, wir kennen aber auch Drüsenstörungen als Ursache, wobei die Trias Gehirnanhangdrüse, Schilddrüse und Keimdrüsen eine bedeutsame Rolle spielen.

Die verminderte Funktion einer dieser Drüsen fördert den Fettansatz, während die erhöhte Funktion zur Abmagerung führt. Sehr eindrucksvoll kann man dies bei Frauen nachweisen, die in ihrem Leben durch drei Umstände in ihrem hormonellen Haushalt gestört sein können, wobei jedesmal die Gefahr einer Gewichtszunahme besteht: Die Pubertät, die Schwangerschaft und die Wechseljahre.

Ganz allgemein neigen Menschen mittleren und höheren Alters zu Gewichtszunahme, da sich dann die erstrebten Lebensfreuden umlagern und oft gutes Essen und Trinken an Bedeutung gewinnt, während eine zunehmende Bequemlichkeit die körperliche Bewegungsfreude zurücktreten läßt.

Fettsucht ist keineswegs nur als kosmetisches Problem zu betrachten. Eine Menge Krankheiten als Stoffwechselleiden oder als Belastungserscheinungen treten bei Übergewichtigen weit häufiger auf als bei Normalgewichtigen: So die Zuckerkrankheit, Leber- und Gallenleiden, Darmträgheit, die sowohl Mitursache als auch Wirkung sein kann, Herz-Kreislauf-Schäden, Arthrosen besonders der Knie usw.

Man weiß, daß durch diese Organschäden und Belastungen infolge einer Übergewichtigkeit die Lebenserwartung Fettsüchtiger beträchtlich herabgesetzt ist. So sinkt die durchschnittliche Lebenserwartung bei nur 10% Übergewicht — dies ist nicht so viel — bereits um 17%, wobei das Verhältnis dieser Prozentzahlen bei steigendem Übergewicht rasch immer ungünstiger wird.

All dies sind Gründe, mit allen Mitteln, die naturgegeben sind, ein Übergewicht zu bekämpfen: Diese sind vernünftige Lebensweise mit entsprechender Diätetik, reichliche Bewegung in frischer Luft, Gymnastik, Massage und Bäder.

Die *Diätetik* wurde bereits im entsprechenden Abschnitt besprochen. Ein Wort zum Schlagwort: „Iß Dich schlank!", wie es immer wieder zu hören ist: Diese Schlankheitsdiäten beruhen auf massiver Eiweißzufuhr, die den Stoffwechsel und den Energiehaushalt zu andauernden Höchstleistungen zwingen, um damit fertig zu werden. Abgesehen davon, daß nichts in der Natur — und der Mensch ist ein Stück davon — sich ohne Schaden dauernd zwingen läßt, bedeutet diese Eiweißüberschwemmung eine ganz bedeutende Harnsäureverschlackung, die sich früher oder später in den Krankheiten der harnsauren Diathese — vor allem dem rheumatischen Formenkreis — auswirken wird und muß.

Entfettungstees und -pillen enthalten zumeist darmreizende Drogen, die dauernde übermäßige Ausscheidung bewirken, deren Endeffekt aber ein chronischer Darmkatarrh, bzw. chronische Darmentzündungen sind. Zu warnen ist auch vor den Appetitzüglern, die zumeist gesteigerte Nervosität hervorrufen und wiederholt bereits zu Süchtigkeit infolge ihrer euphorischen Wirkung geführt haben.

Ohne Gefahr für den Organismus gibt es nur den einen Weg, den der vernünftigen Lebensweise und Diät, verbunden mit sinnvollen äußeren Anwendungen und natürlichen Heilmitteln.

Im Rahmen der bereits besprochenen *Diätetik* ist es sinnvoll, ein- bis *zweimal wöchentlich einen Obst- oder Kartoffeltag* einzuschalten. Im Herbst ist die berühmte *Meraner Traubenkur* vorteilhaft, wobei der Erfolg am bodenständigen Ort am größten ist.

Empfehlenswert ist es, zu jeder Mahlzeit zwei Löffel Apfelmostessig, gelöst in einem Glas Wasser, langsam zu trinken.

Ob das *kurmäßige Trinken von Karlsbader Wasser morgens nüchtern* erlaubt ist, muß der Arzt entscheiden. Nicht alle Menschen sind dafür geeignet.

Kreislaufgesunde sollen ein- bis höchstens *zweimal wöchentlich* ein *Dampf- oder Überwärmungsbad* nehmen, dem zweckmäßigerweise eine *Körpermassage* folgt.

Reichliche Bewegung in frischer Luft — nicht nur die hausfrauliche Arbeit in der Wohnung! —, verbunden mit leichtem Bergsteigen und Atemübungen regen den Stoffwechsel an, erhöhen den Energieverbrauch und vermeiden überflüssigen Fettansatz. Vernünftige Morgen- und Abendgymnastik ergänzen sinnvoll die Bewegungstherapie.

Für klaglose Funktion der Ausscheidungen — Darm, Nieren, Haut- und Atemfunktionen sowie die Regelblutung — ist Sorge zu tragen. Hinweise hiezu sind in den ableitenden Verfahren angegeben.

Ein **Entfettungstee,** der sich besonders für Neigung zu Darmträgheit eignet, ist folgender: *Brunnenkresse, Braunwurz, Johanniskraut, Blasentang, Storchschnabel, Rosmarin, Attich, Goldrute und Sennesblätter werden zu gleichen Teilen auf 100 Gramm gemischt,* wie üblich zubereitet und davon wird ohne Zucker morgens und abends eine Tasse getrunken.

Als *Heilmittel* stehen uns zur Verfügung: Bei verminderter Drüsenfunktion bewährt sich die *Mittelmischung Phytolacca* $D_1$ *und Fucus Urtinktur Ø zu gleichen Teilen auf 50 Gramm,* von der täglich dreimal 15 Tropfen zu nehmen sind. *Calcium carbonicum* $D_4$ paßt für kreidige, frostige, schlaffe und träge Personen mit körperlichem und geistigem Versagen.

*Kalium carbonicum* $D_4$ soll von erschöpften, zu Atemnot und Herzklopfen sowie Wasseransammlungen neigenden Patienten genommen werden. Die Beschwerden verschlimmern sich gegen 3 Uhr nachts.

*Ammonium carbonicum* $D_4$ paßt für träge und müde Menschen mit Neigung zu Katarrhen, Kollapszuständen, Venosität und Blutungen, die ebenfalls Verschlimmerung der Beschwerden in den frühen Morgenstunden zeigen.

*Graphites* $D_4$ wird angewendet, wenn Apathie und Trägheit mit Frostigkeit, Verstopfung und trockener Haut verbunden ist.

*Thuja* $D_4$ kommt bei Fettsucht mit Frostigkeit, Katarrhneigung und Neigung zu Wucherungen an Haut und Schleimhäuten in Betracht.

*Hepar sulfuris* $D_4$ ist am Platze, wenn Überempfindlichkeit gegen Kälte und Schmerzen besteht und der Körper zu Eiterungen und Entzündungen neigt. Feuchte Wärme bessert.

*Aurum* $D_6$ ist bei Herzbangigkeit mit Kopfplethora und nächtlicher Verschlimmerung geeignet. Es besteht ein Hang zu Depression.

*Antimonium crudum* $D_6$ hat Dyspepsie mit Wechsel von Durchfall mit Verstopfung, an der Haut besteht Neigung zu Verdickungen.

Dies sind die bewährtesten und wichtigsten Heilmittel, *von denen tgl. drei- bis viermal eine Gabe* genommen wird.

Eine sehr oft bewährte *Kombination* besteht in *Calcium carbonicum* $D_4$ *und Kalium carbonicum* $D_4$, wobei man von jedem Mittel *im täglichen Wechsel dreimal tgl. eine kleine Messerspitze, bzw. eine Tablette* zu nehmen hat.

Diese Heilmittel unterstützen mächtig, da sie in das Stoffwechselgeschehen direkt eingreifen, die anderen natürlichen Maßnahmen wie *Diät, Bewegung, Bäder und Massagen.*

Die **Zuckerkrankheit** oder der Diabetes beruht darauf, daß der Körper infolge eines Fehlers in der inneren Sekretion der Bauchspeicheldrüse nicht in der Lage ist, den Zucker richtig zu verwerten und ihn in seinen Körperdepots zu speichern. Das dabei in Frage kommende Inkret ist das Insulin, das die Zuckerverwertung steuert und das beim Zuckerkranken zu wenig oder gar nicht gebildet wird.

Durch die mangelhafte Zuckerverwertung ist der Blutzuckerspiegel erhöht und meist zeigt auch der Harn eine Zuckerausscheidung, wobei beide Werte gemessen werden können. In schweren Fällen ist mit der Störung des Zuckerstoffwechsels auch der Fettstoffwechsel in Mitleidenschaft gezogen, wodurch im Harn Azeton, bemerkbar durch seinen scharfen Geruch, auftritt.

Das Leiden kann als Disposition vererbt werden und tritt dann gerne bereits in frühen Jahren auf, was eine ungünstigere Prognose ergibt. Oft ist Diabetes aber erst erworben, wobei die ständige Überbelastung der Bauchspeicheldrüse durch unzweckmäßige „Wohlstandsnahrung“ zur Entgleisung führen kann. Knappe Jahre, z. B. im Krieg, lassen diese erworbene Form sehr selten werden.

Die Zuckerkrankheit ist deswegen nicht gleichgültig, da erfahrungsgemäß bei schlechter Einstellung oder ungenügender Disziplin des Patienten früher oder später Mit- und Nachkrankheiten auftreten können: So verfrühte Arteriosklerose mit ihren Folgen, Ekzeme und Furunkulose sowie schlechte Heilungstendenz bei Verletzungen, Neuralgien und Neigung zu Erkrankungen der harnsauren Diathese, Lungen-, Leber- und Nierenleiden, Fettsucht und Impotenz.

Zeichen der Zuckerkrankheit sind unbegründete Müdigkeit, Arbeitsunlust, psychische Störungen wie Reizbarkeit, ev. Kopfschmerzen, Schwindel und Schlaflosigkeit. Magen-Darmstörungen sind nicht selten, ebenso ein Hautjucken und Neigung zu unsauberer Haut. Typisch ist ferner ein auffallender Durst, der eine gesteigerte Harnflut mit hellem Urin zur Folge hat, in dem man Zucker nachweisen kann.

Zur *Behandlung* gehört gerade beim Diabetes eiserne Disziplin, um den keineswegs gleichgültigen Folgekrankheiten auszuweichen, die oben geschildert wurden.

Grundpfeiler ist die *Diät*, die im entsprechenden Abschnitt beschrieben wurde und die nach Einstellung der Krankheit unter gelegentlicher ärztlicher Kontrolle unbedingt eingehalten werden muß.

Weiters ist wichtig, daß ein Diabetiker reichlich und ausgiebig zwar keine anstrengende, aber zukommende körperliche Bewegung macht, da diese Zucker verbrennt und dadurch die Zuckertoleranz erhöht. Aufregungen lassen erfahrungsgemäß die Blutzuckerkurve ansteigen, so daß sie zu vermeiden sind und der Kranke ein möglichst harmonisches Leben führen soll.

Als *diätetisches Heilmittel* sei die *Buttermilch* genannt, die täglich, allerdings ganz frisch, getrunken werden sollte.

Einige pflanzliche Mittel können ebenfalls die Zuckertoleranz erhöhen: So soll *Zwiebel* auf Brote und Salate verwendet werden, von Salaten sollen die bitteren Sorten wie *Chicoree, Endivie, Löwenzahn und Klee* mitverwendet werden.

Bekannt sind *Heidelbeeren,* die man als Püree oder als junge Pflanze, mit der Wurzel gekocht, zu sich nimmt.

Eine *Teesorte* besteht aus *Klee, Nußblättern, Bohnenschalen und Heidelbeerblättern,* eine andere aus *Gurkenschalen,* die man folgendermaßen macht: Sechs Dekagramm Gurkenschalen — auch getrocknet — werden mit einem Liter Wasser 15 Minuten gekocht und nach Erkalten abgeseiht. Früh und abends wird davon eine Schale getrunken.

Als Volksheilmittel gilt Bohnenschalen- und Heidelbeerblättertee.

Bedarf der Diabetes medikamentöser *Heilmittel,* so ist Insulin die Substitutionstherapie, die den körpereigenen Fehlbedarf ergänzt. In vom Arzt bestimmten Fällen können heute Sulfonamidpräparate genommen werden, die das lästige Injizieren erübrigen.

Als *homöopathische Heilmittel* gelten: *Kreosotum* $D_4$ *mit dreimal täglich je 5 bis 15 Tropfen vor jeder Mahlzeit, früh, mittags und abends,* indem man kurmäßig mit 5 Tropfen beginnt, jeweils täglich um einen Tropfen mehr nimmt bis zur Zahl fünfzehn, um dann wieder täglich um einen Tropfen bis zur Zahl fünf zu sinken. Anschließend beginnt man wieder mit der Tropfenzahl zu steigen.

*Arsenicum album* $D_4$ wird *dreimal täglich mit je zehn Tropfen* dann genommen, wenn großer Durst bei gleichzeitiger Abmagerung besteht.

*Phosphorus* $D_8$ hat in seinem Arzneibild Abmagerung, Erschöpfung, Durst auf kaltes Wasser bei reichlichem, blaßem Urin. Er wird wie Arsenicum verabreicht.

*Syzygium Jambolanum* $D_1$ setzt die Zuckertoleranz hinauf, die Dosierung ist *täglich dreimal 15 Tropfen.*

Bei gleichzeitiger Leberbelastung sei an *Taraxacum, Chelidonium und Podophyllum* erinnert.

Als *Heilbäder* werden *Karlsbad, Rohitsch Sauerbrunn und Vichy* empfohlen.

So sehen wir bei der Zuckerkrankheit, daß es bei ihr wie bei allen Erkrankungen auf die persönliche Disziplin und Bereitschaft, sich mit dem Leiden in positiver Hinsicht auseinanderzusetzen, ankommt, wobei der Lohn ein trotz der Erkrankung lebenswertes Leben sein wird.

Ohne gewisse Einschränkungen geht es nicht, doch bleibt auch auf dem Ernährungssektor noch genügend Auswahl übrig, um sich mit Freude an den Tisch setzen zu können.

Ein Hinweis, der bei der Diätetik bereits gegeben wurde, sei nochmals unterstrichen: Bei Änderung der Lebensverhältnisse oder bei Krankheit soll unbedingt eine Blutzuckerkontrolle gemacht werden, da diese Umstände die Blutzuckerhöhe verändern und dadurch auch andere Stoffwechselverhältnisse schaffen, denen dann Arzt und Patient Rechnung tragen müssen.

Unter **Allergien** versteht man Überempfindlichkeitsreaktionen des Körpers auf einen Reiz. Unser Organismus bildet sofort gegen eingedrungene Reiz- oder Krankheitsstoffe Gegenkörper, sogenannte Antigene oder Antikörper, die wahrscheinlich in unseren Bindegewebszellen gebildet werden und die die eingedrungenen Reizstoffe abfangen und zunichte machen. Ist diese Gegenregulation auf Reizstoffe gestört, kann sich eine Überempfindlichkeitsreaktion ausbilden, eine sogenannte allergische Erkrankung. Die geläufigsten Beispiele hiefür sind z. B. der Nesselausschlag, der Heuschnupfen und das Heuasthma oder andere allergische Asthmaformen.

Dies bedeutet nicht, daß es nur diese Allergien gibt, da man eine große Anzahl allergisch bedingter oder mitbedingter Erkrankungen kennt — so nimmt man bei manchen Rheumaformen allergische Komponenten gegen Bakterientoxine an —, wir wollen aber hier nur die häufigsten Allergien, die Haut und Schleimhäute betreffen, besprechen.

Das einfachste Beispiel für eine allergische Reaktion auf der Haut oder Schleimhaut ist ein Bienenstich. Neben einer umschriebenen Rötung bildet sich durch ödematöse Durchtränkung des Gewebes eine weißliche Erhebung, eine Quaddel. Selbstverständlich brennt der Stich, später aber ist auch ein deutliches Jucken zu verspüren. Als Behandlung erweisen sich kühle oder kalte Anwendungen als erfolgreich und angenehm. Wärme verschlimmert.

Dies ist im Prinzip die allergische Entzündung auf Haut oder Schleimhaut: Rötung, Schwellung, Jucken und eventuell Brennen mit Kältebesserung.

Gleichzeitig bietet sich aber laut dem Ähnlichkeitsgesetz der Homöopathie nach dem Bild des Bienenstiches das Heilmittel dagegen an: Wenn die Biene mit ihrem Gift dieses Krankheitsbild erzeugen kann, muß ihr Gift in verdünnter, potenzierter Form dagegen wirksam sein. Daß dies so ist, werden wir sehen, da Apis = die Biene eines der wirksamsten Heilmittel gegen Allergien ist.

Der **Nesselausschlag** also ist ein allergischer Hautausschlag gegen irgend einen Reizstoff, der sehr verschiedenartig sein kann. Er kann die Haut selbst getroffen haben — so vertragen manche Leute die Berührung mit Primeln nicht —, er kann auf ein Nahrungsmittel zurückgehen, wie hier z. B. Fische, Erdbeeren oder Krebse bekannt sind. Die Fülle der bei manchen Personen unverträglichen Reizstoffe ist sehr groß, und es ist oft außerordentlich schwierig und manchmal sogar unmöglich, den Grundstoff der Störung herauszufinden.

Dies ist von Wichtigkeit, da man bei Bekanntsein des unverträglichen Reizstoffes den Körper durch vorsichtige Desensibilisierung immun machen kann, so daß eine Unverträglichkeitsreaktion ausbleibt. Zumindest kann man diesen Stoff meiden und sich dadurch vor einer lästigen Krankheit bewahren.

Das Hautbild einer Allergie ist sehr verschiedenartig: Es reicht von kleinen, fleckchenartigen, juckenden Ausschlägen bis zu großflächigen, heftig entzündeten und bis zur Blasenbildung sich abhebenden Hauterscheinungen. Eine häufige Form sind kleine, juckende Bläschen, als ob man sich mit Brennesseln gestochen hätte — und tatsächlich ist die Brennessel ein weiteres Heilmittel gegen Nesselausschlag.

*Naturheilmittel* sind: *Apis* $D_3$ *mit stündlich zehn Tropfen,* wenn Schwellung, Rötung, Brennen und Stechen besteht und *Urtica* $D_3$ bei brennenden Bläschen, besonders dann, wenn eine Leber- oder Nierenstörung besteht. Urtica hat ebenfalls Kältebesserung als Symptom.

*Rhus toxicodendron* $D_4$ kommt ebenfalls bei brennendem Bläschenausschlag in Frage, wenn die entzündlichen Erscheinungen im Vordergrund stehen. Es darf nie mit Apis, wohl aber mit Urtica zusammen verabreicht werden und wird *viermal täglich mit je zehn Tropfen* gegeben.

*Dulcamara* $D_3$ kommt bei juckenden Quaddeln bis zu Ödemen mit Verschlimmerung nachts in Bettwärme in Betracht, aber auch, wenn allergische Erscheinungen mit rheumatischen Symptomen abwechseln oder bei der praemenstruellen Urticaria = Nesselausschlag vor der Periode. Man nimmt *mehrmals täglich zehn Tropfen. Coffea* $D_4$ wirkt bei Nesselausschlag nach Erdbeerengenuß bei gleichzeitigem Kaffeeverbot.

**Allergische Reaktionen** an den *Schleimhäuten*, die ähnlich ablaufen, haben wir als Heuschnupfen, bzw. in der Asthmabehandlung im Kapitel über Atmungsorgane bereits kennengelernt.

Es gibt hier eine besonders akute Form, das *Qincke'sche Ödem*, das als Überempfindlichkeitsreaktion vom Rachen hinabsteigend in die Luftröhre auftreten kann und durch die Plötzlichkeit der Schleimhautschwellungen zu bedrohlichen Erstickungsanfällen führt.

Auch hier ist das Heilmittel *Apis* $D_3$, das sehr häufig, etwa *alle zehn Minuten* bis zum Abschwellen verabreicht werden muß, bis der Arzt zur Stelle ist.

Man darf nicht verschweigen, daß bei akuten Erscheinungen die Schulmedizin mit Kalkinjektionen, Antihistaminica und den Nebennierenrindenhormonpräparaten durchaus am Platze ist, wenn dies auch nur die Beseitigung von Symptomen und nicht die Heilung bedeutet.

Die Heilung kann nur im Auffinden des ursächlichen Faktors und in der anschließenden Desensibilisierung bestehen, die man gefahrlos mit organotropen und Konstitutionsmitteln der Homöopathie erreichen kann. Gesagt sei noch, daß bei Allergikern die Ausscheidungen klaglos funktionieren müssen und daß der Leber als unser großes Entgiftungsorgan besonderes Augenmerk geschenkt werden muß. Ihre einwandfreie Funktion ist Voraussetzung zur Verhütung oder Heilung der allergischen Erkrankungen.

**Kindlichen Konstitutionen** möchte ich ein Kapitel widmen, da sie in diesem unverbildeten und unvoreingenommenen Alter wandlungsfähiger sind als später mit ausgeprägten und festgefahrenen Eigenschaften, und da wir von der Wichtigkeit der Konstitution für das ganze Leben wissen, die mit grundlegend bei Gesundheit und Krankheit mitspielt und darüber hinaus deutlich den Ablauf unseres Lebens beeinflußt.

Mit der Besprechung einzelner Konstitutionstypen und Krankheitserscheinungen werden bei den Heilmitteln keine Potenzen oder Darreichungsformen genannt, da Konstitutionsmittel in der Potenzhöhe und Gabenfolge vom homöopathischen Arzt bestimmt werden müssen. Oft wirken sich hier selten verabreichte Hochpotenzen wesentlich tiefgreifender und umwandelnder als in Tiefpotenzen oftmals gegebene organotrope Mittel.

Schon bei hoffenden Frauen, die an Skrofulose oder exsudativer Diathese leiden — diese Ausdrücke wurden bei den Diathesen erklärt — kann man in den ersten drei Schwangerschaftsmonaten mit Hochpotenzgaben von Sulfur dem werdenden Kind oftmals die Vererbung dieser Krankheitsneigungen ersparen.

Ich schildere nun einige homöopathische Kindertypen mit ihren Heilmitteln, da diese am Anfang einer konstitutionellen Störung dadurch ausgezeichnet beeinflußt und geheilt werden können:

*Calcium carbonicum:* Kind pastös-hypoergisch mit Neigung zu exsudativer Diathese, säuerlich riechend mit Schweißneigung, frostig. Häufig sind Drüsenschwellungen.

*Calcium phosphoricum:* Kind asthenisch-hyperergisch, zappelig und geistig lebhaft, doch körperlich schwach, Appetitneigung nach salzigen und pikanten Speisen, als Schulkind blaß und appetitlos mit Neigung zu Schulkopfschmerz, starke Blähungsneigung.

*Chamomilla:* Kind zornig und neurasthenisch, weiß nicht, was es will, beruhigt sich bei Getragenwerden. Angewendet bei Zahnungsbeschwerden und als Schmerzmittel bei unerträglichen Schmerzen mit Unruhe und Wärmeverschlimmerung.

*Barium carbonicum:* Kind zurückgeblieben und geistig unterentwikkelt, voll Furcht, Abmagerung der Glieder bei großem Bauch mit Neigung zu Mandel- und Lymphdrüsenschwellungen.

*Natrium muriaticum:* Bei Demineralisation, Kind mager, appetitlos mit Salzverlangen und Durst, morgens schlechter, Wärmeverlangen. Will nicht getröstet werden. Kind anämisch und melancholisch.

*Hepar sulfuris:* Lymphatisch, apathisch, faul und weichlich mit gelegentlichen Wutausbrüchen, Neigung zu Katarrhen und Eiterungen, besser bei feuchter Wärme.

*Anacardium:* Gutes Kind mit redlichen Absichten, aber doch mit der Neigung, seinen Eltern absichtlich Kummer zu machen. Essen bessert die Beschwerden.

*Tuberculinum:* Schwieriges Kind mit Tbc. in der Vorgeschichte.

Besonders leicht erkältet und periodischer Kopfschmerz, schlimmer von Augenanstrengung und geistiger Anstrengung.

*Belladonna:* Kind kräftig, lebhaft und interessiert, schreckhaft und überempfindlich gegen Geräusche. Schlafstörungen beim Einschlafen.

*Lycopodium:* Verdrießliches Kind, das älter aussieht, als es ist, mit schwächlichen Gliedern, die im Wachen und Schlafen stoßen, mit Verschlechterung zwischen 16 und 20 Uhr.

*Silicea:* Zurückbleiben der körperlichen und geistigen Entwicklung. Charakter ängstlich und schwächlich mit großer Reizbarkeit. Status tuberculosycoticus.

*Sulfur:* Kind lebhaft, aber sympathisch. Neigung zu Morgendurchfall, Süßverlangen. Schleimhäute gerötet, trockene, juckende Haut mit Abneigung gegen Waschen.

*Pulsatilla:* Mädchenmittel bei Weinerlichkeit und Abneigung gegen Wärme trotz Frostigkeit. Neigung zu dicken Absonderungen.

Um unruhige, zappelige und unleidige Kinder zu beruhigen, wird folgendes Hausmittel mit Erfolg angewandt: *Ein Teelöffel Apfelmostessig und ein Tropfen Lugol'scher Jodlösung* werden in ein Glas Wasser gegeben, das man langsam austrinken läßt. Damit wird dem Säureverlangen des Kindes Rechnung getragen und der nervenberuhigende Kaliumeffekt gefahrlos erzielt. Die Jodwirkung auf die Schilddrüse ist schließlich allgemein bekannt.

Dies ist nur eine Auswahl der oft vorkommenden und wichtigen kindlichen Konstitutionsmittel, die aber, im Bedarfsfall richtig gewählt und angewendet, die körperlichen und geistigen Beschwerden eines Kindes heilen können und das spätere Leben zum Guten zu beeinflussen vermögen.

Abschließend gebe ich schlagwortartig, von derselben Absicht geleitet, Kindermittel für bestimmte, oft vorkommende Beschwerden an:

Nervöse, reizbare Kinder, Schreien ohne Grund, Unerträglichkeit der Schmerzen: *Chamomilla.*

Kind will nachts spielen oder unterhalten sein: *Cypripedium.*

Kind ist gleichgültig gegen alles, verlangt nach nichts: *Acidum phosphoricum.*

Kind schreit nachts, schläft tagsüber — Kinderdurchfälle: *Jalapa.*

Kind schreit tags, schläft nachts. Wohlgebildeter Kopf, schwächlicher Körper. Ist aus dem Schlaf geweckt sehr verdrießlich, stößt die Eltern weg: *Lycopodium.*

Kind eigensinnig. Will nicht angesehen, angesprochen oder berührt werden. Zähneknirschen nachts. Jucken der Nase. Oft Würmer: *Cina.*

Kind schreit vor dem Harnlassen. Mundfäule. Abwärtsbewegungen machen Schwindel: *Borax.*

Kolik und saurer Durchfall der Kinder: *Rheum.*

Kinder mit Untergewicht, scheu und ablehnend. Trösten macht wütend. Ausschläge an der Haargrenze. Verstopfung: *Natrium muriaticum.*

Kälteempfindliche Kinder in schlechtem Allgemeinzustand mit dikkem Bauch und mageren Gliedern: *Silicea.*

Skrofulose, Lymphdrüsenschwellungen, Hauptmittel bei Milchschorf: *Sulfur.*

Chronische Hautausschläge, Milchschorf, Skrofulose, starkes Jukken. Abmagerung und Marasmus: *Sarsaparilla.*

Psychopathische Kinder, Kind bohrt den Kopf in das Kissen, Unruhe in den Beinen, rollt den Kopf umher: *Zincum metallicum.*

Kind fährt plötzlich mit dem Kopf aus dem Kissen empor, nächtliches Aufschreien, Unruhe bei Nacht, Stottern: *Stramonium.*

Kind hat Gewitterangst, Schulkopfweh. Verschlimmerung durch geistige Anstrengung. Gestörtes Knochenwachstum, Anämie: *Phosphorus.*

Kind erbricht die Milch gleich nach dem Essen in großen Massen: *Aethusa.*

Kind gibt die Nahrung durch die Nase von sich: *Gelsemium.*

Kind hört vor Schwäche gleich zu saugen auf: *Arsenicum.*

Kind saugt nicht, weil die Nase verstopft ist = Säuglingsschnupfen. Nächtliches Asthma, Kind wird blau. Schweißbildung beim Erwachen: *Sambucus.*

Geist und Körper schwach und unterentwickelt, keine Lust zum Spielen: *Barium carbonicum.*

Verstopfung der Kinder. Früh gealtertes Aussehen. Trockene Katarrhe, Schwäche: *Alumina.*

Durchfall, dauernde Übelkeit, Bronchitis capillaris der Kleinkinder: *Ipecacuanha.*

Diese und die vorher genannten Heilmittel sind imstande, nicht nur auftretende Erkrankungen nach Hahnemann „sanft, schnell, gewiß und dauernd" zu heilen, sondern die Konstitutionsmittel sind in der Lage, in die Zukunft zu wirken, indem sie einer ungünstigen Konstitution den Boden entziehen und ein zunächst prognostisch fragwürdiges Leben gesund und glücklich zu gestalten vermögen.

Die Zukunft jedes Volkes liegt in seinen Kindern begründet — es lohnt sich wahrhaftig, dieses Fundament gesund und kräftig gestalten und bleiben zu lassen, abgesehen davon, daß bei Erkrankung eines Kindes gewiß jeder Elternteil wünschen würde, selbst die Krankheit auf sich nehmen zu können, um dem kleinen, unschuldigen Menschen ein Leiden zu ersparen.

Abschließend gebe ich noch einige Rezepte zur Kräftigung bekannt:

Bei *Kalkmangel* werden getrocknete *junge Brennesselblätter* zerstoßen und mit *zerstoßenen Eierschalen* vermischt. Von dem grünlichweißen Pulver werden *tgl. 2—3 Messerspitzen* voll verabreicht. Man kann auch *pro Kilogramm Sauerkraut einen halben Eßlöffel* voll *Eierschalenpulver* dazumischen und davon geben. Ebenso soll *Brennesselsalat oder -spinat* öfters gegessen werden.

Eine Kraftnahrung besteht darin, daß man *Weizenkörner 2—3 Tage* in Wärme und mit Feuchtigkeit *keimen* läßt, *Rosinen, Honig, getrocknete Mandeln und Beerenfrüchte dazugibt — bei Verstopfung noch Leinsamen,* — und dies früh *als Müsli* essen läßt.

Bei **Alterskrankheiten** kennt die Homöopathie — ähnlich wie bei Kindern, — spezielle Heilmittel, die den letzten Lebensabschnitt erleichtern und unbeschwerter gestalten können.

Ich gebe wiederum bei Konstitutionsmitteln keine Potenzhöhe und Gabenfolge an, da diese streng individuell vom homöopathischen Arzt bestimmt werden müssen.

Daß Knoblauch Arterisklerose vorbeugen und erleichtern kann, ist bekannt. Hiezu zwei Rezepte: Ein viertel Kilogramm *Knoblauch* wird zerrieben und *in einen halben Liter Weingeist* gegeben. Diese Mischung wird 5—6 Wochen in der Sonne stehen gelassen und dann der Knoblauch abgeseiht. Vom Geist nimmt man tgl. vor den zwei Hauptmahlzeiten je 20 Tropfen. Ähnlich ist das zweite Rezept: *Zu 100 Gramm Weingeist* gibt man *200 Gramm feinzerschnittenen Knoblauch* und läßt dies fest verschlossen einen Monat möglichst an der Sonne stehen. Nun wird durch ein Tuch abgeseiht, fest ausgepreßt und davon vor dem Frühstück 15 Tropfen in einem Löffel Wasser genommen.

Bei *Kalkmangel* bewähren sich die Rezepturen, die im vorigen Abschnitt über Kinderkrankheiten angegeben wurden, ebenso die dort beschriebene Kraftnahrung bei Schwäche.

*Hauptmittel* der alten Leute sind:

*Conium* bei Schwäche und Ermüdung mit Schwindel, Zittern und unsicherem Gang. Später können Lähmungserscheinungen und Versagen des Urogenitalsystems auftreten. Conium hat Beziehungen zum Krebs.

*Barium carbonicum* ist das Gefäßmittel der alternden Sklerotiker. Es wird bei degenerativen Prozessen auf Grund von Gefäßstörungen angewandt.

*Gelsemium* zeigt Symptome nervlichen Versagens: Schwäche mit Müdigkeit, Schläfrigkeit, Sehstörungen, Lähmungen und Zittern.

Schlagwortartig genannt, seien weitere Heilmittel angeführt:

*Ammonium carbonicum:* Bei verminderter Ausscheidung der Nieren.

*Capsicum:* Bei Reaktionsmangel.

*Nux moschata:* Reaktionsmangel, Gedächtnisschwäche, Somnolenz.

*Mercurius:* Vergeßlichkeit, bes. von Namen.

*Barium carbonicum:* Sklerose mit Abwehrmangel und Dahindämmern.

*Gelsemium:* Will nicht denken oder sprechen.

*Carbo animalis:* Bei beträchtlichem Darniederliegen, Kreislaufschwäche.

*Zincum:* Nervliche Erschöpfung.

*Palladium:* Ausgeprägter Gedächtnisschwund, kann dem Tagesablauf nicht folgen.

*Anacardium:* Gedächtnisverlust und Gereiztheit.

*Conium:* Traurigkeit, Verlangsamung, Denkunfähigkeit.

*Sepia:* Erschöpfung nach Arbeit, flieht Gesellschaft. Mehr Frauenmittel.

*Alumina:* Zauderer mit ständigen Klagen.

*Kalium corbonicum:* Hypochonder.

*Helonias:* Unterleibsbeschwerden alter Frauen.

*Coffea:* Für Übersensible.

*Ignatia:* Übersensibel, stets gekränkt, übelnehmerisch.

*Nux vomica, Chamomilla, Coffea:* Überempfindlich auf Licht, Lärm und Gegenwart anderer.

*Calcium carbonicum:* Furcht vor der Zukunft.

*Causticum:* Unruhig, traurig, egoistisch.

*Ammonium muriaticum:* Leicht aufgebracht, leicht weinend, melancholisch.

*Natrium sulfuricum:* Traurig und niedergeschlagen. Selbstmordneigung.

*Plumbum:* Pessimistisch, müde mit Hypertonie.

*Ipecacuanha:* Leergefühl im Magen mit Übelkeiten, pessimistisch.

*Cyclamen:* Übergewissenhaftigkeit ohne Grund.

*Thuja:* Bei Sykosis — Neigung zu Haut-Schleimhauterkrankungen mit Katarrhen und Wucherungen bei Empfindlichkeit gegen Feuchtigkeit.

*Veratrum album:* Bewußtseinsstörungen mit Furcht.

*Kalium phosphoricum:* Intellektmüdigkeit und Vergeßlichkeit.

*Arsenicum:* Verzweiflung, „Wozu soll das nutzen?"

*Aurum:* Bei Selbstmordabsichten.

*Naja:* Bei verzweifelten Herzkranken. Stenocardische Beschwerden.

*Psorinum:* Bei Reaktionsschwäche.

*Silicea:* Abgemagert, erschöpft, frierend.

*Lycopodium:* Kein Selbstvertrauen, Zukunftsbefürchtungen, menschenscheu, doch Furcht vor Alleinsein. Leberbeschwerden.

Da bei alten Leuten Unruhe und Verwirrtheit, besonders nachts, eine bedeutende Rolle spielt, seien dafür noch einige spezielle Heilmittel genannt:

*Arnica:* Mürrisch, lehnt den Arzt ab, sehr empfindlich, nachts verwirrt mit Furchtgefühl und Schrecken. Cerebrale Blutfülle.

*Barium carbonicum:* Kindische alte Leute mit Gedächtnisschwund.

*Lachesis:* Geschwätzige alte Frauen mit Eifersucht, die von Verfolgungen geplagt werden.

*Hyoscyamus* hat das manische Moment im Vordergrund, *Stramonium* hat ausgeprägte Manie mit tobsüchtigen Verwirrtheitszuständen.

*Aurum:* Gewissensbisse, Lebensüberdruß, Hoffnungslosigkeit mit Selbstmordneigung, die Natrium sulfuricum noch ausgeprägter hat.

*Sulfur* zeigt Nachlassen vorher bekannter Initiative, Nux vomica ist das Mittel frühgealterter überarbeiteter Hirnarbeiter.

*Conium:* Frühschwindel, Zittern, Mißtrauen.

Rauwolfia hat bei Altershypertonien stark beruhigende Wirkung.

*Acidum phosphoricum* zeigt neben nervlicher Erregung Vergeßlichkeit, besonders beim Schreiben oder Sprechen. Werden beim Lesen und Schreiben Worte vergessen und spricht der Patient immer dasselbe, wird *Natrium muriaticum* zu wählen sein. Argentum nitricum hat Verlangsamung des Denkens und Aanarcardium Gedächtnisschwund, bes. bei Männern.

*Cocculus* hat ebenfalls Verlangsamung der geistigen Funktionen mit Versagen der Glieder, Benommenheit und Verwirrung. Die Zeit wird in Träumereien verbracht. Hohlheitsgefühle werden wahrgenommen. Daneben herrscht Schwindel und Zittern.

Wenn ich mich mit einer anscheinend großen Zahl Altersmittel aufgehalten habe, — es sind noch lange nicht alle, — so deshalb, weil ich glaube, daß unsere alten Patienten, die zumeist ein Leben voll Arbeit und Mühe in Ehren verbracht haben, es wahrhaftig verdienen, den Herbst und Winter ihres Lebens in einem erträglichen Gesundheitszustand und in seelischer Ausgeglichenheit als Lohn für die Plagen ihres Lebens erhalten zu sollen.

Das Altern ist das naturgegebene Schicksal eines jeden von uns.

Auch wir werden langsamer und mühevoller, geplagter und umständlicher werden und auch wir werden dann eine verständnisvolle Hilfe dankbar entgegennehmen.

**Traumamitteln** soll ein eigenes Kapitel gewidmet sein. Unter Trauma versteht man gewaltsame Einwirkungen von außen im Sinne von Verletzungen, aber auch Temperaturextremen wie Hitze und Kälte und ähnliches. Da solche Gewalteinwirkungen häufig sind und in irgendeiner Form wohl jeden von uns betroffen haben, lohnt es sich, sinnvolle Heilungsmöglichkeiten zu besprechen.

*Verletzungen* und ihre Folgen sollen den Anfang bilden.

*Äußerliche Mittel* bei *Zerrungen und Verrenkungen* sind: Man schlägt *Eiklar von vier Eiern* zu Schnee, vermengt sie mit *20 g Kampferpulver* und verwendet dies als Umschlag, der mittels einer elastischen Binde befestigt wird, für zwei Tage. Dann kann man dies wiederholen.

Man kann auch die verletzte Stelle in heißes Seifenwasser für 10—15 Minuten halten und wiederholt dies zwei- bis dreimal tgl., worauf der Schmerz rasch nachläßt. Ausgezeichnet wirken Umschläge mit Blättern von Erdholunder oder zerquetschten Schwarzwurzeln, die man nach einigen Stunden wechselt und wiederholt.

*Innerlich* wird *Arnica* $D_3$ als Verletzungsmittel schlechthin *mehrmals tgl. mit je zehn Tropfen* genommen. *Ruta* $D_3$ beeinflußt ebenso wie *Rhus toxicodendron* $D_6$ Bänderzerrungen, *Symphtum* $D_2$ mehr Prellungen.

*Schnittwunden* kleineren Ausmaßes heilen erfahrungsgemäß schneller mit einem trockenen, z. B. Wundpuderverband, als mit Salbenauflagen. *Staphisagria* $D_3$ ist das homöopathische Schnittwundenmittel nach scharfen Verletzungen und wird mehrmals täglich mit je zehn Tropfen gegeben. Es bewährt sich auch bei Wundschmerz nach Operationen.

*Rißwunden* mit großem Wundschmerz verlangen *Calendula* $D_3$ einige Male am Tage. Dasselbe gilt für Rißquetschwunden.

Bei *Prellungen* und *Blutergüssen* kann man folgendermaßen vorgehen:

*Äußerlich* bewähren sich Auflagen aus *gequetschten Kohlblättern,* die man *mit Lehmauflagen* abwechseln kann. Dasselbe gilt für rohe, geriebene Kartoffeln, die man mit Milch vermengt hat.

*Innerlich* kommen *Arnica* $D_3$, *Ledum* $D_2$ bei Blutergüssen ebenso wie *Symphytum* $D_2$ *und Ruta* $D_3$ bei Knochenhautverletzungen mit *mehrmaligen täglichen Gaben in Betracht.*

Bei *schlechtheilenden Wunden* kommen äußerlich einige Maßnahmen in Frage: Auflagen von *gequetschten Kohlblättern, zerquetschten Schwarzwurzeln,* rohen geriebenen *Kartoffeln mit Milch* vermengt oder von *Honig,* der mit *Meerrettichsaft* vermischt wurde. Eine *Honigsalbe* wird so bereitet, daß vier Eßlöffel Honig und ein Teelöffel Beinwelltinktur vermengt und im Wasserbad erhitzt werden. Ein damit getränktes Tuch wird als Verband verwendet.

*Innerlich* nimmt man die Eiterungsmittel *Mercurius solubilis* $D_3$, *Hepar sulfuris* $D_2$ *und Silicea* $D_3$ *mehrmals tgl.*

*Insektenstiche* werden möglichst bald mit *Salmiakgeist* betupft oder mit gequetschten *Efeublättern* oder *Farnkrautblättern* belegt. Bei Bienenstichen hilft rasch, die Stelle mit einem Stück Zwiebelröhre einzureiben. Weniger gut hilft die Zwiebel selbst.

*Innerlich* wird gegen Rötung, Schwellung und Brennen, bzw. Stechen, mehrmals *Apis* $D_3$ verabreicht.

*Nervenverletzungen* erfordern *Hypericum* $D_4$ bei stechenden, längs des Nervs ausstrahlenden Schmerzen *oder Ledum* $D_3$, wenn entzündliche Nervenverletzungen mit Wund- und Quetschungsgefühl vorliegen. Beides wird *mehrmals täglich mit je zehn Tropfen gegeben.*

Auch bei *Gehirnerschütterung* ist die Homöopathie erfolgreich: Neben dem großen *Verletzungsmittel Arnica* $D_3$ *wird Hypericum* $D_4$ *einige Male täglich* verabreicht, während *Natrium sulfuricum* $D_4$ *mit viermal täglich je zehn Tropfen durch längere Zeit* dann gegeben wird, wenn nach Schädelverletzungen Kopfschmerzen und Depressionen mit Selbstmordabsichten bestehen.

*Blutungen* sind oft bei Verletzungen vorhanden. Bei Nasenbluten kann man den Arm, der der blutenden Seite entgegengesetzt ist, recht hoch heben oder den Kopf weitmöglichst nach rückwärts beugen, so daß man zum Firmament hinaufschaut. Flachliegen und einen kalten

Umschlag in den Nacken geben, ist ebenfalls eine Hilfsmaßnahme.

*Innerlich* nimmt man, wenn selbst kleine Wunden stark bluten, *Kreosotum* $D_4$, *Lachesis* $D_{12}$ *oder Phosphorus* $D_8$ *morgens und abends einmal je zehn Tropfen.* Die Blutungsneigung wird dadurch herabgesetzt. *Aconitum* $D_3$ wird bei akuten, hellroten Blutungen mit Beängstigung, *Arnica* $D_3$ nach typischen Verletzungsblutungen und *Hamamelis Ur-Tct.* Ø bei dunklen, passiven Blutungen *mehrmals täglich* genommen. Ein ausgezeichnetes Mittel nach Blutverlusten zur raschen Regeneration ist *China* $D_3$, *bzw. Chininum arsenicosum* $D_4$, *das dreimal täglich mit je einer Gabe* genommen wird.

*Erfrierungen* machen, soferne sie nicht akut durch größere Kälteeinwirkung entstanden sind, bei Chronizität die größten Beschwerden bei wärmerem, naßkaltem Wetter und nicht sosehr bei trockener Kälte. Bei schmerzhaften Frostballen besteht ein erleichterndes Hausmittel darin, daß man Zwiebelscheiben tagsüber in lauwarmen Essig legt und abends damit die entzündete Stelle verbindet. Petroleum, äußerlich angewendet, gilt ebenfalls als Hausmittel.

Ein Vorbeugungsmittel gegen schmerzhafte Frostballen besteht darin, daß man im März und September, jeweils durch drei Wochen, vor dem Schlafengehen einen in kaltes Wasser getauchten und ausgedrückten Socken und darüber einen warmen trockenen Wollsocken anzieht und beide bis zum Morgen anbehält.

*Heilmittel* sind: *Agaricus* $D_3$ *mehrmals täglich 10 Tropfen* bei stechenden Schmerzen, besonders mit dem Gefühl von Eisnadeln unter der Haut, ferner *Petroleum* $D_4$ *oder Abrotanum Urtinktur* Ø, das man auch als *Abrotanumsalbe* äußerlich anwenden kann. Wiederum werden *viermal täglich je zehn Tropfen* genommen.

*Verbrennungen* kommen häufig vor und werden bei einem Ausmaß von einem Drittel der Hautoberfläche gefährlich und lebensbedrohend. Als erste Hilfe streut man Milchzucker, Mehl oder Puderzucker auf die Haut oder bestreicht die entsprechende Stelle mit Johanniskrautöl. Man kann auch sehr gut Apfelmostessig auf die verbrannte Haut auftragen.

Weitere Hausmittel gegen Brandwunden sind: Wiederum *Johanniskrautöl* oder das sofortige Bestreichen mit *Honig*.

Das *homöopathische Heilmittel* ist *Apis* $D_3$ bei Stechen und Brennen, der Rötung und Schwellung und der Kältebesserung. Es wird *mehrmals mit je zehn Tropfen* verabreicht.

Die **Entzündungsbehandlung** schließt sich zweckmäßigerweise hier an, da viele Entzündungen durch Verletzungen, die infiziert wurden, entstehen. So z. B. der eitrige Finger, viele Abszesse, Furunkel usw.

*Haussalben* für Eiterungen, die sich bewährt haben, sind folgende: Auflagen von zerquetschten *Beinwurzblättern*, von roh *geriebener Kartoffel*, die *mit Milch* vermengt wurde, von Honig, der mit *Meer*rettichsaft vermengt wurde oder von einer Salbe, die aus dem einjährigen Hollundertrieb gemacht wird: Man entfernt die Rinde bis zum grünen Bast, schneidet dünne Scheibchen und brät diese in reinem Schweinefett aus, worauf man die grünliche Salbe abseiht.

Zum Reifen von Abszessen oder Furunkeln rührt man *Foenum graecum* zu einem Brei an, den man heiß als Umschlag verwendet.

Bei Furunkulose empfiehlt es sich, eine Zeitlang täglich etwas Hefe zu essen — sie ist vitamin-B-reich und wirkt blutreinigend.

Bei eiterndem Finger soll man wenigstens dreimal täglich den Finger in möglichst warmer Milch baden.

*Homöopathische Entzündungsmittel* sind: Bei Hyperämie = Rötung, besonders mit klopfenden Schmerzen *Belladonna* $D_3$, bei seröser Ausschwitzung *Apis* $D_3$ mit Kältebesserung *oder Bryonia* $D_3$ mit Wärmebesserung, bei eitriger Entzündung *Mercurius solubilis* $D_3$ im akuten Stadium, *Hepar sulfuris* $D_3$ im vorgeschrittenen Stadium und *Silicea* $D_4$ zur Ausheilung.

Eine septische Entzündung verlangt Schlangengifte wie *Lachesis* $D_8$ oder auch Spinnengifte wie *Tarantula* $D_6$. Die Gewebsentzündung neigt zu Blutungen und stinkenden Absonderungen und zeigt bläuliche Verfärbung.

*Kreosotum* $D_3$ zeigt ebenfalls Zersetzung mit ätzenden Absonderungen, Brennschmerz und Blutungen.

*Myristica sebifera* ist in niederer Potenz das „homöopathische Messer“ in dem Sinn, daß es das Austreten des Eiters beschleunigt.

*Echinacea Urtinktur* Ø ist schließlich das homöopathische Antibioticum, das die Abwehrkraft eindeutig steigert und bei allen Entzündungs- und Eiterungsprozessen neben dem spezifischen Mittel gegeben werden sollte. Alle diese Heilmittel werden mehrmals täglich mit je einer Gabe verabreicht.

## Die homöopathische Hausapotheke

Die Hausapotheke umfaßt eine anscheinend nicht kleine Anzahl Medikamente, die den am häufigsten vorkommenden Krankheiten einer Familie mit Kindern entspricht und diese dadurch in die Lage versetzt, entweder bis zum Eintreffen des Arztes selbst Erste Hilfe zu leisten oder bei alltäglicheren, banaleren Erkrankungen wieder gesunden zu können. Ich verweise nochmals in diesem Zusammenhang darauf, daß bei augenfällig ernsterem Geschehen trotzdem unbedingt der Arzt zu Rate zu ziehen ist, um im Notfall keine vielleicht kostbare Zeit zu versäumen — schließlich ist ja nur der Arzt dank seiner Ausbildung und Erfahrung imstande, die Diagnose richtig zu stellen, die einer Behandlung voranzugehen hat.

Die Medikamente sind alphabetisch geordnet und mit ihren hervorstechendsten Eigenschaften und Indikationen nur stichwortartig angegeben — sie alle sind ausführlich, ebenfalls alphabetisch, unter den homöopathischen Medikamenten angegeben und nachzulesen. Ein Indikationsverzeichnis befindet sich ebenfalls in einem eigenen Abschnitt, so daß wohl in jedem Falle Klarheit gewonnen werden kann.

Homöopathische Arzneien werden von der Apotheke in vier möglichen *Darreichungsformen* abgegeben: *In Tropfen, Tabletten, Pulvern* und den winzigen *Kügelchen, den Globuli. Eine Dosis* d. h. *Gabe* beinhaltet normalerweise *zehn Tropfen = eine Tablette = eine kleine Federmesserspitze Pulver = zehn Globuli.* Die Medikamente sind *vor den Mahlzeiten zu nehmen,* nicht, wie sonst üblich, nach dem Essen.

In der *Gabenfolge* richtet man sich nach dem Grad der Erkrankung: Je akuter, um so öfter. So kann es bei hohem Fieber oder auch bei Kollaps geschehen, daß man eine Gabe sehr häufig, etwa *alle 10 bis 15 Minuten,* zu geben hat, um mit sichtbar eintretender Besserung die Gabenhäufigkeit zu verringern. Bei nicht akuten Krankheiten ist im allgemeinen die Norm, *die Gabe drei- bis viermal täglich* zu verabreichen. Es klingt für den Laien paradox, aber doch ist es so: Je höher eine Potenz, um so seltener ist das Medikament zu geben, da z. B. Hochpotenzen, die allerdings wegen ihrer Diffizilität dem Arzt überlassen bleiben, eine wochenlange Wirkung entfalten können, die erst nach ihrem Abklingen wiederholt werden dürfen.

Nochmals: Die Hausapotheke ersetzt nicht den Arzt, sie ist lediglich die Hilfe bis zu seinem Eintreffen, bzw. bei alltäglichem Geschehen anzuwenden. Immerhin ist es viel besser, mit homöopathischen Arzneien umzugehen, als, wie es so häufig ist, eine Selbstbehandlung mit stark wirkenden, käuflichen, schulmedizinischen Medikamenten zu versuchen.

*Acidum benzoicum* D2: Infektarthritis, Krankheiten mit Pferdeurin.
*Aconitum* D3: Akutes, trockenes Erkältungsfieber. Rp.
*Adonis Urtinktur* Ø. Herzneurose mit Tachycardie. Rp.
*Antimonium crudum* D4: Magenerkältung.
*Apis* D3: Brennen — Stechen — Schwellung — Durstlosigkeit, bes. Allergien. Rp.
*Aristolochia* D2: Äußerlich Wundmittel, innerlich bei Amenorrhoe.
*Arnica* D3: Verletzungsmittel und Herzbeengung.
*Arsenicum album* D4: Folgen von Kalttrinken, Fleischvergiftung — milchweiße Zunge. Rp.
*Avena sativa Urtinktur* Ø: Schlaflosigkeit.

*Belladonna* D3: Fieber mit Unruhe, Kongestion und Schweiß. Krampfneigung. Rp.
*Berberis vulgaris* D2: Nierenschmerzen, roter Harnsatz.
*Bryonia* D3: Trockener Grippehusten, rheumatische Schmerzen, Stechen mit Druckbesserung. Rp.

*Bursa pastoris Urtinktur* Ø: Dunkle Gebärmutterblutungen, Nasenbluten.

*Cactus* $D_2$: Herzbeengung.
*Calcium sulfuricum* $D_3$: Eiterungen.
*Camphora Urtinktur Ø bis* $D_1$: Kollaps, Grippe.
*Cantharis* $D_4$: Blasenentzündung, brennender Harndrang.
*Caulophyllum* $D_2$: Geburtserleichterung, Gebärmutterblutungen.
*Chamomilla* $D_3$: Überempfindliche Kinder mit Krampfschmerzen, Getragenwerden bessert.
*Cimicifuga* $D_2$: Geburtserleichterung, klimakterische Beschwerden.
*Cina* $D_3$: Krampfneigung nervöser Kinder.
*Cocculus* $D_3$: Schwindel, besonders morgens. Rp.
*Coccus cacti* $D_2$: Krampf- und Keuchhusten mit zähsträhnigem Schleim.
*Coffea* $D_{30}$: Nervöse Schlaflosigkeit, nervöses Herz.
*Colocynthis* $D_3$: Bauchkolik mit Krümmbesserung. Rp.
*Cuprum aceticum* $D_3$: Krämpfe — Kollaps — Cyanose. Rp.

*Dioscorea* $D_3$: Bauch- und Unterleibskrämpfe. Rp.
*Drosera* $D_2$: Krampfhusten, bes. nachts.
*Dulcamara* $D_2$: Erkältungsfolgen: Rheuma-Ischias, Durchfall, Blasenentzündung, Asthma. Rp.

*Echinacea Urtinktur* Ø: Bakterielle Entzündungen und Eiterungen.
*Eupatorium perfoliatum* $D_2$: Brustgrippe, Zerschlagenheit.
*Euphrasia Urtinktur* Ø: Augenbindehautentzündung mit Tränenfluß.

*Ferrum phosphoricum* $D_3$: Fiebernde, schwächliche Kinder: Otitis = Mittelohrentzündung und Bronchitis.

*Gelsemium* $D_2$: Kopfgrippe mit Schmerzen und Benommenheit. Rp.

*Hamamelis Urtinktur* Ø: Krampfaderbeschwerden und — Blutungen.
*Helleborus* $D_3$: Aufschrecken der Kinder, nachts. Rp.

*Hepar sulfuris* $D_3$: Lokale Eiterungsprozesse beschleunigend, $D_{12}$: verhindernd.
*Hydrastis Urtinktur* Ø: Gebärmutterblutungen. Rp.
*Hyoscyamus* $D_3$: Kinder mit Epilepsie, nächtl. Erschrecken, Krämpfen. Rp.
*Hypericum* $D_2$: Äußerlich als Öl bei Verletzungen — Rheuma — Neuralgien. Innerlich bei Nerventraumen und Gehirnerschütterung.

*Ignatia* $D_8$: „Hysterische“ Frauen und Kinder. Rp.
*Ipecacuanha* $D_3$: Bronchitis mit Brechneigung, starkes Erbrechen. Rp.

*Kalium phosphoricum* $D_3$: Allg. Erschöpfung und Neurasthenie.
*Kalmia* $D_2$: Stechende Herzschmerzen, Ausstrahlung in den linken Arm.

*Magnesium phosphoricum* $D_3$: Kinderkrämpfe, Zahnkrämpfe, Bauchkoliken.
*Mercuris solubilis* $D_3$: Entzündungen mit Eiterungs- und Schweißneigung. Rp.
*Millefolium Urtinktur* Ø: Hellrote Blutungen.
*Myristica sebifera* $D_2$: „Homöopathisches Messer“ bei Eiterungen.

*Nux vomica* $D_3$: Folgen von Reizmittelabusus: Alkohol, Nikotin, Rp.

*Paeonia officinalis* $D_2$: Zahnkrämpfe und Leibkoliken der Kinder.
*Passiflora Urtinktur:* Nervenschwäche, Schlaflosigkeit.

*Rheum* $D_2$: Säuglings-, Kinder- und Sommerdurchfälle.
*Ruta* $D_1$: Traumamittel: Quetschungen, Zerrungen, Verrenkungen.

*Sambucus niger* $D_1$: Säuglingsschnupfen und -husten.
*Sanguinaria* $D_2$: Klimakterische Wallungen.
*Stramonium* $D_3$: Nächtliche Unruhe bei Kindern, Stottern. Rp.
*Sympytum* $D_2$: Knochenverletzungen, Zerrungen, Blutergüsse.

*Tartarus emeticus* D3: Bronchitis mit Schleimrasseln bei Kindern und alten Leuten. Rp.

*Veratrum album* D3: Kollapszustand mit kaltem Schweiß, blaß-cyanotischer Haut. Rp.

*Viburnum opulus Urtinktur* Ø: Gebärmutterkrämpfe.

*Zincum metallicum* D4: Nervöse Kinder mit Beinunruhe, Schreckfolgen.

Diese Auswahl genügt sozusagen für den Alltag einer Familie, um den häufigen Beschwerden und banaleren Erkrankungen begegnen zu können. Konstitutionsmittel gehören in die Hand eines erfahrenen homöopathischen Arztes und sind daher hier nicht angeführt.

Wenn man die Arzneimittel dunkel und kühl aufbewahrt, sind sie jahrelang ohne Beeinträchtigung haltbar und verderben kaum. So sind sie, mit Überlegung verständnisvoll eingesetzt, jederzeit als wertvolle Hilfe für unsere Kranken vorhanden.

## Indikationsverzeichnis

Dieses Verzeichnis soll eine rasche Orientierung der jeweils wichtigsten Arzneimittel ermöglichen, wobei jedoch die Details in der jeweiligen Krankheitsbesprechung bzw. in der Übersicht der homöopathischen Arzneimittel nachzusehen sind. Dies gilt auch für die Zusatzmaßnahmen, wie Hydrotherapie, Hautreiztherapie, Diätetik u. ä., die in den entsprechenden Kapiteln angeführt sind. Die bewährtesten Hauptmittel sind gesperrt gedruckt verzeichnet.

Je nach der individuellen Lage des jeweiligen Krankheitszustandes können in einzelnen Fällen auch andere als die hier angeführten Mittel zutreffen — die Homöopathie ist ja reine Individualtherapie und hat dadurch, wenn auch nicht häufig, ihre aus der Regel fallenden

Besonderheiten. Wiederum sei deshalb darauf hingewiesen, daß bei Unklarheit bzw. bei schwereren Erkrankungen oder Nichtansprechbarkeit der Therapie der Arzt hinzuzuziehen ist.

Die Dosierung wurde bereits angegeben: Je akuter ein Krankheitsbild, um so häufiger sei die Gabenfolge bis zum Eintritt der Besserung, bei der dann bis zu erfolgter Heilung „ausgeschlichen" wird. Eine Gabe besteht in einer Tablette = 10 Tropfen = 10 Kügelchen = 1 Federmesserspitze Pulver, die vor den Mahlzeiten genommen wird.

Abmagerung: Abrotanum Urtinktur Ø

Abszeß: Echinacea Urtinktur Ø zur Abwehrsteigerung
Hepar sulfuris $D_3$ zur Reifung
Myristica sebifera $D_2$ zur Eröffnung
Silicea $D_3$ nach Eröffnung zur Abheilung
ev. bei Bösartigkeit Lachesis $D_8$ als Injektionen

Afterekzem = Analekzem: Petroleum $D_3$, Sulfur $D_3$, Graphites $D_4$, Thuja $D_4$

Afterfistel und Afterrisse: (Siehe auch Fissuren und Fisteln) Acidum nitricum $D_3$, Thuja $D_4$, Calcium fluoratum $D_4$, Silicea $D_4$

Altersherz: Crataegus — Urtinktur Ø, Baryum carbonicum $D_3$
Cactus $D_3$ bei Herzschmerzen
Aurum metallicum $D_4$ bei Depression

Anaemie = Blutarmut: Ferrum phosphoricum $D_4$, Phosphorus $D_6$, Chininum arsenicosum $D_4$, Arsenicum album $D_4$
Zur Kräftigung: Abrotanum Urtinktur Ø, Avena sativa Urtinktur Ø, Hydrastis $D_2$ zu gleichen Teilen auf 50 Gramm, dreimal täglich 10 Tropfen nehmen

Angina = Mandelentzündung: Apis $D_3$ bei glasiger Schwellung
Belladonna $D_3$ bei akuter Entzündung
Mercurius solubilis $D_3$ bei Eiterung
Phytolacca $D_2$ bei Rötung und Brennen
Lachesis-$D_8$-Injektionen bei Bösartigkeit
Silicea $D_3$ zur Ausheilung nach Eiterung

Angina pectoris = Herzbräune: Cactus $D_2$ bei Schnürgefühl
Glonoinum $D_3$ bei Plethora = Rötung

*Spigelia* $D_2$ bei Ausstrahlung in den linken Arm
Tabacum $D_3$ bei Blässe und Übelkeit, Schweiß
Aurum metallicum $D_3$ bei Depressionsneigung
Crataegus Urtinktur Ø zur Herzkräftigung
Mischung: Spigelia $D_1$, Kalmia $D_1$ und Cactus $D_1$ zu gleichen Teilen auf 50 Gramm. Im Anfall alle 15 Minuten 10 Tropfen.

Appetitlosigkeit: *Abrotanum* Urtinktur Ø, Calcium phosphoricum $D_4$
Colchicum bei Übelkeit, Nux vomica $D_3$ nach Genußmittelmißbrauch
China $D_3$ bei Blutarmut
Bittermittel: Tinktur aus Enzian, Tausendguldenkraut, Wermut

Armschmerzen, nächtliche = Paraesthetica brach. noct.: Aesculus $D_2$, Ferrum phosphor. $D_3$

Arteriosklerose = Adernverkalkung: Arnica $D_3$, *Baryum* jodatum $D_3$, Kalium jodatum $D_3$, Aurum metallicum $D_4$, *Conium* $D_3$, *Viscum* $D_3$
Crataegus Urtinktur Ø zur Herzstütze

Arthritis deformans: Acidum benzoicum $D_3$ — Pferdeurin!
Calcium phosphoricum $D_3$ bei Knochenveränderungen
Ichthyolum $D_2$, Colchicum $D_3$, Sulfur $D_3$ bei entsprechendem Typus
Ledum $D_2$ bei Kältebesserung

Asthma bronchiale: Arsenum jodatum $D_3$ bei foetidem Auswurf
Cuprum aceticum $D_3$ bei Bronchialkrampf
Ipecacuanha $D_3$ bei Schleimrasseln
Drosera $D_2$ zur Schleimlösung
Lobelia inflata $D_2$ bei Atemnot
Natrium sulfuricum $D_2$ bei Empfindlichkeit gegen Feuchtigkeit

Aufstoßen = Singultus: Belladonna $D_3$ oder Magnesium phosphoricum $D_3$
Nux vomica $D_3$ bei Gastritis

Augenentzündung = Ophthalmie: Aethiops antimonialis $D_3$
Aurum jodatum $D_3$
Phosphorus $D_6$

Augennerventzündung = Ciliarneuralgie: Gelsemium $D_3$
Belladonna $D_3$
Spigelia $D_3$: Linksseitigkeit.

Ausbleiben der Regelblutung = Amenorrhoe: Aristolochia $D_2$
Cimicifuga $D_2$ im Klimax
Pulsatilla $D_2$
auch bei zu schwacher Regelblutung = Oligomenorrhoe angezeigt.

Ausfluß — Scheide = Fluor: Calcium carbonicum $D_4$ bei entsprechendem Typus
Ferrum metallicum $D_4$ bei entspr. Typus
Pulsatilla $D_3$ und Sepia $D_4$ sowie Thuja $D_4$ bei entspr. Typus
Lilium tigrinum $D_2$ bei Herabdrängen und Schmerzen
Innerlich und zu Spülungen: Taubnesseltee

Basedow = Schilddrüsenüberfunktion: Lycopus Urtinktur Ø, im Wechsel mit Chininum arsenicosum $D_4$
Thyreoidinum $D_6$

Bauchwassersucht = Ascites: Apocynum Urtinktur Ø
Aqua Quassiae dreimal tgl. 1 Eßlöffel
Abrotanum Urtinktur Ø zur Lymphdrainage
Scilla Urtinktur Ø

Bettnässen = Enuresis: Knaben: Belladonna $D_3$, Mädchen: Pulsatilla $D_3$
Causticum $D_3$ zur Kräftigung der Blasenmuskulatur
Kalium phosphoricum $D_3$ zur Nervenkräftigung

Bindehautentzündung = Konjunktivitis und Keratitis:
Belladonna $D_3$ bei akuter Entzündung
Euphrasia Urtinktur Ø bei starkem Tränenfluß
Mercurius dulcis $D_3$ bei akuter Eiterung
Kalium bichromicum $D_3$ bei dickem Eiter
Apis $D_3$ bei starker Verschwellung
Aurum bijodatum $D_3$ bei Chronizität
Silicea $D_4$ zur Ausheilung nach Eiterung

Blähungen = Meteorismus: Asa foetida $D_3$, Carbo vegetabilis $D_2$
Nux moschata $D_3$
Lycopodium $D_4$ bei Leberbeschwerden
Bläschenausschlag = Pemphigus: Anacardium $D_4$, Cantharis $D_4$, Rhus toxicodendron $D_4$ und Ranunculus bulbosus $D_3$ bei Brennen
Apis $D_3$ bei allergischer Schwellung
Blasenentzündung = Cystitis: Belladonna $D_3$ im akuten Beginn
Cannabis $D_3$ und Cantharis $D_4$ bei Brennen und Harnzwang
Dulcamara $D_2$ als Erkältungsfolge
Pareira brava $D_2$ und Sabal serrulata $D_2$ bei Chronizität
Blutdruck — hoher = Hypertonie: Aurum jodatum $D_4$ und Baryum jodatum $D_4$ besonders als Altersmittel
Viscum album $D_2$ unabhängig vom Alter
Arnica $D_3$ bei rotem Hochdruck
Secale $D_4$ bei blassem Hochdruck
Crataegus Urtinktur Ø als Herzstütze
erniedrigter = Hypotonie: Chininum arsenicosum $D_4$ zur Kräftigung
Crataegus Urtinktur Ø als Herzstütze
Kalium carbonicum $D_4$ bei entspr. Typus
Veratrum album $D_2$ bei Kollaps
Blutungen = Hämorrhagien: Arnica $D_2$ bei Blutfülle
Hamamelis Urtinktur Ø bei dunklen Blutungen
Bellis perennis Urtinktur Ø,
Millefolium Urtinktur Ø,
Bursa pastoris Urtinktur Ø
Bronchitis = Husten: Zur Schleimlösung: Drosera $D_2$
bei feinem Rasseln: Tartarus emeticus $D_3$
bei grobem Rasseln: Ipecacuanha $D_2$
bei Chronizität: Senega $D_2$
Antimonium sulfuratum aurantiacum $D_3$
Kalium jodatum $D_3$
Stannum jodatum $D_3$ bei Schwäche
bei trockenem Husten mit Wärmeverschlimmerung: Bryonia $D_3$

bei Krampfhusten: Cuprum aceticum $D_3$ und Spongia $D_2$
bei nächtlichem Husten: Hyoscyamus $D_3$
bei zähem Schleim: Coccus cacti $D_3$

Brustdrüsenentzündung = Mastitis: Phytolacca $D_2$ im Beginn
Mercurius solubilis $D_3$ und Hepar sulfuris $D_3$ bei Eiterung
Echinacea Urtinktur Ø zur Abwehrsteigerung

Brustdrüsenschmerzen = Mastodynie: Phytolacca $D_2$
Conium $D_3$ bei Verhärtungen

Cholera: Als zusätzliche Therapie: Arsenicum album $D_3$
Cuprum arsenicosum $D_3$ bei Krämpfen
Veratrum album $D_2$ und Camphora $D_1$ bei Kollapsneigung

Darmkatarrh = Durchfall = Dysenterie: Arsenicum album $D_3$ bei Lebensmittelvergiftung
Mercuris corrosivus $D_3$ bei Darmgeschwüren
Cuprum arsenicosum $D_3$ bei starken Krämpfen
Veratrum album $D_2$ bei Kollapsneigung
Podophyllum $D_3$ bei gußartigen Diarrhoen
Bryonia $D_3$ bei Sommerdurchfall
Chamomilla $D_2$ bei Kinderdurchfällen
durch Erkältung: Dulcamara $D_2$, nach Kalttrinken: Pulsatilla $D_2$
bei Schleimbildung: Hydrastis $D_2$
bei jeder Form: Tierkohle.

Darmkolik: Dioscorea Urtinktur Ø, Colocynthis $D_2$ und Magnesium phosphoricum $D_3$
bei Darmentzündung: Belladonna $D_3$
Mercuris sublimatus corrosivus $D_3$
Plumbum aceticum $D_3$

Darmverschluß = spastischer Ileus: Belladonna $D_3$ und Colocynthis $D_2$

Depressionen: Aurum, Ignatia, Natrium muriaticum, Platinum und Sepia
Diese Mittel sind bei entsprechendem Typus am besten in Hochpotenzen zu geben und sind also dem Arzt vorbehalten.

Im Klimax: Cimicifuga $D_6$
Zur Nervenstärkung: Hypericum $D_2$, Kalium phosphoricum $D_3$

Dickdarmentzündung = Colitis: Belladonna $D_3$ bei Krampfschmerzen
Aethiops antimonialis $D_3$
Mercuris solubilis $D_3$ bei Geschwüren
Podophyllum $D_2$ bei gußartigen Diarrhoen
Arsenicum album $D_4$ bei zunehmender Schwäche

Diphtherie: Als Zusatzbehandlung: Mercuris cyanatus $D_3$
Crotalus $D_6$ bei starken Schluckbeschwerden
Lachesis $D_8$ als Injektionen

Durchblutungsstörungen: Glonoininum $D_3$ bei Blutfülle
Secale $D_4$ als Hauptmittel
Tabacum $D_4$ bei Blässe
Cuprum arsenicosum $D_3$ bei Gefäßkrämpfen
Tarantula $D_6$ bei krampfhaften Schmerzen

Eierstockzyste = Ovarialkystom: Apis $D_3$, Jodum $D_6$.

Eierstockentzündung = Adnexitis: Apis $D_3$ bei Schwellung
Bryonia $D_3$ bei stechenden Schmerzen
Mercurius jodatus ruber $D_3$ bei heftiger Entzündung
Sulfur jodatum $D_4$ bei Chronizität
Lachesis $D_8$ als Injektionen bei akutem Geschehen

Einrisse an Haut und Schleimhaut = Rhagaden: Acidum nitricum $D_3$
Graphites $D_4$
Sulfur $D_4$

Eiterungen: zur Abwehrsteigerung: Echinacea Urtinktur Ø
zur Reifung: Calcium sulfuricum $D_3$, Hepar sulfuris $D_3$, Sulfur $D_3$
zur Eröffnung: Myristica sebifera $D_2$
bei Eiterung: Mercurius bijodatus $D_3$, Kalium bichromicum $D_3$ bei dickem Eiter
zur Ausheilung: Silicea $D_3$

Ekzem: Trockenes Ekzem: Arsenicum album $D_4$, Natrium muriaticum $D_4$

Sulfur $D_4$, Antimonium crudum $D_3$
Nässendes Ekzem: Calcium carbonicum $D_3$, Graphites $D_3$
Mercurius solubilis $D_3$
Bläschen und Krusten: Croton tiglium $D_3$, Rhus toxicodendron $D_4$
Ekzeme sind oft langwierig und schwierig zu behandeln, hier ist der Typus besonders zu beachten und der Arzt zu Rate zu ziehen!
Epilepsie: Agaricus $D_4$ bei Zittern und Paraesthesien — Kältegefühle
Cicuta virosa $D_3$ bei Krämpfen
Cuprum aceticum $D_3$ bei Krämpfen mit Blässe
Oenanthe crocata $D_3$ zur Minderung der Krampfbereitschaft
Erbrechen = Hyperemesis: Colchicum $D_3$ bei Ekel vor Speisen
Ipecacuanha $D_2$ bei Elendsgefühl
Nux vomica $D_3$ nach Reizmittelmißbrauch
Tartarus emeticus $D_3$ bei Kollapsneigung, hier auch bei Veratrum album $D_2$
Caulophyllum $D_2$ bei Schwangerschaftserbrechen
Erfrierungen = Frostbeulen: Abrotanum $D_2$
Agaricus $D_3$ bei Stechen wie Eisnadeln
Petroleum $D_3$
Carbo vegetabilis $D_2$ bei Gangrängefahr
Erregungszustände: Zur Beruhigung Avena Urtinktur Ø, Passiflora Urtinktur Ø
Bei Kindern und Frauen: Chamomilla $D_6$
Bei Hysterieneigung: Ignatia $D_6$
Bei großer Erregung: Hyoscyamus $D_3$, Starmonium $D_4$
Bei Neigung zu Krämpfen und Zittern: Zincum valerianicum $D_3$
Erschöpfungszustände: nervliche Erschöpfung: Acidum phosphoricum $D_3$
Stannum metallicum $D_4$
Selenium $D_4$ — Geistesarbeiter
Phosphorus $D_4$ bei entspr. Typus
nach Krankheiten, Blutverlusten u. ä.:
Chininum arsenicosum $D_3$

Exsudative Diathese: Abrotanum Urtinktur Ø zur Allgemeinkräftigung
nach entspr. Typus: Calcium carbonicum $D_4$
Calcium phosphoricum $D_4$
Natrium muriaticum $D_6$
Sulfur $D_4$
Silicea $D_4$

Fettsucht = Adipositas: Allgemeinmittel: Fucus $D_1$ oder Phytolacca $D_1$
je nach Konstitution: Calcium carbonicum $D_4$
Graphites $D_4$
Kalium carbonicum $D_3$
Thuja $D_4$

Fieberzustände: Aconitum $D_3$ bei stürmischem Beginn
Belladonna $D_3$ bei heftigem Schweißen
Ferrum phosphoricum $D_3$ bei Entzündungsneigung
Gelsemium $D_3$ bei Kopfschmerzen mit Benommenheit
Phytolacca $D_2$ bei Zerschlagenheitsgefühl
Pyrogenium $D_3$ bei Sepsisneigung
Eupatorium $D_3$ bei Brustgrippe
Veratrum viride $D_3$ bei Kongestionen
China $D_3$ bei intermittierendem Fieber

Fingergeschwür siehe Eiterungen

Fisteln: Asa foetida $D_3$ bei scharfer, stinkender Eiterung
Acidum nitricum $D_3$ bei dünnem, ätzenden Eiter
Calcium fluroatum $D_3$ und Mercurius solubilis $D_3$ bei Eiterung
Silicea $D_3$ bei Chronizität und zur Ausheilung

Fraisen der Kinder: Bei blassem Gesicht: Acidum phosphoricum $D_3$, bei rotem Gesicht: Belladonna $D_3$

Furunkel: Siehe Eiterungen

Gallenblasenentzündung: Zu Beginn und bei Krampfschmerzen Belladonna $D_3$
Berberis $D_3$ und Carduus $D_3$ bei Leberbeteiligung

Chelidonium $D_2$ bei Krampfneigung und Durchfällen
Taraxacum $D_2$ bei Leberbeteiligung, brauner Zunge
Echinacea Urtinktur Ø zur Abwehrsteigerung
Lachesis $D_8$ als Injektionen bei akutem Geschehen.

Gallenblasensteine: Dioscorea Urtinktur Ø bei Kolik — wiederholt!
Belladonna $D_3$ zur Krampflösung
Magnesium phosphoricum $D_3$ ebenfalls krampflösend

Gangraen: Carbo vegetabilis $D_3$ und Kreosotum $D_3$ bei stinkender Eiterung
Secale $D_3$ zur Durchblutungsverbesserung
Lachesis $D_8$ als Injektionen bei Entzündung.

Gastritis siehe Magenschleimhautentzündung!

Gebärmutterblutung — schmerzhafte = Dysmenorrhoe:
Cimicifuga $D_3$ im Klimax
Colocynthis $D_3$ bei Krampfschmerzen, ebenso
Viburnum opulus $D_2$
Crocus $D_3$ und Lilium tigrinum $D_2$ bei Herabdrängen
Caulophyllum $D_2$ bei drohendem Abortus
Belladonna $D_3$ und Magnesium phosphoricum $D_3$ wirken krampflösend.

Gebärmutterentzündung = Endometritis: Belladonna $D_3$ zu Beginn
Hydrastis $D_2$ bei dickem Ausfluß
Kreosotum $D_2$ bei scharfem Ausfluß
Lilium tigrinum $D_2$ bei Herabdrängen

Gebärmuttervorfall = Prolapsus: Hydrastis $D_2$ als Tonicum
Lilium tigrinum $D_2$
Sepia $D_4$ bei entspr. Typus

Gehirnerschütterung = Commotio: Arnica $D_3$ als Traumamittel
Belladonna $D_3$ bei Krampfneigung
Opium $D_3$ bei Blutfülle des Kopfes
Hypericum $D_2$ als Nervenverletzungsmittel
Natrium sulfuricum $D_3$ für Spätfolgen

Gehirnhautentzündung = Meningitis: Als Zusatztherapie:
Aconitum $D_3$ zu Beginn, Belladonna $D_3$ bei Krampfneigung
Gelsemium $D_3$ bei Benommenheit

Helleborus $D_3$ und Stramonium $D_3$ bei Krämpfen und Unruhe
Lachesis-$D_8$-Injektionen

Gelbsucht = Ikterus = Cholangitis:
Berberis $D_2$ und Belladonna $D_3$ bei Leberschmerzen
Carduus marianus $D_1$ als Lebermittel
Chelidonium $D_3$ bei Krampfneigung der Gallenblase
Taraxacum $D_2$ bei Übelkeit mit Zungenbelag
Mercurius dulcis $D_3$ bei Leberentzündung

Gelenksrheumatismus: Acidum benzoicum $D_2$ bei „Pferdeurin"
Bryonia $D_2$ bei stechenden Schmerzen, Ruhebesserung
Dulcamara $D_2$ bei Durchnässungsfolgen
Kalmia $D_2$ bei Herzbeteiligung
Ledum $D_2$ bei Kältebesserung
Rhus toxicodendron $D_3$ bei Bewegungsbesserung
Sulfur $D_4$ als Reaktionsmittel
Apis $D_3$ bei ödematöser Gelenksschwellung
Acidum-formicicum-Injektionen zur Umstimmung

Gerstenkorn = Chalazion: Staphisagria $D_3$ bei entspr. Typus
Mercurius solubilis $D_3$ und Hepar sulfuris $D_3$ bei eiternder Entzündung
Silicea $D_3$ zur Ausheilung

Gesichtsnervlähmung = Facialislähmung: Aconitum $D_3$ bei Erkältung
Hypericum $D_3$

Gicht = Arthritis urica: C o l c h i c u m $D_2$ als Hauptmittel
Berberis vulgaris $D_2$ bei rheumatischen Schmerzen
Ledum $D_2$ bei Kältebesserung
Rhododendron $D_3$ bei Bewegungsverschlimmerung

Glaukom, siehe Star, grüner!

Gonorrhoe: zur Zusatzbehandlung: Cantharis $D_3$ bei brennenden Schmerzen
Mercurius bijodatus $D_3$ bei eitrigem Ausfluß
Thuja $D_4$ bei Spätfolgen

Grippe: Kopfgrippe Gelsemium $D_3$, Brustgrippe Eupatorium $D_3$
Aconitum $D_3$ zu Beginn, Belladonna $D_3$ bei Kopfkongestion und Schweiß

Bryonia $D_3$ bei trockenem, schmerzhaftem Husten
Ferrum phosphoricum $D_3$ bei Entzündungsneigung
Tartarus emeticus $D_2$ bei feinblasiger Bronchitis
Camphora Urtinktur Ø bis $D_1$ zur Kupierung oder bei Kollaps

Gürtelrose = Herpes zoster: *Mezereum* $D_3$
Cantharis $D_4$, Ranunculus bulbosus $D_3$
Anacardium $D_4$, Rhus toxicodendron $D_4$ bei brennenden Bläschen

Haarausfall = Alopecie: Thallium sulfuricum $D_3$

Hämorrhoiden: Aesculus $D_2$, *Hamamelis* $D_2$, Carduus $D_2$
Bei Einrissen: Paeonia $D_2$ und Acidum nitricum $D_3$
Bei Brennen: Capsicum $D_3$

Harnröhrenentzündung = Urethritis: Acidum nitricum $D_3$
Cantharis $D_4$ bei starkem Brennen
Mercurius sublimatus corrosivus $D_3$ bei Eiterung
Thuja $D_3$ bei Chronizität

Hautjucken = Pruritus: Gegen Juckreiz Dolichos pruriens $D_2$
bei Schuppenbildung Antimonium crudum $D_3$
Arsenicum album $D_3$, Sulfur $D_4$ oder Staphisagria $D_3$ bei entsprechendem Typus

Herzleiden: Altersherz, siehe dort!

Herzbeutelentzündung = Pericarditis: Aconitum $D_3$ zu Beginn
Bryonia $D_3$ bei stechenden Schmerzen
Spigelia $D_2$ bei starken Schmerzen
Apis $D_3$ bei Erguß
Echinacea Urtinktur Ø zur Abwehrsteigerung
Lachesis-$D_8$-Injektionen

Herzinfarkt = Myocardinfarkt: Arnica $D_3$ zu Beginn
Spigelia $D_2$ bei starken, ausstrahlenden Schmerzen
Crataegus Urtinktur Ø zur Herzkräftigung
Lachesis-$D_8$-Injektionen

Innenhautentzündung = Endocarditis: Aconitum $D_3$ zu Beginn
Spigelia $D_2$ bei starken Schmerzen
Echinacea Urtinktur Ø zur Abwehrsteigerung
Lachesis-$D_8$-Injektionen

Insuffizienz: Apocynum Urtinktur Ø zur Entwässerung
Convallaria Urtinktur Ø, Digitalis $D_1$ oder
Crataegus Urtinktur Ø zur Herzstärkung
Oleander Urtinktur Ø bei Herzschmerzen

Muskelentzündung = Myocarditis: Aconitum $D_3$ zu Beginn
Kalmia $D_1$ und Spigelia $D_1$ bei Schmerzen
Phosphorus $D_6$ zur Muskelstärkung
Veratrum viride $D_2$ als Kreislaufstütze
Echinacea Urtinktur Ø zur Abwehrsteigerung
Lachesis-$D_8$-Injektionen

Herzwassersucht = Ödeme: Apocynum — Urtinktur Ø
Scilla $D_1$, Digitalis $D_1$, Oleander $D_1$ zur Herzstärkung und Ausschwemmung

Heuasthma = Heufieber = Heuschnupfen: Galphimia $D_6$, Arsenicum album $D_4$
Sanguinaria $D_3$, Silicea $D_4$

Hinken, intermittierendes = Claudicatio: Siehe Durchblutungsstörungen!

Hinterkopfschmerz = Occipitalneuralgie: Gelsemium $D_3$
Nux vomica $D_3$ bei Reizmittelmißbrauch

Hoden- und Nebenhodenentzündung: Apis $D_3$ bei Schwellung
Clematis $D_2$ bei Quetschschmerz
Pulsatilla $D_2$
Aurum jodatum $D_3$ und Sulfur jodatum $D_3$ bei Chronizität

Husten, siehe Bronchitis und Kitzelhusten!

Hysterie: Asa foetida $D_3$ bei Albernheit
Cimicifuga $D_3$ im Klimax
Ignatia $D_6$ bei Depression und Kummer
Platinum $D_6$, Sepia $D_6$ und Staphisagria $D_6$ bei entspr. Typus

Ikterus, siehe Gelbsucht!

Impetigo = eitriger Hautausschlag: Hepar sulfuris $D_3$ als Eiterungsmittel
Calcium carbonicum $D_4$, Sulfur $D_4$
oder Silicea $D_4$ je nach Typus

Impotenz: Acidum phosphoricum $D_3$, Ginseng $D_2$, Kalium phosphoricum $D_3$ als Nervenstärkungsmittel
Selenium $D_3$ oder Staphisagria $D_3$ je nach Typus
Insektenstiche: Apis $D_3$ bei ödematöser Schwellung
L e d u m $D_2$
Ischias: Ammonium carbonicum $D_3$ bei Hustenverschlimmerung
Colocynthis $D_2$ oder Magnesium phosphoricum $D_3$ bei krampfartigen Schmerzen
Gnaphalium $D_3$ bei Taubheitsgefühlen und Seitenischias
Rhus toxicodendron $D_3$ bei Bewegungsbesserung
Cimicifuga $D_2$ bei Frauenleiden
Ledum $D_2$ bei rheumatischer Konstitution mit Kältebesserung
Acidum-formicicum-Injektionen zur Umstimmung

Karbunkel, siehe Eiterungen!
Karzinom: Arsenicum album, Carbo vegetabilis, Hydrastis, Kreosotum, Lachesis-Injektionen, Thuja, Viscum album, Conium und Pesatites sind als Zusatztherapie nur durch den Arzt zu versuchen.
Kehlkopfentzündung = Laryngitis: Ammonium carbonicum $D_2$
C a u s t i c u m $D_3$ bei Brennen und Wärmeverschlimmerung
Drosera $D_2$ zur Schleimlösung
Spongia $D_3$ bei bellendem Husten
Keuchhusten = Pertussis: Cuprum aceticum $D_3$ zur Herabsetzung der Krampfbereitschaft
Drosera $D_2$ zur Schleimlösung
Ipecacuanha $D_2$ bei Erbrechen und Schleimrasseln
Mephitis putorius $D_2$ bei Krämpfen
Coccus cacti $D_2$ bei zähsträhnigem Schleim
Tartarus emeticus $D_2$ bei feinblasigem Rasseln
Kindbettfieber: Als Zusatztherapie: Siehe septische Prozesse!
Kinderlähmung = Poliomyelitis: Als Zusatztherapie:
Belladonna $D_3$ bei Krampfneigung
Ferrum phosphoricum $D_3$ bei Schwäche
Gelsemium $D_3$ bei Kopfschmerz — Benommenheit

Plumbum aceticum $D_3$ bei Krampfneigung
Aconitum $D_2$ zu Beginn
Hypericum $D_2$ als Nervenmittel

Kitzelhusten: Aralia racemosa $D_2$ bei Federgefühl
Bryonia $D_3$ bei Wärmeverschlimmerung und Stechen
Conium $D_3$ bes. bei alten Leuten
Hyoscyamus $D_3$ bei nächtlichen Anfällen
Spongia $D_3$ bei Hustenanfällen und Rauhigkeit
Drosera $D_2$ zur Schleimlösung

Klimakterium: Aristolochia $D_2$ bei ausbleibender Periode
*Cimicifuga* $D_2$ als Hauptmittel
Ignatia $D_4$ bei nervöser, hysterischer Konstitution
Lachesis $D_6$ bei Wallungen und Schweißausbrüchen
Sanguinaria $D_2$ bei fliegender Hitze
Sepia $D_4$ und Sulfur $D_4$ bei entsprechender Konstitution

Knochenentzündung, Knochenerweichung: Calcium phosphoricum $D_3$
Phosphorus $D_6$
Silicea $D_4$
Mercurius solubilis $D_3$ bei Eiterung

Knochen-Tuberkulose: Teucrium Scorodonia Urtinktur Ø
Calcium phosphoricum $D_3$ und Silicea $D_4$

Kollaps — Kreislaufschwäche: *Veratrum* album $D_2$
Camphora Urtinktur Ø
Carbo vegetabilis bei Kälte und Cyanose in $D_2$
Tabacum $D_2$ bei Übelkeit
Laurocerasus $D_2$ bei Blausucht

Kopfschmerz und Migräne: Belladonna $D_3$ bei Rechtsseitigkeit, Klopfen
Spigelia $D_2$ bei Linksseitigkeit
Baryum carbonicum $D_3$ bei alten Leuten
Calcium phosphoricum $D_3$ bei Schulkopfschmerz
Gelsemium $D_3$ bei Blutandrang — Benommenheit
Iris versicolor $D_3$ bei „Sonntagsmigräne“
Nux vomica $D_3$ nach Reizmittelmißbrauch

Krampfadern — Varicen: Hamamelis $D_1$ als Hauptmittel
Aesculus $D_1$
Carduus marianus $D_1$ bei Leberbeteiligung
Calcium fluoratum $D_3$ zur Venenstärkung

Krampfneigung — Spasmophilie: Belladonna $D_3$ bei Rötung
Chamomilla $D_2$ bei Überempfindlichkeit
Strychninum nitricum $D_3$ bei Extremitätenkrämpfen
Zincum valerianicum $D_3$ bei Nervosität

Krämpfe: Belladonna $D_3$ bei Rötung, Cuprum aceticum $D_3$ bei Blässe
Zincum valerianicum $D_3$ bei Nervosität
Cicuta virosa $D_2$ bei Gehirnkrämpfen
Conium $D_3$ bei Krämpfen mit Lähmungserscheinungen
Hyoscyamus $D_2$ bei Erregung
Secale $D_3$ bei Gefäßkrämpfen und Durchblutungsstörungen

Kreuzschmerzen = Lumbago: Bryonia $D_3$ bei Ruhe- und Wärmebesserung
Dulcamara $D_2$ nach Durchnässung
Ledum $D_2$ bei rheumatischer Konstitution, ebenso
Rhus toxicodendron $D_3$ mit Bewegungsbesserung
Nux vomica $D_3$ nach Überanstrengung
Cimicifuga $D_2$ und Caulophyllum $D_2$ bei Frauenleiden
Berberis $D_2$ bei Steifheit des Kreuzes
Acidum-formicicum-Injektionen zur Umstimmung bei Chronizität

Kreislaufschwäche: Camphora Urtinktur Ø bis $D_2$ und Veratrum album $D_2$, siehe Kollaps!

Kropf = Struma: Fucus $D_1$ und Spongia $D_2$, nicht jedoch bei Hyperthyreose!
Calcium jodatum $D_3$ und Calcium fluoratum $D_2$ bei harten Kröpfen
Thyreodinum $D_6$ bei Unterfunktion der Schilddrüse

Lähmungen: Causticum $D_4$ bei brennenden Nervenschmerzen
Gelsemium $D_3$, Nux vomica $D_3$, Plumbum aceticum $D_3$ oder Zincum metallicum $D_4$ als Nervenmittel

Leberzirrhose = Leberverhärtung: Carduus marianus $D_2$ als Lebermittel
Lycopodium $D_4$ bei Verstopfung
Aqua Quassia entwässert
Phosphorus $D_6$ stimuliert die Leberzellen

Luesfolgen: Als Zusatztherapie: Aurum jodatum $D_3$ und Kalium jodatum $D_3$ bei Drüsenentzündungen
Mercurius dulcis $D_3$ bei Organentzündungen
Sulfur $D_4$ und Thuja $D_4$ zur Umstimmung

Luftröhrenentzündung = Tracheitis: Mittel des Kitzelhustens, siehe dort!
Ammonium carbonicum $D_3$, Causticum $D_3$, Drosera $D_2$, Rumex crispus $D_2$ und Spongia $D_2$

Lungenabszeß: Als Zusatztherapie: Arsenum jodatum $D_3$, Sulfur jodatum $D_3$, Stannum jodatum $D_3$
Echinacea Urtinktur Ø zur Abwehrsteigerung
Lachesis $D_8$ als Injektionen

Lungenblutung: Acalypha indica $D_1$.

Lungenentzündung = Pneumonie: Als Zusatztherapie:
Aconitum $D_3$ zu Beginn, ebenso Belladonna $D_3$
Bryonia $D_2$ bei stechenden Schmerzen mit Ruhebesserung
Ferrum phosphoricum $D_3$ als Entzündungsmittel
Phosphorus $D_6$ als Zellreaktionsmittel
Tartarus emeticus $D_3$ bei feinblasigem Rasseln

Lungentuberkulose: Als Zusatztherapie: Arsenum jodatum $D_3$
Kalium jodatum $D_3$
Stannum jodatum $D_3$ bei Schwäche
Silicea $D_3$ zur Ausheilung
Sulfur $D_4$ zur Umstimmung
T e u c r i u m Scorodonia Urtinktur Ø als Tbc-Mittel

Lymphdrüsenentzündung = Lymphadenitis: Arsenum jodatum $D_3$ bei Skrofulose
Mercuris solubilis $D_3$ und Hepar sulfuris $D_3$ bei Eiterungsneigung
Phosphorus $D_6$ und Silicea $D_4$ bei entspr. Typus

Magenblähungen = Meteorismus: Spezifisch: Carbo vegetabilis $D_2$
Asa fetida $D_2$
Nux moschata $D_2$
Lycopodium $D_4$ bei entspr. Typus

Magengeschwür = Ulcus ventriculi: Argentum nitricum $D_3$
Belladonna $D_3$ bei Krampfneigung
Bismutum subnitricum $D_3$
Nux vomica $D_3$ bei entspr. Typus
Hydrastis $D_2$ als Schleimhautmittel
Magensäuremangel = Hypacidität: Abrotanum Urtinktur Ø
Acidum muriaticum $D_2$ zur Substitution
Chininum arsenicosum $D_3$ zur Kräftigung
Magensäureüberschuß = Hyperacidität: Iris $D_3$ und Robinia $D_2$ bei Sodbrennen
Belladonna $D_2$ bei Krampfneigung
Natrium phosphoricum $D_3$
Nux vomica $D_3$ bei Reizmittelabusus
Magenschleimhautentzündung = Gastritis: Antimonium crudum $D_3$ bei weißer Zunge
Argentum nitricum $D_3$ als Schleimhautmittel
Bryonia $D_3$ bei Magendruck „wie ein Stein“
China $D_3$ als Magenstärkungsmittel
Nux vomica $D_3$ nach Reizmittelabusus
Phosphorus $D_3$ bei heftiger Entzündung
Pulsatilla $D_3$ nach Magenerkältung
Ipecacuanha $D_2$ bei Brechneigung
Magensenkung: Condurango Urtinktur Ø
Malaria, chronische: Arsenicum album $D_4$ als Zellmittel
Chininum arsenicosum $D_3$ gegen intermittierendes Fieber
Lycopodium $D_4$ als Lebermittel
Mandelabszeß = Tonsillarabszeß: Hepar sulfuris $D_3$ zur Reifung
Mercurius solubilis $D_3$ bei Eiterung
Echinacea Urtinktur Ø zur Abwehrsteigerung
Lachesis-$D_8$-Injektionen

Mandelentzündung = Angina: Siehe Angina!

Masern = Morbilli: Aconitum $D_3$ im fieberhaften Beginn
Belladonna $D_3$ bei Ausschlag
Ferrum phosphoricum $D_3$ als Entzündungsmittel

Mastdarmentzündung = Proktitis: Colocynthis $D_3$ bei krampfhaften Schmerzen
Mercurius sublimatus corrosivus $D_3$ bei heftiger Entzündung
Nux vomica $D_3$ bei Hämorrhoiden

Mastdarmvorfall = Prolapsus ani: Aloe $D_2$ und Podophyllum $D_2$ bei Durchfällen
Lycopodium $D_4$ oder Sulfur $D_4$ bei entspr. Typus
Calcium fluoratum $D_3$ zur Sphinkterfestigung

Menier'sche Krankheit = otogener Schwindel: Cocculus $D_3$
Glonoininum $D_3$ bei Kopfröte
Nux vomica $D_3$ bei entspr. Typus
Tabacum $D_3$ bei Übelkeit

Migräne: Siehe Kopfschmerzen!

Milchschorf: Je nach Konstitution: Calcium carbonicum $D_4$, oft nässend
Sulfur $D_4$, Graphites $D_4$ krustös
Natrium muriaticum $D_6$, Silicea $D_4$ trocken
Antimonium crudum $D_4$ schuppig
zur Umstimmung: Acidum-formicum-Injektionen

Milzschwellung: *Ceanothus* americanicus $D_1$
China $D_3$

Mittelohrentzündung = Otitis media: Aconitum $D_3$ zu Beginn
Belladonna $D_3$ bei Klopfschmerz
Ferrum phosphoricum $D_3$ als Entzündungsmittel
Mercurius dulcis $D_3$ bei Eiterung
Silicea $D_3$ zur Ausheilung

Mumps = Parotitis: Belladonna $D_3$ zu Beginn
Plumbum aceticum $D_3$ zur Abschwellung

Mundschleimhautentzündung = Stomatitis: Acidum nitricum $D_3$ als Schleimhautmittel

Mercurius sublimatus corrosivus $D_3$ bei Geschwüren
Hydrastis $D_2$ bei eitrigen Geschwüren

Muskelrheumatismus: Aconitum $D_3$ nach Erkältung
Bryonia $D_2$ bei stechenden Schmerzen, Ruhebesserung
Dulcamara $D_2$ nach Durchnässung
Rhus toxicodendron $D_3$ bei Bewegungsbesserung
Acidum formicium Injektionen zur Umstimmung

Myom: *Aurum* natronatum muriaticum $D_3$ als Hauptmittel
Conium $D_3$ bei Verhärtung
Hydrastis $D_2$ bei Blutung

Nagelgeschwür und -eiterung: Siehe Eiterungen!

Nasenbluten: Hamamelis Urtinktur Ø

Nasenpolypen: Sanguinaria $D_2$, Teucrium Scorodonia $D_1$

Nebenhöhlenentzündung = Sinusitis: *Cinnabaris* $D_3$
Kalium bichromicum $D_2$ bei zäh-eitrigem Sekret
Silicea $D_3$ zur Ausheilung

Nephrosklerose = Nierenschrumpfung: Aurum muriaticum natronatum $D_3$
*Plumbum* aceticum $D_3$
Solidago $D_2$ als Nierenfunktionsmittel

Nervenschmerzen — Nervenentzündung = Neuralgie — Neuritis:
Aconitum $D_3$ nach trockener Erkältung
Coloconthis $D_2$ bei krampfhaftem, einschießendem Schmerz
Gelsemium $D_3$ bes. bei Kopfneuralgie
Magnesium phosphoricum $D_3$ bei Krampfneigung
Spigelia $D_2$ bei linksseitigen Schmerzen
Belladonna $D_3$ bei Schmerzen klimakterischer Frauen
Ferrum phosphoricum $D_3$ bei Schulterschmerz rechts
Dulcamara $D_2$ nach Durchnässung
Passiflora Urtinktur Ø zur Nervenberuhigung
Hypericum $D_2$ nach Nervenverletzungen

Nervenschwäche — Nervosität = Neurasthenie — vegetative Dystonie:

Avena sativa Urtinktur Ø und Passiflora Urtinktur Ø zur Nervenberuhigung
Acidum phosphoricum $D_3$ und Kalium phosphoricum $D_3$ als Nervenfunktionsmittel
Chininum arsenicosum $D_3$ und Lycopus $D_1$ bei Schilddrüsenüberfunktion
Belladonna $D_3$ bei Kongestionsneigung
Phosphorus $D_6$ bei entspr. Typus
Cimicifuga $D_3$ im Klimax, Ignatia $D_6$ bei Hysterieneigung
Calcium phosphoricum $D_3$ bei nervösen Kindern
Nux vomica $D_6$ bei entspr. Typus

Nesselausschlag = Urticaria: A p i s $D_2$ bei Schwellung, Brennen, Stechen
Urtica $D_2$, Anacardium $D_4$ und Rhus toxicodendron $D_3$ bei brennenden Bläschen
Sulfur $D_4$ zur Umstimmung bei Chronizität
Acidum-formicicum-Injektionen zur Umstimmung

Netzhautentzündung = Retinitis: Belladonna $D_3$ bei Kongestion
Aurum jodatum $D_3$ bei Chronizität

Nierenbeckenentzündung = Pyelitis: Als Zusatztherapie:
Mercurius sublimatus corrosivus $D_3$ als Entzündungsmittel
Cantharis $D_3$ bei heftigem Brennen
Solidago $D_1$ und Therebinthina $D_2$ als Nierenmittel
Cimaphila $D_2$ bei Chronizität

Nierenentzündung = Nephritis: Belladonna $D_3$ zu Beginn — Kongestion
Apis $D_3$ bei Ödemneigung
Berberis $D_2$ und Solidago $D_2$ als Nierenmittel
Dulcamara $D_2$ nach Durchnässungen
Cantharis $D_3$ bei heftigem Brennen

Nierensteine = Nephrolithiasis: Dioscorea $D_1$ im Anfall — Schmerzlinderung
Berberis $D_2$ als Nierenmittel
Lycopodium $D_3$ bei rotem Harnsatz
Rubia tinctorum Urtinktur Ø zur Vermeidung von Steinbildung

Ödeme — cardiale und renale: A p o c y n u m Urtinktur Ø
Digitalis $D_1$, Oleander $D_2$, Scilla $D_1$ bei Herzwassersucht
Solidago $D_2$ als Nierenmittel
Kalium carbonicum $D_3$ bei pastösem Typus

Ohrensausen: Chininum sulfuricum $D_3$, Kalium jodatum $D_3$

Otosklerose = Schwerhörigkeit: Phosphorus $D_6$ und Silicea $D_4$

Ozaena = Stinknase: Kalium bichromicum $D_3$ bei zäh-eitrigem Sekret
Mercurius solubilis $D_3$ bei Eiterung
Silicea $D_3$ bei Chronizität zur Ausheilung

Paradentose = Zahnfleischschwund: Mercurius solubilis $D_3$ bei Eiterung
Symphtum $D_2$ zur Zahnfleischfestigung

Paraesthesien: Siehe Durchblutungsstörungen und Neuralgien!

Pförtnerkrampf = Pylorospasmus: Apomorphinum hydrochloricum $D_3$ gegen Erbrechen
Chamomilla $D_2$ zur Beruhigung
Magnesium phosphoricum $D_3$ und
Cuprum aceticum $D_3$ zur Krampfstillung

Phlegmone: Belladonna $D_3$ zu Entzündungsbeginn
Pyrogenium $D_3$ bei stürmischer Entzündung
Mercurius solubilis $D_3$ bei Eiterbildung
Calcium sulfuricum $D_2$ zur Eitereröffnung, ebenso Myristica $D_1$
Echinacea Urtinktur Ø zur Abwehrsteigerung
Lachesis $D_8$ als Injektionen

Pollutionen: Caladium seguinum $D_2$ als Funktionsmittel
Dioscorea $D_2$ bei Krampfbeschwerden
Phosphorus $D_6$ bei entspr. Typus

Polyarthritis: Siehe Gelenkrheumatismus!

Prostatahypertrophie und Prostatitis: Cantharis $D_3$ bei Brennen
Mercurius solubilis $D_3$ bei akuter Entzündung
Chimaphila $D_2$, Ferrum picrinicum $D_3$ und Sabal serrulata $D_2$ bei chronischen Beschwerden.

Psychosen: Siehe Depressionen!

Quincke — Ödem: Apis $D_3$

Rachitis: Je nach Typus Calcium carbonicum $D_3$ oder Calcium phosphoricum $D_3$
Ferrum phosphoricum $D_3$ bei Anämie
Lycopodium $D_4$ oder Sulfur $D_4$ bei entspr. Typus
Regenbogenhautentzündung = Irititis: Belladonna $D_3$ bei Kongestion
Mercuris solubilis $D_3$ bei Eiterung
Euphrasia $D_1$ bei Tränenfluß
Aurum muriaticum natronatum $D_3$ bei Chronizität
Rheumatismus: Siehe Gelenks- und Muskelrheumatismus!
Rippenfellentzündung = Pleuritis: Aconitum $D_3$ und Belladonna $D_3$ zu Beginn
Bryonia $D_3$ bei stechenden Schmerzen, Ruhebesserung
Cantharis $D_3$ bei Ergußbildung
Ranunculus $D_2$ bei neuralgischen Schmerzen
Kalium jodatum $D_3$ und Arsenum jodatum $D_3$ als Lungenmittel
Rippennerventzündung = Intercostalneuralgie: Bryonia $D_3$ bei Stechen
Mezereum $D_3$ und Ranunculus $D_2$ bei Brennen
Röteln = Rubeoli: Aconitum $D_3$ zu Beginn, Belladonna $D_3$ bei Ausschlag
Ferrum phosphoricum $D_3$ als Entzündungsmittel
Rotlauf = Erysipel: Apis $D_3$ bei Schwellung
Belladonna $D_3$ bei starker Rötung
Cantharis $D_3$ bei Bläschenentzündung
Lachesis-$D_8$-Injektionen

Sarkom: Siehe Karzinom!
Schafblattern = Varicellen: Aconitum $D_3$ zu Beginn
Ferrum phosphoricum $D_3$ als Entzündungsmittel
Tartarus emeticus $D_3$ bei Bläschenausschlag
Scharlach = Scarlatina: Belladonna $D_3$ bei Kongestion
Ferrum phosphoricum $D_3$ als Entzündungsmittel
Mercurius solubilis $D_3$ bei eitriger Angina

Scheidenkrampf = Vaginismus: Belladonna $D_3$ zur Krampflösung
Platinum $D_6$ oder Sepia $D_6$ als Konstitutionsmittel

Schiefhals = Torticollis: Arnica $D_3$ zu Beginn
Dulcamara $D_2$ bei feuchter, Rhus toxicodendron in $D_3$ bei trokkener Erkältung
Bryonia $D_3$ bei Bewegungsverschlimmerung und Wärmebesserung

Schilddrüse — Überfunktion siehe Basedow!
Unterfunktion siehe Kropf!

Schlaflosigkeit: Avena sativa oder Passiflora in Urtinktur Ø zur Nervenberuhigung
Coffea $D_{30}$ bei Gedankenzudrang
Hyoscyamus $D_2$ bei nächtlicher Unruhe
Chamomilla $D_{30}$ bei nervösen Frauen und Kindern

Schlaganfall = Apoplexie: Arnica $D_3$ als Traumamittel
Belladonna $D_3$ bei Kopfkongestion
Opium $D_3$ bei Kopfkongestion mit Stupor
Baryum jodatum $D_3$ oder Aurum $D_3$ als Arteriosklerosemittel
Zincum valerianicum $D_3$ bei Krampfneigung

Schleimbeutelentzündung = Bursitis: A p i s $D_3$ bei Schwellung
Bryonia $D_3$ bei stechenden Schmerzen, Ruhebesserung
Silicea $D_3$ zur Ausheilung

Schnupfen = Rhinitis: Ammonium carbonicum $D_3$ mit Husten
Arsenicum album $D_3$ bei scharfem Sekret
Kalium bichromicum $D_3$ bei zähem Sekret
Pulsatilla $D_2$ bei mildem Sekret
Hydrastis $D_3$ bei eitrigem Sekret
Kalium jodatum $D_3$ bei chronischem Schnupfen

Schweißbildung, übermäßige: Acidum sulfuricum $D_3$
Salvia $D_2$, Sambucus $D_2$ bes. bei Hinterkopfschweiß
Sanguinaria $D_3$ im Klimax
Calcium carbonicum $D_4$ bei entspr. Typus

Schwindelzustände: Cocculus $D_3$ bei Drehschwindel
Tabacum $D_3$ mit Blässe und Übelkeit

Baryum jodatum $D_3$, Conium $D_3$ und Kalium jodatum $D_3$ bei Altersschwindel

Schuppenflechte = Psoriasis: Berberis aquifolium $D_2$ wirkt spezifisch
Hydrocotyle asiatica $D_2$ juckreizstillend
Arsenicum album $D_3$, Graphites $D_3$ oder Sulfur $D_3$ als Konstitutionsmittel
Acidum-formicium-Injektionen zur Umstimmung

Seborrhoe = übermäßige Talgbildung: Konstitutionsmittel, wie Calcium carbonicum $D_4$, Graphites $D_4$, Selenium $D_4$ oder Thuja $D_4$
Mercurius solubilis $D_3$ bei Eiterungsneigung
Acidum-formicicum-Injektionen zur Umstimmung

Sehnenscheidenentzündung = Tendovaginitis: Arnica $D_3$ als Traumamittel
Bryonia $D_3$ bei Reiben
Symphytum $D_2$ als Sehnenmittel
Sulfur jodatum $D_3$ bei Chronizität

Septische Prozesse: Als Zusatztherapie: Echinacea Urtinktur Ø zur Abwehrsteigerung
Pyrogenium $D_3$ bei akuten Prozessen
Mercurius solubilis $D_3$ bei Eiterungsneigung
Lachesis-$D_8$-Injektionen

Sklerose, multiple: Agaricus $D_3$ bei Zittern, Paraesthesien
Causticum $D_3$ und Gelsemium $D_3$ bei Lähmungen
Strychninum $D_4$ und Zincum metallicum $D_3$ als Nervenmittel
Cupridium-Injektionen zur Umstimmung

Skrofulose: Abrotanum Urtinktur Ø und Arsenum jodatum $D_3$ bei Schwäche und Drüsenschwellungen
Konstitutionsmittel: Calcium carbonicum $D_4$, Calcium phosphoricum $D_4$
Natrium muriaticum $D_6$, Phosphorus $D_6$
Silicea $D_4$ oder Sulfur $D_4$

Soor = Mundpilz: Borax $D_2$ als spezifisches Mittel
Mercurius sublimatus corrosivus $D_3$ bei Geschwüren

Speichelfluß = Ptyalismus: Adicum nitricum $D_3$ als Schleimhautmittel
Mercurius solubilis $D_3$ bei Entzündung
Natrium muriaticum $D_6$ bei entspr. Typus
Star, grauer = Katarakt: Atropinum sulfuricum $D_3$, Phosphorus $D_6$, Secale $D_4$, Silicea $D_4$
Star, grüner = Glaukom: Atropinum sulfuricum $D_3$, Phosphorus $D_6$, Secale $D_4$
Steißbeinschmerz = Coccygodynie: Arnica $D_3$ nach Verletzung
Cimicifuga $D_2$ und Sepia $D_3$ als Frauenmittel
Sycosis: Cicuta virosa $D_3$ und Hydrocotyle $D_2$ bei Juckreiz
Mercurius sublimatus corrosivus $D_3$ bei Eiterungsneigung
Konstitutionsmittel: Graphites $D_4$, Hepar sulfuris $D_4$ oder Sulfur $D_4$.

Unterschenkelgeschwür: Arnica $D_3$ nach Verletzung
Carbo vegetabilis $D_2$ bei Gangrängefahr
Calcium fluoratum $D_3$ zur Gewebefestigung
Symphytum $D_2$ als Gewebemittel
Venenmittel: Hamamelis-Urtinktur Ø, Carduus $D_2$, Lycopodium $D_3$
Lachesis-$D_8$-Injektionen bei Entzündung
Uraemie = Harnvergiftung: Aethusa $D_2$, Cuprum arsenicosum $D_3$ oder Plumbum aceticum $D_3$ zur Krampfstillung
Apocynum Urtinktur Ø oder Scilla Urtinktur Ø zur Entwässerung

Veitstanz = Chorea: Agaricus $D_3$ bei Zittern und Paraesthesien
Cuprum arsenicosum $D_3$ bei Krampfneigung
Stramonium $D_3$ bei großer Unruhe, Halluzinationen
Venenentzündung = Phlebitis: Arnica $D_3$ zu Beginn
Venenmittel: Aesculus $D_1$, Hamamelis Urtinktur Ø
Symphytum $D_2$ als Gewebsmittel
Echinacea Urtinktur Ø zur Abwehrsteigerung
Lachesis-$D_8$-Injektionen

Verbrennungen: Arnica $D_3$ als Verletzungsmittel
A p i s $D_3$ und Cantharis $D_3$ bei Brennen und Schwellung
Hamamelis Urtinktur Ø zur Abschwellung
Hypericum $D_2$ gegen Nervenschmerzen
Verstauchungen = Contusionen, Distorsionen: Arnica $D_3$ als Verletzungsmittel
Symphytum $D_2$ als Gewebemittel
Verstopfung = Obstipation: Alumina $D_2$, Bryonia $D_2$ oder Opium $D_2$ bei Trockenheit
Collinsonia $D_2$ bei Spasmenneigung
Konstitutionsmittel: Nux vomica $D_3$, Graphites $D_3$
Lycopodium $D_3$, Sulfur $D_3$
Natrium muriaticum $D_6$
Silicea $D_4$

Wasserbruch = Hydrocele: Apis $D_3$
Wassersucht: Siehe Ödeme!
Wundbehandlung: Aristolochia $D_2$, Arnica $D_3$, Calendula $D_2$ bei Rissen
Hypericum $D_2$ bei Nervenverletzungen
Symphytum $D_2$ bei Sehnen-Knochenverletzungen
Hamamelis Urtinktur Ø bei Blutergüssen, Echinae Urtinktur Ø zur Abwehrsteigerung
Wurmkrankheiten: Zur Terrainsanierung: Abrotanum Urtinktur Ø
Cina $D_2$, Spigelia $D_2$

Zahnfleischentzündung = Gingivitis: Acidum nitricum $D_3$
Mercurius sublimatus corrosivus $D_3$ bei Eiterung
Zahnkaries: Acidum hydrofluoricum $D_3$, Calcium fluoratum $D_3$
Silicea $D_4$, Staphisagria $D_4$ bei entspr. Typus
Mercurius solubilis $D_3$ bei Eiterungsneigung
Zahnschmerzen: Aconitum $D_3$ bei Erkältung
Colocynthis $D_3$ als Schmerzmittel
Mercurius solubilis $D_3$ bei Entzündung
Zahnungsbeschwerden: Chamomilla $D_6$

Zuckerkrankheit = Diabetes: Als Zusatztherapie: Cuprum arsenicosum $D_3$ bei Schwäche
Kreosotum $D_3$ als spezifisches Mittel
Phosphorus $D_6$ als Funktionsmittel
Secale $D_4$ bei Gangrängefahr
Sulfur $D_6$ als Reaktionsmittel

Zungenentzündung = Glossitis: Apis $D_3$ bei Schwellung
Mercurius solubilis $D_3$ bei Eiterung

Zwölffingerdarmgeschwür = ulcus duodeni: Anacardium $D_4$ bei Reizbarkeit
Argentum nitricum $D_3$ als Schleimhautmittel
Bismutum subnitricum $D_2$ bei Übersäuerung
Capsicum $D_3$ bei Brennschmerzen
Hydrastis $D_2$ und Kalium bichromicum $D_2$ als Katarrhmittel

Mit diesem Indikationsverzeichnis wollen wir das Buch schließen. So, wie infolge des Wunders der Natur, das unser Organismus darstellt, mit dem bis ins Feinste geregelten Zusammenstimmen der verschiedensten zweckmäßigen Funktionen es schwer und mühsam ist, einer Darstellung gerecht zu werden und den Anfang zu finden, so ist es ebenso schwer, zu enden. Kein Vorgang im Körper ist unabhängig vom anderen und immer weiter wäre auszuholen, um das Einfache zu erklären. Leben ist Natur, und Natur ist nicht erklärbar.

Jede Krankheit kann erst dann zum Ausbruch kommen, wenn der Organismus in seiner Widerstandskraft erlahmt — jede Krankheit ist ein Antwortgeben und der Gesunde läßt sich zur Antwort nicht zwingen. Es gilt also, diese Widerstandskraft, die bei den einzelnen Menschen infolge ihrer verschiedenen Konstitution, aber auch in den verschiedenen Lebensabschnitten beim einzelnen keine gleiche Größe ist, möglichst kräftig zu erhalten bzw. beim Kranken sie zu heben.

Das Mittel hiezu heißt einzig und allein, ein naturgemäßes Leben zu führen und Harmonie in sich, mit sich, mit der Umwelt und dem Schöpfer zu schaffen. Die äußeren Voraussetzungen sind, wenn auch nicht leicht, so doch mit Energie und Konsequenz zu schaffen: Einfachheit und Mäßigkeit in allen Dingen. Die Nahrung sei knapp, vollwertig und reinwertig und man achte auf ausreichende Bewegung in frischer Luft.

Die seelische Komponente der Widerstandskraft ist ebenso wichtig wie die biologische, und ihre Grundlagen heißen Lebensenergie und Freude, Zuversicht und Mut, innere Zucht und Beherrschtheit, Naturverbundenheit und Vertrauen zur Allmutter Natur.

Das vielleicht Schwerste von allem, die Harmonie in und mit sich, ist gleichzeitig die wertvollste Arznei für sich und andere. Dafür gibt es kein Patentrezept, aber ein Weg sei doch aufgezeigt: Gutes tun. Man kann versichert sein, daß diese gute Tat vervielfältigt auf einen zurückströmt und die Kraft zu neuem erhöht.

So mag dieses Buch mit dem schönen Wort eines unbekannten Dichters ausklingen:

Ich suchte meine Seele, doch sie war nicht bei mir.
Ich suchte meinen Gott, doch er entzog sich mir.
Ich suchte meinen Bruder — und ich fand alle drei.

# Literatur

*Abele-Stiefvater*, Die Achnerfibel, Haug-Verlag, Ulm.

*H. Anemueller*, Gesundheit durch sinnvolle Ernährung und Diät, Paracelsus-Verlag, Stuttgart.

O. *Buchinger:* Heilfastenkur, Willens-Verlag, Hannover.

*M. Dorcsi*, Homöopathische Medizin, Wiener Vorlesungen.

*P. Dosch*, Lehrbuch der Neuraltherapie nach Huneke, Haug-Verlag, Ulm.

*E. Rauch*, Blut- und Säftereinigung, Haug-Verlag, Ulm.

*H. Sighartner*, Die kleine Diätfibel, Haug-Verlag, Heidelberg.

*B. Withalm*, Naturgemäßes Volksheilbuch, Stocker-Verlag, Graz-Göttingen.

*L. G. Tirala*, Heilatmung bei Blutdruck-, Herz- und Kreislaufkrankheiten, Umschau-Verlag, Frankfurt.

*C. Jarvis*, 5mal 20 Jahre leben, Hallwag-Verlag, Bern und Stuttgart.